O cérebro que cura

NORMAN DOIDGE

O cérebro que cura

Tradução de
CLÓVIS MARQUES

Revisão técnica de
JEAN-CRISTOPHE HOUZEL

5ª edição

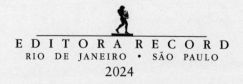

EDITORA RECORD
RIO DE JANEIRO • SÃO PAULO
2024

CIP-BRASIL. CATALOGAÇÃO NA PUBLICAÇÃO
SINDICATO NACIONAL DOS EDITORES DE LIVROS, RJ

D68c
5ª ed.

Doidge, Norman
  O cérebro que cura: como a neuroplasticidade pode revolucionar o tratamento de lesões e doenças cerebrais / Norman Doidge; tradução Clóvis Marques. – 5ª ed. – Rio de Janeiro: Record, 2024.

  Tradução de: The brain's way of healing: remarkable discoveries and recoveries from the frontiers of neuroplasticity
  Inclui bibliografia e índice
  ISBN 978-85-01-07881-0

  1. Neurociência – Neuroplasticidade. 2. Lesão cerebral – Pacientes – Reabilitação. I. Título.

16-34257

CDD: 616.8
CDU: 616.8

Copyright © Norman Doidge, 2015
Originalmente publicado pela Penguin Random House LLC.

Título original em inglês: The brain's way of healing: remarkable discoveries and recoveries from the frontiers of neuroplasticity

Todos os direitos reservados. Proibida a reprodução, armazenamento ou transmissão de partes deste livro, através de quaisquer meios, sem prévia autorização por escrito.

Texto revisado segundo o Acordo Ortográfico da Língua Portuguesa de 1990.

Direitos exclusivos de publicação em língua portuguesa para o Brasil adquiridos pela
EDITORA RECORD LTDA.
Rua Argentina, 171 – 20921-380 – Rio de Janeiro, RJ – Tel.: (21) 2585-2000, que se reserva a propriedade literária desta tradução.

Impresso no Brasil

ISBN 978-85-01-07881-0

Seja um leitor preferencial Record.
Cadastre-se em www.record.com.br e receba informações sobre nossos lançamentos e nossas promoções.

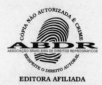

Atendimento e venda direta ao leitor:
sac@record.com.br

Para Karen, meu amor

DAS DESCOBERTAS

Assim como a mão diante dos olhos pode ocultar a maior das montanhas, da mesma forma a rotina da vida cotidiana pode nos impedir de ver o intenso esplendor e as maravilhas secretas que preenchem o mundo.

Provérbio chassídico, século XVIII[1]

DAS RECUPERAÇÕES

A vida é curta, e a arte, longa; as oportunidades, fugazes, a experiência, enganadora, e as decisões, difíceis. É dever do médico não só contribuir com o que ele próprio deve fazer, mas permitir que o paciente, os atendentes e as circunstâncias externas cumpram também com a sua parte.[2]

Hipócrates, o pai da medicina, 460-375 a.C.

Sumário

Nota ao leitor   11
Prefácio   13

1. Médico se machuca e trata de se curar   23
Michael Moskowitz descobre que a dor crônica pode ser desaprendida

2. Um homem dá as costas aos sintomas de Parkinson   61
Como os exercícios ajudam a combater os distúrbios degenerativos e podem adiar a demência

3. As etapas da cura neuroplástica   145
Como e por que ela funciona

4. Reprogramando um cérebro com luz   161
Usando a luz para redespertar circuitos nervosos dormentes

5. Moshe Feldenkrais: médico, faixa-preta e curandeiro   219
Curando graves problemas cerebrais por meio da conscientização mental do movimento

6. Um cego aprende a ver   265
Usando o Feldenkrais, o budismo e outros métodos neuroplásticos

7. Um aparelho para reprogramar o cérebro   301
Estimulando a neuromodulação para reverter sintomas

    I. Uma bengala contra a parede   301
    II. Três reprogramações: Parkinson, derrame e esclerose múltipla   324
    III. As ceramistas quebradas   331
    IV. Como o cérebro se equilibra — dando-se uma mãozinha   347

8. Uma ponte sonora   369
A conexão especial entre a música e o cérebro

    I. Um menino disléxico reverte sua desgraça   369
    II. A voz da mãe   395
    III. Reconstruir o cérebro de baixo para cima: autismo, déficit de atenção e distúrbio do processamento sensorial   414
    IV. Resolvendo o mistério na abadia: como a música nos dá ânimo e energia   446

Posfácio   459

Apêndice 1   481
Abordagem geral para lesão cerebral traumática e problemas cerebrais

Apêndice 2   485
Repadronização de matriz em casos de lesão cerebral traumática

Apêndice 3   491
Neurofeedback em casos de TDA, TDAH, epilepsia, ansiedade e trauma cerebral

Agradecimentos   495
Notas e referências   501
Índice   537

Nota ao leitor

Todos os nomes de pessoas que passaram por transformações neuroplásticas são verdadeiros, exceto nos poucos casos assinalados, assim como nos casos de crianças e suas famílias.

A seção de Notas e Referências, no fim do livro, contém comentários aprofundados sobre certos elementos dos capítulos.

Prefácio

ESTE LIVRO trata da descoberta de que o cérebro humano tem sua maneira própria de se curar, e de que, quando isto é entendido, muitos problemas cerebrais considerados incuráveis ou irreversíveis podem melhorar, muitas vezes radicalmente, e em certos casos, como veremos, ser curados. Demonstrarei como esse processo de cura emerge dos atributos altamente especializados do cérebro — atributos outrora considerados tão sofisticados que teriam um custo: o cérebro, ao contrário dos outros órgãos, não seria capaz de se recuperar nem de restaurar funções perdidas. Este livro mostra exatamente o contrário: a sofisticação do cérebro permite que ele se recupere e melhore seu funcionamento de maneira geral.

Este livro começa onde o meu primeiro livro, *O cérebro que se transforma*, terminou. Nele, eu relatava o mais importante avanço na compreensão do cérebro e de sua relação com a mente desde o início da ciência moderna: a descoberta de que o cérebro é *neuroplástico*. A neuroplasticidade é a propriedade que permite ao cérebro modificar sua própria estrutura e seu funcionamento em resposta a atividades e experiências mentais. No livro anterior, eu também relatava as experiências de muitos dos primeiros cientistas, médicos e pacientes que fizeram uso dessa descoberta para provocar incríveis transformações cerebrais. Até então, tais transformações eram quase inconcebíveis, pois durante quatrocentos anos as principais correntes científicas consideravam que o cérebro não podia mudar; os cientistas acreditavam que o cérebro era uma espécie de máquina magnífica dividida em partes, cada uma delas responsável por desempenhar uma única função mental, numa única região do cérebro. Se uma dessas áreas fosse danificada — seja por um derrame, uma lesão ou uma doença —, ela não poderia ser reparada, pois as máquinas não são capazes de autorreparos nem de desenvolver novas partes. Os cientistas também acreditavam que os circuitos cerebrais eram imutáveis ou "rigidamente conectados", o que significava que as pessoas nascidas com limitações mentais ou distúrbios de aprendizado estavam invariavelmente destinadas a permanecer assim. Com a evolução dessa metáfora da máquina, os cientistas passaram a descrever o cérebro como um computador, e sua estrutura, como *hardware*, acreditando que a única mudança sofrida por esse hardware no processo de envelhecimento é a degeneração pelo uso. Uma máquina se desgasta: usá-la *é* perdê-la. Desse modo, as tentativas feitas por idosos de preservar o cérebro do declínio, através de atividades e exercícios mentais, eram consideradas uma perda de tempo.

Os *neuroplásticos*, como eu me referia aos cientistas que demonstraram que o cérebro é plástico, refutaram a doutrina do cérebro inalterável. Dotados pela primeira vez das ferramentas para observar as atividades microscópicas no cérebro vivo, eles demonstraram que este muda com seu próprio funcionamento. Em 2000, o Prêmio Nobel de Medicina foi concedido pela demonstração de que as conexões entre células nervosas aumentam durante o processo de aprendizado. O cientista por trás dessa descoberta, Eric Kandel, demonstrou também que o aprendizado pode "ligar" genes que alteram a estrutura neural. Centenas de estudos viriam então mostrar que a atividade mental não é apenas o produto do cérebro, como também seu arquiteto. A neuroplasticidade devolveu à mente seu lugar de direito na medicina moderna e na vida humana.

Prefácio

A REVOLUÇÃO INTELECTUAL descrita em *O cérebro que se transforma* era o começo. Agora, neste livro, relato os incríveis avanços de uma segunda geração de neuroplásticos que, não precisando mais provar a existência da plasticidade, puderam dedicar-se livremente à compreensão e à aplicação de seu extraordinário poder. Viajei por cinco continentes para encontrá-los — os cientistas, os clínicos e seus pacientes — e aprender com seus relatos. Alguns desses cientistas trabalham nos laboratórios de neurociência de ponta do mundo ocidental; outros são clínicos empenhados em aplicar essa ciência; outros, ainda, são médicos e pacientes que se depararam juntos com a neuroplasticidade e aperfeiçoaram técnicas eficazes de tratamento, antes mesmo que a plasticidade fosse demonstrada em laboratório.

Todos os pacientes citados neste livro tinham sido informados de que nunca poderiam melhorar. Durante décadas, a palavra *cura* raramente era empregada em relação ao cérebro, como acontecia para outros órgãos, tais como a pele, os ossos ou o trato digestivo. Enquanto órgãos como a pele, o fígado e o sangue eram capazes de se reparar através da reposição de células perdidas, recorrendo a células-tronco como "peças de reposição"; tais células não eram encontradas no cérebro, apesar de décadas de pesquisa. Não se encontrava qualquer prova de que, uma vez perdidos os neurônios, jamais fossem substituídos. Os cientistas tentavam encontrar explicações disto em termos evolutivos: no processo de evolução em um órgão com milhões de circuitos altamente especializados, o cérebro teria simplesmente perdido a capacidade de fornecer peças de reposição a esses circuitos. E ainda que fossem encontradas células-tronco nervosas — neurônios bebês —, como poderiam ser de alguma ajuda? Como poderiam chegar a se integrar aos circuitos sofisticados, porém vertiginosamente complexos do cérebro? Como não se considerava possível curar o cérebro, a maioria dos tratamentos recorria a medicações para "amparar o sistema defeituoso" e diminuir os sintomas, alterando temporariamente o equilíbrio químico do cérebro. Mas era só suspender a medicação, para os sintomas voltarem.

Acontece que o cérebro não é demasiadamente sofisticado a ponto de isso ser um empecilho. Este livro vai mostrar que, precisamente, essa sofisticação, que requer que as células cerebrais sejam capazes de se comunicar eletricamente o tempo todo umas com as outras, formando e reformando novas conexões, momento a momento, é a fonte de uma forma única de cura. É verdade que, ao longo da especialização, importantes capacidades reparadoras, existentes em outros órgãos, se perderam. Mas outras foram adquiridas, e elas são basicamente expressões da plasticidade do cérebro.

CADA HISTÓRIA NESTE livro demonstrará uma faceta diferente dessas formas neuroplásticas de cura. Quanto mais eu enveredava por essas formas de cura, mais estabelecia distinções entre elas, percebendo que certas abordagens alvejavam diferentes etapas do processo de cura. No capítulo 3, propus um primeiro modelo das etapas da cura neuroplástica, para ajudar o leitor a perceber como se combinam.

Assim como as descobertas nos campos dos remédios e da cirurgia levaram a terapias destinadas a aliviar uma incrível quantidade de doenças, o mesmo se aplica à descoberta da neuroplasticidade. O leitor encontrará casos, vários deles muito detalhados, que podem ser relevantes para quem tenha ou cuide de uma pessoa com dor crônica, derrame, ou trauma cerebral, lesão cerebral, doença de Parkinson, esclerose múltipla, autismo, déficit de atenção, distúrbio de aprendizado (inclusive dislexia), distúrbio do processamento sensorial, atraso no desenvolvimento, perda de uma parte do cérebro, síndrome de Down ou certas formas de cegueira, entre outras. Para algumas dessas doenças, a cura completa acontece na maioria dos pacientes. Por outros casos, doenças moderadas ou graves podem às vezes se tornar mais brandas. Apresentarei casos de pais que foram informados de que seus filhos autistas ou com lesões cerebrais jamais seriam capazes de concluir uma educação normal, mas que afinal os viram estudar, formar-se e até chegar à universidade, levar vidas independentes e desenvolver amizades verdadeiras. Em outras situações, a doença grave persiste, mas seus sintomas mais incômodos são radicalmente reduzidos. Em outras ainda, o risco de contrair uma doença como a de Alzheimer (na qual a plasticidade cerebral diminui) é significativamente reduzido (questão tratada nos capítulos 2 e 4), e maneiras de aumentar a plasticidade são implementadas.

A MAIORIA DAS intervenções mencionadas neste livro recorre a formas de energia — luz, sons, vibração, eletricidade e movimento. Essas formas constituem entradas naturais e não invasivas para o cérebro, passando pelos sentidos e o corpo para despertar as capacidades de cura do próprio cérebro. Cada sentido traduz uma das muitas formas de energia ao nosso redor em sinais elétricos usados pelo cérebro para funcionar. Mostrarei como é possível utilizar essas diferentes formas de energia para modificar os padrões da atividade elétrica do cérebro e de sua estrutura.

Nas minhas viagens, vi casos de sons tocados no ouvido para tratar o autismo com êxito; de vibração na nuca para curar o déficit de atenção; de leves estimulações elétricas na língua para reverter sintomas de esclerose múltipla ou curar um derrame; de luz projetada na nuca para tratar lesões cerebrais, no nariz para melhorar o sono, ou ainda administrada por via intravenosa para salvar uma vida; de movimentos lentos e suaves da mão humana sobre o corpo para curar uma menina — nascida sem uma enorme parte do cérebro — de problemas cognitivos e de uma quase paralisia. Mostrarei de que maneira todas essas técnicas estimulam e reativam circuitos cerebrais dormentes. Uma das formas mais eficazes de fazê-lo é usar o próprio pensamento para estimular os circuitos cerebrais, razão pela qual em sua maioria as intervenções que testemunhei combinavam conscientização e atividade mentais ao uso de energia.

A mobilização conjunta de energia e da mente para curar, embora novidade no Ocidente, naturalmente sempre foi o centro da medicina oriental. Só agora os cientistas começam a vislumbrar como tais práticas tradicionais podem funcionar dentro dos modelos ocidentais. Cabe assinalar o quanto quase todos os neuroplásticos que visitei aprofundavam sua compreensão do uso da neuroplasticidade pela associação entre os conceitos da neurociência ocidental e os das práticas orientais de cura, entre elas a medicina tradicional chinesa, as antigas meditação e visualização budistas, artes marciais como o tai chi e o judô, a ioga e a medicina energética. Há muito tempo, a medicina do Ocidente despreza a medicina oriental — praticada por bilhões de pessoas durante milênios — e seus preceitos, geralmente porque parecia absurdo aceitar que a mente pudesse alterar o cérebro. Este livro vai mostrar como a neuroplasticidade representa uma ponte entre as duas grandes tradições médicas da humanidade, até hoje separadas.

PODE PARECER ESTRANHO que as formas de cura descritas neste livro usem com tanta frequência o corpo e os sentidos como caminhos principais para levar energia e estímulo ao cérebro. Mas, de fato, são estes os caminhos usados pelo cérebro para se conectar com o mundo, representando, assim, uma forma mais natural e menos invasiva de ativá-lo.

Um dos motivos pelos quais os clínicos negligenciaram usar o corpo para tratar do cérebro é a recente tendência que considera o cérebro mais complexo que o corpo, e também a essência do ser. Nessa visão trivial, "somos nossos cérebros": o cérebro é o controlador-mestre, e o corpo, seu súdito, deve seguir suas ordens.

Essa visão era aceita porque há 150 anos os neurologistas e neurocientistas, numa das suas maiores realizações, começaram a demonstrar que o cérebro pode controlar o corpo. Aprenderam que quando um paciente com derrame era incapaz de mover o pé, o problema não estava no pé, como ele sentia, mas na área cerebral que controla o pé. Ao longo dos séculos XIX e XX, os neurocientistas mapearam as localizações em que o corpo estava representado no cérebro. Mas o risco colateral do mapeamento cerebral era começar a acreditar que o cérebro era a "sede de qualquer ação"; certos neurocientistas começaram a falar do cérebro quase como se fosse desencarnado, ou como se o corpo fosse apenas um apêndice dele, mera infraestrutura destinada a dar suporte ao cérebro.

Contudo, tal visão de um cérebro imperial não é exata. Os cérebros evoluíram muitos milhões de anos *depois* dos corpos, para lhes dar suporte. Uma vez dotados de cérebros, os corpos mudaram, para que ambos pudessem interagir e se adaptar reciprocamente. Não só o cérebro envia sinais ao corpo para influenciá-lo; o corpo também envia sinais ao cérebro para afetá-lo, havendo, portanto, uma constante comunicação bidirecional entre eles. O corpo está repleto de neurônios, que chegam a 100 milhões só nos intestinos. É apenas nos livros de anatomia que o cérebro é isolado do corpo e confinado à cabeça. No que diz respeito ao seu funcionamento, o cérebro está sempre ligado ao corpo, e, através dos sentidos, ao mundo externo. Os neuroplásticos aprenderam a usar esses caminhos do corpo para o cérebro para facilitar a cura. Desse modo, embora uma pessoa que sofreu um derrame talvez não seja capaz de usar o pé por causa da lesão cerebral, a movimentação do pé pode às vezes despertar circuitos dormentes no cérebro lesado. O corpo e a mente tornam-se parceiros na cura do cérebro, e, como essas abordagens não são invasivas, os efeitos colaterais são extraordinariamente raros.

SE A IDEIA de tratamentos poderosos, porém não invasivos, para problemas cerebrais parece boa demais para ser verdade, é por motivos históricos. A medicina moderna começou com a ciência moderna, concebida como uma técnica para subjugar a natureza, para "o alívio da condição humana" — nas palavras de um de seus fundadores, Francis Bacon. Essa ideia de subjugação deu origem às muitas metáforas militares usadas na prática médica diária, como demonstra Abraham Fuks, antigo decano de medicina na Universidade McGill.[1] A medicina tornou-se uma "guerra" à doença.[2] Os remédios são "balas mágicas"; a medicina empreende uma "batalha contra o câncer" e "combate à aids", com "ordens médicas" extraídas do "arsenal terapêutico". Nesse "arsenal", como os médicos costumam chamar sua sacola de truques terapêuticos, os tratamentos invasivos de alta tecnologia são considerados mais sérios do ponto de vista científico que os não invasivos. Certamente existem momentos para ter uma atitude marcial na medicina, especialmente na medicina de emergência: se rompe um vaso sanguíneo no cérebro, o paciente precisa de uma cirurgia invasiva e de um neurocirurgião com nervos de aço para operá-lo. Mas a metáfora também gera problemas, e a própria ideia de que é possível "subjugar" a natureza não passa de uma esperança ingênua e irreal.

Nessa metáfora, o corpo do paciente é menos um aliado que um campo de batalha, e o paciente é deixado em posição passiva, como indefeso observador do confronto — que determinará seu destino — entre os dois grandes antagonistas, o médico e a doença. Tal atitude influenciou inclusive a maneira como muitos médicos hoje em dia falam com os pacientes, interrompendo seu relato, pois muitas vezes esse médico está menos interessado na narrativa dos pacientes do que nos resultados dos exames laboratoriais.

As ABORDAGENS NEUROPLÁSTICAS, por outro lado, requerem o envolvimento ativo do paciente em seu tratamento: tanto em sua mente, quanto no cérebro e no corpo. Essa abordagem lembra não só a herança do Oriente, mas também da própria medicina ocidental. Hipócrates, o pai da medicina científica, enxergava o corpo como o principal responsável pela cura, considerando que médico e paciente trabalham *com* a natureza, para ajudar o corpo a ativar suas próprias capacidades de cura.

Nessa abordagem, o profissional de saúde não foca sua atenção apenas nos déficits do paciente, por mais importantes que sejam, mas busca também áreas cerebrais saudáveis que possam estar dormentes, assim como capacidades existentes que possam contribuir para a recuperação. Esse método não preconiza ingenuamente a substituição do niilismo neurológico do passado por um utopismo neurológico igualmente radical — trocando o pessimismo falso pela falsa esperança. Para serem úteis, as descobertas de novas formas de cura do cérebro não precisam assegurar que todos os pacientes sejam ajudados o tempo todo. E muitas vezes simplesmente não sabemos o que vai acontecer, até que a pessoa, com a orientação de um profissional de saúde devidamente capacitado, resolve dar uma chance às novas abordagens.

A palavra curar em inglês, *heal*, vem do inglês arcaico *haelan*, que não significa apenas "curar", mas "tornar inteiro". O conceito está muito distante da ideia de "cura" da metáfora militar, com suas conotações de dividir para conquistar.

O que se segue são histórias de pessoas que transformaram seus cérebros, recuperaram partes perdidas de si mesmas ou descobriram capacidades que não sabiam ter. Mas a verdadeira maravilha não está tanto nas técnicas, mas na maneira como, ao longo de milhões de anos, o cérebro evoluiu, com capacidades neuroplásticas sofisticadas e uma mente capaz de direcionar um processo restaurador de crescimento sem igual.

1

Médico se machuca e trata de se curar

Michael Moskowitz descobre que a dor crônica pode ser desaprendida

O MÉDICO MICHAEL Moskowitz é um psiquiatra que se especializou em dor e muitas vezes se viu obrigado a ser cobaia de si mesmo.

Corpulento e extrovertido em seu 1,82 metro de altura, Moskowitz parece uma década mais novo do que sua idade real: 60 e tantos. Usa óculos ovais do tipo John Lennon, tem cabelos encaracolados ligeiramente longos e já grisalhos, bigode e uma ponta de barbicha *beatnik* debaixo do lábio inferior. E sorri muito. Encontrei-o pela primeira vez no Havaí, onde atuava como mediador num importante evento da Academia Americana de Medicina da Dor. Ele estava de terno, mas sua personalidade exuberante parecia juvenil demais para estar metida naquela roupa. Horas depois, na praia, estava de bermuda multicolorida e com toda liberdade, brincando e fazendo aflorar o adolescente em mim também. Não lembro bem como, mas enveredamos por uma conversa sobre a maneira como os médicos — tão frequentemente interessados em categorias de diagnóstico que supostamente equivalessem a formas ideais, invariáveis de pessoa a pessoa — são capazes de esquecer que os indivíduos são diferentes.

— Como eu, por exemplo — disse ele.

— Como assim? — perguntei.

— Minha anatomia.

E ao falar isso ele tirou a camisa havaiana e orgulhosamente exibiu o peitoral com três, e não dois mamilos.

— Uma autêntica aberração da natureza — brinquei. — Isso tem alguma utilidade?

Bem no espírito dos estudantes de medicina que já fomos um dia, mergulhamos então num debate juvenil e jocoso: como no homem os mamilos não servem para nada, qual de nós dois seria mais inútil, o dotado de dois ou o de três? Foi assim que nos aproximamos, e tudo nele — o gosto pelo canto e o violão, o jeitão irresistível e a voz juvenil — parecia indicar que ainda era uma personagem daquele mundo despreocupado de amor, música e entrega sossegada da década de 1960, na qual nos tornamos adultos.

Nem tanto. Moskowitz passa a maior parte do tempo mergulhado na dor crônica dos outros. O sofrimento dessas pessoas é ignorado pela maioria, em parte porque muitas vezes ficam tão esgotadas com a dor que não querem desperdiçar a pouca energia que lhes resta para se queixar com quem não possa ajudá-los. A dor crônica pode ser invisível no rosto de um paciente ou conferir às vítimas um ar abatido e meio fantasmagórico. Moskowitz, por outro lado, compartilha todo seu fardo. Ele e seu velho amigo sulista Robert "Bobby" Hines, outro psiquiatra que se especializou em dor, fundaram em Sausalito, na Califórnia, a Bay Area Medical Associates, uma clínica que trata de pacientes da costa oeste com "dores intratáveis": os que já tentaram todos os outros tratamentos, inclusive todas as drogas conhecidas, "bloqueios nervosos" (injeções repetidas de anestésicos) e acupuntura. Os pacientes que por lá aparecem não conseguiram se recuperar com nenhum dos tratamentos conhecidos da medicina oficial ou alternativa, e geralmente ouviram "Tudo que podia ser feito por você já foi feito".

"Nós somos o fim da linha", diz Moskowitz. "Somos aquele lugar aonde as pessoas vão para morrer com sua dor."

Moskowitz chegou à medicina da dor depois de trabalhar durante anos como psiquiatra. Tem todas as credenciais acadêmicas e profissionais: participou do comitê examinador do Conselho Americano de Medicina da Dor (aplicando as provas para médicos em medicina da dor); presidiu o comitê educativo da Academia Americana de Medicina da Dor; e recebe uma bolsa em psiquiatria avançada em medicina psicossomática. Mas Moskowitz só se tornou um líder mundial na aplicação da neuroplasticidade ao tratamento da dor depois de fazer certas descobertas enquanto se tratava.

UMA LIÇÃO DE DOR — O INTERRUPTOR EXTERMINADOR

No dia 26 de junho de 1999, aos 49 anos, Moskowitz e um amigo se infiltraram no depósito de lixo de San Rafael porque ele tinha ouvido dizer que tanques e outros veículos blindados do exército estavam sendo estacionados no local para a parada do 4 de julho. Ele não podia resistir ao prazer meio infantil de escalar a torre de um tanque. Ao pular do alto, suas calças ficaram presas numa haste de metal que sustentava galões de gasolina na lateral do tanque. Na queda, uma de suas pernas foi projetada 1,5 metro para cima enquanto ele ouviu três estalos: seu fêmur, o maior osso do corpo, estava quebrando. Ao olhar para a perna, Moskowitz percebeu que ela estava inclinada para a esquerda, num ângulo de noventa graus em relação à outra. "Eu estava meio velho para ficar subindo em tanques e jipes. Mais tarde, quando contei o caso a um amigo advogado especialista em lesões pessoais, ele disse: 'Teríamos um excelente caso se você tivesse 7 anos.'"

Como médico especialista em dor, ele se valeu da situação para observar um fenômeno que ensinava aos alunos, mas que nunca havia vivenciado, e que viria a se tornar central em suas pesquisas neuroplásticas. Imediatamente depois da queda, sua dor valia uma autêntica nota 10 numa escala de 1 a 10 — ou seja, 10/10, no sistema habitual de medida dos médicos especialistas em dor. A dor é graduada de 0/10 a 10/10 (equivalendo o 10 a cair num caldeirão de água fervente). Ele não sabia até então se seria capaz de suportar 10. E viu que sim.

— A primeira coisa que me ocorreu foi: como é que vou trabalhar na segunda-feira? — contou-me. — A segunda coisa de que me dei conta, deitado ali no chão à espera da ambulância, foi que, quando parava de me mexer, não sentia literalmente nenhuma dor. Pensei então: "Caramba, realmente funciona! Meu cérebro simplesmente bloqueou a dor"; exatamente o que eu vinha ensinando aos alunos havia anos. Eu vivia minha própria experiência de que o cérebro, por si mesmo, é capaz de eliminar a dor, exatamente como eu, um especialista, sempre tentara fazer pelos pacientes, recorrendo a remédios, injeções e estímulos elétricos. Era só parar de me mexer para que, em aproximadamente um minuto, a dor cessasse totalmente.

"Ao chegar a ambulância, eles me deram 6 miligramas de sulfato de morfina por via intravenosa. Eu disse: 'Me deem mais oito.' E eles: 'Não podemos.' 'Sou médico especialista em dor', insisti, e eles atenderam, mas quando me transportaram a intensidade da dor voltou a ser máxima."

O cérebro é capaz de bloquear a dor porque a verdadeira função da dor aguda não é nos atormentar, mas nos alertar para o perigo. É verdade que a palavra dor em inglês, *pain*, vem do grego antigo *poine*, que significa "penalidade", por meio do latim *poena*, "punição". Biologicamente, porém, a dor não é uma punição pela simples necessidade de punir. O sistema da dor é o implacável advogado do corpo machucado, um sistema de sinalização por recompensa e punição. Ele nos penaliza quando estamos prontos a fazer algo que *poderia* prejudicar ainda mais nosso corpo já machucado, e nos recompensa com alívio quando paramos.

Enquanto Moskowitz não se mexia, não corria perigo, até onde seu cérebro podia saber. Ele também compreendia que a "dor" não estava realmente na própria perna. "Minha perna apenas mandava sinais para o cérebro. Sabemos pela anestesia geral, que adormece as partes superiores do cérebro, que quando este não processa esses sinais, não há dor." Mas a anestesia geral precisa nos deixar inconscientes para eliminar a dor; enquanto Moskowitz estava ali agonizando no chão e, de repente, seu cérebro completamente *consciente* desligou toda a dor. Se ao menos ele soubesse como acionar esse interruptor para seus pacientes!

Mas não era apenas o movimento que representava um perigo para Moskowitz. Enquanto esperava a ambulância, ele quase morreu, pois cerca de metade de todo o seu sangue fluiu para a perna, que quase dobrou de tamanho: "Minha perna ficou do tamanho da minha cintura." Com todo esse afluxo de sangue para a perna durante horas, foi um milagre ele não ter morrido de insuficiência circulatória nos órgãos vitais. Conseguiu então chegar ao hospital, onde "o cirurgião pôs na minha perna a maior placa que eles tinham e disse que se tivesse precisado de mais um parafuso, teriam que amputar".

Durante a cirurgia, Moskowitz quase morreu mais duas vezes. Primeiro, teve um êmbolo — um coágulo sanguíneo — que poderia ter-se alojado nos pulmões ou no cérebro. Depois, o cateter implantado para drenar a urina furou a próstata, ele teve febre alta e sofreu um choque séptico — o corpo todo tomado por infecção, com alto risco de vida. Sua pressão sanguínea caiu para 8/4.

Mas ainda assim ele sobreviveu — e aprendeu mais uma lição sobre a dor: o emprego sensato de uma dose suficiente de morfina no momento da dor aguda impediu que seus nervos fossem cronicamente estimulados e o salvaram de desenvolver uma síndrome de dor crônica. (Por isso ele pediu mais morfina quando a dor aguda não ficou neutralizada.) Apesar da gravidade do acidente, com o passar dos anos, ele quase não sente dor na perna, sendo capaz de caminhar por cerca de 2,5 quilômetros, como fizemos na praia no Havaí, sem sentir dor.

O fato de o cérebro ser capaz de bloquear a dor tão repentinamente vai contra o nosso "senso comum", baseado na experiência, de que a dor provém do corpo. A visão tradicional sobre a dor, formulada há quatrocentos anos pelo filósofo francês René Descartes, era que, quando nos machucamos, os nervos da dor mandam um sinal para o cérebro, sendo a sua intensidade proporcional à gravidade do ferimento. Em outras palavras, a dor faz um preciso registro de dano quanto ao alcance da lesão sofrida pelo corpo, cabendo ao cérebro apenas receber esse relatório.

Contudo, essa visão foi revista em 1965, quando os neurocientistas Ronald Melzack (um canadense que estudava membros fantasmas e plasticidade) e Patrick Wall (um inglês que estudava dor e plasticidade) publicaram o mais importante artigo da história da dor: "Mecanismos da dor: Uma nova teoria."[1] Wall e Melzack sustentavam que o sistema de percepção da dor se dissemina pelo cérebro e pela medula espinhal, e que o cérebro, longe de ser um receptor passivo, controla nosso nível de dor. A "teoria do portão de controle da dor" postulava que, quando as mensagens de dor são enviadas do tecido danificado, através do sistema nervoso, elas devem passar por vários controles, ou "portões", desde a medula espinhal até chegarem ao cérebro. Essas mensagens só chegam ao cérebro se este lhes dá "permissão", depois de determinar se são suficientemente importantes para passarem. (Quando o presidente Reagan levou um tiro no peito em 1981, ele simplesmente ficou em pé, parado, e nem ele nem os homens dos serviços secretos se deram conta de que fora baleado. Como o próprio brincaria mais tarde: "Eu nunca tinha sido baleado, a não ser no cinema, onde a gente sempre reage como se estivesse doendo. Agora eu sei que isso nem sempre acontece.") Recebendo "autorização" para que o sinal chegue ao cérebro, um portão se abre e aumenta nossa sensação de dor, permitindo que certos neurônios sejam acionados e transmitam seus sinais. Mas o cérebro também pode fechar um portão e bloquear o sinal de dor, liberando endorfinas, os narcóticos produzidos por nosso corpo para aplacar a dor.

Antes do acidente, Moskowitz ensinava aos alunos as mais recentes versões da teoria do portão, e também que os portões são controlados por interruptores. Mas saber que esses interruptores existem é uma coisa; saber como desligá-los quando você sofre um acidente horrível é outra, bem diferente.

OUTRA LIÇÃO DE DOR — DOR CRÔNICA É PLASTICIDADE DESCONTROLADA

O acidente de Moskowitz no tanque não era a primeira vez em que ele fazia importantes descobertas sobre a dor ao senti-la pessoalmente. Vários anos antes, uma dor no pescoço, causada por um acidente de esqui aquático, ensinou-lhe outra lição que o ajudou a entender o papel da neuroplasticidade na dor. Em 1994, fazendo esqui aquático com as filhas, Moskowitz acelerava, saltava e espalhava água para todo lado a mais de 60 quilômetros por hora acima de um pneu inflado quando se virou bruscamente e bateu na água com a cabeça inclinada para trás. Resultou numa dor persistente. Com frequência chegava a 8/10, muitas vezes impossibilitando que trabalhasse. Não demorou, e ela dominava sua vida como nenhuma outra dor jamais conseguira. Morfina e outros analgésicos pesados, além de todos os demais tratamentos conhecidos — terapia física, tração (estiramento do pescoço), massagem, auto-hipnose, calor, gelo, repouso, anti-inflamatórios —, praticamente não surtiam efeito. Essa dor o perseguiu e atormentou por treze anos, agravando-se com o passar do tempo.

Ele já estava com 57 quando chegou ao fundo do poço por causa da dor no pescoço, e então começou a pesquisar sobre a descoberta da neuroplasticidade cerebral e da sua relação com a dor. A ideia de que a dor crônica era causada por um evento neuroplástico no cérebro fora postulada pelo fisiologista alemão Manfred Zimmermann em 1978, mas, como ainda se passariam 25 anos até que o conceito de neuroplasticidade fosse aceito, a ideia de Zimmermann mal chegou a ser conhecida, permanecendo inexploradas suas aplicações no tratamento da dor.[2]

A *dor aguda* nos alerta para uma lesão ou uma doença, enviando um sinal ao cérebro dizendo: "É aqui que você está machucado — cuide disso." Mas uma lesão pode afetar tanto nossos tecidos corpóreos quanto os neurônios do nosso sistema da dor, inclusive os do cérebro e da medula espinhal, resultando numa *dor neuropática* (às vezes chamada de *dor central*, pois o cérebro e a medula espinhal constituem nosso sistema nervoso central).

A dor neuropática ocorre por causa do comportamento dos neurônios que constroem nossos mapas cerebrais da dor. As áreas externas do corpo são representadas no cérebro em áreas específicas de processamento, chamadas mapas cerebrais. Quando você toca uma parte da superfície do corpo, uma parte específica do mapa cerebral, dedicada a este ponto, começa a disparar. Esses mapas da superfície corpórea são organizados de maneira topográfica, o que significa que, em geral, áreas adjacentes no corpo são adjacentes também no mapa. Quando danificados, os neurônios dos mapas da dor disparam incessantes alarmes falsos, levando-nos a crer que o problema está no corpo, quando está, sobretudo, no cérebro. Muito depois de o corpo ter se curado, o sistema da dor continua disparando. E a dor aguda adquiriu uma espécie de vida após a morte: tornando-se *dor crônica*.

Para entender como se desenvolve a dor crônica, é útil conhecer a estrutura dos neurônios. Cada um tem três partes: os dendritos, o corpo celular e o axônio. Os dendritos parecem galhos de árvore e recebem estímulos de outros neurônios. Conduzem ao corpo celular, que sustém a vida da célula e contém o seu DNA. E o axônio é um cabo vivo de comprimento variável (desde microscópico, quando contido dentro do cérebro, até os que descem até as pernas e podem alcançar quase 1 metro). Os axônios costumam ser comparados a cabos, pois carregam impulsos elétricos em velocidades muito altas (de 3 a 300 quilômetros por hora) em direção aos dendritos dos neurônios vizinhos. Um neurônio pode receber dois tipos de sinais: os que o excitam (sinais excitatórios) e os que o inibem (sinais inibidores). Quando um neurônio recebe sinais excitatórios em quantidade suficiente, ele passa a disparar seus próprios sinais. Quando ele recebe mais sinais inibidores, tem menor probabilidade de disparar.

Os axônios não chegam propriamente a tocar os dendritos vizinhos. Ficam separados por um espaço microscópico chamado *sinapse*. Ao alcançar o terminal do axônio, o sinal elétrico provoca a liberação na sinapse de um mensageiro químico chamado *neurotransmissor*. O mensageiro flutua até o dendrito do neurônio adjacente, excitando ou inibindo-o. Quando dizemos que os neurônios se "reconectam", queremos dizer que ocorrem alterações na sinapse, fortalecendo e aumentando, ou enfraquecendo e diminuindo o número de conexões entre os neurônios.

Uma das leis fundamentais da neuroplasticidade é que os neurônios que disparam juntos se conectam entre si. O que significa que a repetição de uma experiência mental leva a mudanças estruturais nos neurônios cerebrais que processam essa experiência, fortalecendo as conexões sinápticas entre eles.* Em termos práticos, quando uma pessoa aprende algo novo, diferentes grupos de neurônios são conectados. Quando uma criança aprende o alfabeto, a forma visual da letra A é conectada ao som "a". Toda vez que uma criança vê a letra e repete o som, os neurônios envolvidos "disparam" ao mesmo tempo, e em seguida "se conectam", fortalecendo as conexões sinápticas entre eles. Sempre que é repetida alguma atividade que ligue os neurônios, esses disparam sinais mais rápidos, mais fortes e mais precisos, o que torna aquele circuito mais eficiente e mais capaz de auxiliar no desempenho daquela habilidade.

O inverso também se aplica. Quando uma pessoa deixa de desempenhar uma atividade por um longo período, essas conexões se enfraquecem e, com o tempo, muitas são perdidas. Temos aqui um exemplo de um princípio mais genérico da plasticidade: trata-se de um fenômeno de atrofia por falta de uso. Este fato já foi demonstrado por milhares

---

* Como isso foi descoberto e através de quais mecanismos precisos isso funciona são apresentados detalhadamente em Norman Doidge, *O cérebro que se transforma* (Rio de Janeiro: Record, 2014).

de experiências. Muitas vezes, neurônios envolvidos em determinada habilidade são aproveitados e usados em outras tarefas mentais agora desempenhadas com maior regularidade. Às vezes é possível manipular o princípio da atrofia por falta de uso no sentido de desfazer conexões cerebrais que não são úteis, porque neurônios que disparam separadamente se desconectam. Suponhamos que uma pessoa tenha desenvolvido o mau hábito de comer sempre que está emocionalmente desestabilizada, associando o prazer da comida ao entorpecimento do sofrimento emocional; para romper esse hábito, será necessário aprender a dissociar as duas coisas. A pessoa pode ter de se proibir decididamente de ir à cozinha quando estiver emocionalmente desestabilizada, até encontrar uma melhor maneira de lidar com as emoções.

A plasticidade pode ser uma bênção quando os estímulos sensoriais que recebemos continuamente são agradáveis, porque ela nos permite desenvolver um cérebro mais suscetível de perceber e saborear sensações agradáveis; mas essa mesma plasticidade pode ser uma maldição quando o sistema sensorial que está recebendo estímulos permanentemente é o sistema da dor. É o que acontece quando uma pessoa tem uma hérnia de disco, que passa a pressionar repetidamente uma raiz nervosa na sua medula espinhal. O mapa da dor dessa área torna-se hipersensível e a pessoa começa a sentir dor não só quando o disco toca o nervo enquanto ela se move de mau jeito, mas também até quando o disco não chega a pressionar muito. O sinal da dor reverbera pelo cérebro, de tal maneira que a dor persiste mesmo quando o estímulo original não está mais presente. (Algo semelhante, e mesmo mais drástico, acontece na dor do membro fantasma, quando uma pessoa que perdeu um membro continua sentindo que ele está preso e doendo. Esse fenômeno mais complexo é debatido em *O cérebro que se transforma*.)

Wall e Melzack mostraram que uma lesão crônica não só faz com que as células do sistema da dor disparam mais facilmente, como pode levar nossos mapas de dor a ampliar seu "campo receptivo" (a área da superfície do corpo que é mapeada), de tal forma que começamos a sentir dor numa área maior da superfície do corpo. Era o que acontecia com Moskowitz, cuja dor se espalhava para ambos os lados do pescoço.

Wall e Melzack também demonstraram que, à medida que os mapas se ampliam, os sinais de dor em determinado mapa podem "vazar" para mapas de dor adjacentes. Podemos então desenvolver uma *dor referida*, quando nos machucamos numa parte do corpo mas sentimos dor em outra, com certa distância. Finalmente, os mapas cerebrais de dor começam a disparar com tanta facilidade que a pessoa acaba percebendo uma dor torturante e permanente numa área ampla do corpo — tudo isso em resposta a qualquer pequeno estímulo de um nervo.

Desse modo, quanto mais Moskowitz sentia pontadas de dor no pescoço, com mais facilidade os neurônios do cérebro as reconheciam, e mais intensas elas ficavam. O nome desse bem-documentado processo neuroplástico é *dor potencializada*, pois quanto mais os receptores do sistema da dor são acionados, mais sensíveis se tornam.

Moskowitz percebeu que estava desenvolvendo uma síndrome de dor crônica e estava preso num ciclo vicioso, numa armadilha do cérebro: toda vez que tinha um acesso de dor, seu cérebro plástico ficava mais sensível a ela, agravando-a e preparando-o para um novo ataque ainda pior. Aumentavam ao mesmo tempo a intensidade do sinal de dor, sua duração e o espaço por ela "ocupado" no corpo.

Era um caso de plasticidade descontrolada.

Em 1999, Moskowitz começou a fazer desenhos no computador, demonstrando como a dor crônica provocava uma expansão dos mapas cerebrais de dor. Na época, a especialidade da medicina dava muito mais importância para o processamento da dor na medula espinhal e no sistema nervoso periférico corporal do que no cérebro. Apenas em 2006, o principal texto sobre dor, "Wall and Melzack's Textbook of Pain", tinha um capítulo sobre a relação entre plasticidade e a medula espinhal, mas nenhum sobre plasticidade e o cérebro. Alguns anos depois, em seu artigo intitulado "Influências centrais na dor",[3] Moskowitz começou a mudar essa ênfase.

Ele passou então a definir dor crônica como "dor aprendida". A dor crônica não indica apenas uma doença, ela é uma doença por si própria. O sistema de alarme do corpo fica travado no modo "ligado", pois a pessoa não conseguiu remediar a causa de uma dor aguda, e o sistema nervoso central foi lesionado. "Uma vez estabelecido o caráter crônico, a dor é muito mais difícil de tratar."[4]

O pensamento de Moskowitz começava a convergir na direção de outra teoria de Melzack, conhecida como teoria neuromatricial da dor. A dor aguda é uma sensação que percebemos, um "estímulo" que chega ao cérebro de baixo para cima, vindo de nossos receptores sensoriais. Mas a dor crônica é mais complexa, sendo um processo mais de cima para baixo. A essência da teoria neuromatricial da dor é que a dor crônica é mais uma percepção que uma sensação bruta, pois o cérebro leva muitos fatores em consideração para determinar o grau de perigo incorrido pelos tecidos. Dezenas de estudos demonstram que, além de avaliar os danos, o cérebro, ao desenvolver nossa experiência subjetiva de percepção da dor, também avalia se pode ser tomada alguma medida para diminuí-la, desenvolvendo expectativas quanto à eventualidade de que essa lesão se agrave ou melhore. O conjunto dessas avaliações determina nossa expectativa quanto ao futuro, e tais expectativas desempenham um papel decisivo no nível de dor que sentiremos.[5] Como o cérebro é capaz de influenciar nossa percepção da dor crônica dessa forma, Melzack a conceituou mais como "uma produção do sistema nervoso central".[6]

Desse modo, o circuito da dor não é um circuito de mão única do corpo para o cérebro; ele está constantemente reciclando sinais, do corpo para o cérebro e vice-versa. A plena reação de dor não cessa assim que seu sinal entra no cérebro. Ela dá início a uma infinidade de reações automáticas desenvolvidas para evitar maiores danos e promover a cura. Nós recuamos; preservamos nossos membros lesados para que não se movam; gememos e pedimos ajuda; avaliamos repetidamente a gravidade do ferimento, se possível; e, como demonstram os estudos, andamos por uma montanha-russa de altos e baixos no nosso sofrimento, com base na mais recente avaliação. Se uma pessoa desenvolve uma dor no peito por trás do esterno, que irradia pelo braço esquerdo, e acha que são sintomas de um ataque cardíaco, ela sentirá essa dor mais intensamente do que se o médico lhe garantir que é causada por uma tensão muscular.

"O cérebro", escreveu Moskowitz (recorrendo à metáfora militar), "arma uma contraofensiva em combate à atividade invasora, numa tentativa de diminuir o excesso de atividade."[7] Ele detalhou todas as vias que poderiam participar dessa modulação da dor — desde as mais altas, originados no córtex cerebral (onde se dá o raciocínio), até as áreas mais "inferiores" na medula espinhal onde chegam os estímulos.

UMA COMPETIÇÃO NEUROPLÁSTICA

Desejando assumir o controle da própria dor, Moskowitz leu 15 mil páginas de neurociência em 2007. Queria entender melhor as leis da mudança neuroplástica e colocá-las em prática. Descobriu não apenas que é possível fortalecer os circuitos entre as áreas cerebrais fazendo com que elas disparem ao mesmo tempo, mas que é possível enfraquecer as conexões porque "neurônios que disparam separadamente se desconectam".

Seria possível, mexendo com o tempo dos estímulos que chegam ao seu cérebro, começar a enfraquecer as conexões que se haviam constituído em seus mapas da dor?

Ele descobriu que, no nosso cérebro, que se atrofia sem uso, ocorre constantemente uma competição pelo território cortical, pois as atividades repetidamente efetuadas ocupam espaço cada vez maior, "roubando" recursos de outras áreas. Desenhou então três imagens do cérebro, resumindo o que havia descoberto. A primeira era uma imagem do cérebro em dor aguda, com dezesseis áreas exibindo atividade. A segunda, uma imagem do cérebro em dor crônica, mostrando que esses mesmos locais eram ativados, mas se haviam expandido para uma área maior, ao passo que a terceira imagem era do cérebro sem nenhum registro de dor.

Ao analisar as áreas que disparam na dor crônica, ele observou que muitas delas também processam pensamentos, sensações, imagens, lembranças, movimentos, emoções e crenças — quando não estão processando a dor. Essa observação explicava por que não conseguimos nos concentrar nem pensar direito quando sentimos dor; por que temos problemas sensoriais e muitas vezes não toleramos certos sons ou luz; por que não conseguimos mais nos movimentar graciosamente; e por que não controlamos muito bem nossas emoções e nos tornamos irritáveis, apresentando surtos emocionais. As áreas que regulam essas atividades foram sequestradas para processar o sinal da dor.

O neuroplástico Michael Merzenich demonstrou a natureza competitiva da plasticidade ao mapear, pela primeira vez, o cérebro de um macaco ao longo do tempo. *Mapear um cérebro* significa identificar onde ocorrem diferentes funções mentais no cérebro. Por exemplo, as sensações provenientes de cada um dos dedos da nossa mão direita são processadas na área do tato no hemisfério esquerdo, e cada dedo tem no mapa uma localização separada onde são processadas suas sensações táteis. Os sinais provenientes dos neurônios que processam essas sensações podem ser detectados por microelétrodos, uns filamentos inseridos em neurônios individuais ou muito próximos a eles para detectar quando eles disparam. Esses sinais elétricos são levados a um amplificador, e em seguida a um osciloscópio com uma tela que permite que os cientistas vejam e ouçam ao mesmo tempo o neurônio que dispara. Ao inserir um microelétrodo no mapa cerebral para as sensações do polegar, e ao tocar o polegar, um cientista pode ver neurônios "do polegar" sendo disparados na tela.

Merzenich mapeou todo o mapa da mão de um macaco. Começou tocando o dedo indicador do primata para ver qual área do cérebro disparava. Tendo encontrado o mapa cerebral e definido seus contornos, passou ao dedo seguinte. Encontrou assim cinco áreas, dispostas lado a lado, para cada um dos cinco dedos.

Em seguida, amputou o dedo médio do animal. Passados alguns meses, voltou a mapear os outros dedos do animal e constatou que os mapas cerebrais do indicador e do anular tinham ocupado o espaço originalmente mapeado para o médio. Como o mapa não recebia mais estímulos do dedo médio, e como o indicador e o anular estavam mais ativos, agora que o médio já não existia mais, passaram a ocupar esse espaço. Era uma claríssima demonstração de que os mapas cerebrais são dinâmicos, de que existe uma competição pelo espaço cortical e de que os recursos do cérebro são alocados em função do princípio da atrofia por falta de uso.

Moskowitz teve uma ideia simples: e se pudesse usar a plasticidade competitiva a seu favor? E se, ao começar a sentir sua dor, em vez de permitir que essas áreas fossem pirateadas e "assumidas" pelo processamento da dor, ele as "resgatasse" para suas atividades principais originais, forçando-as a desempenhá-las, por mais intensa que fosse a dor?

E se, ao sentir dor, ele conseguisse superar a natural tendência a recuar, deitar-se, repousar, parar de pensar e se cuidar? Moskowitz chegou à conclusão de que o cérebro precisava de um contraestímulo. Para enfraquecer os circuitos da dor crônica, ele forçaria essas áreas do cérebro a processar qualquer coisa, menos a dor.

Anos de prática como médico especialista em dor tinham fixado em sua mente as principais áreas do cérebro que ele alvejava. Cada uma delas era capaz de processar a dor e executar outras funções mentais. Então ele listou tudo que cada uma delas fazia além de processar a dor, de forma que estivesse pronto para executar tais funções quando sentisse dor. Por exemplo, uma parte do cérebro chamada área somatossensorial (*soma* significa "corpo") processa boa parte dos estímulos sensoriais do corpo — inclusive a dor, a vibração e o tato. E se, ao sentir dor, ele se cobrisse de sensações de vibração e tato? Será que essas sensações conseguiriam prevenir que as áreas somatossensoriais processassem a dor?

Ele rascunhou uma lista das áreas cerebrais na sua mira (Tabela 1).

Tabela 1.
Principais áreas do cérebro onde a dor é processada

Somatossensorial 1 e 2 (os mapas sensoriais das
partes do nosso corpo):
Dor; tato, sensação de temperatura, sensação de pressão, sensação de posição, sensação de vibração, sensação de movimento

Área pré-frontal:
Dor; função executiva, criatividade, planejamento, empatia, ação, equilíbrio emocional, intuição

Cingulado anterior:
Dor; autocontrole emocional, controle simpático, detecção de conflitos, resolução de problemas

Lobo parietal posterior:
Dor; percepção sensorial, visual, auditiva; neurônios-espelho (neurônios que disparam quando vemos outras pessoas se movendo), localização interna de estímulos, localização externa de espaço

Área motora suplementar:
Dor; movimento planejado, neurônios-espelho

Amígdala:
Dor; emoção, memória emocional, reação emocional, prazer, visão, olfato, emoções extremas

Ínsula:
Dor; acalma a amígdala (área cerebral logo acima); temperatura, coceira, empatia, autoconsciência emocional, toque sensual, conecta a emoção a sensações corpóreas, neurônios-espelho, nojo

Cingulado posterior:
Dor; cognição visual-espacial, resgate mnemônico autobiográfico

Hipocampo:
Ajuda a estocar lembranças de dor

Córtex orbitofrontal:
Dor; avalia se algo é agradável ou desagradável, empatia, compreensão, sintonia emocional

---

Moskowitz sabia quem, quando determinada área do cérebro está processando dor aguda, apenas 5% dos neurônios dessa área estão ocupados em processar a dor. Na dor crônica, os disparos e as conexões incessantes provocam um aumento, de maneira que 15 a 25% dos neurônios da área passam a se dedicar ao processamento da dor. Isto significa que cerca de 10 a 20% dos neurônios são pirateados para processar a dor crônica. Eram exatamente esses que ele teria de roubar de volta.

Em abril de 2007, Moskowitz pôs sua teoria em prática. Decidiu que recorreria inicialmente à atividade visual para sobrepujar a dor. Uma parte enorme do cérebro cuida do processamento visual, e não poderia fazer mal trazê-la para o seu lado nessa competição. Ele conhecia duas áreas cerebrais que processam informação visual e dor: o cingulado posterior (que nos ajuda a imaginar visualmente onde as coisas se encontram no espaço) e o lobo parietal posterior (que também processa estímulos visuais).

Toda vez que tinha um acesso de dor, ele imediatamente começava a visualizar. Mas o quê? Visualizava exatamente os mapas cerebrais que tinha desenhado, para lembrar a si mesmo que o cérebro de fato pode mudar, e assim ficar motivado. Primeiro, visualizava sua imagem do cérebro em dor crônica — observando o quanto o mapa em dor crônica havia se expandido neuroplasticamente. Em seguida, imaginava as áreas ativadas encolhendo, adquirindo a aparência do cérebro na ausência de dor. "Eu precisava ser inflexível — ainda mais inflexível que o próprio sinal da dor", disse ele. Saudava cada pontada de dor com uma imagem do encolhimento do seu mapa da dor, sabendo que estava forçando seu cingulado posterior e seus lobos parietais posteriores a processar uma imagem visual.

Nas três primeiras semanas, ele julgou ter detectado uma diminuição bem pequena da dor, e continuou obstinadamente a aplicar a técnica, dizendo a si mesmo "desconecte a rede, encolhe o mapa". Passado um mês, ele já estava pegando o jeito e aplicando a técnica tão conscienciosamente que *nunca* deixava uma pontada de dor ocorrer sem alguma visualização ou outra atividade mental que se opusesse a ela.

E funcionou. Depois de seis semanas, a dor entre os ombros nas costas e perto das escápulas desaparecera completamente, para nunca mais voltar. Após quatro meses, ele experimentou seus primeiros períodos totalmente livres de dor em todo o pescoço. E, ao fim de um ano, estava quase totalmente livre de dor, com o índice médio de 0/10. Quando tinha uma breve recaída (em geral por ficar com o pescoço numa posição incômoda, depois de dirigir durante muito tempo ou por estar gripado), ele conseguia reduzir a dor a 0 em poucos minutos. Sua vida tinha mudado completamente, depois de treze anos de dor crônica. Ao longo desses anos, seu nível médio de dor era de 5/10, podendo chegar a 8/10 mesmo sob medicação, e nos seus melhores dias não conseguia um valor inferior a 3/10.

O desaparecimento da dor inverteu o padrão original da sua expansão. Depois do acidente, ele sentia dor aguda no lado esquerdo do pescoço, exatamente onde ocorrera a pancada. Com o passar do tempo, tornando-se crônica, a dor se estendera neuroplasticamente para o lado direito do pescoço, descendo para o alto das costas. Agora, com as visualizações, ele notava que as bordas das áreas de dor do lado direito eram as primeiras a recuar. Até que a dor do lado esquerdo começou a recuar também até desaparecer.

Depois de seis semanas de resultados, Moskowitz começou a compartilhar sua descoberta com os pacientes.

SUA PRIMEIRA PACIENTE NEUROPLÁSTICA

Jan Sandin estava na casa dos 40, trabalhando como enfermeira na ala cardíaca do Sequoia Hospital em Redwood City, na Califórnia. Certo dia, uma paciente de 127 quilos cortou acidentalmente a própria perna e ficou histérica. Com medo de cair, a mulher estendeu os braços e agarrou o pescoço de Jan, pendurando-se com tanta força que a enfermeira não conseguia respirar: "Pareciam as garras da morte." A mulher gritava, apavorada em apoiar o próprio peso sobre a perna cortada. Jan não conseguia desvencilhar-se e pediu a uma assistente que conduzisse a paciente na direção da cama e se preparasse para contar "um, dois, três" e levantá-la. Jan fez força, mas a assistente, chocada com a gritaria da paciente, não estendeu os braços para ajudar. De repente, Jan estava sustentando todo aquele peso: "Eu ouvi o som de um elástico estalando", recorda ela, "e senti algo dentro de mim quebrando." Seus cinco discos lombares foram lesionados, sendo que o mais baixo foi deslocado, pressionando uma raiz nervosa. Ela desenvolveu uma dor ciática em ambas as pernas e não conseguia caminhar. Toda vez que se movimentava, a coluna estalava.

Sentindo dores agudas, Jan foi levada à emergência do hospital. O diagnóstico foi de lesão nos discos das cinco vértebras lombares. Depois de novos testes, ficou sabendo que a degeneração da coluna era de tal ordem que provavelmente seria necessário fundir as cinco vértebras cirurgicamente. Nos anos que se seguiram, ela passou por todos os habituais tratamentos de dor, inclusive fisioterapia e medicamentos opioides pesados. Nada ajudava, e a dor tornou-se crônica. Os cirurgiões diziam que as lesões na região lombar eram grandes demais para serem operadas. Depois de várias tentativas corajosas de voltar ao trabalho, ela foi declarada incapaz. Achou que sua vida estava acabada. "Fiquei deprimida e com ideias suicidas. Não fazia diferença quais drogas os médicos me davam — a dor nunca ia embora. Eu nem conseguia ver televisão ou ler, porque, além da dor, os remédios que tomava me deixavam meio grogue.

Eu não tinha mais vontade de viver." Jan passou uma década em casa, saindo apenas para ir a consultas médicas.

Ao procurar Moskowitz, já estava incapacitada por causa de uma década de dor crônica. O menor movimento provocava insuportáveis exacerbações. Ela passava dias inteiros na banheira de hidromassagem, com doses cavalares de analgésicos pesados, como morfina, que diminuíam seu nível de dor para 5/10. Muitas vezes, passava doze horas por dia numa cadeira de massagem japonesa, mas com pouco alívio. Encurvada numa bengala, ela mal conseguiu chegar ao consultório de Moskowitz.

ESTAMOS EM JULHO de 2009. A radiante e alegre mulher que tenho à minha frente, Jan, tem 62 anos. Ela não toma qualquer medicação. Moskowitz vinha trabalhando com ela convencionalmente há cinco anos, recorrendo a analgésicos pesados, quando, em junho de 2007, apresentou-a à ideia de treinar a si mesma, usando sua técnica neuroplástica. Para motivá-la para o desafio — e ela teria de enfrentar a dor mentalmente a *cada* momento das semanas seguintes —, ele chegou à conclusão de que ela teria de entender a plasticidade e se inspirar no sucesso de outras pessoas antes consideradas incuráveis.

"Certo dia, Moskowitz disse: 'Muito bem, pensei em algo novo', e me deu o seu livro", contou-me Jan. "Eu tratei de lê-lo imediatamente, para entender como funcionava a plasticidade do cérebro. O livro abriu caminho para que eu achasse que seria capaz de fazer algo. Percebi que estava presa a uma lógica fixa. Ler todos aqueles exemplos de diferentes conexões que se formam no cérebro me fez acreditar que algo poderia ser possível."

Moskowitz mostrou-lhe suas três imagens do cérebro, explicando que ela precisava ser mais insistente que a dor ao focalizá-las mentalmente. Pediu-lhe primeiro que olhasse para as imagens, em seguida deixando-as de lado para visualizá-las, ao mesmo tempo que pensava na transformação do seu cérebro numa versão sem dor. Insistiu para que se apegasse ao pensamento de que, se seu cérebro ficasse parecendo com a imagem do cérebro indolor, ela poderia não mais sentir dor.

"Comecei a considerar o que ele dizia no livro", contou-me ela, "e também o que ele estava dizendo, pondo tudo isso em prática. Ele me disse para olhar as imagens sete vezes por dia. Mas eu sentava na cadeira de massagem e ficava olhando para elas *o dia inteiro*, porque não tinha mais nada para fazer. Visualizava os centros de dor sendo ativados, e então pensava no lugar de onde vinha a dor nas minhas costas. Visualizava então como subia pela coluna e chegava ao cérebro — mas sem ativar os centros de dor. Naquelas duas primeiras semanas, tive momentos sem dor... mas não era profundo, pois eu achava: 'Puxa, não vai durar.' E então pensava: 'Ah, voltou de novo — não crie muitas esperanças.'

"Na terceira semana, eu começava a ter dois ou três minutos por dia sem dor crônica. Simplesmente caí das nuvens. Mas depois a coisa voltava. No fim da terceira semana, o tempo sem dor parecia estar aumentando. Mas durou tão pouco que, sinceramente, não achei realmente que as dores me deixariam de vez.

"Na quarta semana, os períodos sem dor chegavam de quinze minutos a meia hora. E então eu pensei: 'Agora esse negócio vai embora.'"

E foi o que aconteceu.

Em seguida, ela começou a suspender todas as medicações, aterrorizada com uma possível volta da dor, mas essa não ocorreu. "Fiquei me perguntando: 'Será que é placebo?' Mas a dor até hoje não voltou. Nunca mais."

Quando conheci Jan, ela estava livre dos remédios e da dor há um ano e meio, e sua vida estava voltando ao normal. "Parece que fiquei dormindo durante uma década. Agora, quero ficar acordada 24 horas por dia e ler, recuperar tudo que perdi. Quero ficar acordada o tempo todo."

O ACRÔNIMO MIRROR

Moskowitz começou a criar acrônimos, com base em princípios neuroplásticos, para lembrar aos pacientes com dor crônica como organizar suas mentes (ligeiramente desfocadas e desorganizadas pela dor), no esforço para combater esse sofrimento. Um deles foi MIRROR [espelho], acrônimo de *Motivation, Intention, Relentlessness, Reliability, Opportunity* e *Restoration* [motivação, intenção, determinação, confiabilidade, oportunidade e restabelecimento].

A *Motivação* é o primeiro princípio de MIRROR. Em sua maioria, os pacientes de dores crônicas procuram o médico com uma atitude passiva em relação à dor. Acostumaram-se a achar que seu papel consiste em ingerir uma pílula ou tomar uma injeção. Em geral estão tão exauridos pela dor que assumem facilmente esse comportamento passivo, vivendo entre consultas, na esperança de que o médico encontre a medicação mágica para tornar sua vida mais suportável.

Na abordagem de Moskowitz, o paciente deve tornar-se mais ativo, ler sobre a maneira como a dor se estabelece e desenvolve, visualizar (ou outro equivalente) ativamente e assumir a responsabilidade pelo seu tratamento. A motivação é particularmente difícil nas primeiras semanas da técnica de Moskowitz, quando o paciente ainda não está certo de que ela tenha efeito e verifica que, depois dos primeiros êxitos, a dor volta. Os pacientes tendem a encarar esses reveses como justificativa para se sentirem desamparados e desesperados, interrompendo o processo. O truque consiste em usar cada acesso de dor como uma motivação, uma oportunidade para aplicar a técnica, que no final das contas acaba funcionando.

Intenção é um conceito sutil. A intenção imediata não é livrar-se da dor, mas focar a mente na alteração do cérebro. Pensar que a recompensa imediata será a redução da dor vai dificultar as coisas, pois essa recompensa chega lentamente. Nas primeiras etapas, o que importa é o esforço mental para mudar. Esse empenho ajuda a construir novos circuitos e a enfraquecer as redes da dor. A recompensa inicial, depois de um primeiro episódio, é ser capaz de dizer: "Eu tive um acesso de dor e me vali dele como oportunidade para exercitar o esforço mental, desenvolvendo novas conexões no cérebro, o que, a longo prazo, vai ajudar", em vez de "Tive um acesso de dor, tentei me livrar dele, mas ainda estou dolorido". No folheto destinado aos pacientes, Moskowitz escreve: "Se o foco estiver voltado apenas para o controle imediato da dor, os resultados positivos serão fugazes e frustrantes. O controle imediato da dor certamente faz parte do programa, mas a verdadeira recompensa consiste em desconectar redes de dor excessivamente ativas e restabelecer uma função cerebral mais equilibrada nessas regiões de processamento da dor."

A *Determinação* é o conceito mais simples. A invasão da consciência pela dor é o sinal para resistir. O aspecto desafiador da determinação é que, assim que a dor começa a incomodar, o paciente talvez ache que bastará tolerá-la ou distrair a atenção, na expectativa de que ela irá passar, ou que talvez seja mais fácil ingerir uma pílula e matá-la na origem. Mas tolerar um certo nível de dor e ao mesmo tempo tentar se distrair no trabalho, por exemplo, não é um foco suficientemente intenso para romper a camisa de força da dor crônica. As pesquisas em neuroplasticidade mostram que um foco intenso é geralmente necessário para alterar os circuitos e estabelecer novas conexões. De modo que se deve resistir às formas casuais de distração, porque elas permitem que a dor siga em frente sem oposição. Sendo assim, embora a dor pareça suportável, permitir que ela siga sem encontrar oposição pode significar que voltará mais forte da próxima vez. A determinação significa isto: toda vez que a dor for detectada, ofereça resistência com todo foco e também com a intenção específica de reprogramar o cérebro de volta ao que era antes do início da dor crônica. Sem exceções. Nada de negociar com a dor.

A *Confiabilidade* é um lembrete de que o cérebro não é o inimigo, e de que o paciente pode contar com ele para restabelecer e manter o funcionamento normal, se tiver instruções claras e determinadas nesse sentido. Por motivos psicológicos, a pessoa com dor se sente penalizada e atormentada. Mas, exceto em caso de certos conflitos neuróticos, geralmente relacionados com culpa inconsciente, o cérebro e o sistema nervoso não estão "tentando punir" a pessoa com dor. Como qualquer sistema vivo, o cérebro está constantemente em busca de estabilidade. O problema é que às vezes ele se estabiliza num estado de dor crônica. Mas se lhe for apresentada uma maneira de voltar ao anterior estado livre de dor, antes do estabelecimento da dor crônica, ele em geral não se oporá à mudança. Afinal, o sistema da dor foi desenvolvido para proteger. É um sistema de alarme, e não um inimigo. "Quando os sistemas inconscientes não bastam para resolver um problema cérebro/corpo", escreve Moskowitz, "temos de introduzir o controle consciente, sob a forma de um novo aprendizado, até que o cérebro e o corpo sejam capazes de ir em frente sem esse estímulo consciente. Sabemos que é possível contar com o cérebro e o corpo no sentido de transformar o esforço consciente numa ação inconsciente que nos permita passar do aprendizado ao domínio, fazendo com que a doença da dor persistente volte a ser apenas o sintoma passageiro da dor aguda."

Oportunidade significa transformar cada episódio de dor numa chance de reparar os danos do sistema de alarme. Embora seja difícil dar as boas-vindas a um acesso de dor, usá-lo para tomar uma atitude pode provocar a sensação de que estamos sendo construtivos, assumindo o controle e usando o pico de dor para curar. Em si mesma essa atitude já é capaz de alterar a disposição mental e a química do cérebro. "A dor persistente", diz Moskowitz, "é assustadora porque ativa a amígdala antes que as partes do cérebro que modificam nossas reações emocionais possam ser acionadas."

"O resultado é que voltamos a vivenciar o trauma que causou a dor, e esse trauma é continuamente reforçado por ela. O pavor nos desmoraliza e, à medida que as áreas de processamento da dor se expandem no cérebro, perdemos nossa plena capacidade de resolver problemas, administrar emoções, solucionar conflitos, nos relacionar com outras pessoas, distinguir outras sensações da dor, planejar com eficiência e até lembrar como aplicar nossa experiência anterior para controlar a dor. Toda vez que ela piora, é como se estivesse chegando para ficar para sempre, e precisamos evitá-la a qualquer custo. A amígdala não entende a linguagem da moderação. É um lugar de emoções extremas, reações de luta ou fuga e distúrbio do estresse pós-traumático. A dor persistente tem um efeito desmoralizante na maioria das pessoas que a vivenciam. Se, por outro lado, transformamos os episódios de dor numa oportunidade de praticar o uso do cérebro e do corpo de maneira diferente, adquirindo controle da dor, então esses picos de dor deixam de ser um momento de terror para se transformar numa chance de alívio. [...] Basicamente, estamos fazendo com que a doença da dor volte a ser um sintoma, um sinal para tomar uma atitude e fazer algo que a detenha."

Restabelecimento significa que o objetivo não é mascarar a dor ou fazê-la esmorecer, como faria a medicação ou a anestesia, mas restabelecer a função normal do cérebro.

Quando Moskowitz entregou essas seis ferramentas nas mãos dos pacientes, motivando-os em relação à ambiciosa meta de normalizar completamente sua função cerebral, a atitude deles mudou. Agora, quando conseguiam pequenos progressos, eles não sentiam apenas um "alívio" temporário, mas também uma esperança crescente, aproveitando-a então para se energizar e continuar a aplicar a técnica. Um ciclo vicioso se transformou num ciclo virtuoso.

COMO A VISUALIZAÇÃO DIMINUI A DOR CEREBRAL

Explicamos até aqui a cura alcançada por Moskowitz como consequência da plasticidade competitiva. Por exemplo, uma parte do cérebro, o lobo parietal posterior, normalmente processa tanto a dor quanto a percepção visual. Visualizando constantemente, Jan impediu que esse lobo processasse a dor. A visualização repetida é uma maneira muito direta de usar o pensamento para estimular os neurônios — a neuroestimulação. Através do escaneamento cerebral, vemos sinais de sangue afluindo para os neurônios visuais do cérebro que estão sendo ativados. O que não enfatizamos foi que ela e Moskowitz recorreram a uma forma muito *específica* de visualização: eles imaginaram que a área do cérebro que processa a dor estava diminuindo.

Fiquei intrigado com o uso de imagens visuais, o que não é totalmente novo — os hipnotizadores costumam usá-las com frequência para aliviar a dor, pedindo aos pacientes que imaginem que a área dolorida está diminuindo, desaparecendo ou se afastando. Em termos neurocientíficos, os hipnotizadores estão na verdade fazendo com que seus clientes experimentem, não com o corpo físico, mas com a imagem subjetiva que têm do corpo na própria mente, o que os clínicos chamam de "imagem corporal". A imagem corporal foi descrita pela primeira vez, na década de 1930, por um psiquiatra e ex-aluno de Freud, Paul Schilder, assinalando que ela não é idêntica ao corpo físico.

A imagem corporal é formada na mente *e* representada no cérebro, sendo então projetada inconscientemente no corpo. Os neurocientistas às vezes se referem a ela como "corpo virtual", para enfatizar que possui no cérebro e na mente uma existência *independente* do corpo físico. Essa imagem corporal é construída a partir de estímulos de múltiplos mapas cerebrais, inclusive a visão, mas também o tato, a dor e a propriocepção (a localização de nossos membros e do corpo no espaço) — na verdade, de qualquer mapa que tenha informação, sensorial ou mesmo emocional, sobre nosso corpo. Dessa forma, ela representa o conjunto dos diferentes *estímulos* dos vários sentidos para o cérebro, mas inclui também as ideias carregadas emocionalmente que a própria pessoa tem sobre seu corpo.

A imagem corporal pode estar bastante sincronizada com o corpo real, o que significa que pode ser uma representação muito precisa dele. Nessas situações, podemos até esquecer que nossa imagem do corpo é um fenômeno mental diferente do corpo real. Mas quando a imagem corporal não bate com a do corpo, a diferença é fácil de detectar. Muitos de nós vivenciamos esse desencontro sem nos dar conta quando o dentista aplica uma anestesia local: de repente, as mandíbulas e as bochechas parecem ser subjetivamente muito maiores. O descompasso é pronunciado quando uma mulher com anorexia nervosa se olha no espelho e insiste que é gorda, quando na verdade é extremamente magra, quase passando fome. Ela tem a imagem corporal de uma pessoa gorda, embora seu corpo físico seja macilento.

Mais ou menos na época em que Moskowitz começava a usar a visualização, levando os pacientes de dor crônica a imaginar que as áreas do seu cérebro estavam diminuindo, outros cientistas chegavam a resultados semelhantes na Austrália, fazendo com que pacientes "encolhessem" sua imagem corporal em condições de laboratório para reprogramar o cérebro. Em 2008, G. Lorimer Moseley, neurocientista australiano que é um dos mais criativos pesquisadores da dor no momento, realizou com os colegas Timothy Parsons e Charles Spence um engenhoso estudo com pessoas acometidas de dor e inchaço crônicos na mão.[8] Ele pediu que observassem suas mãos em diferentes condições. Primeiro, na situação de controle, eles olhavam as mãos enquanto faziam dez movimentos manuais. Em seguida, olhavam através de binóculos sem ampliação (outra situação de controle, só para verificar se o uso dos binóculos tinha alguma influência nos resultados) e movimentavam as mãos. Numa terceira etapa, observavam as mãos fazendo movimentos através dos binóculos com ampliação dupla. E finalmente olhavam pelo outro lado dos binóculos, com as mãos parecendo menores.

Curiosamente, os pesquisadores constataram que a dor aumentava quando a imagem das mãos era ampliada, e diminuía quando era reduzida.

Um cético poderia questionar o grau de confiabilidade de uma experiência em que os próprios pacientes se avaliam. Mas esses pacientes de fato tinham inchação nas mãos, e quando os pesquisadores avaliavam a circunferência de seus dedos durante a experiência, eles observavam que o inchaço aumentava quando os pacientes viam as mãos ampliadas.

O que esse notável estudo demonstra, mais uma vez, é que a experiência da dor não é ativada exclusivamente por estímulos sensoriais dos receptores de dor, sendo influenciada pela imagem corporal. Quando o cérebro, em virtude de estímulos visuais distorcidos através dos binóculos, determina que a dor vem de uma área menor, sua conclusão é: "Menos lesão." (Moseley postula que o motivo de a dor diminuir é que o cérebro tem "células visuotáteis" que processam simultaneamente os sentidos visuais e táteis, e que o fato de ampliar a visão da área tocada aumenta os estímulos para essas células.)

Outra experiência inovadora de gestão da dor envolvendo visualização ocorreu acidentalmente, quando acadêmicos da Universidade de Nottingham, na Inglaterra, compareceram a uma feira de ciências para demonstrar o uso da ilusão ótica chamada Mirage. O dispositivo tinha sido desenvolvido pelo departamento de psicologia da universidade com o intuito de distorcer a imagem corporal, como parte de um estudo sobre o funcionamento do mapa corporal.

No evento, os pesquisadores convidaram crianças a colocar a mão numa caixa contendo uma câmera. Mirage exibia então imagens distorcidas das mãos num telão, permitindo que as crianças vissem as distorções — uma versão computadorizada de um daqueles espelhos de deformação dos parques de diversão.

Estimuladas pelos pesquisadores, as crianças puxavam levemente os dedos. Ao fazê-lo, ficava parecendo na tela que seus dedos estavam sendo esticados a tamanhos três ou quatro vezes maiores que o normal. Quando comprimiam os dedos, eles pareciam encolher na tela. Em outras palavras, o que se via na tela alterava sua imagem visual do corpo (sem alterar o corpo físico).

A avó de uma das crianças achou divertido e insistiu em experimentar também. Mas pediu aos pesquisadores que fossem delicados ao demonstrar as puxadas em suas mãos, pois tinha artrite nos dedos.

A dra. Catherine Preston explica: "Estávamos fazendo uma demonstração prática de alongamento ilusório dos dedos quando ela disse: 'Meu dedo parou de doer', e perguntou se podia levar a máquina para casa. Ficamos pasmos — não sei quem ficou mais surpreso, ela ou nós."

Preston realizou em seguida um estudo com vinte voluntários que sofriam de osteoartrite, alguns deles com dores constantes nas mãos, nos pés e na região lombar.[9] Esse estudo demonstrou que a utilização do dispositivo reduzia o nível de dor pela metade em 85% dos voluntários. Certas pessoas obtinham uma maior redução da dor quando os dedos eram encolhidos; outras se sentiam mais aliviadas quando seus dedos eram esticados; e algumas se sentiam menos doloridas se a imagem do dedo fosse alterada de qualquer maneira. Muitas mostraram-se capazes de usar os dedos com maior facilidade enquanto usavam o dispositivo.

Não ficou claro por que o "alongamento" da imagem dos dedos reduz a dor; talvez um dedo esticado tenha dimensões diferentes, parecendo mais magro. O que parece claro é que a alteração em tempo real da imagem visual do corpo pode diminuir a experiência de dor. Isso nos faz lembrar que a formação do senso corpóreo na dor é dinâmica — reconstruída a todo momento, dependendo dos estímulos visuais. Fica demonstrado que a alteração da imagem visual do corpo pode alterar os circuitos da dor. Essa é uma pista importante para entender por que Jan Sandin conseguia olhar imagens do seu cérebro e imaginar o encolhimento do sinal de dor: ela disse que se identificava fortemente com essas imagens do cérebro em dor crônica e então visualizava uma transição para a imagem do cérebro sem dor — com os sinais encolhendo.

Jan não se limitava a olhar imagens; também as associava à dor que sentia nas costas. Em última análise, formou um novo mapa da imagem corporal, incluindo as imagens do cérebro, e pôde fazê-lo porque o mapa cerebral "mestre" da nossa imagem corporal é uma combinação altamente integrada de muitos mapas diferentes. Ela inclui os primordialmente biológicos, baseados nos estímulos sensoriais do corpo, mas também outros de caráter artificial, como nosso reflexo no espelho, nossa própria foto favorita ou até imagens médicas, como as de um ecocardiograma que nos permite ver nosso coração contraindo, ou ainda de uma radiografia exibindo partes do nosso corpo internamente. Qualquer coisa suscetível de ser usada como representação de nós mesmos pode, em última instância, abrir caminho até a nossa imagem corporal mestra. (As diferentes maneiras como a imagem corporal pode ser estendida, passando a incluir imagens artificiais, são discutidas detalhadamente no capítulo 7 de *O cérebro que se transforma*.)

SERÁ QUE É PLACEBO?

"Seria o efeito placebo?", perguntei a Moskowitz, repetindo a pergunta da Jan depois da inesperada melhora, quando temia que ela não durasse. Não que eu ache que seja, mas sei que é a pergunta que os céticos voltarão a fazer.

A palavra *placebo* deriva do latim "vou agradar". O efeito placebo ocorre quando um paciente com sintomas recebe uma falsa pílula, de açúcar, por exemplo, ou injeções sem ingredientes ativos, ou uma pseudocirurgia* (quando o médico abre o corpo de um paciente mas não o

---

* Em 2002 realizou-se um estudo sobre as operações ortopédicas mais comuns nos Estados Unidos. O "debridamento artroscópico" é a abertura da articulação do joelho para retirada cirúrgica de cartilagens soltas, tecidos inflamados e fragmentos de osso. Cerca de 650 mil dessas operações, cada uma custando 5 mil dólares, eram realizadas anualmente nos Estados Unidos. Estudos anteriores demonstravam que cerca de metade dos pacientes desse tipo de cirurgia tinham experimentado algum grau de alívio da dor. No estudo de 2002, 180 pacientes com osteoartrite dolorosa foram divididos em dois grupos. Os integrantes de um dos grupos passaram pela cirurgia habitual. Os do outro, por uma simulação, na qual foi feita uma incisão e o artroscópio foi inserido e retirado, mas sem a realização de qualquer cirurgia. Não só a cirurgia simulada se revelou tão eficaz quanto a cirurgia real em matéria de alívio da dor, como os pacientes da cirurgia placebo de fato passaram a ter melhor desempenho físico. Ver J. B. Moseley et al., "A Controlled Trial of Arthroscopic Surgery for Osteoarthritis of the Knee", *New England Journal of Medicine* 347 nº 2 (2002): 81-88. Embora talvez se possa argumentar que isto significa apenas que essa cirurgia não é muito eficaz, a questão é que os pacientes obtiveram tanto alívio da cirurgia placebo quanto da operação real. O resultado também parece indicar que o mesmo "interruptor exterminador" da dor que Moskowitz tinha aprendido a dominar funcionava com esses pacientes, sem que o soubessem.

opera, apenas fingindo fazê-lo, e volta fechá-lo). Ao paciente é dito que ele está de fato recebendo tratamento, e com surpreendente frequência a pessoa obtém alívio imediato, às vezes melhorando tanto quanto melhoraria com o tratamento "real" ou "ativo". Os placebos podem ser usados para tratar dor, depressão, artrite, cólon irritável, úlceras e toda uma série de doenças. Mas não funcionam para todas elas — câncer, vírus ou esquizofrenia, por exemplo. A maioria dos médicos parte do princípio de que, sempre que um paciente melhora de maneira inexplicável, algum poderoso fator psicológico está envolvido.

Então pergunto a Moskowitz: "Seria o efeito placebo?" Achando graça, ele responde: "Espero que sim."

E ele ri porque sabe que se for placebo, nem de longe seria o problema que a maioria dos céticos julga ser. As mais recentes pesquisas sobre escaneamento cerebral demonstram que quando ocorre o efeito placebo em pacientes de dor, ou em pacientes com depressão, as alterações cerebrais são *quase idênticas* às que ocorrem quando melhoram com medicação. Clínicos e cientistas que estudam a medicina de mente-corpo sustentam que, se pudéssemos desenvolver uma maneira de ativar sistematicamente os circuitos cerebrais por trás do efeito placebo, seria um gigantesco avanço na área médica.

No caso da dor, o efeito placebo geralmente chega a 30% ou mais, o que significa que se um paciente de dor ingere uma pílula de açúcar, em vez de um medicamento real, ou injeções consistindo apenas em soro fisiológico, em vez de anestesia, pelo menos 30% relatarão significativo alívio da dor. Antes da descoberta da neuroplasticidade, os pesquisadores tendiam a concluir que os pacientes que experimentavam o efeito placebo eram em sua maioria psicologicamente instáveis, excêntricos, imaturos, pobres ou do sexo feminino (todas essas hipóteses desde então se revelaram inverídicas).[10] Os estudos de escaneamento do cérebro demonstram que quando ocorre o efeito placebo as estruturas cerebrais se alteram. As curas por placebo não são "menos reais" que as curas por medicação. São exemplos de neuroplasticidade em ação: a mente alterando a estrutura cerebral.

Um dos grupos pioneiros nesses estudos era liderado por um pesquisador com sérias dúvidas a respeito da pesquisa. Neurocientista na Universidade de Columbia, Tor Wager foi criado como adepto da ciência cristã, e os pais lhe ensinaram na infância que as doenças eram produto da mente, devendo ser tratadas com orações, e não medicamentos.[11] Quando ele desenvolveu uma grave erupção cutânea que não desaparecia com as orações, sua mãe o levou a um médico, que o tratou com medicação, obtendo êxito. Wager tornou-se cético quanto à ideia de que a mente podia curar, e também quanto ao efeito placebo, que começou a estudar, esperando comprovar que era ineficaz. Ele submetia voluntários a choques dolorosos e em seguida lhes dava um creme placebo, dizendo que diminuiria a dor. Para sua surpresa, seus estudos mostraram que o creme placebo funcionava. Em seguida, ele usou imagens por ressonância magnética funcional para estudar o que acontecia no cérebro desses voluntários. Quando eles recebiam choques e sentiam dor, algumas das mesmas áreas cerebrais cuja ativação pela dor tinha sido constatada por Moskowitz se acendiam. Ao lhes dar placebo, Wager constatou uma redução da ativação nas mesmas áreas que, segundo Moskowitz informava aos pacientes, podiam ser alteradas pela visualização.

Recorrendo à tomografia por emissão de pósitrons, Wager também mostrou que o tratamento por placebo desativa a dor fazendo com que áreas-chave do cérebro aumentem a produção de opioides endógenos — substâncias semelhantes ao ópio que o cérebro produz para eliminar a dor. Demonstrou que a reação ao placebo reforçava a ativação do cérebro nas áreas produtoras de opioides do sistema cerebral da dor. Em outras palavras, a mente é capaz de liberar uma dose interna do bálsamo natural normalmente produzido pelo cérebro. E, ao contrário dos opioides em remédios como a morfina, eles não viciam.

POR QUE NÃO É APENAS UM PLACEBO

"Sinto-me totalmente aberto à ideia de que se trata de placebo ou sugestão", diz Moskowitz, "mas venho fazendo isso há muito tempo, trinta anos, desde 1981, e nunca vi placebo nem algo assim funcionar tanto tempo. Nunca vi mudanças na dor baseadas em hipnose ou coisas do tipo durarem mais que uma semana mais ou menos."

A afirmação de Moskowitz de que o placebo em geral não dura reflete um consenso baseado em numerosos estudos sobre a questão. Em caso de reação muito rápida, é mais provável que seja uma reação de placebo,[12] mas as pessoas que reagiam ao placebo tinham maior probabilidade de sofrer alguma recaída,[13] embora certos estudos demonstrem que o efeito placebo pode durar semanas.[14]

Um padrão exatamente oposto, contudo, é constatado nos pacientes de Moskowitz com os quais são aplicadas a abordagem MIRROR e a plasticidade competitiva. Os pacientes muitas vezes não apresentam qualquer reação durante semanas, até que gradualmente passam a sentir cada vez menos dor; uma vez que seus cérebros são reprogramados, eles em geral precisam cada vez menos da intervenção. Tenho visto o mesmo padrão em pessoas que usaram técnicas neuroplásticas para reprogramar o cérebro, curar distúrbios de aprendizado e melhorar após derrames e lesões cerebrais traumáticas: os sintomas não desapareceram rapidamente. O padrão de mudança nos pacientes de Moskowitz também está de acordo com o que vimos quando o cérebro desenvolve uma nova aptidão, como tocar um instrumento musical ou aprender uma língua. O período de tempo é bem característico do que já vi em casos de significativa mudança neuroplástica: a alteração ocorreu ao longo de semanas (com frequência, de seis a oito semanas), exigindo uma prática mental diária. É uma questão de trabalho duro.

Um cético, com dificuldade de imaginar que a visualização de uma área específica do cérebro possa diminuir a dor, poderia argumentar que Moskowitz está apenas encontrando uma maneira de relaxar os pacientes e diminuir seu nível de excitação, sendo assim menos incomodados pela dor. Mas uma coisa que aprendemos ao estudar o efeito placebo é que a mente é capaz de mirar na dor com a precisão de um raio laser.

O processo de cura mente-cérebro-corpo *não* é apenas um processo genérico e não específico que reprograma todo o sistema nervoso, como o relaxamento faz. Misteriosamente — pois ainda não conhecemos o mecanismo —, ele mira apenas naquilo que os pacientes acreditam ser o foco. Com elegante simplicidade, o pesquisador Guy Montgomery colocou pesos suficientemente pesados para causar dor nos dois dedos indicadores dos seus voluntários.[15] A partir disso, constatou que a dor só era aliviada no dedo no qual era aplicado o creme placebo. Essas pessoas não estavam sendo relaxadas nem levadas a um transe: encontravam-se num estado normal de excitação consciente, e ainda assim sua mente era capaz de localizar o exato ponto da dor aguda e eliminá-lo.

O que Moskowitz acrescentou à nossa compreensão dessa capacidade da mente de eliminar uma dor específica é que uma prática mental constante é necessária para reforçar essa habilidade de mudar a ativação cerebral de forma prolongada.

Ao contrário da medicação ou do placebo, a técnica neuroplástica permite que os pacientes reduzam sua utilização com o tempo, uma vez reprogramadas suas redes. Os efeitos duram. Alguns pacientes de Moskowitz mantiveram seus ganhos por cinco anos. Muitos dos que ficaram relativamente livres da dor ainda têm lesões corporais que podem eventualmente desencadear uma dor aguda. Ele acha que, uma vez que tenham aprendido e praticado a técnica por centenas de horas, suas mentes inconscientes assumem a tarefa de bloquear a dor pelo uso da plasticidade competitiva. Quando isto não ocorre, eles ainda podem se valer do pico de dor como sinal para usar conscientemente a plasticidade competitiva e reprogramar novamente.

Uma das mais importantes descobertas de Moskowitz é que os novos narcóticos opioides, tão usados no tratamento da dor, na verdade agravaram esse problema, pois nem os laboratórios farmacêuticos nem a maioria dos médicos levam em consideração o papel da neuroplasticidade na dor. De maneira geral, os narcóticos opioides — as mais potentes medicações contra a dor que dispomos — não funcionam bem em longos períodos de tempo. Muitas vezes, em questão de dias ou semanas, os pacientes se tornam "tolerantes" a essa droga: a dose inicial perde o efeito, e eles precisam de mais medicação, ou então são acometidos por uma dor episódica* enquanto utilizam a droga. Com o aumento da dosagem, todavia, aumenta também o perigo de vício e overdose. Para bloquear melhor a dor, os laboratórios farmacêuticos inventaram os opioides de "ação prolongada", como OxyContin, uma morfina de duração mais extensa. Muitas pessoas que sofriam de dor crônica são tratadas com drogas semelhantes pelo resto da vida.

Como vimos, o cérebro produz suas próprias substâncias opioides para bloquear a dor, e as drogas manufaturadas servem para complementá-las, ligando-se aos receptores opioides do próprio cérebro. Enquanto acreditavam que o cérebro não era capaz de mudar, os cientistas não previram que o bombardeio dos receptores opioides com medicações pudesse causar danos. Entretanto, conforme afirma Moskowitz, "quando saturamos os receptores que nos foram dados por Deus, o cérebro produz outros". Ele se adapta à inundação de opioides de ação prolongada tornando-se menos sensível a eles — e assim os pacientes se tornam mais sensíveis à dor e mais dependentes das drogas, o que pode agravar sua dor crônica. O problema existe, segundo Moskowitz, com todos os analgésicos.

Tendo feito suas descobertas, ele começou lentamente a "desmamar" os pacientes dos opioides usados a longo prazo. Uma das chaves do su-

---

* Uma dor aguda transitória que ocorre subitamente e não é aliviada pelo tratamento para a dor que está sendo administrado ao paciente. [N. do T.]

cesso era diminuir a dose muito lentamente, dando, portanto, ao cérebro neuroplástico o tempo necessário para se adaptar à ausência de drogas, de maneira que o paciente não passasse por nenhuma dor episódica. Diminuindo gradualmente, até 50 a 80% da dose original, era possível romper o ciclo de sensibilidade à dor induzida pelo opioide.

"Não acredito mais em gestão da dor", diz Moskowitz. "Acredito em tentar curar a dor persistente."

Ele ajudou pacientes com toda uma série de síndromes de dor crônica a diminuir sua dor, inclusive pacientes acometidos por dor lombar crônica decorrente de lesão nervosa e processos inflamatórios, neuropatia diabética, certas dores de câncer, dores abdominais, dores degenerativas do pescoço, amputação, traumas do crânio e da medula espinhal, dores do assoalho pélvico, cólon inflamável, cólon irritável, dor da bexiga, artrite, lúpus, nevralgia do trigêmeo, dor de esclerose múltipla, dor pós-infecciosa, lesões nervosas, dor neuropática, certas dores centrais, dores de membro fantasma, degeneração de disco em todas as alturas da coluna, dores de cirurgias malsucedidas nas costas e dores decorrentes de lesões de raízes nervosas, entre outras. Conheci muitos de seus pacientes que haviam suspendido ou reduzido radicalmente os medicamentos, tendo, portanto, muito menos efeitos colaterais. Pacientes obtiveram sucesso em todas essas síndromes de dor, mas apenas quando conseguiam efetuar o dificílimo esforço mental exigido.

Essa carga de trabalho [mental] é uma das limitações da sua abordagem. Nem todo mundo é como Jan, disposta a se dedicar incansavelmente, especialmente quando nada parece mudar durante as primeiras semanas, mesmo contando com um médico tão estimulante quanto Michael Moskowitz. Ele observou que os pacientes que não se beneficiaram do tratamento por alguma razão pareciam incapazes de se mobilizar mentalmente para o desafio. Muitos deles, talvez a maioria, precisassem de um reforço positivo.

Jan, Moskowitz e outros se reabilitaram por terem entendido como usar a plasticidade competitiva. O prazer voltou. Nesse ponto, muitos clínicos teriam concentrado o resto da carreira no ensino da visualização, já que tantos pacientes reagiam bem. Mas nem todos eram assim, o que deixou Moskowitz insatisfeito. Talvez alguns precisassem de outras abordagens, além da visualização, para competir com a dor. Moskowitz perguntava-se se, além de ajudar os pacientes a desligar lentamente os circuitos da dor no cérebro, ele não poderia valer-se da própria química cerebral do prazer para aliviar a dor mais rapidamente. E se a ideia de reabilitar realmente os pacientes significasse não só alcançar a ausência de dor, como nada menos do que trazê-los de volta a uma vida plena?

Na análise dessas questões, ele seria ajudado por Maria Golden, médica especialista em dor crônica, que ele conheceu em 2008. Trabalhando em emergências hospitalares, Golden também se especializou em osteopatia, uma prática que envolve manipulação. Ela aprofundou muito a compreensão de Moskowitz sobre o uso do toque, do som e da vibração, cada um de uma maneira única, para estimular o cérebro e enfrentar a dor de forma competitiva. (No capítulo 8, veremos de que maneira som, vibração e toque podem curar muitos tipos de graves problemas de dor.) Golden alcançou resultados notáveis usando as mãos, abordando a dor através do corpo.

"Eu sempre achei que o corpo era um repositório do cérebro", disse Moskowitz a Golden quando se conheceram, com base no princípio de que o que um paciente sente no corpo é produto da atividade cerebral. Mas Golden mostrou a ele que o corpo é tanto um caminho para o cérebro quanto é a mente. "Ela é o yin do meu yang", diz Moskowitz, tendo internalizado totalmente a abordagem da colega. Hoje, eles trabalham em colaboração, tendo criado pioneiramente uma autêntica abordagem cérebro-corpo da dor crônica, na qual os pacientes recebem estímulos neuroplásticos simultâneos da mente e do corpo para influenciar o cérebro. De acordo com Moskowitz, Golden tem mãos tão sensíveis que às vezes parece "ver" com elas, encontrando áreas problemáticas e maneiras rápidas de aliviar a dor crônica. Eu vi os dois trabalhando juntos, em demonstrações, na mesma paciente ao mesmo tempo. Moskowitz conversa com ela, ajudando-a a usar a mente para alterar seus circuitos cerebrais neuroplasticamente, enquanto Golden trabalha no corpo, estimulando os sentidos de toque e vibração ao mesmo tempo. Acompanhando alguns desses pacientes, testemunhei avanços notáveis.

Quanto a Jan Sandin, que se curou em 2009, voltei a visitá-la em 2011. Sua síndrome de dor crônica não havia voltado, e na verdade ela parecia mais jovem que em 2009. Hoje, continua sem dor, sabendo que sua incansável concentração mental naquela época — quando estava presa a uma cadeira, imobilizada, deprimida e com ideias suicidas por causa da dor — foi o melhor investimento de energia mental que jamais fez.

2

Um homem dá as costas aos sintomas de Parkinson

Como os exercícios ajudam a combater os distúrbios degenerativos e podem adiar a demência

MEU COMPANHEIRO DE caminhadas, John Pepper, recebeu há mais de duas décadas um diagnóstico de doença de Parkinson, um distúrbio do movimento. Seus sintomas começaram a aparecer há quase cinquenta anos. Mas só um observador perceptivo e bem treinado poderia percebê-lo. Pepper se movimenta rápido demais para um paciente com Parkinson. Aparentemente, ele não tem os sintomas clássicos: nenhuma hesitação ao caminhar; nenhum tremor visível quando para ou se movimenta; não parece rígido demais e aparentemente é capaz de iniciar novos movimentos com razoável rapidez; tem também um bom senso de equilíbrio. Ele inclusive balança os braços quando caminha. Não evidencia qualquer dos movimentos vagarosos que caracterizam o Parkinson. Há nove anos não toma medicação contra a doença, desde que tinha 68 anos, e, no entanto, parece caminhar de maneira perfeitamente normal.

Na verdade, quando ele engata na sua velocidade normal de caminhada, eu não consigo acompanhá-lo. Ele está agora com 77 e desde os 30 e tantos tem essa doença considerada um distúrbio neurodegenerativo incurável, crônico e progressivo. Mas em vez de degenerar, John Pepper tem conseguido reverter os principais sintomas, aqueles que são mais temidos pelos pacientes com Parkinson, os que levam à imobilidade. E conseguiu conceber ele mesmo um programa de exercícios e um tipo especial de concentração.

A praia onde estamos chama-se Boulders (Rochas) por causa das enormes pedras arredondadas que nela se encontram, alinhadas como estátuas. Fica ao longo da extremidade mais meridional da África, onde os oceanos Atlântico e Índico se encontram, e nós viemos aqui para observar uma colônia de pinguins africanos. Ligeiramente ao largo do caminho mais trilhado, estamos em busca dos "pinguins-burros" — assim chamados porque parecem zurrar ao chamar para o acasalamento. Vemos nosso primeiro pinguim quando ele salta no oceano Índico com uma elegância otimista. Mas quando chega à terra, o pinguim se movimenta com desajeitado bamboleio.

Fomos informados de que, no pequeno trecho de areia que se segue, cercado pelas gigantescas pedras de 3 metros, encontraremos um grupo de pinguins com seus filhotes. Mas não vejo como poderemos chegar a eles por meio da muralha de pedra, pois as fendas entre as rochas são muito estreitas e baixas. Ainda assim, Pepper insiste para que eu tente passar por uma das aberturas. Agachado nas mãos e nos joelhos, eu consigo me esgueirar por uma passagem claustrofóbica de cerca de 60 centímetros apenas, rastejando e contorcendo a coluna sob o teto baixo, por cima da areia molhada, e mal consigo passar. Volto-me, então. Ele está vindo atrás.

Meu primeiro pensamento é que não foi uma boa ideia. Pepper é musculoso, tem 1,80 metro de altura, pesa 96 quilos, com pernas grossas e um peito avantajado, muito maior que o meu, e eu mal consegui passar, sem sequer um centímetro de sobra. No Parkinson, a rigidez é uma característica essencial, e o fico imaginando preso no buraco porque seu corpo ficará rígido demais para as contorções necessárias. Outra característica do Parkinson é o "congelamento". Devido à dificuldade de iniciar movimentos, muitos pacientes da doença de Parkinson, quando encontram o menor obstáculo ao caminhar — até mesmo uma simples linha traçada à frente —, podem congelar de repente. Se Pepper congelasse naquela passagem, talvez eu não conseguisse retirá-lo dali.

Mas nos últimos dias o tenho visto movimentar-se tão bem que não há motivos para tanta preocupação. E ele consegue avançar pelo buraco.

Agora estamos ouvindo mas não vendo os pinguins e, para nos aproximar deles, teremos de escalar uma gigantesca rocha. Pepper salta na frente, alcançando o alto da pedra com segurança. Outros sintomas do Parkinson são a ausência ou o retardo dos movimentos, conhecidos respectivamente como acinesia ou bradicinesia. Ele não tem nenhum dos dois.

Tento subir, com os membros esparramados na rocha para me agarrar, mas encontro dificuldade. A pedra revela-se surpreendentemente úmida. Não apenas brilhante, ela tem uma superfície viscosa, e eu fico escorregando.

— Pensei que a sola desse calçado fosse mais grudenta, mas eu fico escorregando para trás — digo, botando a culpa nos tênis, mas afinal chegando lá.

Ele acha graça:

— É o guano.

— Guano?

— Cocô de pinguim. E estrume de aves marinhas. Forma uma camada espessa nessas rochas e nos penhascos, há muitos séculos. Em épocas passadas, os navios atracavam ao largo do litoral e mandavam pequenos botes para retirar o guano das rochas. É um fertilizante esplêndido.

Ele tem um rosto tipicamente anglo-saxônico, com os cabelos grisalhos bem curtos e a voz parecida com a de Alec Guinness com sotaque sul-africano.

Eu limpo as mãos nas calças e me dou conta de que estamos de pé ao lado de um pequeno grupo de pinguins. Eles são adoráveis e não parecem incomodados com nossa presença.

Tínhamos passado a manhã na Cidade do Cabo, onde Pepper dava aulas a uma mulher do grupo de apoio de Parkinson, exatamente como já ajudara centenas de outras pessoas a superar o andar hesitante e a se movimentar com mais liberdade. Agora, na praia de Boulder, constato que os pinguins também arrastam os pés ao caminhar, como os pacientes que acompanhamos pela manhã. Os pés dos pinguins ficam tão para trás em relação ao corpo — para diminuir a força contrária quando nadam — que eles parecem inclinados quando andam, como nas pessoas com Parkinson. O corpo dessas aves parece rígido e, quando elas se viram, o fazem *en bloc*, sem fluidez — mais uma vez, como as pessoas com Parkinson. As pernas dos pinguins parecem rígidas (por serem tão curtas), e os pés dão a impressão de ficar presos por um breve momento no chão entre um passo e outro, de modo que também "se arrastam".

Os pacientes com Parkinson arrastam os pés porque suas pernas começaram a ficar rígidas, e eles perdem os reflexos posturais normais que lhes permitiriam alterar a tonicidade dos músculos à medida que mudam a posição dos membros e das articulações. Os movimentos ficam mais lentos, e os passos, mais curtos. Eles arrastam os pés porque esses passos incertos com as pernas enrijecidas podem fazer com que os dedos e mesmo todo o pé rastejem, e eles mal levantam os pés, de modo que as solas praticamente não se afastam do chão. Assim, seu passo nunca tem velocidade. E tampouco balançam os braços. A inclinação e o passo arrastado são as características do Parkinson que os médicos mais facilmente distinguem à distância. Foi esse passo que um dos médicos de Pepper julgou ter percebido certo dia, muitos anos antes, quando fez um pedido que lhe pareceu estranho: "Você se importa de sair da sala e entrar de novo?"

Pepper saiu e voltou, e o médico o examinou mais detalhadamente. No fim da consulta, revelou que ele tinha o passo arrastado, característico da doença de Parkinson, abreviadamente conhecida como DP.

UMA CARTA DA ÁFRICA

Em setembro de 2008, recebi por e-mail uma carta de John Pepper:

> *Vivo na África do Sul e tenho doença de Parkinson desde 1968. Faço muitos exercícios e aprendi a usar meu cérebro consciente para controlar os movimentos, que normalmente são controlados pelo cérebro subconsciente. Escrevi um livro sobre minha experiência, mas ele foi rejeitado pelo meio médico sem um exame do meu caso, pois não tenho mais as características aparentes de uma pessoa que sofre de DP. Não tomo mais medicação de DP, embora ainda tenha a maioria dos sintomas. Caminho 24 quilômetros por semana, em três sessões de 8 quilômetros. O fator neurotrófico derivado da glia produzido no cérebro parece ter recuperado as células lesadas. No entanto, elas não curam a causa da DP, e se eu paro de me exercitar, retrocedo. [...] Tenho certeza de que posso ajudar muitos pacientes de diagnóstico recente, se puder estimulá-los a se dedicar seriamente aos exercícios regulares. Gostaria de saber o que pensa a respeito.*

Pensei que, por mais absurdo que pudesse parecer, ao combater aspectos da doença de Parkinson com as caminhadas, Pepper poderia de fato estar provocando uma alteração neuroplástica no cérebro. O fator neurotrófico derivado da glia (GDNF na sigla em inglês para Glial-Derived Neurotrophic Factor) a que ele se referia é um fator de crescimento do cérebro — que funcionaria como uma espécie de fertilizante para promover o crescimento. O GDNF é produzido por células da glia, um dos principais tipos de células do cérebro. Dentre as nossas células cerebrais, 15% são neurônios; os outros 85% são constituídos por células da glia. Durante muito tempo, os cientistas praticamente não discutiam sobre as células da glia, pois julgavam que eram apenas "material de embalagem" do cérebro, servindo meramente para envolver e dar sustentação aos nossos neurônios, muito mais ativos. Hoje sabemos que as células da glia se comunicam constantemente entre elas, interagindo com os neurônios e alterando seus sinais elétricos.

Também são "neuroprotetoras" dos neurônios, ajudando-os a conectar e reconectar o cérebro.[1] Frank Collins e seus colegas descobriram o GDNF em 1993,[2] constatando que ele contribui para a mudança plástica do cérebro, ao promover o desenvolvimento e a sobrevivência de neurônios produtores de dopamina (as células que morrem na doença de Parkinson). Collins imediatamente começou a se perguntar se ele poderia ser útil no tratamento do Parkinson. O GDNF também ajuda o sistema nervoso a se recuperar de lesões.

Pepper sabia da recente descoberta de Michael Zigmond e outros de que a prática de exercícios por animais em laboratório aumentava o GDNF.[3] Eu lhe respondi:

> *Não sou especialista em Parkinson, mas estou em contato com pessoas que vêm obtendo avanços significativos que sequer considerávamos possíveis em doenças neurológicas, como esclerose múltipla progressiva, de modo que fiquei fascinado com sua história, e de fato sei — por outras fontes — que a prática de exercícios tem sido útil no tratamento da DP. Tenho conversado com especialistas no assunto e em células-tronco neurais, sabendo que para eles a prática intensiva de caminhadas, como você vem fazendo, parece o tipo de dose que seria necessária.*

Em nossa correspondência, ficou claro que ele não alegava ter-se curado completamente da doença, mas que, enquanto insistisse nas caminhadas, era capaz de reverter os principais sintomas *motores* do Parkinson. As mudanças o haviam ajudado tanto que ele não sofria mais das principais formas de incapacitação da DP e estava vivendo plenamente. "Seria uma vergonha eu morrer com toda essa informação", escreveu ele, "e não ser capaz de fazer algo pelos pacientes de Parkinson."

O que Pepper afirmava parecia impressionante; pouquíssimas pessoas chegaram a alegar ter revertido os principais sintomas da doença de Parkinson sem medicação. Alguns pacientes são acometidos por uma versão mais branda da doença, mas sem medicação, na maioria dos casos, perdem a capacidade de andar em oito ou dez anos após o diagnóstico.[4] Em geral, os problemas motores gerados pelo Parkinson começam de um dos lados, seja num membro inferior ou superior; com o tempo, eles progridem, alcançando geralmente ambos os lados do corpo. Os que se submetem à medicação constatam que os efeitos dos remédios começam a diminuir depois de aproximadamente cinco anos.[5]

A incapacitação física não é o único motivo de preocupação. O Parkinson também pode causar déficits cognitivos. Como em qualquer doença neurológica que restrinja a mobilidade, os efeitos (em oposição à doença propriamente dita) podem debilitar o cérebro de uma maneira secundária. O cérebro neuroplástico evoluiu em seres ambulantes espalhados por todo o planeta, devendo sempre explorar territórios desconhecidos. Em outras palavras, o cérebro evoluiu para aprender. Quando se tornam imóveis, as pessoas veem menos, ouvem menos e processam menos novas informações, e o cérebro começa então a se atrofiar por falta de estímulo (a menos que sejam sobretudo pensadores, mas ainda nesses casos os sistemas neuroplásticos requerem movimentos físicos para gerar novas células e o fator de crescimento nervoso). Independente de a causa da atrofia ser a doença de Parkinson ou a falta de estímulos, os pacientes com Parkinson desenvolvem déficits cognitivos em velocidades muito maiores que a população normal. Em casos avançados, os problemas cognitivos podem evoluir para demência: os pacientes com Parkinson correm risco seis vezes maior.[6]

Finalmente, correm risco de morte prematura. Margaret Hoehn e Melvin Yahr chegam no fim do seu estudo científico à conclusão de que "o estado de parkinsonismo limita severamente a expectativa de vida".[7] A pneumonia é a maior causa de morte, junto com quedas e sufocamento em consequência da dificuldade de engolir.

As medicações hoje disponíveis podem melhorar consideravelmente a capacidade de se locomover, especialmente nas primeiras etapas da doença, mas não detêm seu avanço, que vem afetando cada vez mais o corpo, sobrepujando aos poucos a capacidade dos remédios de enfrentá-

-la. As principais correntes de pensamento a respeito consideram que a doença é causada pela crescente incapacidade de parte do cérebro, chamada substância negra, de produzir dopamina química cerebral, que é necessária para o movimento normal. A substância negra tem esse nome por apresentar uma densa pigmentação escura.[8] À medida que seus neurônios se perdem, também se perde a pigmentação — o que pode ser constatado a olho nu numa autópsia.

Em 1957, Arvid Carlsson, um extraordinário cientista e médico sueco contemplado com o Prêmio Nobel, descobriu que a dopamina era um dos elementos químicos cerebrais usados para enviar sinais entre os neurônios. Descobriu em seguida que cerca de 80% da dopamina no cérebro se concentra na substância negra, uma parte que se conecta com os gânglios da base.[9] A dopamina tem muitas funções, entre elas — como sabemos hoje, anos depois da descoberta de Carlsson — contribuir para a consolidação da mudança neuroplástica. O pesquisador Oleh Hornykiewicz demonstrou que níveis baixos de dopamina dão origem aos sintomas de Parkinson, e que a administração de estimulantes da dopamina como a levodopa (substância química que o corpo pode facilmente transformar em dopamina) alivia os sintomas. A levodopa é uma substância normalmente produzida pelo corpo e, no cérebro, os neurônios podem convertê-la em dopamina, para substituir a que está faltando. Mais recentemente, os estudos realizados com seres humanos mostraram que os níveis de dopamina podem sofrer redução em até 70% sem aparentemente afetar uma pessoa, mas quando a perda chega a 80% começam a surgir sintomas de Parkinson.

A levodopa, ainda hoje a droga mais comumente usada para tratar a DP, pode oferecer alívio considerável por algum tempo. Ela é mais eficaz no combate à rigidez e à lentidão dos movimentos, mas nem tanto no caso de tremores e problemas de equilíbrio.

Essas descobertas levaram muitos médicos e cientistas a concluir que a doença de Parkinson é *causada* pela perda de dopamina. No entanto, embora possa ser a causa imediata, seria mais preciso afirmar que a perda de dopamina remete a um aspecto crucial da doença. Mas o que leva a substância negra a perder dopamina, para começo de conversa? E como explicar o fato de que outras áreas do cérebro também param de funcionar? Será por que não estão recebendo sinais adequados da substância negra, ou por que ocorre um processo mais profundo afetando o cérebro e causando todos esses sintomas? Não sabemos.

Por isso a doença de Parkinson é considerada idiopática — o que significa que não sabemos com certeza a causa primordial. Conhecemos seus *sintomas* e temos conhecimentos a respeito das principais áreas cerebrais que são lesadas, a *patologia*. Mas nosso conhecimento da *patogênese*, os processos subjacentes que causam a patologia, ainda é limitado.* Adiante veremos que uma das causas aparentes são certas toxinas, como os pesticidas, mas a questão ainda não está totalmente esclarecida. Os medicamentos disponíveis nos dias de hoje aliviam os sintomas até certo ponto, mas não corrigem a patologia subjacente nem influenciam a patogênese.

Há um outro problema: as principais medicações à base de dopamina têm efeitos colaterais. No caso da levodopa, são muitos. Embora não afetem todos os pacientes, são dos mais desafiadores em toda a medicina. Entre 30 e 50% dos usuários desses remédios (depois de dois a cinco anos de tratamento) desenvolvem a partir um novo distúrbio do movimento chamado discinesia, que frequentemente os leva a entortar-se de maneira muito desagradável. Os médicos adaptam a dose, na esperança de encontrar uma saída para a discinesia, sem permitir a volta dos sintomas de Parkinson. Experiências com animais mostram que essas discinesias induzidas pela medicação resultam de mudanças neuroplásticas indesejáveis nas sinapses cerebrais.[10]

---

* Descobertas recentes de Heiko Braak fornecem pistas intrigantes sobre a patogênese, tendo causado muito barulho no meio científico. Há indicações de que a doença pode ter início no trato gastrointestinal, afetando em seguida a parte do cérebro mais próxima da coluna para então subir, finalmente atingindo a substância negra. Isso explicaria por que os pacientes de Parkinson muitas vezes têm sintomas relacionados a funções do tronco cerebral. Esta questão será mais detalhadamente examinada no capítulo 7.

Além disso, os pacientes de levodopa podem desenvolver problemas psiquiátricos, entre eles, alucinações psicóticas causadas pela maior quantidade de dopamina gerada pela substância. (Arvid Carlsson demonstrou que o excesso de dopamina pode gerar sintomas que imitam a esquizofrenia paranoide, o que nos ajudou a entender melhor essa doença psicótica e desenvolver drogas para o seu tratamento.)

Os pacientes podem ficar isentos de muitos desses sintomas ou da maioria deles, especialmente se desenvolvem Parkinson numa idade avançada e morrem por uma outra causa antes que a doença se agrave. Entretanto, mesmo quando a levodopa melhora significativamente a qualidade de vida dos pacientes, passados quatro a seis anos, seus efeitos positivos tendem a sumir cada vez mais rapidamente, de forma que os pacientes precisam ingerir maior quantidade, o que aumenta o risco de discinesias. Pois a levodopa é apenas um tratamento sintomático, enquanto nos bastidores a doença se agrava. Werner Poewe, que estudou a história natural da doença, escreveu: "Embora a doença de Parkinson [...] seja o único distúrbio neurodegenerativo crônico para o qual existem terapias sintomáticas eficazes, ainda não foi identificado nenhum tratamento capaz de retardar significativamente seu avanço natural."[11]

A maioria dos neurologistas sabe que é assim. E também os laboratórios farmacêuticos, que alegam, toda vez que uma nova droga é apresentada, que ela tem maiores benefícios e menos efeitos colaterais que a anterior. É por causa dessa deficiência que os cientistas estão em busca de maneiras de tratar a DP sem recorrer às drogas.

A estimulação profunda do cérebro é uma delas, sendo usada em pacientes que não reagem à medicação. Ela implica o implante de eletrodos em áreas cerebrais que comandam o movimento, e que podem melhorar os sintomas. Achava-se que a estimulação "prejudica" os circuitos ativados de maneira anormal, mas pesquisas posteriores indicaram que a estimulação elétrica modifica sinapses e altera ramos axônicos através de mecanismos neuroplásticos.[12] A cirurgia cerebral, contudo, oferece riscos.

Considerando-se a ausência de opções clínicas ideais, caso comprovada, a alegação de John Pepper de que reverteu os piores sintomas e recuperou a saúde a ponto de poder dispensar a medicação seria de incomensurável importância para milhões de pessoas.

OS EXERCÍCIOS E AS DOENÇAS NEURODEGENERATIVAS

Pepper ofereceu-se para vir a Toronto, mas eu queria visitar a África do Sul para encontrar a ele e aos seus médicos, de forma que pudesse vê-lo sendo examinado fisicamente e entender como o diagnóstico foi feito. Queria conversar com pessoas que o haviam conhecido antes da doença, que assistiram ao seu declínio e também o viram melhorar. E queria encontrar as pessoas que ele afirmava ter ajudado.

Acontece que uma série de avanços neuroplásticos incríveis acabava de ocorrer em Melbourne, Austrália, com evidente relevância. O neurocientista Anthony Hannan, chefe do Laboratório de Plasticidade Neural do Instituto Florey de Neurociência e Saúde Mental, trabalhando com T. Y. C. Pang e outros estudiosos, realizara uma série de experiências que mudariam nossa compreensão do papel do ambiente e dos exercícios na alteração do curso de distúrbios neurodegenerativos catastróficos, considerados de origem genética.

A doença de Huntington é um distúrbio neurodegenerativo do movimento ainda mais terrível que o Parkinson. Trata-se de um distúrbio genético: quando um dos pais o tem, um filho tem 50% de chances de desenvolvê-lo também, geralmente entre 30 e 45 anos de idade. Atualmente, é considerado incurável. Suas vítimas perdem progressivamente a capacidade de se mover normalmente; desenvolvem severos movimentos de solavanco, ficam deprimidas, depois dementes e têm morte prematura. A doença enfraquece a parte do cérebro chamada corpo estriado, que deixa de funcionar normalmente na doença de Parkinson.

Hannan e sua equipe usaram camundongos nos quais havia sido transfectado o gene da doença de Huntington humana. Com o tempo, eles desenvolveram a doença. A equipe estudou os efeitos de disponibilizar rodas de corrida nas gaiolas dos camundongos. Um camundongo em cima de uma roda não está realmente "correndo", embora pareça. Como nenhuma resistência vem frear a roda, o que o camundongo realmente faz se aproxima mais de um "caminhar rápido". Um segundo grupo de camundongos foi criado em condições normais de laboratório, sem as rodas. Estes, sem muitos exercícios, desenvolveram a doença de Huntington, como se esperava. Os que fizeram muitas caminhadas rápidas e estimulação também a desenvolveram, mas com início significativamente retardado.[13] Sempre é problemático extrapolar literalmente do tempo de vida de um animal para o de um ser humano. Entretanto, em termos muito aproximativos, o tempo de vida médio de um camundongo é de dois anos. O exercício atrasou o início a doença por aproximadamente uma década em idade humana. Tínhamos então o que seria talvez o primeiro caso de um terrível distúrbio neurodegenerativo genético sendo afetado, vejam só, pelo ato de caminhar.

ANTES DE VIAJAR para a África do Sul, recebi pelo correio o livro de Pepper publicado por ele mesmo, *There Is Life After Being Diagnosed with Parkinson's Disease* [Existe vida após o diagnóstico de doença de Parkinson].[14] Era uma mistura de recordações pessoais e livro de autoajuda para pacientes da DP; ele já começava dizendo que não tivera muita educação formal nem nenhuma formação científica. Ao me dizer no seu e-mail original que o "meio médico" ficara desconcertado, ele não estava sendo muito preciso, mas chegava perto. Seu próprio médico, o dr. Colin Kahanovitz, escrevera o prefácio, dando testemunho do diagnóstico de Parkinson de Pepper e do seu progresso, das suas inovações, de sua integridade e rara determinação.

Um dos objetivos do livro era animar os pacientes com Parkinson, com tanta frequência deprimidos — não só por terem a doença, mas porque um dos seus efeitos diretos no cérebro consiste precisamente em alterar os centros do humor. Em certos momentos, o relato parecia muito diferente dos e-mails concisos que ele me havia mandado. Continha frases que costumam ser encontradas em livros de autoajuda, como "ainda acredito em milagres, e que nada é impossível" — o tipo de encorajamento que de fato podia deixar desconfiados médicos que lidam diariamente com casos de Parkinson terminal. O livro também contava histórias de neurologistas que haviam dito aos pacientes que sua doença era incurável.

À parte o esforço de encorajamento, o livro deixava bem claro que Pepper não alegava ter curado o seu Parkinson, mas apenas revertido os piores sintomas, através de exercícios diários de um tipo bem específico. Ele explica que o título significa que o diagnóstico não deve ser considerado uma sentença de morte e que existem maneiras de lidar com a doença melhor do que muitos imaginam. O capítulo 3 intitula-se "Meus sintomas" e, num apêndice, ele relaciona mais de uma dúzia de sintomas da DP que ainda possui, deixando claro que está afirmando apenas que existem novas maneiras neuroplásticas de administrá-los, deter seu avanço e em certos casos revertê-los.

Embora já não tome remédios, Pepper está longe de ser dogmaticamente contra qualquer medicação. O livro refere-se a diferentes medicações mais de cinquenta vezes, reforçando que ele não pretende aconselhar ninguém a abandoná-las. Ele relata como a medicação melhorou inicialmente sua condição. No início da doença, chegou a interromper a medicação três vezes (duas de maneira ingênua, pois se sentia muito melhor, e a terceira porque ela elevava de maneira perigosa sua pressão sanguínea), mas ao piorar ele voltava a tomá-la.

Embora considere que todos os pacientes devam exercitar-se se puderem, ele escreve explicitamente, em letras maiúsculas: "Nem sequer considere abandonar a medicação sem consultar seu médico" (página 69), e mais adiante: "Não recomendo que os pacientes deixem de tomar sua medicação" (página 73). Frisa que só depois de praticar a caminhada rápida por alguns anos, ele pôde abandonar as drogas e que esse caminho podia não ser o melhor para todo mundo.

A mensagem global do livro é de sensata ponderação, com a inconfundível autenticidade despretensiosa do autor, sua vulnerabilidade e seu charme amistoso. Sobretudo, algumas de suas inovações eram incrivelmente convergentes com as mais recentes descobertas da neuroplasticidade. E a leitura do livro deixou claro para mim por que John Pepper foi capaz de protagonizar esse grande avanço.

UMA INFÂNCIA DICKENSIANA DURANTE AS BLITZE

John Pepper nasceu em 27 de outubro de 1934, em Londres, e teve uma infância digna dos romances de Dickens — por ele transformada numa série de lições de superação de adaptação sob constante ameaça. Em 1932, seu pai tornou-se uma das vítimas econômicas da Grande Depressão, e precisou pegar dinheiro emprestado para não passar fome. Pelo restante da vida, pagou conscienciosamente a dívida com os que o haviam ajudado. Uma das consequências de sua honestidade foi que a família Pepper levou uma vida de pobreza durante a infância de John, na época da guerra que a Inglaterra enfrentava. A família não tinha como comprar roupas, conseguir alimentos era impossível por boa parte do tempo e John nunca teve um único brinquedo em toda a infância.

Com o início da Segunda Guerra Mundial, a família começou uma vida nômade, fugindo de casa em casa. John tinha quase 6 anos quando os nazistas começaram a jogar bombas em Londres, nas blitze. Como não havia abrigos antiaéreos perto de onde eles moravam, John e os irmãos se escondiam sob as escadas, enquanto seus pais, de maneira patética em certo sentido, se abrigavam debaixo da mesa da cozinha. Naqueles primeiros tempos da guerra, os nazistas dominavam os céus da Inglaterra de tal forma que podiam promover ataques impunemente à luz do dia. Quando os britânicos montavam algumas defesas, os nazistas optavam pelos bombardeios noturnos, e a família Pepper mudava-se para outra casa, em busca de proteção. As blitze duraram oito meses. Londres foi bombardeada por 57 noites consecutivas, o que destruiu aproximadamente 1 milhão de casas.

"Certo dia", conta Pepper, "vimos um bombardeiro sendo perseguido por um dos nossos caças, e ele fez um voo rasante sobre as casas, passando pela nossa rua e lançando apressadamente suas bombas incendiárias. Uma dessas bombas atingiu a casa do vizinho à esquerda, e a outra, a casa do vizinho à direita."

Enquanto seu pai trabalhava numa fábrica de aviões, John, a mãe e seus dois irmãos carregavam as máscaras antigás por onde quer que fossem, ou corriam para se esconder em abrigos antiaéreos. Durante boa parte da guerra, eles tiveram de viver com outras famílias, que não se sentiam exatamente felizes por ter de abrigá-los. Normalmente, os três meninos dormiam numa só cama — dois deitados numa direção, e o terceiro, na direção oposta, para que coubessem —, ouvindo as bombas que caíam. John frequentou nove escolas diferentes até chegar ao colegial. Numa delas, a turma tinha aulas num canal ao ar livre transformado em abrigo antiaéreo. Depois do bombardeio de duas das escolas frequentadas pelo menino, a família foi evacuada para uma série de aldeias nas imediações de Londres, onde vivia sem água nem luz.

Apesar das sucessivas mudanças, aos 10 anos, John ganhou uma bolsa de estudos para uma escola pública em Winchester, passando a conviver com meninos mais velhos e assim tendo contato pela primeira vez com uma turma de melhor nível educacional. Entretanto, "nunca fui capaz de superar a enorme defasagem emocional e desenvolvimental em relação aos meus colegas", conta ele. "Por causa disso, me tornei um solitário." Mais velhos, aqueles meninos com formação privilegiada e provenientes de famílias abastadas começaram a discriminar e intimidar John, assumindo uma atitude de superioridade. Como bolsista, ele não tinha como comprar uniformes para escola; os adolescentes maiores que ele arrancavam as calças esfarrapadas do pequeno John, então com 10 anos, que ficava completamente exposto, sendo ridicularizado e perseguido pelo pátio de recreação em frente à escola. Nos esportes, o pequeno John Pepper quase sempre chegava em último lugar.

Em circunstâncias de privação, nem sempre é possível escolher uma carreira. Aos 17 anos, em 1951, "meu pai chegou e disse que eu começaria a trabalhar segunda-feira no Barclays Bank", conta ele. Ele começou de baixo, como contínuo, trocando penas de canetas, enchendo tinteiros e ganhando fama de trabalhador.

Certa manhã, chegou particularmente cedo ao trabalho e viu que o chefe, que normalmente matinha horários de banqueiro e nunca chegava cedo, já estava lá. Sozinho com ele, John disse o que naturalmente lhe ocorreu àquele homem de terno cinza listrado:

— Bom dia, sr. Challen.

— Não me chame de sr. Challen! Me chame apenas de senhor. E agora dê o fora — veio a resposta seca.

Era a primeira vez em que o banqueiro se dirigia ao seu contínuo, nos dez meses em que John vinha trabalhando no estabelecimento. Naquele exato momento o menino decidiu que estava tão farto do sistema de classes que escreveu uma carta ao Barclays Bank, dizendo: "Estou disposto a aceitar um emprego no banco em qualquer parte do mundo, desde que seja no exterior." Uma semana depois, para sua surpresa, ele recebeu uma resposta. Havia um cargo na África do o Sul. "Qualquer lugar onde haja comida e um emprego, eu estou feito", pensou.

Em apenas três semanas, o rapaz de 17 anos estava a bordo de um navio-correio rumo à África do Sul. Era o ano de 1952. Não demorou, e ele deixava a posição mais baixa na hierarquia do banco para se tornar contador, e em seguida conseguiu um emprego melhor na Burroughs Machines, como representante de vendas. Ofereceu-se para visitar uma cidade de mineração aonde ninguém queria ir e lá abriu uma filial. Com sucessivos êxitos onde quer que trabalhasse, ele começou a vender máquinas de calcular quando a África do Sul adotou o sistema decimal. Vivia como se a Depressão continuasse, abstendo-se de comprar pequenos lanches, ir ao cinema ou pegar ônibus quando podia caminhar. Desse modo, já conseguira em 1963 economizar dinheiro para comprar uma impressora e abrir uma pequena gráfica. Em 1987, sua empresa passou a ser cotada na bolsa de valores, tornando-se a maior gráfica da África do Sul e uma das maiores do hemisfério sul. Sua vida era plena; ele se tornara por esforço próprio um homem bem-sucedido, num casamento feliz com Shirley Hitchcock, com dois filhos e se apresentando regularmente como cantor ou em peças teatrais.

Mas tudo isso teria um enorme custo. Ele havia alcançado o sucesso mediante notável determinação e também, em suas próprias palavras, por "compulsão de trabalho". Não sabia delegar, numa empresa que havia adquirido grandes proporções. Sempre ativo, ele se deitava às 23h e acordava às 3h para escrever e atualizar complexos programas de informática que considerava urgentemente necessários para a gestão do seu negócio. Durante dezoito anos, não conseguiu dormir mais de quatro horas por noite, aceitando que tinha insônia por causa do estresse. Trabalhava seis ou sete horas, e então levava café para acordar Shirley. Em seguida, viajava mais de 40 quilômetros até a fábrica, trabalhando oitenta horas por semana. Com tanta preocupação, ele ignorava uma incrível quantidade de sintomas. "Eu vivia ocupado demais para cair doente", disse-me. "Sou o tipo de pessoa que não se dá conta quando está na pior."

DOENÇA E DIAGNÓSTICO

Com 30 e poucos anos, Pepper dava muitos sinais de estar ficando doente, embora nem pudesse sonhar que seus problemas, inclusive a insônia, fossem motivados não apenas pelo excesso de trabalho, mas por uma doença como o Parkinson. Muito antes de a DP se manifestar de forma plena, ocorre com frequência um "período pré-motor", com sintomas leves que podem ter pouco a ver com dificuldades de movimento. Às vezes chamada de pródromo, essa fase representa o mais precoce sinal da doença, quando ainda é difícil de detectar.

Quando afinal a DP se manifesta plenamente, a pessoa terá vários dos quatro sintomas cardeais,[15] todos eles ligados de alguma forma ao movimento. Esses sintomas muitas vezes são chamados de "traços parkinsonianos",[16] por serem tão característicos. São eles: rigidez, movimentos lentos, tremor e postura instável, com decorrentes problemas de equilíbrio. Juntos, eles dão origem ao famoso passo arrastado. Existem dois grupos de pessoas que desenvolvem síndromes parkinsonianas:[17] as que têm a doença de Parkinson propriamente dita (o grupo mais comum) e as que têm um distúrbio parkinsoniano atípico.

Mas os sintomas cardeais são apenas os mais conhecidos. Certas pessoas apresentam apenas dois deles, e ainda assim recebem um diagnóstico de DP. Pela neurologia convencional então em vigor, o Parkinson é um diagnóstico clínico baseado na intensidade dos sintomas apresentados pelo paciente, e não em um escaneamento cerebral ou teste sanguíneo — um teste cerebral muito caro para detectar a doença, raramente feito, será analisado mais adiante neste capítulo.

Na verdade, o Parkinson apresenta tantos sintomas diferentes, alguns afetando o movimento, outros, não, que não há duas pessoas exatamente com a mesma experiência. Dependendo da maneira como os sintomas se desenvolvem, um paciente pode passar décadas, como no caso de Pepper, com os sintomas não motores característicos do pródromo, antes que a doença se manifeste plenamente.

Até cerca de uma década atrás, os médicos não davam muita atenção aos sintomas do pródromo. Remontando à primeira metade da década de 1960, os primeiros sintomas de Pepper eram tanto motores quanto não motores. O Parkinson costuma acometer pessoas na faixa dos 50 e 60 anos, mas 5% podem desenvolvê-lo antes dos 40, e Pepper, como Michael J. Fox, mostrou seus primeiros sinais quando tinha aproximadamente 30.

Pepper notou que, quando tentava arremessar uma bola, não conseguia soltá-la no momento certo — um sinal de rigidez e talvez a primeira indicação de que seu cérebro encontrava dificuldade para coordenar a transição fluida de um movimento (a propulsão) para o seguinte (a liberação da bola). Ele também desenvolveu constipação, muitas vezes um dos primeiros sintomas facilmente ignorados, por ser tão comum. Em 1968, com 30 e poucos anos, ele desenvolveu um problema peculiar ao escrever: sua caligrafia tornava-se difícil de decifrar e, sem que ele conseguisse entender, menor. (Como o Parkinson torna os movimentos mais lentos, sua mão percorria áreas menores na página; daí, portanto, a micrografia.) Pepper acabou perdendo a capacidade de assinar o próprio nome. Em meados da década de 1970, quando tinha aproximadamente 40 anos, eventualmente sentia-se incapaz de mover os pés depois de ficar parado em pé por algum tempo (congelamento) e encontrava dificuldades para caminhar em superfícies irregulares (um problema de coordenação). Desenvolveu então depressão e uma incapacidade de limpar a garganta. Esses sintomas não pareciam relacionados, e ele era comparativamente tão jovem que nem sonhava que aqueles pudessem ser sinais precoces de Parkinson — que lhe parecia uma doença de pessoas mais idosas —, em parte até porque, ao desenvolvê-la, a pessoa começa a parecer mais velha, mais rígida e menos animada.

Sua filha, Diane Wray, disse-me que no fim da década de 1970 seu pai "passou por uma enorme mudança de personalidade. Nós [a família] estávamos no exterior em 1977, e ele ficou muito irritado por causa de um sorvete que eu queria mas ele não me deixava tomar. Na época, eu tinha 16 anos. Ele pulava como uma criança e gritava para um robô — o sinal luminoso de trânsito — na rua. Foi a primeira vez em que notei que algo diferente estava acontecendo com meu pai. [...] Nós também observamos que seu rosto tinha mudado. Ele costumava ser uma pessoa muito animada, participava de peças teatrais e estava sempre cantando e dançando. Todos nós percebemos na mesa de jantar que seu rosto estava caído, flácido e muito inexpressivo. Com um aspecto muito diferente. Nessa época, ele pintou um autorretrato, que pode ser visto na nossa casa, e você nota a diferença." Pepper perdeu a capacidade de sorrir normalmente, e seu rosto tornou-se cada vez mais congelado, parecendo uma máscara.

Em meados da década de 1980, ele encontrava considerável dificuldade para controlar as emoções, os movimentos dos dedos e a simultaneidade de tarefas (fazer mais de uma tarefa mental ao mesmo tempo). Tornara-se uma pessoa desajeitada, volta e meia derrubando copos no jantar. Pelo fim da mesma década, já na faixa dos 50 anos, desenvolveu um tremor acentuado e não conseguia mais pressionar as teclas do computador — um problema enorme, pois seu trabalho consistia em criar programas de computador. Passou então a ser atormentado por uma torrente de sintomas: às vezes seu corpo transpirava intensamente quando ele sofria a menor pressão, seus olhos lacrimejavam quando lia, ele adormecia no trabalho ou dirigindo (alguns pacientes de Parkinson começam a dormir de dia e a ficar acordados à noite) e tinha dificuldade para encontrar palavras, lembrar-se de nomes e se concentrar no trabalho. Deturpava palavras ao falar, engasgava com certos alimentos, começou a fazer movimentos involuntários com os braços e desenvolveu uma agitação constante das pernas à noite. Lutava para se vestir sozinho de manhã e frequentemente perdia o equilíbrio. Notou que seu corpo se tornava muito rígido.

Ainda assim, ele nem chegava a sonhar que tivesse algum distúrbio de movimento. E, como era muito independente, com um limiar muito alto de tolerância à dor, não queria incomodar os outros e raramente consultava um profissional. Só consideraria procurar um médico se os sintomas o impedissem completamente de trabalhar, preferindo guardar muitas dessas dificuldades para si mesmo.

Em 1991, contudo, procurou o dr. Colin Kahanovitz, o médico da família, sentindo fadiga. Agora, finalmente, estava se sentindo muito cansado. Em maio de 1992, queixou-se de depressão. Até que, em outubro do mesmo ano, o dr. Kahanovitz notou que Pepper tinha um tremor nas mãos. Suspeitou de um princípio de Parkinson e o encaminhou a um conceituado neurologista, que chamarei de "dr. A".

O dr. A fazia detalhadas anotações toda vez que o via, e enviou onze delas ao dr. Kahanovitz, que guardou todas, assim como todas as anotações de consulta dos médicos aos quais enviava Pepper.

Segundo essas anotações, quando o dr. A o examinou fisicamente no dia 18 de novembro de 1992, constatou que Pepper tinha um clássico sinal físico de Parkinson, conhecido como rigidez em roda dentada, no punho esquerdo e no pescoço. Ao mover os membros de pacientes de Parkinson, nota-se que dão uma sensação semelhante ao movimento dentado de uma catraca. Ele também apresentava a famosa expressão facial de máscara, e seu modo de andar igualmente era anormal. Tinha um caminhar em *festinação*: os passinhos apressados que muitos pacientes de DP às vezes dão para não cair. Outro sinal: não balançava o braço esquerdo ao caminhar. E tinha "um reflexo glabelar positivo". Quando se bate levemente entre os olhos de uma pessoa que não tenha Parkinson, ela inicialmente pisca de maneira reflexa, mas, à medida que se continua batendo, o piscar cessa. Isto não ocorre com pacientes de Parkinson e pessoas com outros distúrbios neurodegenerativos; eles simplesmente continuam piscando.

O dr. A associou essas constatações ao tremor de Pepper em repouso ou segurando uma xícara à mudança de personalidade (Pepper tinha-se tornado irritadiço e hiperemotivo), à perda de libido, à falta de concentração e à depressão. E escreveu: "Concordo inteiramente com sua avaliação de que ele se encontra numa etapa inicial e branda da doença de Parkinson, e creio que poderá se beneficiar muito com medicação." O dr. A começou a administrar-lhe a principal droga para tratamento de Parkinson, Sinemet (que contém levodopa), assim como Symmetrel.* Ele

---

* Curiosamente, ao escrever seu livro, Pepper não se lembrou de ter experimentado Sinemet nesse período, que coincidiu parcialmente com o período em que teve problemas de memória. Mas a administração de Sinemet e sua positiva reação inicial estão meticulosamente documentadas em anotações feitas por seu neurologista em todas as consultas, desde o início da medicação, em 18 de novembro de 1992, até 18 de março de 1994, quando foi suspensa porque ele parecia estar se saindo melhor com outro medicamento, o Eldepryl, iniciado no meio desse período, em 9 de janeiro de 1993. Talvez esse lapso tenha sido causado pelo fato de que esse primeiro neurologista experimentou sete diferentes medicações para seus muitos sintomas: Sinemet, Symmetrel, Tryptanol, Inderal, Eldepryl, Lexotan e Imovane. O Sinemet foi suspenso antes do início do seu programa de caminhadas para valer, em 1994.

voltou a vê-lo duas semanas depois, escrevendo então: "De fato parece haver melhora." O dr. A novamente o consultou um mês depois, em janeiro de 1993, notando "uma incrível melhora". Os neurologistas com frequência encaram uma reação à levodopa como forte indício de que a pessoa tem DP. O dr. A também lhe disse, nessa consulta, que acrescentaria outra medicação, chamada Eldepryl. Quando Pepper queixou-se de confusão e problemas de memória no ano seguinte, o dr. A pediu uma ressonância magnética para ver se ele tinha alguma outra doença cerebral que não Parkinson, e não detectou nenhuma.

Esquiando na Suíça em janeiro de 1994, Pepper evidenciou acentuada deterioração da capacidade motora, relatando-a ao dr. A. O Sinemet foi suspenso em março de 1994. Em janeiro de 1995, o dr. A notou que Pepper passou a mancar, cair em superfícies irregulares e arrastar as pernas: começava o passo arrastado.

Nesse momento, o dr. A emigrou da África do Sul. Um terceiro médico, um neurologista que aqui será chamado de "dr. B", passou a tratá-lo e, nos relatos de consulta de abril de 1997, escreveu que constatara em seu exame os mesmos sinais físicos de Parkinson que tinham sido constatados pelo dr. A. Ele também encontrou a "roda dentada", "um tremor", "restrição do balanço do braço", "expressão de máscara" e reação anormal ao estímulo glabelar. Sua fala era "monótona", e o dr. B escreveu: "Creio que sua condição deteriorou-se ligeiramente [...] mostrando-se um pouco mais bradicinésico [movimentação lenta] e levemente mais rígido que há seis meses." Ele também observou que, quando Pepper mudava de posição, sua pressão arterial diminuía, "de acordo com a leve neuropatia autônoma com frequência associada à doença de Parkinson". (Uma neuropatia autônoma envolve um distúrbio do sistema nervoso autônomo, que regula as funções corporais.) O dr. B documentava portanto os mesmos sinais físicos que o dr. A. Ele deu continuidade à medicação em combate ao Parkinson, sem alterar o diagnóstico. Estimulado pelo próprio Pepper, entrei em contato com o dr. B quando fui vê-lo, para verificar se podia compartilhar alguma outra documentação sobre seu antigo paciente, mas ele disse que não tinha acesso ao prontuário de Pepper e não estava preparado para fazer declarações públicas sobre seu caso.

Desse modo, os três médicos com os quais Pepper se consultou no início da doença tinham diagnosticado DP. "A família ficou chocada na época", recordaria sua filha, Diane, porque "basicamente os médicos disseram que era uma doença degenerativa, que ele devia tomar aquela medicação, e que 'não havia esperança'. Mas, como de hábito, ele não aceitava não como resposta".

CAMINHANDO ENTRE COBRAS E PÁSSAROS

John Pepper estava convencido de que seus médicos tinham cometido um erro. Seguiram-se dois anos em que ele passou da negação ao luto. Seu temperamento sempre pronto para a ação não estava preparado para algo que tornaria difícil a própria ação. Mal conseguia acreditar que tivesse negligenciado o desconforto por tanto tempo. Decidiu abandonar o trabalho, que sempre fora muito estressante, para levar uma vida mais tranquila e voltar sua atenção para a própria saúde. Porém sua habitual capacidade de se empenhar nas coisas já não parecia ao seu alcance; ele passou boa parte dos dois anos seguintes numa cadeira, pensando, lendo, ouvindo música e, sobretudo, "sentido pena de mim mesmo".

Depois desse período de perplexidade e lamentação, ele se deu conta: "Eu tinha me transformado numa vítima, quando sempre me considerara um vencedor." Por ser uma pessoa independente, ele ficava aterrorizado sobretudo com a possibilidade de se tornar um fardo para a esposa, Shirley. Por causa da rigidez e dos tremores, dependia dela para abotoar e desabotoar a roupa, calçar meias e sapatos. Prometeu a si mesmo que mudaria fundamentalmente sua atitude, com base numa abordagem dessa doença degenerativa que poderia ser considerada ingênua. "Decidi começar a fazer qualquer coisa que estivesse ao meu alcance para protelar o inevitável avanço da DP. Como se trata de um distúrbio do movimento, parti do princípio de que, quanto mais eu me movimentasse, mais lentamente a DP tomaria conta da minha vida."

Na juventude, Pepper nunca tinha gostado muito de se exercitar por causa de sua má coordenação. Mas, aos 36 anos, em virtude de uma degeneração lombar que acabou levando a duas cirurgias e à remoção de um disco, ele passou a malhar regularmente, para fortalecer as costas, e também a correr, para obter uma boa condição física no geral. Ao receber o diagnóstico de Parkinson, ele já passava uma hora e meia na academia, seis dias por semana. Fazia exercícios aeróbicos durante uma hora: vinte minutos na esteira, caminhando 6 quilômetros por hora; vinte minutos na bicicleta, a 15 quilômetros por hora; e vinte minutos num *step-climber*, a uma velocidade de dois passos por segundo. Em seguida, fazia uma série de mais trinta minutos com seis diferentes exercícios de musculação em máquinas de levantamento de peso.

Nos dias que antecederam o diagnóstico, contudo, toda essa rotina esmoreceu. Ele notou que seu desempenho nos exercícios era aproximadamente 20% inferior do que nos seis meses anteriores, e que precisava diminuir a quantidade de esforço que fazia em cada um dos aparelhos. Levantava menos peso, e não entendia por quê. Notou que pela primeira vez ficava exausto muito antes de ter terminado suas séries; exatamente essa exaustão é que o havia levado ao dr. Kahanovitz, chegando à constatação de que tinha Parkinson.

Seu trabalho na academia, não obstante a promessa de superar o distúrbio de movimento movimentando-se mais, revelava-se um incrível fracasso.

Quando terminamos de falar para um grupo de pacientes de Parkinson, numa igreja de uma cidadezinha da província do Cabo Oriental, Pepper e eu damos mais uma caminhada num enorme descampado à beira de um gigantesco lago, ao pôr do sol. Ele me ensina a ficar atento à enorme variedade de cobras africanas na mata: cobras-de-água-de-colar, najas cuspidoras, mambas negras e verdes, jiboias. Ao nos aproximarmos do lago, Pepper, acostumado a observar os pássaros, aponta para gansos egípcios pousando na água para se juntar a algumas fúlicas e uma grande garça, além de garças-vaqueiras e várias outras espécies raras.

A certa altura, somos obrigados a pular uma pequena cerca, o tipo de obstáculo que seria impossível para a maioria dos pacientes de Parkinson, mas Pepper nem hesita ao levantar uma perna, depois a outra, e então passar por cima. Enquanto atravessamos o descampado, vemos uma placa, com informações de alguns horários, advertindo: "Corra/Caminhe pela Vida."

Trata-se de uma coincidência, pois Corra/Caminhe pela Vida, uma organização com filiais em boa parte da África do Sul, foi decisiva para que ele escapasse do fracasso em que seus exercícios prometiam transformar-se.

Shirley tinha entrado para a organização um ano antes do diagnóstico de Pepper, para perder peso e se sentir bem. Para Pepper, parecia um programa meio frouxo, criado para ajudar pessoas sedentárias sem qualquer preparo físico a se desenvolver pelo menos um pouco nesse sentido. Até onde ele sabia, o programa exigia apenas caminhadas. Em 1994, vendo que o marido começava a enfrentar problemas, Shirley sugeriu que ele aderisse também, e sua resposta impaciente foi: "Eu já caminho vinte minutos por dia."

A moderação talvez não fosse o forte de Pepper, mas é a essência do Corra/Caminhe pela Vida, embora o programa tenha sido criado para pessoas de todas as idades, raças e classes sociais. O objetivo é evitar lesões e começar muito lentamente, para em seguida, com muita paciência, chegar a percursos significativos — em certos casos, até mesmo maratonas —, permitindo aos músculos descansar entre as sessões.

Depois de dez minutos de alongamento, para evitar lesões, os iniciantes eram liberados para caminhar por apenas dez minutos por um campo escolar, três vezes por semana. De duas em duas semanas, o tempo de caminhada era aumentado em cinco minutos. Como trabalho de força, eles tinham de aumentar a distância percorrida nesse tempo. Quando já se mostravam capazes de percorrer 4 quilômetros, podiam passar a caminhar na rua. No fim de cada período quinzenal, a distância era aumentada em 1 quilômetro, se o participante estivesse apto para isto. Quando a pessoa alcançava 8 quilômetros, a meta passava a ser diminuir o tempo. Depois de uma caminhada, havia uma volta para reduzir o ritmo. O objetivo era alcançar 8 quilômetros por sessão. Uma vez por mês, o tempo de cada pessoa era cronometrado num percurso de 4 quilômetros. O programa ajudou sul-africanos de todo o país a perder uma quantidade considerável de peso e reduzir a pressão arterial, o colesterol, a dependência à insulina e até a necessidade de medicação. Os instrutores cuidavam para que os praticantes caminhassem adequadamente, evitando o excesso de entusiasmo que causa lesões e exaustão.

Mal havia começado no programa, e Pepper já se sentia frustrado por não poder caminhar mais de dez minutos! A instrutora liberou-o então para caminhar vinte minutos, mas não mais que isso. Ele nunca era autorizado a pular uma das etapas do programa. Tinha de passar pelo menos duas semanas caminhando determinada distância até que ela lhe permitisse acrescentar mais 1 quilômetro. A instrutora notou que Pepper caminhava inclinado, com a cabeça voltada para baixo, e, talvez sem saber que se tratava de uma característica do Parkinson, começou a gritar com ele: "Fique ereto, olhe para a frente!" Foi ela a pessoa que deu início ao longo processo de educá-lo no sentido de trazer os ombros para trás e se manter ereto. Ele percebeu que caminhar num campo era difícil, em virtude da irregularidade do solo. Para sua surpresa, contudo, optando por ir devagar e se exercitar dia sim, dia não, para descansar entre as sessões, ele começou a melhorar consideravelmente seus tempos.

Foi a virada decisiva: a primeira vez, em anos de declínio, em que Pepper evidenciava a mais leve melhora em qualquer tipo de movimento. Em questão de meses, ele estava caminhando 8 quilômetros, a uma velocidade de aproximadamente oito minutos e meio por quilômetro, baixando em seguida para seis minutos e 45 segundos por quilômetro. Exercitava-se apenas em dias alternados, durante uma hora, mas quando o fazia se esforçava muito. Sua meta era conseguir um pulso de pelo menos cem batimentos por minuto e se manter assim durante uma hora, três vezes por semana. O maior obstáculo era sua tendência, de vez em quando, a intensificar o passo antes da hora, provocando lesões desnecessárias.

Ainda assim, seu caminhar parecia estranho de certa maneira. Ele andava muito depressa. Na verdade, na primeira vez em que fui caminhar com ele, bem cedo certa manhã, quando ele costuma percorrer ruas arborizadas de Johannesburgo, eu disse: "Vamos", e comecei a andar, mas ele se afastou de mim tão rapidamente que pensei que poderia estar correndo — mas não estava. Naqueles primeiros anos, quando deu início a sua prática de caminhadas rápidas, seus companheiros de caminhada muitas vezes o acusavam de correr, sem compreender que tinha Parkinson e não conseguia fazer com que as pernas se movessem como queria.

Com as mudanças ocorrendo de maneira tão gradual, só retrospectivamente Pepper começou a se dar conta de que alguns dos seus sintomas de DP tinham começado a melhorar ou desaparecido. As fotos de família dessa época anterior às caminhadas rápidas, nas quais todos os parentes aparecem sorridentes, mostram Pepper com uma inexpressiva máscara parkinsoniana (embora ele achasse que estava sorrindo quando a foto era tirada). Agora, quando visitava suas fábricas, as pessoas começavam a comentar que ele parecia muito bem. Durante uma década os outros o viam como um "inválido", certo de que "nunca conseguiria melhorar [...] porque todo mundo sabe que o Parkinson é incurável". Agora ele se sentia "jovial", achando que talvez, com os exercícios em dias alternados e o tempo que o corpo tinha para repousar, ele havia encontrado a fórmula certa. Começou a se concentrar em repousar o máximo possível e evitar o estresse até onde pudesse — o que, considerando-se sua tendência constitutiva para estar sempre em ação, exigiu muito esforço.

Por todo esse período, enquanto Pepper tentava eliminar o estresse de sua vida e se curar, a África do Sul passava por notáveis mudanças, com o fim do apartheid. Embora a violência política fosse contida, seguiu-se um período de agravamento da criminalidade, que nunca seria completamente aplacada.

A filha de Pepper, Diane, sofreu um assalto à mão armada num cruzamento. Seu carro foi levado. Outras pessoas foram mortas nos seus carros. John e Shirley tiveram seu carro roubado. Em 1998, temendo ser assaltada, Shirley deixou de caminhar pelas ruas. John então decidiu caminhar com ela, o que significava que tinha de andar muito mais lentamente. Para ele, essa foi uma oportunidade de começar a pensar sobre o seu modo de andar. O segredo era que, em vez de pensar "agora vou caminhar e prestar atenção", ele subdividiu em partes o automatismo normalmente complexo da atividade de caminhar, meticulosamente analisando cada contração muscular, cada movimento, cada mudança de peso, a posição dos braços, das pernas, dos pés, e assim por diante.

Caminhando lentamente, ele descobriu seus principais problemas — típicos de quase todos os pacientes de Parkinson. Devemos entender que a maneira típica moderna de caminhar é uma espécie de queda controlada para a frente. O que nos impede de cair é que nossos pés normalmente sustentam nosso peso, primeiro de um lado, depois do outro. Mas Pepper notou que, ao caminhar, seu peso nunca era bem-sustentado na almofada do arco transverso da sola do pé esquerdo, de modo que ele não se sentia seguro para levantar bem a perna direita, além de ter tendência a arrastar o pé direito. Percebeu que o pé esquerdo não tinha impulso, e que não conseguia fazer força para cima e para a frente com ele. O calcanhar esquerdo ainda estava no chão quando o direito voltava a tocá-lo. O pé direito nem sempre se afastava do chão quando ele passava a perna esquerda, provocando o arrastar. Quando o pé direito de fato se afastava do chão, ele não conseguia esticar o rígido joelho direito a tempo, de modo que o pé direito pisava com muita força, pois o peso de seu corpo não era suficientemente sustentado pelo esquerdo. Essas eram apenas as mais óbvias entre as muitas observações sutis que ele fez sobre a impossibilidade de alcançar a queda controlada que seu modo de caminhar deveria ter.

Foram necessários três meses para conseguir que o pé esquerdo sustentasse o peso do corpo.[18] Se ele se concentrasse nessa sustentação, não estaria mais numa queda descontrolada, e o joelho direito teria tempo para se estender antes de o calcanhar tocar o solo. Esse cuidado exigia uma altíssima concentração, quase meditativa, como quando uma criança aprende a andar pela primeira vez, ou quando um aluno faz a caminhada em câmara lenta do tai chi, que ensina a fazer movimentos mais perfeitos por meio da diminuição da velocidade.

Sua atenta observação expôs todos os demais problemas do seu modo de andar. Ele percebeu que os passos eram curtos demais; que não balançava os braços; que pendia para a frente a partir dos quadris; e que sua cabeça se inclinava para a esquerda. Ele alargava o passo com esforço mental e um pouco de alongamento. Começou também a carregar um peso de 1 quilo para se forçar a balançar os braços. Corrigiu o típico vergar-se parkinsoniano obrigando-se a se manter ereto, com os ombros para trás, o peito para a frente, sempre que notava que estava perdendo o prumo. Levou mais de um ano de prática para internalizar todas essas mudanças.

Seu caminhar se normalizou — desde que ele prestasse atenção e se concentrasse em cada ação. Ainda hoje ele não se limita a pensar em "dar um passo de cada vez". Em vez disso, observa a si mesmo com atenção muito maior. Sente como está levantando a parte posterior da perna esquerda, dobrando o joelho, dando impulso desde o dedão, balançando a perna para a frente, certificando-se de que o pé dá sustentação suficiente ao peso, abrindo caminho com o pé direito estendido e plantando o calcanhar direito, ao mesmo tempo que balança o braço oposto, combatendo a tendência de se inclinar.

Poderíamos pensar que esse nível de eficiência no caminhar seria impossível para uma pessoa que tivesse outras doenças além do Parkinson, sendo, portanto, útil apenas para os pacientes mais saudáveis de DP. Mas na época do seu diagnóstico, Pepper tinha a pressão arterial muito alta, colesterol elevado e um distúrbio do ouvido chamado doença de Ménière, com perda auditiva, problemas de equilíbrio, vertigens e zumbido nos ouvidos, além de osteoartrite nos ombros e nos joelhos e batimento cardíaco irregular. E ainda assim ele caminhava.

CONTROLE CONSCIENTE

Quando caminho com Pepper, fico impressionado com sua capacidade de acionar todos esses movimentos na cabeça. Ele insiste em que de fato é capaz. Como nenhum de nós consegue caminhar em silêncio, vamos conversando, e eu noto que ele pode fazer duas coisas ao mesmo tempo: mantém os movimentos motores que as outras pessoas fazem automaticamente, mas usando sua mente consciente, e ainda assim dispõe de "espaço mental" para a conversa. Mas à medida que o assunto se aprofunda — quando lhe faço uma pergunta sobre algo que o deixa intrigado, ou embaraçado, ou quando ele vê um pássaro que não é capaz de identificar —, ouço seu pé se arrastar, lembrando a nós dois que ele ainda tem Parkinson; apenas encontrou uma maneira de superá-lo.

Pepper refere-se a esse controle consciente do caminhar como "a última peça do quebra-cabeça" que ele precisava para enfrentar outros sintomas motores.

Depois de dominar seu modo de andar, ele começou a assumir conscientemente o controle do tremor. Os pacientes de DP costumam ter um "tremor involuntário em repouso", o que significa que ocorre quando a parte do corpo em questão não está sendo conscientemente movida; mas eles também podem ter "tremores de ação", quando tentam conscientemente alcançar algo. Antes, quando segurava um copo, a mão de Pepper tremia. Mas ele começou a experimentar maneiras de segurar o copo e constatou que, se o segurasse com muita firmeza, o tremor desaparecia.

Entendeu que o cérebro entrelaça ações e as transforma em complexas sequências "automatizadas", de modo que a pessoa não precisa mais usar muita energia mental para conjugar diferentes movimentos. É essa capacidade inconsciente de automatizar e ligar todos os movimentos que se perde na DP. Pepper percebeu que todas as suas novas técnicas envolviam "usar uma parte diferente do meu cérebro para controlar uma ação que normalmente era controlada pelo meu inconsciente". Na prática, isto significava desempenhar tarefas conscientemente de maneira um pouco diferente do que fora aprendido originalmente. É provável que essa abordagem tenha ajudado ao não mobilizar as áreas do cérebro que processavam seus programas inconscientes, o que aparentemente era a origem do problema. Funcionava bem para controlar seus tremores, desde que ele não estivesse muito estressado.

Antes, as menores ações representavam um obstáculo para Pepper, mas logo ele já não precisava que Shirley o ajudasse a abotoar e desabotoar as camisas, pois se tornava menos rígido e inflexível e recuperava o controle dos movimentos finos. Depois de receber o diagnóstico de DP, ele passou a pintar, mas seus traços eram sempre trêmulos. Ao aperfeiçoar sua técnica de movimento consciente, o professor de pintura ficou impressionado com a perda do tremor quando segurava o pincel, de maneira que as linhas até então trêmulas se tornaram firmes e lisas. Para lidar com a questão da caligrafia que encolhia, ele mudou da escrita cursiva (que já não era capaz de ler) para letras de forma maiúsculas.

Em seu trabalho num grupo de apoio a pacientes de Parkinson, Pepper ajudou uma mulher com intenso tremor quando levava um copo aos lábios a aproximar a mão do copo conscientemente por trás, e não automaticamente de lado, como costumava fazer. Isto a obrigou a usar a consciência para contornar o processamento inconsciente de seus movimentos já automatizados do Parkinson, e o tremor então desapareceu. Pepper passou a segurar o próprio garfo num ângulo de 45 graus na sua direção e a segurar a colher com leveza, e não com força, como fazia com o copo. Comendo em sua companhia, ninguém diria que ele tem Parkinson, exceto pelo fato de que a mão percorre caminhos meio estranhos para levar a comida à boca, e ele eventualmente derruba alguma coisa quando a conversa fica mais animada.

No almoço na Cidade do Cabo, ouvi Shirley gritar:

— John, cuidado!

— Tudo bem, amor — respondeu ele. — Shirley está sempre tirando coisas da minha frente — explicou-me —, porque quando estico a mão subconscientemente para pegar alguma coisa, derrubo uma taça de vinho. Acontece sobretudo quando preciso me concentrar. Se não o faço, fico sempre derramando vinho em mim mesmo; não consigo largar a taça. — Um dos seus sintomas originais de Parkinson.

De repente, eu ouvi um "ai" alto, no exato momento em que ele explicava este ponto.

— Acabei de morder minha bochecha.

Ele explicou que acontece o tempo todo, especialmente se não se concentrar na mastigação e na deglutição.

A CIÊNCIA POR TRÁS DA TÉCNICA CONSCIENTE

Quando caminhávamos juntos, Pepper sempre ficava intrigado com uma mesma pergunta. Seria possível que ele tivesse encontrado, através do caminhar consciente, uma maneira de usar uma parte diferente do cérebro para andar?

Ele o conseguira, creio eu, ao desmascarar circuitos cerebrais existentes que haviam caído em desuso. Pôde ensinar a outras pessoas como caminhar mais depressa, mais livremente, balançar os braços e deixar para trás o arrastar de pés e a inclinação, às vezes em questão de minutos, como vi em várias oportunidades. Até onde sabemos, mudanças ocorridas tão rapidamente só podem acontecer de uma maneira no cérebro. Circuitos preexistentes são desmascarados ou desinibidos. Com o tempo, então, esses circuitos podem ser fortalecidos neuroplasticamente.

Há uma explicação lógica para o fato de esse caminhar consciente dar certo, enraizada na anatomia e na função da substância negra (a seção do cérebro onde a perda de dopamina é mais pronunciada) e dos gânglios da base com os quais se conecta.

Os gânglios da base são um aglomerado de neurônios localizados lá no fundo do cérebro, que se acendem no escaneamento cerebral quando uma pessoa aprende a entrelaçar sequências complexas de movimentos e pensamentos.[19] Numerosos estudos demonstraram que os gânglios da base nos ajudam a formar programas automáticos para as ações complexas da vida cotidiana, e em seguida selecionar e empreender essas ações complexas. Muitas delas nos parecem normais — levantar da cama, tomar banho, vestir-se, escrever, cozinhar e assim por diante —, mas cada uma foi aprendida passo a passo, até se tornar habitual e automática. Quando o sistema dopaminérgico dos gânglios da base não funciona, fica difícil para a pessoa desempenhar essas sequências motoras complexas ou aprender novas sequências automáticas.[20] Também se torna difícil aprender novas sequências cognitivas de pensamento, sendo, portanto, necessária muita paciência ao ensinar pacientes de Parkinson a se movimentar e adquirir capacidades cognitivas complexas.

A "automatização" de sequências de pensamentos e movimentos tem suas vantagens. Quando uma ação é automática, a pessoa não precisa concentrar-se nela conscientemente, podendo assim usar a mente consciente para outras finalidades. Do ponto de vista evolutivo, um caçador pode caminhar pela floresta ao mesmo tempo que focaliza sua presa. Essa "cognição encadeada", graças à qual ele se movimenta, observa a presa e volta a se movimentar, lhe permite fazer duas ou mais coisas ao mesmo tempo, sendo pelo menos uma delas uma atividade complexa. Mais perto do nosso cotidiano, pessoas saudáveis são capazes de se vestir ouvindo o rádio ou comer automaticamente e manter um alto nível de conversa ao mesmo tempo. Mas as pessoas com lesões nos gânglios basais, como Pepper, não são capazes de fazer bem as duas coisas — ele morde a bochecha. Caso esteja concentrado, é capaz de dirigir bem — mas eventualmente entra mal numa curva se estiver sendo continuamente interrogado por um estrangeiro chato.

Nós desempenhamos ações automáticas complexas — inclusive as mais "naturais", como caminhar — em duas etapas. Primeiro, aprendemos essas ações prestando atenção em cada detalhe. (Basta pensar numa criança aprendendo a tocar uma peça no piano.) Essa fase de aprendizado consciente é pré-automática, requerendo um esforço mental com bastante foco. Envolve circuitos do cérebro pré-frontal (por trás da testa) e circuitos subcorticais (lá dentro do crânio). Somente depois que a criança aprende todos os detalhes os gânglios da base entram em ação, permitindo-lhe juntar os detalhes numa sequência automática. (O cerebelo também está envolvido.)

Como os gânglios da base não funcionam em Pepper, ele teve de aprender a prestar muita atenção *consciente* a cada movimento, *ativando* o circuito pré-frontal e outros circuitos subcorticais, como faria uma criança ao aprender a andar. Ele parece estar contornando seus gânglios da base.

Uma das maiores dificuldades dos pacientes de Parkinson é iniciar novos movimentos. Por exemplo, quando se coloca um pequeno obstáculo elevado no caminho de uma pessoa com DP, ela vai parar diante dele ao se preparar para transpô-lo. Entretanto, tendo parado de caminhar, pode ter a impressão de que não é capaz de recomeçar e entra num impasse, pois a substância negra — a parte do circuito onde falta particularmente a dopamina —, responsável pelo início de sequências automatizadas de comportamentos, não está funcionando bem.[21]

Embora o paciente esteja paralisado, parecendo congelado, como assinala o neurologista Oliver Sacks, ele pode muito facilmente ser ajudado, através do estímulo de outros, a iniciar uma nova sequência de movimentos. Sacks relata o famoso caso de um jogador inglês de futebol com Parkinson que se sentava, imóvel e congelado, o dia inteiro;[22] quando alguém lhe jogava uma bola, contudo, ele reagia correndo atrás, saltando sobre os pés, movimentando-se e driblando. Às vezes, o ritmo de uma música é suficiente para iniciar o movimento num paciente de Parkinson paralisado. Sacks também assinala que os pacientes de DP podem parecer mudos até que alguém lhes dirija a palavra, ou paralisados até serem estimulados a agir, podendo nesse caso reagir muito bem. É preciso que alguém dê início à conversa, pois eles não são capazes disso. Sacks escreveu:

> O problema central em todos os distúrbios parkinsonianos é a *passividade* [...] pois a cura central para todos eles é a *atividade* (do tipo adequado). A essência dessa passividade está em dificuldades peculiares de autoestímulo e início, e não na capacidade de reagir a estímulos. Nos casos mais graves, isto significa que o paciente é totalmente incapaz de ajudar a si mesmo, embora possa facilmente ser ajudado por outras pessoas. [...] Em casos menos graves [...] o paciente parkinsoniano de fato *pode* se ajudar de maneira limitada, usando suas capacidades normais e ativas para regular as patológicas ou "desativadas". O problema, então, é fornecer um estímulo contínuo e adequado.[23]

Escrevendo, em 1990, que uma ajuda pode levar uma pessoa com caso grave de Parkinson a iniciar um movimento modesto, Sacks estava se referindo a uma intervenção positiva de curto prazo, mas não a uma recuperação como a descrita por Pepper. Pepper não precisa que alguém "dê uma mãozinha" ao seu cérebro, pois encontrou uma forma de utilizar uma parte saudável do cérebro para assumir o papel dos gânglios da base e da substância negra lesionados, dando início a um fluxo de movimento. Ele encontrou uma maneira não apenas de iniciar um movimento, bem como de manter um fluxo e melhorar os circuitos cerebrais, estimulando constantemente os fatores de crescimento, por andar muito. Pepper resolveu o problema relatado por Sacks, tendo encontrado um modo de fornecer a si mesmo "um estímulo contínuo e adequado", através da sua técnica de caminhadas conscientes.

AJUDANDO OS OUTROS

Vendo Pepper caminhar, eu me perguntava se outras pessoas seriam capazes de dar mostra do *constante* controle mental que ele evidenciava. Seu caminhar consciente certamente era um maravilhoso exercício neuroplástico, exatamente o tipo de concentração necessária para preservar neurônios existentes no cérebro. Lembrava-me o tipo de *atenção* que um alpinista deve prestar a cada movimento; ou a concentração plena que um aluno de tai chi precisa ao executar cada movimentação das articulações, respiração e contração muscular. Mas às vezes eu receava que Pepper estivesse confinado em algum nível dantesco de inferno. Há tanto tempo ele desejava recuperar os movimentos; agora, seu desejo fora atendido, mas só se se concentrasse em cada fibra muscular que se movesse. Ele podia estar andando, mas será que seria ao custo de perder o livre fluxo dos pensamentos espontâneos?

Fiz-lhe então a pergunta que não queria calar:

— Como você consegue sustentar todos esses movimentos e observações sensoriais na cabeça, e ainda assim caminhar e falar, aparentemente com prazer? É algo difícil, que o sobrecarrega, ou você de fato sente prazer nessas caminhadas? — Cá com meus botões, eu me perguntava ao mesmo tempo: Será que outras pessoas sem a mesma determinação seriam capazes disso?

— Não me queixo de precisar me concentrar nos meus movimentos — respondeu ele. — Tem sido um enorme desafio, e muitas vezes acho graça do que acontece quando não estou concentrado no que faço. Mas certamente não é um fardo, já que me ajuda bastante. — Mas de fato foi necessário se acostumar e, no início, isso era muito cansativo.

Embora ele insistisse que precisava se concentrar em cada movimento, passei a desconfiar que seu cérebro às vezes começava a automatizar a nova maneira de caminhar, liberando a mente consciente para outras atividades. Embora por vezes, em nossas conversas animadas, seu pé pudesse arrastar, em outras ocasiões, ao que me parecia, ele podia estar mergulhado profundamente em seus pensamentos com o pé funcionando bem. Será que a substância negra começava a se reparar, com a liberação de fatores de crescimento neurotrófico como o GDNF?

Com o êxito da técnica de movimento consciente adotada por Pepper, o médico, sua esposa e os filhos começaram a observar melhoras. Pepper passou a estudar como o seu progresso teria sido possível, lendo textos sobre neuroplasticidade e outras pesquisas que descreviam a maneira como o exercício pode promover fatores de crescimento cerebral. Encontrou importantes estudos do grupo do dr. Michael Zigmond, da Universidade de Pittsburgh, mostrando que animais cujos neurônios dopaminérgicos tinham sido destruídos quimicamente apresentavam menor probabilidade de adquirir sintomas de Parkinson, caso se exercitassem.[24]

Pepper divulgou essa informação sobre a neuroplasticidade a outras pessoas acometidas de DP, assumindo um papel ativo no grupo local de apoio a pacientes com Parkinson, e acabou se tornando seu líder. Como sempre, mostrava-se incansável, sustentando que a prática de exercícios não era opcional nos casos de Parkinson, mas obrigatória. Quando outros pacientes não seguiam seus conselhos, porém, sempre ficava surpreso. A capacidade de andar é um recurso natural de que todos dispomos, mas ele veio a constatar que a maioria das pessoas prefere andar de carro a caminhar. Agora que não somos mais forçados a nos exercitar pela necessidade, só os pacientes mais motivados o fazem de forma suficiente. Muitas vezes Pepper não conseguia entender por que outras pessoas acometidas pela doença não se mostravam tão motivadas quanto ele.

Começou a achar que a ênfase na medicação para tratamento de Parkinson tinha como efeito psicológico colateral tornar os pacientes mais passivos diante de uma doença que por si mesma já pode promover a passividade. No modelo médico habitual, os pacientes tomam um remédio e esperam que um novo ainda melhor seja descoberto. As consultas médicas se resumem a verificar o avanço da doença e examinar os efeitos colaterais da medicação. O tratamento transforma-se numa corrida entre a deterioração do estado dos pacientes (sobre o qual não têm qualquer controle) e as pesquisas farmacológicas (sobre as quais tampouco têm controle). A responsabilidade pelo bem-estar dos doentes é transferida a outros. Pepper temia que a medicação como recurso exclusivo pudesse apressar o estado de deterioração de uma pessoa.

Entrando em contato com uma dezena de grupos de apoio diferentes na África do Sul, Pepper constatou que, com o tempo, conseguia ajudar cada paciente com o qual trabalhasse a melhorar sua maneira de caminhar, caso insistisse. Uma dessas pessoas foi Wilna Jeffrey.

Wilna tinha Parkinson há quatorze anos, mas caminha de uma maneira assertiva e aparentemente normal. Aos 73 anos, tem cabelos loiros e se veste com estilo; movimenta-se com rapidez e, na verdade, com mais elegância que a maioria das pessoas de sua idade, mas também de forma mais intencional, revelando que utiliza o caminhar consciente propugnado por Pepper. Ao nos sentarmos para conversar no café do Sunninghill Hospital de Johannesburgo, vejo que ela apresenta apenas um tremor muito leve, um frêmito quase imperceptível no punho, e uma perna ligeiramente agitada.

Viúva desde 1995, Wilna teve um casal de filhos, mas o rapaz morreu num acidente de carro. A filha mora em Newcastle, na Austrália. "Em 1997, de uma hora para outra, eu me dei conta de que não conseguia mais assinar meu nome", contou-me ela. Procurou vários médicos, entre eles o chefe do Departamento de Parkinson do Hospital Geral de Johannesburgo, e em 1998 recebeu o diagnóstico de Parkinson. Longe da família, Wilna não podia depender dos outros, como acontece com a maioria dos pacientes de DP.

"Quando fui diagnosticada, eu nem queria ouvir falar do assunto. Dizia para mim mesma que resolveria aquilo. Negava o diagnóstico. Mas aí começou o tremor. Meu médico me receitou Sinemet, depois Azilect, Stalevo e Pexola." Sua mão melhorou um pouco, mas a perna "se sacudia", e ela desenvolveu um passo arrastado.

Informada por um conhecido em comum de que John Pepper trabalhava como voluntário com pacientes de Parkinson, telefonou para ele. Ao encontrá-lo pela primeira vez, ela estava recurvada, fisicamente deprimida e tão arrasada que achava que não tinha mais futuro.

Em três sessões de trabalho com Pepper, "toda a minha atitude em relação à DP transformou-se em algo positivo". Ele lhe deu coragem de buscar uma vida normal, apesar da doença. Visitava-a em casa, analisava seu caminhar, seu pé direito que arrastava e outros sintomas. Fez com que aderisse ao Correr/Caminhar pela Vida e desse continuidade às sessões de alongamento e fisioterapia. Hoje, ela percorre 18 quilômetros por semana em caminhadas rápidas ao estilo Pepper, mobilizando a mente consciente a cada passo. Ele também lhe ensinou sua técnica de movimento consciente, para lhe permitir segurar um copo sem derramar, e a corrigir a própria voz (que pode se tornar fraca em pacientes com Parkinson) com exercícios. Ela também nada numa piscina três vezes por semana. "Não nado grandes distâncias. Faço abdominais e alongamento das pernas. Também espreguiço e me alongo bastante antes de me levantar de manhã, e faço muitos exercícios para o tronco." Seus amigos notaram a melhora. "Fez uma grande diferença", diz ela. Wilna continua tomando remédios, mostrando que os exercícios também podem ser úteis para pacientes medicados com drogas para Parkinson.

Wilna cresceu numa fazenda, cavalgava na infância e sempre foi muito ativa fisicamente, o que talvez explique o fato de ter sido capaz de começar a se exercitar com regularidade mais tarde na vida. Hoje, seu passo é normal, mas ela ainda tem DP.

"Quando vejo outros pacientes com Parkinson, percebo que meu estado não se deteriorou como o deles. Na vida cotidiana, posso fazer tudo que quiser: dirigir, jogar golfe, jogar tênis se precisar."

— E o que acontece quando não pode se exercitar? — pergunto.

— Se não faço os exercícios, sei muito bem o que acontece. Fico muito rígida, com cãibras, simplesmente não me sinto bem.

— O seu médico sabe que está se exercitando?

— Sim. Meu neurologista é o David Anderson, e ele fica muito aborrecido quando a gente não se exercita. Ele sempre enfatiza a importância dos exercícios, da biocinética e das caminhadas.

— E de que maneira o Parkinson limita sua vida atualmente?

— Não sou capaz de fazer várias coisas ao mesmo tempo. Quando vamos a uma festa, por exemplo, e eu fico de pé com uma bebida e pego algum petisco para comer, começo a tremer ou derramo o que estiver bebendo. E me atrapalho muito para encontrar alguma coisa na bolsa, especialmente quando estou com pressa. Quando me visto, às vezes fico lutando com botões muito pequenos. Não posso nunca me apressar porque, sempre que me apresso, não dou conta. Se não tomo o remédio, começo a tremer. Se estiver com dificuldade para mandar um e-mail, aperto na tecla errada. Acabo ficando frustrada e deixo para lá.

Wilna afirma que, embora seu estado não se deteriore num ritmo comparável ao das pessoas que receberam o diagnóstico na mesma época, ela acha que a doença está avançando, "muito, muito de leve, lentamente, pois não afetava a perna, e agora afeta".

Ela se inspira em Pepper. "Ele tem energia pela África", diz. "É uma expressão sul-africana. Significa que tem muita energia. Quando caminhamos juntos, não consigo acompanhá-lo." Mas essa agilidade, acrescenta, gerou muitos problemas para ele, e alguns neurologistas têm comentado o caso de John Pepper. "Sabe como é, no mundo da neurologia, as pessoas dizem que ele não tem Parkinson."

A POLÊMICA

Em virtude de suas tentativas de ajudar os outros, a comunidade da doença de Parkinson tinha altíssima estima por John Pepper. Em 1998, ele se tornou presidente de uma organização de Parkinson na África do Sul, um cargo de voluntariado, sendo reeleito por cinco anos seguidos. Sob sua liderança, o grupo auxiliava pessoas acometidas da doença, ajudava a criar novos grupos de apoio, distribuía informações sobre novas pesquisas e medicações e representava vítimas de DP em reuniões com laboratórios farmacêuticos e empresas de assistência médica. Pepper fixou como objetivo convencer esses pacientes de que a doença não significava uma sentença de morte, mas apenas um estado administrável.

Em agosto de 2003, na reunião anual do grupo, o vice-presidente declarou que não era bom para nenhuma organização ter a mesma pessoa na presidência por muitos anos. Ocupando o cargo há cinco anos, Pepper considerou a ponderação razoável e decidiu não concorrer a mais um mandato. O vice-presidente foi eleito então presidente e eles inverteram os cargos.

Enquanto isso, Pepper estava prestes a publicar por conta própria seu livro *Existe vida depois do diagnóstico da doença de Parkinson*. Para divulgá-lo, começou a distribuir exemplares das provas tipográficas. Mostrou-o a uma neurologista que será chamada aqui de "dra. O". Encontrou-a para obter algum feedback sobre o livro e divulgar sua técnica das caminhadas. Não estava querendo estabelecer uma relação médico-paciente, nem ela pediu para verificar seu prontuário médico, como tampouco fez qualquer exame físico. "Perguntei-lhe [à dra. O] o que achara do livro. Ela se mostrou muito distante", diz Pepper. "Não me tocou nem fez qualquer pergunta sobre meu estado. Não se levantou da cadeira, do outro lado de sua mesa, nenhuma vez."

Além da dra. O, Pepper buscou comentários de apoio ao seu livro junto a um segundo neurologista, que na época era o assessor médico do grupo, e que aqui será identificado como "dr. P". (Juntamente com um terceiro neurologista mencionado adiante, o "dr. Q", passarei a me referir aos três como os "neurologistas externos", pois não trataram de Pepper.) O dr. P leu o livro e, no dia 2 de julho de 2004, enviou um e-mail a Pepper e ao diretor do grupo.

O dr. P afirmava que, embora estivesse "muito impressionado" com o relato de Pepper, especialmente com suas ideias de utilização dos lobos frontais na técnica de caminhadas conscientes, "o problema é que, com base em qualquer definição conhecida, o senhor não tem a típica doença de Parkinson, tal como a conhecemos. [...] Para a grande maioria dos pacientes, a sua abordagem TERÁ de ser usada para complementar a medicação. [...] As pessoas acometidas de Parkinson precisam de medicação, e lhes estaríamos prestando um enorme desserviço ao negá-lo." Se Pepper não reconhecesse a importância primordial da medicação, dizia o dr. P, poderia acabar como os que negavam a gravidade da epidemia de aids na África do Sul, preconizando "alho e batatas" em detrimento dos remédios capazes de realmente salvar vidas dos portadores do vírus. Ele acrescentava que provavelmente Pepper tinha algo chamado parkinsonismo, que não é a mesma coisa que a doença de Parkinson, podendo ser causado por encefalite (uma infecção viral do cérebro), da qual é possível recuperar-se.

O e-mail era cortês e respeitoso, e, sob certos aspectos, evidenciava admiração. O problema, para Pepper, era a declaração de que, por qualquer definição conhecida, ele não tinha a típica DP. Isto contradizia o próprio médico de Pepper, o dr. Kahanovitz, que o conhecia havia mais tempo, que de fato o examinara fisicamente e dispunha de ampla documentação sobre o prontuário de Pepper, inclusive as anotações de todos os neurologistas pelos quais havia passado, documentando cada um dos muitos exames físicos, sinais e sintomas, e afirmando que o diagnóstico era doença de Parkinson, sem qualquer indicação de que seu caso fosse atípico.

Além disso, o dr. Kahanovitz examinou Pepper nos anos iniciais do pródromo, quando os sintomas de Parkinson se desenvolvem; assistiu então à manifestação desses sintomas com toda força, antes de ser iniciado o programa de exercícios; e finalmente o acompanhara na laboriosa aplicação do seu método, lentamente adquirindo controle de muitos sintomas. O dr. P ignorava o fato de que o dr. Kahanovitz escrevera o prefácio do livro de Pepper, afirmando o diagnóstico de DP no seu caso e dizendo que, na sua observação, Pepper se mostrara "capaz de contornar o tratamento-padrão graças a sua perseverança e à originalidade de suas ideias". Era evidente que nem todo mundo considerava atípico o diagnóstico de Pepper. Para o dr. Kahanovitz, atípico não era o diagnóstico, mas o que Pepper fizera a respeito.

O dr. P não examinara Pepper fisicamente nem tivera acesso a seu prontuário. Para Pepper, o raciocínio parecia ser que o Parkinson costuma ser progressivo, e ele não tinha piorado. Aparentemente, também partia do princípio de que a doença de Parkinson não podia ser significativamente abrandada, exceto com medicação.

No dia 17 de agosto de 2004, o grupo de Parkinson escreveu uma carta a Pepper, citando as observações do dr. P sobre seu livro e pedindo que renunciasse imediatamente. (Ele estava na vice-presidência.) A carta também dizia: "Concordamos com nosso assessor médico no sentido de que seu livro dará falsas esperanças a pessoas com Parkinson, e, portanto, não podemos mais dar-lhe nosso endosso." O presidente voltou a escrever no dia 25 de agosto, afirmando: "O senhor atribui sua recuperação aos exercícios e ao pensamento positivo, descartando qualquer medicação, o que entra em conflito com as opiniões dos neurologistas ligados à associação."

Na reunião do grupo em 14 de setembro de 2004, organizada por um dos membros que apoiavam Pepper para esclarecer a situação, a dra. O, a essa altura nomeada como segunda assessora médica do grupo, perguntou ao diretor por que Pepper fora convidado a renunciar. Conforme consta da ata da reunião, o diretor disse que no início daquele mês, num dia de informações sobre Parkinson em Durban, um terceiro neurologista, o dr. Q, "disse ao sr. Pepper que ele não tem Parkinson idiopático* [...] [pois Pepper] não evidencia avanço da doença nem toma qualquer medicação para combatê-la". Mais uma vez, o raciocínio era que, como *só* a medicação seria capaz de deter o avanço da doença, se Pepper não a estava tomando, o diagnóstico devia estar errado. Até onde sabia, Pepper

---

* *Parkinson idiopático*, como vimos, é outra expressão para designar a típica doença de Parkinson, usada às vezes para enfatizar que se trata de uma doença degenerativa e que ainda não sabemos o que provoca a degeneração.

nunca tinha se encontrado com o dr. Q nem conversado com ele. "O dr. Q não esteve comigo", disse, "nem me examinou em qualquer oportunidade. Sua opinião baseava-se no fato de me ter visto na reunião. Sua declaração foi feita diante de todos." Mais uma vez, um neurologista externo contestava o diagnóstico de Pepper — em público — porque, do outro lado da sala, ele aparentemente se movia bem.

Segundo a ata da reunião, ao ser questionada sobre a publicação de Pepper, "a dra. O respondeu que o livro é prejudicial". Também está registrado no documento que Pepper pediu então à dra. O que o ajudasse na revisão das partes do livro que considerava prejudiciais, mas ela recusou o convite. Finalmente, a dra. O declarou que, se Pepper continuasse a desempenhar oficialmente algum papel na organização, ele "deveria ser acompanhado durante as reuniões", para que suas declarações não fossem consideradas uma política oficial da entidade. Passados alguns dias, Pepper concordou em renunciar. Numa reunião posterior, apesar de já ter sido afastado, ele foi publicamente denunciado pela nova liderança, na presença de todos os membros, por induzir pacientes ao erro.

Segundo Pepper, a dra. O "disse que meu livro dava aos leitores a impressão de que eu alegava ter sido curado sem uso de medicação! Quando lhe perguntei: 'Onde no meu livro eu digo isto?', ela respondeu: 'O senhor não diz, mas é a impressão que fica após a leitura do seu livro.'"

Perplexo, Pepper se perguntava por que os três neurologistas externos e o presidente defendiam de forma tão passional o papel da medicação no tratamento da doença de Parkinson, quando ele também considerava que ela tinha um papel a desempenhar e o declarava reiteradas vezes no livro? Que danos podiam ser causados pelo estímulo à prática de mais atividades físicas? Por que os cientistas, médicos e curiosos sobre o assunto não tentavam entender o caso de um homem que tinha aprendido a controlar seus sintomas — independentemente do tipo de Parkinson que julgavam que ele pudesse ter —, levando em consideração que os remédios perdem o efeito, podem causar alucinações ou novos distúrbios do movimento?

A DOENÇA DE PARKINSON E OS SINTOMAS PARKINSONIANOS

"Ele é um homem muito gentil", diz o dr. Colin Kahanovitz, recordando os anos dolorosos pelos quais Pepper havia passado. "É um homem de grande integridade, e o fato é que o fizeram passar por momentos muito difíceis. Ele foi marginalizado. Ficou arrasado. Muito machucado. Não é um homem de muitas palavras; diz apenas o que precisa ser dito. Mas sendo o tipo de pessoa que é, e sabendo que havia ajudado tanto a si mesmo, escreveu o livro em benefício dos outros. Mas os neurologistas estavam dizendo: 'O senhor está dizendo besteiras.'"

Entre as questões levantadas, a que merecia séria consideração era a alegação do assessor médico de que Pepper não tinha a típica doença de Parkinson, mas uma variante. Teria sido mais útil que o alegasse como uma possibilidade, em vez de afirmar como probabilidade, especialmente porque defendia a ideia escrevendo equivocadamente que, "pelas definições conhecidas", Pepper tinha uma doença de Parkinson atípica. Mas a carta do assessor médico, ao contrário do uso que dela era feito por outras pessoas, tentava entender o fato de que Pepper evidenciava sintomas que pareciam ser uma variante do Parkinson, e ainda assim conseguira controlá-los. Ele também reconhecia que a abordagem de Pepper tinha algum mérito.

Como disse anteriormente, a DP é chamada de idiopática quando não conhecemos a causa e quando ela se manifesta de uma forma considerada degenerativa, progressiva e incurável.

O assessor médico, o dr. P, usava a palavra *parkinsonismo* para se referir aos sintomas de Pepper, em contraste com a doença de Parkinson idiopática. O *parkinsonismo* e os *sintomas parkinsonianos* (expressões usadas com frequência em sentido equivalente) nem sempre são progressivos. Muitas vezes a expressão *características parkinsonianas* é usada para se referir ao conjunto de sintomas motores: tremor, rigidez, ausência de movimento, instabilidade postural. Não se pode de modo algum contestar o fato de que esses sintomas puderam ser constatados em John Pepper por vários médicos.

Como dissemos, a DP é a causa mais comum de sintomas parkinsonianos. Mas eles têm outras causas, e as expressões *sintomas parkinsonianos, parkinsonismo* e *Parkinson atípica* muitas vezes são usadas *quando conhecemos as causas* desses sintomas motores. Em alguns casos em que a causa é conhecida, podemos eliminar essa causa, ou então ela passa e os sintomas se vão. (O dr. P mencionava um desses casos em sua carta, ao descrever um paciente que tinha encefalite e "parkinsonismo", e veio a melhorar.) Curiosamente, em muitos casos, o Parkinson atípico tem um prognóstico muito pior que a doença de Parkinson, levando a óbito mais precoce.

Mas o fato de ser mencionada a possibilidade de que John Pepper tivesse "parkinsonismo" ou fosse "parkinsoniano" abria a porta para a possibilidade de que um dia ele houvesse apresentado sintomas que pareciam sintomas de Parkinson idiopático, mas não eram. O que se dava a entender era que seus sintomas tinham desaparecido uma vez removida a causa, levando-o a acreditar erroneamente que havia se curado da doença de Parkinson. (Naturalmente, Pepper nunca disse ter-se curado, e ainda apresenta vários sintomas não motores de tipo Parkinson. Ele afirmava apenas que agora podia controlar os sintomas ligados ao movimento.)

São duas as causas bem conhecidas de sintomas parkinsonianos atípicos. A primeira é uma forma de encefalite, uma doença infecciosa do cérebro. Logo depois da Primeira Guerra Mundial, essa doença levava as vítimas a sucumbir ao que era popularmente conhecido como doença do sono, sendo na verdade um estado parkinsoniano de imobilidade cadavérica, na qual elas permaneciam durante décadas. São os pacientes aos quais Oliver Sacks se refere em *Tempo de despertar*: eles eram "despertados" de sua condição pela levodopa que ele lhes administrava — até que seus efeitos desapareciam. Evidentemente, isto não podia ser aplicado a John Pepper: ele nunca tivera doença do sono, encefalite nem qualquer deficiência tão grave.

Uma segunda causa de sintomas parkinsonianos atípicos é constatada em pacientes submetidos a tratamento com um dos vários remédios que sabidamente causam esses sintomas como efeito colateral, quase sempre medicações antipsicóticas que diminuem a dopamina no cérebro. Em geral, esses sintomas parkinsonianos são revertidos quando o paciente deixa de tomar as drogas.[25] Nos poucos casos em que não são revertidos, considera-se com frequência que esses pacientes provavelmente já tinham ou viriam a desenvolver a doença de Parkinson idiopática. De modo que é importante perguntar se Pepper tinha tomado alguma medicação que sabidamente causasse parkinsonismo.

A única droga capaz de provocar sintomas parkinsonianos jamais tomada por Pepper era Sibelium, usada para a doença de Ménière, um distúrbio do ouvido que pode afetar o equilíbrio e a audição, causando zumbido nos ouvidos. Sibelium não é um antipsicótico, tendo, portanto, muito menos probabilidade de causar parkinsonismo do que essa classe de drogas. Trata-se, isto sim, de um agente bloqueador dos canais de cálcio que só raramente dá origem a sintomas parkinsonianos, na maioria esmagadora dos casos, de maneira reversível.[26] Os efeitos colaterais parkinsonianos geralmente ocorrem em pessoas acima de 65 anos. Mas os sintomas parkinsonianos de Pepper se iniciaram na primeira metade da década de 1960, quando ele estava na casa dos 30. Pepper só começaria a tomar Sibelium em 1972, quase uma década *depois* de apresentar sinais de um distúrbio do movimento. Só essa cronologia bastaria para desqualificar o Sibelium como causa de sua doença, embora o tenha tomado durante vários anos.

O parkinsonismo induzido por drogas tem maior probabilidade de ocorrer em ambos os lados do corpo, ao passo que Pepper tinha sintomas apenas de um lado na época. Os sintomas induzidos por medicação muitas vezes se apresentam de maneira rápida e dramática, mas nem Pepper nem seu médico observaram qualquer alteração dramática no período em que se tratou com Sibelium. Embora os sintomas parkinsonianos induzidos por drogas tendam a permanecer estáticos, a doença de Pepper avançava de uma maneira típica da doença de Parkinson idiopática — nos anos anteriores à administração de Sibelium, durante esse período e posteriormente.

Finalmente, a maioria das pessoas se recupera quando a administração dessas drogas é suspensa — em geral, num prazo de dois meses, embora alguns casos possam levar até dois anos. Quando Pepper deixou de tomar Sibelium, não notou melhora dos sintomas. Já deixou de utilizar essa medicação há 35 anos, e ainda apresenta muitos sintomas de distúrbios do movimento. Todos esses motivos tornam *altamente* improvável que seus sintomas de Parkinson tenham sido induzidos pelo Sibelium. O parkinsonismo tem outras causas — por exemplo, derrames muito raros, lesões causadas por lutar boxe e traumas cranianos significativos, além de certas doenças raras —, mas até aqui não existem indícios de nada disso no caso de Pepper.

O fato de Pepper também ter muitos indícios da DP à parte os habituais sintomas parkinsonianos — problemas sensoriais (que tornam difícil para ele saber onde seus membros se encontram no espaço), perda intermitente de memória e distúrbios do sistema nervoso típicos da doença de Parkinson (como dificuldade de regular a pressão arterial, saber se está frio ou quente, sudorese profusa e dificuldades urinárias) — também parece indicar que ele certamente possui uma doença grave e generalizada. Finalmente, afirmar que o fato de ele ter sido capaz de reverter alguns desses sintomas prova que não tem a doença é ir longe demais. Quando a medicação ou a estimulação cerebral reverte sintomas, os médicos não afirmam que isso prova que a pessoa nunca chegara a contrair uma doença.

Desse modo, a tese de que Pepper não tem doença de Parkinson reduz-se, como afirma o dr. P em sua carta, à crença de que a DP é "progressiva", de que as pessoas com Parkinson precisam de medicação, e ao fato de que Pepper estava agora *melhorando* graças a seu tipo específico de caminhada, *sem medicação*. Essa argumentação rejeita a possibilidade de que as caminhadas conscientes possam representar uma forma neuroplástica de tratamento.

Os que duvidavam que Pepper tivesse doença de Parkinson enfatizavam que a DP é progressiva; na verdade, muitas vezes partimos do princípio de que a "impossibilidade de cura" e a "progressividade" são características *centrais* da definição e do diagnóstico da doença de Parkinson, que é "degenerativa". Mas esse pressuposto gera um problema. O fato de uma doença ser "incurável" ou "curável", "progressiva", "estável" ou "degenerativa" representa um fator decisivo, mas é um melhor critério de *prognóstico* que de *diagnóstico*. O prognóstico descreve o provável resultado de uma doença, uma previsão baseada no que já se viu no passado. Os críticos de Pepper sustentavam que, pelo fato de ele estar se saindo melhor do que esperavam, não podia para começo de conversa ter tido o diagnóstico. Confundiam diagnóstico com prognóstico e ignoravam o fato de que ele estava se tratando de maneira muito intensiva.

Os que afirmavam que Pepper levantava falsas esperanças certamente estavam tentando proteger os pacientes. Existe na medicina uma antiga e nobre tradição segundo a qual quando os médicos sabem que os pacientes terão seu estado deteriorado ou virão a morrer, assumem a missão extremamente desagradável e ingrata de protegê-los de ilusões apaziguadoras, dizendo-lhes as coisas como são. Dessa maneira, o paciente pode avaliar com sensatez a melhor maneira de administrar o que lhe resta de vida: fazer agora coisas que em breve não poderá mais fazer ou mesmo despedir-se e organizar suas coisas.

Mas com uma condição. Se o médico decidir, para o próprio bem do paciente, declará-lo incurável, é melhor que esteja certo, especialmente se a doença for de um tipo no qual a neuroplasticidade — que requer que o paciente se mobilize para exercícios mentais e físicos — puder desempenhar um papel no sentido da recuperação. Sabemos, com base no efeito placebo, que quando um médico faz um prognóstico, afirmando com confiança: "Esta pílula vai ajudá-lo", ainda que seja uma pílula de açúcar, os sintomas muitas vezes apresentam melhora, em virtude das expectativas positivas do paciente. Sabemos também que a reação placebo tem uma gêmea do mal, a reação "nocebo": quando diminuem as expectativas de um paciente em relação ao tratamento, os sintomas frequentemente se agravam, independentemente do que a pílula contém. Fazer um prognóstico não é apenas passar uma informação; dizer a alguém como você acha que ele ou ela se sairá torna-se uma parte (ainda que modesta) do próprio tratamento.

As falsas expectativas e o falso desespero estão à altura um do outro em matéria de inadvertidamente fazer mal. Para navegar entre os dois, o médico não pode apenas contar com o conhecimento sobre a forma como determinada doença se desenvolve na maioria das pessoas, ou com o que aconteceu com o último paciente atendido com o mesmo diagnóstico, ou ainda fazer um diagnóstico baseado na maneira como vê o paciente do outro lado da sala. É importante reunir o máximo possível de informações sobre o indivíduo doente. Por isso era essencial conversar com a neurologista de Pepper.

UMA VISITA A SUA NEUROLOGISTA

A dinâmica dra. Jody C. Pearl está fazendo um exame físico em Pepper, segurando seus membros e deixando que eu os movimente, para demonstrar alguns dos sintomas da sua doença de Parkinson. Sua mão direita apresenta o sintoma da roda dentada quando a movimento. Eu tenho a sensação de estar girando uma catraca. Ela procede ao habitual exame neurológico, mostrando-me que Pepper tem a rigidez da roda dentada nos quatro membros, e eu posso senti-la.

A dra. Pearl é uma jovem e ativa neurologista do Sunninghill Hospital. O dr. Kahanovitz começou a indicar pacientes para ela, achando-a "incrivelmente competente". Ela se mostra calorosa com eles, muito atenta, direta e atualizada com as novas pesquisas — interessando-se particularmente pelas medicações mais recentes, mas também por células-tronco e outros tipos de intervenção. Editora-chefe do boletim informativo sul-africano *Neuron SA*, especializado em neurociências, ela vem acompanhando Pepper há seis anos, e também leu seu livro.

"Ele cuidou de tudo de uma maneira muito única, em termos das providências tomadas para não precisar tomar remédios", diz ela, evidenciando admiração pelos esforços do paciente. "Mostrou-se muito proativo na gestão da própria doença. Não cruzou os braços, permitindo que ela o dominasse. E John gerou muita polêmica pela maneira como abordou as coisas com as organizações locais daqui. Mas, seja como for, ele certamente superou muitos desafios em relação ao seu Parkinson e se manteve em ótimas condições em determinados aspectos da sua doença."

Peço à dra. Pearl que esclareça uma coisa:

— Quando fala de Parkinson, está se referindo à doença de Parkinson?

— Doença de Parkinson, com certeza — respondeu ela.

A dra. Pearl sabe que o nosso cérebro é neuroplástico e que cada um de nós está "programado" de certa maneira diferente, e, portanto, sabe também que cada paciente requer uma abordagem distinta, pois uma doença cerebral necessariamente apresentará uma expressão única em cada pessoa. "Os pacientes não leem manuais, e cada paciente é diferente", diz. "Todos progridem de maneira diferente, e existe todo um espectro de distúrbios. Não podemos, portanto, dizer que todos os pacientes precisam do remédio x para a doença y. Nós dois só conseguimos ter esse relacionamento porque fui capaz de aceitar e entender quais eram suas necessidades. Não foi porque me mostrei capaz de fazer algo incrivelmente diferente para ele. E agora pudemos mostrar que, se os pacientes de Parkinson se exercitam e caminham, aparentemente liberam o fator de crescimento neurotrófico — o que evidentemente ele já sabia antes de todos nós."

Embora o rosto de Pepper possa mostrar-se emocionalmente expressivo quando ele recorre a sua técnica consciente, ela observa que, quando consegue que ele movimente o indicador e o polegar ao mesmo tempo, surge a típica expressão parkinsoniana de máscara. É uma rápida e sutil demonstração da qual Pepper sequer se dá conta, mas ela explica, quando ele não pode ouvir: "Quando consigo distraí-lo, levando-o a fazer duas coisas ao mesmo tempo, ou a se concentrar em outra tarefa, seus sintomas de Parkinson se manifestam." Ela explica que precisa recorrer a esses "truques" para observar os sintomas e sinais, "já que ele se treinou para usar sua técnica de movimentos conscientes".

Ela também ressalta que, quando ele toca cada um dos dedos da mesma mão com o polegar repetidamente, os movimentos se tornam mais lentos e menores, pois suas vias motoras não estão funcionando adequadamente — mais um sinal da bradicinesia típica da DP. Ela tem feito sutis constatações como essas nos exames físicos de Pepper desde que passou a tratá-lo, em 2005.

Suas primeiras anotações documentam os mesmos sinais físicos constatados vinte anos antes pelo dr. A, seu primeiro neurologista. Ao atender Pepper pela primeira vez, ela notou que ele apresentava rigidez de roda dentada do lado direito; um tremor; perna direita arrastada, caso não recorresse à técnica do caminhar consciente; além de um balançar limitado dos braços, se não concentrasse sua atenção nesse movimento. Os sinais e sintomas que Pepper trazia seriam quase impossíveis de simular. Os médicos conhecem os tipos de tremor que os pacientes de Parkinson apresentam, chegando ao requinte de computar o número de vezes que tremem por segundo — 4 a 6 hertz (vibrações por segundo). Ao examiná-lo pela primeira vez, ela aplicou um conhecido e muito respeitado teste de avaliação, o da Escala Hoehn e Yahr, que classifica a doença de Parkinson em termos de gravidade, para finalidades clínicas e de pesquisa; Pepper apresentava 2,5/5 em termos de gravidade.

"John também apresentava uma reação anormal no 'teste do puxão', indicando instabilidade postural", diz a dra. Pearl. Ele não tinha uma reação anormal inicialmente, mas veio a desenvolvê-la com o tempo, sinal de que a DP subjacente havia progredido. No teste, o paciente fica de pé com os pés ligeiramente afastados, e o médico fica por trás dele. Ela explica que irá puxá-lo levemente, enquanto ele tenta manter o equilíbrio. Se o paciente tiver de dar três ou mais passos para trás, ou se cair sem dar nenhum, representará um resultado positivo do teste do puxão.

A médica documentou cuidadosamente os muitos sintomas de DP apresentados por Pepper. "Ao me procurar pela primeira vez, ele se queixou de dificuldade de caminhar" — o que ocorria se não usasse sua técnica consciente —, "e de constipação, cansaço, frequente vontade de urinar à noite, irritabilidade, conflito, falta de concentração, sono durante o dia, dificuldade de engolir, perda de memória e depressão", relata.

"A doença de Parkinson é um diagnóstico clínico", continua ela, querendo dizer que o diagnóstico é feito por um clínico com base no histórico e no exame físico. Ela iria pedir um exame de imagem por ressonância magnética, explicava, embora esse procedimento não possa demonstrar a doença de Parkinson, pode descartar derrame, demência e outros problemas suscetíveis de imitar o Parkinson. Um novo e custoso teste conhecido como escaneamento da DAT, ainda não disponível em Johannesburgo, escaneia o cérebro em busca de sinais de depleção da dopamina, mas só é usado nas situações mais raras, "num paciente que se apresente com doença de Parkinson, mas para o qual nos sintamos reticentes em fazer um diagnóstico", explica ela. "Não é algo que se faça rotineiramente, porque no final das contas o Parkinson é um diagnóstico clínico. Mandei fazer um deles quando tive um paciente com 35 anos, e não me sentia bem em dizer a uma pessoa dessa idade que ela estava com Parkinson."

— Existe na África do Sul alguma recomendação-padrão em termos de reabilitação? — perguntei.

— Não existe uma recomendação-padrão — respondeu ela, que costuma sugerir que seus pacientes procurem um biocinesista para avaliação da postura, do alongamento, do treinamento de força e da condição cardíaca. Nos últimos oito anos, Pepper também tem seguido um programa de exercícios de uma hora para idosos, duas vezes por semana, contemplando alongamento e liberação de movimentos, além de um leve treinamento de musculação com pesos de 1 quilo e faixas elásticas.

NÃO CAMINHAR

O poder terapêutico das caminhadas de Pepper fica mais claro quando ele não consegue fazer suas rápidas caminhadas.

Os pacientes de Parkinson estão sujeitos a infecções do tórax, pois muitas vezes apresentam reflexo deficiente de tosse e rigidez peitoral. Em várias ocasiões, Pepper contraiu uma persistente infecção torácica que exigia cinco séries de antibióticos, sendo obrigado a parar de caminhar. Também fez uma cirurgia nas costas em 1999, ficando impossibilitado de se exercitar. Nas duas ocasiões, seus sintomas de Parkinson se manifestaram com toda intensidade. Como costuma acontecer, o primeiro sintoma a reaparecer foi a falta de coordenação motora: ele derrubava objetos na mesa, tropeçava, deixava cair comida ao levá-la à boca, arrastava os pés, mancava. Sua fala se deteriorou rapidamente, ficando confusa. A voz ficava muito fraca quando ele se sentia cansado, e o padrão de sono tornou-se irregular. Em menos de seis semanas, ele apresentava praticamente todos os sintomas que tinha pouco antes de receber o diagnóstico. Pepper precisou de seis semanas de exercícios para reverter os sintomas que haviam retornado.

Em 2008, ele rompeu um ligamento no pé esquerdo e foram necessários quatro meses para se recuperar, de modo que não podia caminhar. Mais uma vez os sintomas de Parkinson que haviam sido controlados pelas caminhadas manifestaram-se com toda força. Ansioso por livrar-se deles, e tendente a se comportar como um tiro de canhão, ele voltou a caminhar de maneira intensiva demais e se machucou de novo. "Eu precisava colocar na cabeça que tinha de começar de novo do início, em ritmo lento, caminhando dez minutos, três vezes por semana, e ir acrescentando mais cinco minutos de duas em duas semanas." Para isto, foram necessários seis meses de trabalho, mas ele voltou a percorrer até 7 quilômetros em pouco mais de uma hora, e é assim que se encontra no momento, pouco aquém do seu melhor, que eram 8 quilômetros em quase uma hora.

Em outras palavras, o "milagre" neuroplástico da sua melhora exigiu constante supervisão e esforço, pois ele ainda apresentava um sério distúrbio do movimento. O que suas caminhadas proporcionavam, ao desencadear os fatores de crescimento neurotrófico, era apoio a um sistema que ainda estava sob pressão. Como veremos, os pacientes que não estão num processo de adoecimento, sendo, no entanto, acometidos por algum episódio de perda de tecido cerebral — como pode ocorrer num derrame, por exemplo —, não precisam aplicar intervenções neuroplásticas constantemente para preservar os ganhos. Dito isto, o que Pepper demonstrou foi o alcance dos benefícios das caminhadas à saúde do cérebro em geral, e que os exercícios devem fazer parte de qualquer rotina de saúde cerebral.

DURANTE MUITOS ANOS, não se recomendavam exercícios a pessoas com doença de Parkinson.[27] Após o diagnóstico, os pacientes de DP tendem a reduzir a atividade física, e apenas 12 a 15% recebem recomendação de fisioterapia.[28] Embora certos estudos realizados nesses anos evidenciassem benefícios, outros não apresentavam qualquer efeito mensurável, e havia quem sustentasse que os exercícios podiam na verdade agravar a patologia subjacente, levantando a questão: Um sistema de dopamina aparentemente em processo de esgotamento podia ser forçado por excesso de demanda?[29]

Em regra, hoje sabemos que é mais provável que nosso cérebro se desgaste por falta de uso do que por excesso de uso — desde que os exercícios sejam intensificados aos poucos, com repouso entre as sessões, idealmente começando antes de a doença ter progredido muito. (Um estudo mostrou que a esclerose lateral amiotrófica, ou ELA, pode representar uma exceção a essa regra geral. Camundongos fêmeas com o gene humano da ELA, criados em ambientes estimulantes e enriquecidos, tiveram piora mais rápida que os criados em ambientes normais.)[30]

Hoje, alguns médicos parecem hesitar entre esses velhos medos e os indícios mais recentes de que os exercícios ajudam. O mais comum é que os médicos se valham das consultas para avaliar os sintomas da doença e os efeitos colaterais da medicação, como indicado realmente, mas falando apenas da boca para fora acerca da necessidade de atividades físicas. Estimulam os pacientes a se manter ativos, sem dizer como. Essa recomendação raramente é suficiente. Como não existe nada que os pacientes da DP queiram tanto quanto manter-se ativos, o essencial é ensinar-lhes a fazê-lo, apesar da doença que progressivamente os priva dessa capacidade. Ironicamente, muitas vezes os neurologistas remetem os pacientes a uma terapia da fala, por seus problemas de voz, o que envolve a prática de exercícios; mas raramente acontece de recomendarem caminhadas intensivas.

A CIÊNCIA POR TRÁS DAS CAMINHADAS

A terapia das caminhadas de Pepper tem alguma validação científica?

Caminhar, algo tão natural, tão "pé no chão" (no sentido de comum), pode não ser uma técnica neuroplástica de ponta, mas é uma das mais poderosas intervenções neuroplásticas. Quando caminhamos rápido, independentemente da idade, produzimos novas células no hipocampo, a área do cérebro que desempenha um papel-chave na transformação de memórias de curto prazo em memórias de longo prazo. Durante uma centena de anos, os neuroanatomistas buscaram sinais de que o cérebro adulto era capaz de formar novas células para substituir as que haviam morrido, como fazem o fígado, a pele, o sangue e outros órgãos. Nada se encontrou. Até que, em 1998, dois pesquisadores — o americano Frederick "Ferrugem" Gage e o sueco Peter Eriksson — descobriram essas novas células no hipocampo humano. (Esse assunto é relatado detalhadamente no capítulo 10 de *O cérebro que se transforma*.)

Seguiu-se toda uma série de descobertas, estabelecendo que o fato de se colocarem animais em ambientes enriquecidos levava a mudanças neuroplásticas. A primeira utilização moderna desses ambientes enriquecidos ocorreu quando o psicólogo canadense Donald Hebb, em vez de manter ratos em jaulas de laboratórios, levou-os para casa e os deixou circular livremente em sua sala de estar, como animais de estimação. Ele mostrou que apresentaram um melhor resultado em testes de solução de problemas que os criados em jaulas.[31] O psicólogo Mark Rosenzweig demonstrou que animais criados em ambientes enriquecidos desenvolviam mais mudanças neuroplásticas no cérebro e produziam mais neurotransmissores, em comparação com os que eram criados em típicas jaulas de ratos ou camundongos. Seus cérebros eram mais pesados, apresentando maior volume.

O laboratório de Frederick Gage, trabalhando com camundongos, chegou a duas outras descobertas importantes. A primeira era que, no caso dos camundongos, o estímulo cognitivo proporcionado pela exposição a um ambiente enriquecido de brinquedos, como bolas e tubos, por apenas 45 dias, preservava os neurônios (ou seja, os impedia de morrer) no hipocampo. A segunda descoberta, feita por Henriette van Praag, colega de Gage, mostrava que, quando os camundongos eram colocados em ambientes enriquecidos, o fator mais eficaz para promover uma maior proliferação de neurônios (vale dizer, o "nascimento" de novos neurônios) era a utilização de uma roda de corrida.[32] Como disse anteriormente, os animais não "correm" de fato nessas rodas, uma vez que não há resistência; o que acontece assemelha-se mais a uma caminhada rápida. Depois de um mês de caminhadas rápidas na roda, os camundongos duplicaram seu número de novos neurônios no hipocampo. Gage especula que esse crescimento acontece porque, num ambiente natural, as longas caminhadas rápidas ocorrem quando um animal se aventura num novo e diferente ambiente que exige exploração e aprendizado, desencadeando o que ele chama de "proliferação antecipatória".

Em resposta a essa descoberta, a comunidade neurocientífica entrou numa atividade explosiva. As caminhadas rápidas e o enriquecimento do ambiente poderiam aumentar a força do cérebro e preservá-la em outras partes do cérebro? Qual a relação entre atividade cognitiva e atividade física? Outros processos neuroplásticos seriam desencadeados pelas caminhadas rápidas? Quais? Esse tipo de atividade conseguiria curar ou ajudar cérebros com distúrbios neurodegenerativos, como as doenças de Parkinson, Alzheimer, Huntington ou mesmo a esclerose múltipla?

Quando trabalhava em Oxford, o jovem neurocientista australiano Anthony Hannan teve uma ideia audaciosa sobre a doença de Huntington, que provoca demência, grave distúrbio do movimento e depressão. Até então, a doença de Huntington era considerada "a epítome do determinismo genético" — tão poderosa e exclusivamente decorrente da genética que não havia como o resultado ser afetado pelo ambiente. Uma "gagueira" genética (a repetição equivocada de parte do código genético) leva o cérebro a produzir excesso de um elemento químico, a glutamina, o que acaba envenenando o cérebro da vítima. A maioria dos cientistas presumia que seria praticamente impossível superar esse microscópico processo interno sem um avanço espetacular na engenharia genética.

Mas o dr. Hannan achava que a implacável degeneração constatada na doença de Huntington podia ser *em parte* de ordem neuroplástica. Ciente das descobertas de Gage e de outras na esfera neuroplástica, ele se perguntava se o "envenenamento" não poderia estar causando uma disfunção neuroplástica, afetando a formação de conexões — sinapses — entre os neurônios.

"Revelou-se", disse-me Hannan, "que em doenças cerebrais, como Huntington e Alzheimer, as sinapses começam a funcionar mal em decorrência de uma mudança nas moléculas que formam seus blocos modulares, e assim deixam de transmitir informações com precisão entre os neurônios. Essa mudança compromete a função cerebral. Em certos casos, as sinapses se perdem completamente, o que também perturba funções cerebrais, como aprendizado e memória. Eu queria ver o que acontecia quando estimulávamos mais as sinapses a crescer e 'pressionávamos mais as sinapses', aumentando os níveis de atividade sensorial, cognitiva e física."

Trabalhando com um aluno de pós-graduação, o dr. Anton van Dellen, Hannan realizou uma experiência inovadora, demonstrando que os camundongos que tivessem o gene humano da doença de Huntington transfectado para o seu DNA podiam retardar consideravelmente o início da doença, mediante o estímulo cognitivo proporcionado por um ambiente enriquecido de objetos a serem explorados.[33] Era a primeira demonstração jamais feita dos efeitos benéficos do estímulo ambiental num modelo genético de distúrbio neurodegenerativo.

Um segundo estudo realizado pelo grupo de Hannan mostrou que o tempo passado a correr na roda contribuía para retardar a manifestação da doença de Huntington nos camundongos,[34] embora os estímulos cognitivos e sensoriais também fossem importantes. Naturalmente, são as duas tarefas desempenhadas por John Pepper: ele caminha rápido, mas também fornece constantemente estímulos cognitivos a si mesmo: a superconcentração a que recorre para perceber e monitorar com exatidão a maneira como dá cada passo e desempenha cada movimento mobiliza suas capacidades sensoriais e cognitivas. Desde o diagnóstico, ele também cuida de estimular a mente fazendo palavras cruzadas e Sudoku; jogando *bridge*, xadrez, pôquer e dominó; gravando CDs com sua própria voz cantando, aprendendo francês e seguindo um programa cerebral da Posit Science.

Atualmente, está inventando um programa de computador que espera tornar capaz de adivinhar um número vitorioso da loteria, não apenas para ganhar o prêmio, mas para desafiar seu próprio cérebro. Ele também viaja, o que é maravilhoso, pois a novidade do contato com países e culturas diferentes o obriga a aprender, estimulando a dopamina e a norepinefrina (elemento químico cerebral que, como assinala o neurocientista Elkhonon Goldberg, parece mais predominante no hemisfério direito — o hemisfério que é "particularmente apto em processar novas informações"[35]). As viagens também estimulam caminhadas voluntárias. (Ele já fez mais de 75 viagens internacionais, a lugares tão diversos como Turquia, Islândia, Líbano, Egito, toda a Europa, 28 estados dos Estados

Unidos, entre eles o Alasca, e também China, Argentina, Chile, Cabo Horn, Malásia, Austrália e muitas regiões da África.)

Hannan (chefe do Laboratório de Plasticidade Neural do Instituto Florey de Neurociência e Saúde Mental de Melbourne) e seus colegas demonstraram que podiam usar intervenções neuroplásticas para afetar déficits motores da doença de Huntington, déficits cognitivos, humor, tamanho cerebral e mecanismos moleculares nos cérebros de camundongos. Seu laboratório, seus colegas mais próximos e outros membros da comunidade neurocientífica já reuniram provas de que o enriquecimento ambiental e o aumento da atividade física podem retardar o início, abrandar o avanço ou promover melhora global em doenças em modelos animais de Parkinson, Alzheimer, epilepsia, derrame e lesões cerebrais traumáticas.[36] O laboratório de Hannan demonstrou que os exercícios são tão eficazes quanto a fluoxetina (Prozac) em camundongos com sintomas depressivos da doença de Huntington;[37] também que o enriquecimento ambiental tem efeitos benéficos em camundongos modelos de esquizofrenia ou de um distúrbio do espectro autista chamado síndrome de Rett.[38] A dra. Emma Burrows, jovem colega de Hannan, ao trabalhar com camundongos geneticamente modificados para apresentar processos mentais semelhantes à esquizofrenia, demonstrou que os camundongos com características esquizofrênicas, criados em ambientes enriquecidos — com todos os tipos de novidades e oportunidades de exploração —, normalizam suas reações cognitivas a diferentes formas de pressão, sendo o efeito tão grande quanto o observado com medicação antipsicótica.[39] Mas só os exercícios voluntários com a roda podem retardar a neurodegeneração. "Se forem forçados a correr", explica ela, "é uma situação estressante, que elimina os efeitos."

Quase todos os estudos de distúrbios neurodegenerativos realizados no Laboratório de Plasticidade Neural mostraram que uma combinação de exercícios físicos e estímulos mentais (por meio do enriquecimento ambiental) é decisiva para um bom resultado. A esperança, no que diz respeito a essas experiências, é que venham a demonstrar que os camundongos com predisposição genética para esses distúrbios podem, com os exercícios e os estímulos cognitivos adequados ao longo de seu ciclo de vida, desenvolver uma reserva cognitiva — conexões cerebrais extras de *"backup"* — que os proteja do desenvolvimento do distúrbio, ou ajude a compensar quaisquer lesões geradas pela predisposição genética de um animal ou de uma pessoa a doenças neurodegenerativas.[40]

Os cientistas começaram a estudar os efeitos dos exercícios sobre a doença de Parkinson na década de 1950, em resposta a relatos clínicos e pequenos estudos que demonstravam que certas pessoas com DP pareciam beneficiar-se com essa prática.[41] Eles estudaram os efeitos dos exercícios aproveitando os mesmos modelos animais que usavam para testar novas medicações.

Em 1982, descobriu-se que dois elementos químicos, MPTP e 6-OHDA, podiam causar uma doença como Parkinson em seres humanos. O MPTP é uma neurotoxina que destrói neurônios dopaminérgicos na substância negra — causando as mesmas lesões que a DP. Quando os cientistas deram MPTP aos camundongos, eles adquiriram permanentemente características do Parkinson, de modo que agora os pesquisadores dispunham de um "modelo de camundongo" do Parkinson para experimentar novas drogas e tratamentos, além de verificar se são seguros e eficazes. Um outro elemento químico, a 6-OHDA, injetado no cérebro de um rato, também levou à perda de dopamina e a uma síndrome semelhante ao Parkinson.[42] Desde então, verificou-se que a 6-OHDA está presente em pacientes humanos acometidos pela doença de Parkinson.

Um estudo crucial de Jennifer Tillerson e colegas do Instituto de Neurociência da Universidade do Texas, em Austin, usando os modelos animais tanto de MPTP quanto de 6-OHDA, mostra que uma quantidade diária moderada de corrida em esteira — se iniciada exatamente no dia em que os elementos químicos eliminarem a dopamina dos gânglios da base — protege esses sistemas de dopamina da deterioração. Esses animais modelos da doença de Parkinson faziam exercícios moderados em esteira durante nove dias depois de receberem os elementos químicos. Eles conseguiam preservar a capacidade de se movimentar e tiveram recuperação completa, caso se exercitassem duas vezes por dia.[43] Além disso, os benefícios persistiam por quatro semanas, dezenove dias depois da suspensão da prática de exercícios. Nesse momento, os cérebros dos animais eram examinados. Constatou-se que o sistema produtor de dopamina na substância negra fora mais bem preservado nos animais que se exercitavam, em comparação com os que não o faziam. Essa experiência representa uma impressionante confirmação, em animais, do que John Pepper já vivenciava em si mesmo: que os exercícios, se iniciados precocemente no processo da doença e praticados continuamente, preservam o movimento. (O fato de os cérebros dos animais não apresentarem mais sinais de Parkinson devia levar Pepper a ser cauteloso com a afirmação de que, depois de sua morte, um escaneamento cerebral poderia provar aos céticos que ele tinha Parkinson. É possível que os exercícios neuroplásticos que vem fazendo evidenciem, como no caso dos animais, certo grau de preservação do seu sistema de dopamina.)

Outro grande avanço foi a descoberta de que animais modelos de Parkinson, quando se exercitam, produzem dois tipos de fatores de crescimento — o GDNF (fator neurotrófico derivado da glia) e o BDNF (fator neurotrófico derivado do cérebro) — que lhes permitem formar novas conexões entre as células cerebrais.

Michael Zigmond e sua equipe do Instituto de Doenças Neurodegenerativas de Pittsburgh, líder mundial no estudo da DP e sua ligação com o exercício, escrevem: "Nossos próprios resultados — tanto os publicados quanto os inéditos — são inequívocos: maior recurso às corridas e enriquecimento ambiental reduzem grandemente a perda de células de DA [dopamina] tanto em ratos tratados com 6-OHDA quanto em camundongos e macacos tratados com MPTP, e resultados compatíveis foram relatados por outros."[44]

Colocando ratos, camundongos e macacos em esteiras, o dr. Zigmond mostrou que os exercícios podem desencadear a produção de fatores de crescimento neural, que protegem o cérebro em animais com doença de Parkinson.[45] Ele e seus colegas começaram a exercitar os animais três meses antes de injetar-lhes MPTP ou 6-OHDA, e eles continuaram fazendo exercícios por dois meses após a injeção. Os exercícios reduziram ao mesmo tempo os problemas de movimento e aumentaram a quantidade do fator de crescimento nervoso, o GDNF. Como o GDNF diminui na substância negra em casos de doença de Parkinson em seres humanos, trata-se de um resultado auspicioso.[46] Escaneamentos cerebrais e análises químicas do cérebro dos animais mostraram que as células de produção de dopamina eram preservadas pelo exercício.

O grupo do dr. Zigmond também constatou que provocar um leve estresse por breves períodos num animal pode na verdade aumentar a disponibilidade de dopamina. O dr. Zigmond especula que um pequeno fator de estresse pode desempenhar uma função protetora, preparando o animal para um estresse maior. John Pepper sempre sustentou que precisa caminhar com rapidez suficiente para se estressar um pouco e começar a suar. O mesmo grupo também constatou que um estresse contínuo gera a perda de células. Pepper parou de trabalhar, em sua abordagem da própria doença, porque o trabalho sempre fora um grande motivo de estresse em sua vida.

Também sabemos que exercícios aumentam o número de conexões entre os neurônios. O BDNF, igualmente estimulado por tais atividades, muito provavelmente desempenha um papel decisivo no caso. Quando realizamos uma atividade que exige que neurônios específicos disparem em conjunto, nosso cérebro libera BDNF. Tal fator de crescimento consolida as conexões entre esses neurônios e ajuda a conectá-los, para que possam disparar juntos de maneira mais confiável no futuro. (Quando o BDNF é aspergido sobre neurônios numa placa de Petri, eles criam ramificações que os conectam. O crescimento da fina camada de gordura em torno dos neurônios, que acelera a transmissão dos sinais elétricos, também é aumentado.) O BDNF ainda protege os neurônios da degeneração.[47] Os ratos incapazes de correr têm uma produção menor desse fator, que também é reduzido na substância negra dos pacientes de Parkinson.[48]

Os pesquisadores de neurociência e plasticidade Carl Cotman, Heather Oliff e colegas mostraram que camundongos que se exercitam voluntariamente numa roda aumentam seus níveis de BDNF.[49] Quanto maior a distância, maior a produção do fator. O aumento do BDNF ocorre no hipocampo, que, como vimos, transforma memórias de curto prazo em memórias de longo prazo, tarefa essencial para o aprendizado. (A memória de curto prazo começa a falhar na doença de Alzheimer,* uma outra doença neurodegenerativa, mas os pacientes de Parkinson também têm problemas de memória.) O BDNF pode ainda proteger os neurônios e levar ao crescimento neuronal,[50] numa parte dos gânglios da base chamada corpo estriado, e já ficou demonstrado em alguns estudos que aumenta com exercícios.[51]

Diversos estudos mostram atualmente que os exercícios podem aumentar a capacidade de um animal de aprender, proporcionalmente ao aumento do BDNF.[52] Seres humanos podem sair-se melhor num teste cognitivo, caso se exercitem e se mantenham em boas condições físicas no período do exame. Cotman e sua colega Nicole Berchtold sustentam que pesquisas em seres humanos indicam agora que uma combinação de aprendizado e exercícios pode ajudar a manter a plasticidade cerebral e até a aumentá-la, pois o aprendizado aciona genes que expressam mais BDNF, e o BDNF facilita o aprendizado. Desse modo, quanto mais as pessoas aprendem, mais capazes se tornam de aprender e de promover as alterações cerebrais que acompanham esse processo.

Aprendizado e exercícios juntos parecem uma boa combinação. À medida que alguém se aproxima da meia-idade e o cérebro começa a se degenerar, os exercícios tornam-se mais — e não menos — importantes,

---

* Estudos recentes mostram que níveis altos de BDNF em idade mais avançada protegem contra o Alzheimer.

constituindo uma das poucas maneiras de deter esse processo. A compreensão disso é mais crucial que nunca, pois muitas pessoas levam uma vida sedentária diante de telas de computador, sentadas a maior parte do dia. Muitos estudos demonstram que um estilo de vida sedentário representa um fator de risco considerável, não só para doenças cardíacas como também para câncer, diabetes e doenças neurodegenerativas.[53] Se existe uma panaceia na medicina, é andar.

O NÃO USO ADQUIRIDO

Os pacientes da doença de Parkinson estão presos numa contradição. A prática de caminhadas rápidas pode ajudá-los, mas caminhar depressa é precisamente o que não conseguem fazer com facilidade. E se um paciente de Parkinson que não consegue andar "fica parado", sua doença se agrava. São vários os motivos. Em primeiro lugar, a doença é progressiva. Em segundo lugar, o cérebro é um órgão que se atrofia sem uso e, quando caminhar se torna mais difícil, o corpo mole fará com que os circuitos de caminhada ainda disponíveis para o paciente degenerem por falta de uso. Uma vez se degenerando, se ele tentar voltar a usá-los, pode fracassar, e o cérebro, como detector de padrões, vai "aprender" que não é capaz de caminhar por causa do "não uso adquirido".

O não uso adquirido ou aprendido foi constatado pela primeira vez em seres humanos acometidos por derrame. Sabe-se há mais de cem anos que, depois de um derrame, o cérebro entra num estado de choque conhecido como diásquise,[54] que significa "todo chocado". O "choque" ocorre porque, num derrame, após a morte dos neurônios, os elementos químicos escapam de algumas células, lesando outras, o que provoca uma inflamação muito ativa; e ainda ocorrem interrupções do fluxo sanguíneo em torno do tecido morto. Todos esses eventos comprometem o funcionamento não apenas do local onde ocorreu o derrame, mas de todo o cérebro. Além disso, imediatamente depois de uma lesão, o cérebro passa por uma "crise energética",⁵⁵ uma vez que precisa consumir muita glicose para enfrentar a lesão. (Mesmo quando saudável, o cérebro tem uma enorme necessidade de energia. Embora represente apenas 2% do peso do corpo, ele consome 20% de sua energia.) O período de diásquise costuma durar cerca de seis semanas, nas quais o órgão lesado fica particularmente vulnerável,⁵⁶ considerando o nível muito baixo de energia disponível para lidar com novas lesões.*

Antes de nos darmos conta de que o cérebro é plástico, os médicos examinavam os pacientes com derrame seis semanas após a lesão, para verificar quais funções mentais eram preservadas. Como se acreditava que o cérebro não era capaz de "se reprogramar" ou desenvolver novas conexões, tudo que os médicos podiam fazer era esperar para ver que capacidades cognitivas eram preservadas depois de passado o choque. Eles partiam do princípio de que isto representava 95% da eventual recuperação. Talvez o paciente ainda fizesse pequenos progressos adicionais ao longo dos seis ou doze meses subsequentes. A reabilitação pela qual passava pretendia apenas despertar outra vez os circuitos que por acaso estivessem preservados, como num processo de sucção de uma bomba por algum tempo sem uso. Esse processo não leva muito tempo, de modo que a reabilitação era breve — algumas horas por semana durante seis semanas; e certamente não era encarada como um exercício capaz de desenvolver *novas* conexões ou ensinar a áreas saudáveis do cérebro como reaprender do zero funções perdidas. (Infelizmente, ainda hoje, a maioria dos pacientes é submetida a um processo muito limitado de reabilitação.)

Edward Taub, um dos mais importantes neuroplásticos, descobriu por meio de uma série de experiências que nem os animais nem os seres humanos que sofreram derrame estavam necessariamente condenados a viver apenas com o nível de função recuperado ao fim de seis semanas. Ele demonstrou que os pacientes com derrame, quando tentavam usar um

---

* Este é um dos motivos pelos quais, ao sofrer uma concussão ou lesão cerebral, as pessoas não devem se expor ao risco de uma segunda até que estejam completamente curadas.

braço paralisado durante o choque cerebral, ou diásquise, constatando a impossibilidade, "aprendiam" a não usá-lo, passando a recorrer ao braço funcional. Sem qualquer uso, os circuitos cerebrais que governavam o braço paralisado se degradavam. Taub demonstrou que uma pessoa com um braço paralisado pode aprender a usá-lo. Engessou o braço bom do paciente e passou a treinar o braço paralisado ou parcialmente paralisado. O gesso no braço bom funcionava como fator coercitivo, de modo que o paciente não podia contar com esse membro. Passava então a treinar cada vez mais o braço paralisado. Esta técnica funciona mesmo anos depois da ocorrência do derrame.

A princípio, Taub aplicou com êxito sua nova terapia, chamada de Terapia de Contenção Induzida, a pacientes de derrame que haviam perdido o uso de um braço; passou em seguida a aplicá-la a pernas paralisadas. Estudos de imageamento cerebral mostram que, quando pacientes se recuperam pelo tratamento de Taub, neurônios adjacentes à lesão começam a conquistar terreno em relação aos neurônios lesados ou mortos. (Os detalhes do seu trabalho são debatidos em *O cérebro que se transforma*, capítulo 5.)

Experiências realizadas por Tillerson, G. W. Miller, Zigmond e outros com animais acometidos de síndromes semelhantes ao Parkinson mostram que o não uso adquirido desempenha um papel importante no Parkinson, podendo ser revertido com a utilização da técnica de Taub, capaz de proporcionar uma melhora impressionante.[57]

A injeção de 6-OHDA num rato pode provocar Parkinson severo num dos lados do corpo do animal, pois a droga causa depleção de 90% da dopamina. Alguns desses animais tiveram seus membros bons engessados nos sete primeiros dias após a injeção, sendo assim forçados a usar os membros afetados. Depois da retirada do gesso, os membros afetados não evidenciavam qualquer dificuldade de movimentos. Foi outro resultado impressionante. De alguma maneira, o exercício tinha impedido que um sistema recém-lesado entrasse em disfunção — mesmo com a falta de 90% da dopamina. Em seguida, os cientistas engessaram o membro afetado pelo Parkinson durante sete dias, para que os animais não pudessem usá-lo. Os ganhos de movimento foram totalmente perdidos.[58] (Cabe lembrar que, quando Pepper ficou incapacitado pelas infecções no peito, ou por cirurgia, não podendo exercitar-se, todos os seus sintomas retornaram.)

Tillerson e Miller demonstraram que animais forçados a usar o membro afetado não evidenciavam dificuldades de movimentação, e que sua dopamina era preservada. Quando postergavam o engessamento por três dias, os cientistas constatavam um comprometimento parcial dos movimentos, sendo a dopamina preservada apenas parcialmente. Se adiassem por quatorze dias, os níveis de dopamina não eram preservados.

Essa pesquisa significa que os efeitos de uma doença grave que afete profundamente a vida, em seu estado avançado, podem às vezes ser prevenidos — desde que o animal se mantenha ativo. Extrapolada para os seres humanos, ela indica que os exercícios devem ser uma das primeiras recomendações para alguém com sinais precoces de Parkinson. Tillerson, Miller e Zigmond demonstraram que animais com perda de apenas 20% da dopamina rapidamente perderão 60% se tiverem os movimentos restritos: "Esses resultados indicam que a diminuição da atividade física não é apenas um sintoma da DP, mas também pode contribuir para a potencialização da degeneração subjacente."[59] Talvez a pior coisa que um paciente pode fazer ao receber o diagnóstico seja reduzir sua atividade.

Ao pensar no caso de Pepper em relação a essas experiências, fico na esperança de que, no futuro, os pacientes de Parkinson não sejam apenas informados do diagnóstico e mandados para casa, mas matriculados num "centro de treinamento de DP", junto com seus cuidadores mais próximos. Lá, especialistas irão explicar que os exercícios e a atividade são essenciais para lidar com a doença, elaborar a ciência neuroplástica por trás dela, analisar seu passo, ensinar-lhes as caminhadas e a movimentação conscientes e introduzi-los num programa de caminhadas como Correr/Caminhar pela Vida, para que não se lesionem nem se esgotem. O objetivo, assim que for feito o diagnóstico, será fazer com que se movimentem enquanto ainda forem capazes, para disparar a produção dos fatores neurotróficos. Em atividades de grupo, eles também poderão lidar com o trauma psicológico do diagnóstico e aprender a incentivar uns aos outros com força de vontade. Embora os pacientes de Parkinson muitas vezes pareçam passivos, não é exatamente assim; muitos têm dificuldade de iniciar atividades, e exatamente por isso é necessário um centro de treinamento, para a maioria, para que se tornem atores da gestão da própria doença e não caiam na armadilha de pensar que o tratamento consiste apenas em tomar uma pílula.

As caminhadas tampouco seriam o único tipo de exercício. (Cabe lembrar que Pepper também faz alongamento, treina movimentos, coordenação e musculação para idosos.) Cada vez mais, os terapeutas do movimento (ver o DVD *Motivating Moves*, de Janet Hamburg), instrutores de Pilates e outros recomendam exercícios para pacientes de Parkinson. E embora os exercícios não aeróbicos não sejam capazes de desencadear fatores neurotróficos da mesma maneira que as caminhadas, eles podem ter outras vantagens no combate à rigidez, na superação dos problemas de equilíbrio e na diminuição da perda dos movimentos faciais. A Terapia de Contenção Induzida de Taub também deve ser ensinada no centro de treinamento.

Além da técnica de caminhadas conscientes desenvolvida por Pepper, outros truques podem ser utilizados. Oliver Sacks relatou o caso de um paciente parkinsoniano imobilizado que saltou da cadeira de rodas para salvar um homem que se afogava.[60] Embora pacientes de Parkinson possam fazê-lo de forma *voluntária*, em situações de emergência, caminhos cerebrais alternativos podem ser acionados involuntariamente, permitindo que deem início ao movimento. Esse movimento inesperado é chamado cinesia paradoxal. Um neurologista holandês, o dr. Bastiaan Bloem, surpreendeu-se ao descobrir que um paciente com Parkinson muito avançado, que mal conseguia andar e "congelava" com frequência, conseguiu manter-se em forma pedalando diariamente por quilômetros numa bicicleta normal (e não ergométrica), obtendo assim todos os benefícios do exercício. Na bicicleta, ele parece perfeitamente normal, com excelente equilíbrio e movimentação fluida.[61] Assim que a deixa, congela. Cabe presumir que, enquanto as rodas giram, o problema de iniciar o movimento é superado. O dr. Bloem realiza atualmente um teste clínico com seiscentos pacientes de DP, para verificar se o uso intensivo da bicicleta também pode retardar o avanço da doença. Como muitos pacientes de DP têm dificuldade de caminhar por causa de problemas de equilíbrio, exercitar-se numa bicicleta é uma excelente alternativa. Os exercícios de equilíbrio também são cruciais.[62]

NOVAS DESCOBERTAS MOSTRAM que as relações entre a motivação e o sistema motor, a dopamina e a neuroplasticidade são muito mais súteis do que já se imaginou. A visão convencional é que a dopamina é essencial para o movimento, e, como as pessoas com DP a têm em muito pequena quantidade na substância negra e no corpo estriado, elas não conseguem mover-se. Mas constatou-se que a dopamina também é essencial para "sentir" que vale a pena fazer um movimento — ou seja, as pessoas precisam de dopamina para se sentirem motivadas a se movimentar, para começo de conversa, especialmente tratando-se de formas habituais e automáticas de movimento.

A dopamina tem outra finalidade muito conhecida. Costuma ser chamada de "neurotransmissor de recompensa", pois à medida que as pessoas avançam na realização de qualquer objetivo, ela é liberada no sistema de recompensas do cérebro, na expectativa de um bom resultado. Quanto maior o valor desse resultado, mais rapidamente as pessoas se movimentarão para alcançar o resultado, e mais dopamina será liberada.[63] A secreção de dopamina dá à pessoa a sensação recompensadora de prazer, além de uma injeção de energia. A liberação de dopamina ainda reforça as conexões entre os neurônios exatamente naquelas redes que nos ajudaram a desempenhar a atividade recompensadora.

Desse modo, a dopamina tem pelo menos três características relevantes para a DP: primeiro, ela reforça a motivação para se movimentar; depois, facilita e apressa o movimento; finalmente, fortalece de maneira neuroplástica os circuitos envolvidos no movimento, de tal maneira que da próxima vez ele será mais fácil. Sem motivação, todavia, não haverá movimento.

Um estudo recente mostra que a "motivação para o movimento" entra em colapso na DP, mas que os pacientes, quando motivados, muitas vezes podem movimentar-se. Um estudo de controle realizado por Pietro Mazzoni e seus colegas do Laboratório de Desempenho Motor da Universidade de Columbia mostrou que os pacientes de Parkinson (como John Pepper também havia demonstrado) podem realizar movimentos corriqueiros.[64] Esse estudo compara pacientes de Parkinson com indivíduos saudáveis numa série de tarefas motoras, mostrando que os pacientes de Parkinson são capazes de fazer movimentos tão precisos e rápidos quanto as outras pessoas, precisando, no entanto, de mais prática para isto.

Mazzoni e seus colegas explicam sua notável descoberta da seguinte maneira: sempre que uma pessoa está para fazer um movimento, o cérebro primeiro avalia e pesa quanto *esforço* esse movimento exigirá, em comparação com a *recompensa* que ele estima que será obtida pelo movimento. Em condições normais, o sistema dopaminérgico é necessário para desempenharmos essa função de "avaliação". Quando o nível de dopamina está baixo, a pessoa não experimenta o prazer da recompensa ao se movimentar. Como assinalam os neurocientistas Yael Niv e Michal Rivlin-Etzion, o sistema simplesmente "presume" que o benefício será negligenciável e que o "custo de oportunidade" do movimento não justificará o esforço.[65] Como a velocidade com que um paciente de DP faz um movimento tem a ver em parte com a relação entre a recompensa esperada e o seu custo energético, o resultado dos baixos níveis de dopamina é um movimento lento: em outras palavras, a bradicinesia. É exatamente o que Mazzoni constatou. Em movimentos mais difíceis, exigindo maior esforço, os pacientes de DP tinham "maior probabilidade que os controles de se movimentar lentamente quando as exigências energéticas de um movimento aumentam". É significativo que isto ocorresse enquanto os pacientes faziam movimentos perfeitamente comuns, e não em situações de emergência, como, por exemplo, quando um paciente vê um homem se afogando e de alguma forma consegue pular da cadeira de rodas para salvá-lo.

Pode parecer incrível que poucos ou nenhum neurocientistas ou médicos tenham intuído que boa parte do problema da DP tem a ver com a química da *motivação* para o movimento, especialmente porque os cientistas sabem há décadas que a dopamina é uma parte essencial da química da recompensa. Mas o fato de isto não ter sido percebido é compreensível, pois essa função de "avaliação" opera fora da consciência, sendo essencialmente inconsciente.

A importância das descobertas de Mazzoni e seus colegas para a compreensão do Parkinson não pode ser subestimada: *não* é que os pacientes de DP tenham apenas uma incapacidade inerente de se movimentar normalmente, numa velocidade normal; o componente motivacional do seu sistema motor também fica fundamentalmente comprometido. Niv e Peter Dayan postulam que a dopamina "energiza" e dá "vigor" a uma ação habitual. E Mazzoni e colegas escrevem: "O sistema motor tem seu próprio circuito de motivação. [...] Postulamos que a dopamina do corpo estriado também energiza a ação num sentido mais literal, a saber, atribui um valor ao custo energético do movimento."[66] A doença de Parkinson manifesta-se em seus sintomas como um distúrbio do movimento físico, mas tem raízes que são "cognitivas" ou "mentais", sendo, portanto, um distúrbio tanto mental quanto físico.

Exatamente por isso é problemático explicar aos pacientes com Parkinson que a perda da dopamina os impede de se movimentar! Essa informação servirá apenas para reforçar a resignação passiva, no exato momento em que essa atitude precisa ser combatida. E como se trata de um cérebro que se atrofia com falta de uso, quanto menos os pacientes de DP se movimentarem, mais rapidamente seus circuitos neurais motores e seus músculos se enfraquecerão, acelerando seu declínio. Informar a um paciente de DP que ele tem um distúrbio do movimento e ficar por aí é apostar no desastre. Seria melhor dizer-lhe: "Você tem um distúrbio que compromete significativamente a motivação para o movimento, além do movimento. Sabendo disso, e recorrendo a um esforço mental consciente, você poderá superar a deficiência de forma significativa."

Um centro de treinamento para Parkinson seria o lugar ideal para explicar essas sutilezas, mostrando em seguida coletivamente aos pacientes que são, sim, capazes de se mover, convidando pessoas como John Pepper para demonstrá-lo. Os pacientes de Parkinson têm dificuldade de *iniciar movimentos*. Podem aprender que isso talvez tenha a ver com uma dificuldade de *iniciar a motivação*.* Essa carência motivacional não resulta de preguiça, apatia ou falta de força de vontade. O que acontece é que o circuito cerebral de motivação, baseado na dopamina, muitas vezes não é capaz de energizar movimentos específicos, mesmo quando desejados, o que é interpretado como cansaço ou lassidão. Isto não quer dizer que a vontade de se mover seja apenas um fenômeno físico-químico; queremos apenas enfatizar aqui que a mente e o corpo evoluíram juntos, sendo vã qualquer tentativa de entender um sem o outro.

O fato de John Pepper ter sido capaz de se motivar para o movimento, apesar de a dopamina ser limitada, dá testemunho da força vital da sua mente e da sua vontade. Mas a tradução dessa motivação em movimento ainda exigiu uma descoberta "neurológica" de sua parte. Ele continuava incapaz de fazer sua caminhada normal cotidiana, automática e habitual (dependendo, portanto, dos circuitos dopaminérgicos no corpo estriado lateral, que faz parte dos gânglios da base), até que sua técnica da cami-

---

* Ver também a ampla e sutil análise da maneira como a DP afeta o senso de ação do *self*, feita pelo neurocientista Patrick McNamara. P. McNamara, *The Cognitive Neuropsychiatry of Parkinsons's Disease* (Cambridge, MA: MIT Press, 2011).

nhada consciente contornou esse circuito, permitindo-lhe usar outros circuitos (nos lobos frontais e provavelmente em partes mais centrais do corpo estriado).[67]

O TEMPERAMENTO PARKINSONIANO DE DUPLA FACE

Pepper muitas vezes se pergunta por que seu exemplo não foi seguido por mais pessoas. Nos grupos de suporte, apenas 25% dos pacientes de DP chegaram a fazê-lo. Segundo ele, todos que o fizeram puderam beneficiar-se. Mas alguns, em sua opinião, talvez se sentissem muito envergonhados pela doença para sair caminhando; outros simplesmente não se dispunham. E talvez existam variantes da DP resistentes aos exercícios e que simplesmente não reagem, levando à desistência das pessoas. Também tenho me perguntado se a rara determinação de Pepper não seria uma expressão do seu Parkinson — o que pode parecer estranho, pois o Parkinson em geral é visto como uma doença física, e não mental. Mas Oliver Sacks lembra que James Parkinson, o primeiro a descrever detalhadamente a doença física, também relatou seus efeitos psicológicos, entre os quais podem se encontrar estados que parecem passivos e outros que parecem mais determinados, acelerados e urgentes. A aceleração física pode ser vista nos passinhos apressados de certos pacientes de Parkinson. Na descrição de Sacks, a "festinação" também tem uma contrapartida mental: "A festinação consiste em uma aceleração (e, com ela, uma abreviação) dos passos, movimentos, palavras e até pensamentos — transmite uma sensação de impaciência, impetuosidade e vivacidade, como se o paciente estivesse com muita pressa; e em certos pacientes é acompanhada de um *sentimento* de urgência e impaciência, embora outros por assim dizer se sintam apressados contra a própria vontade."[68]

De fato, John Pepper entra às vezes em ação muito rapidamente. Certa ocasião, escrevi-lhe uma carta manifestando o desejo de encontrar pessoas com as quais ele havia trabalhado, na expectativa de receber uma carta com suas ideias a respeito. Em vez disso, dentro de poucos dias, ele providenciou reuniões de grandes grupos em três cidades africanas para ouvirem minha exposição. Quando hesitei (por um breve momento), ele voltou a escrever, com grande e inconfundível arrependimento: "Por favor, me desculpe por apressar assim as coisas, sem a devida consulta, mas é o meu jeito." Fiquei me perguntando se essa urgência é que havia permitido a Pepper exercitar-se, ao passo que outros pacientes, limitados a um ritmo mais lento física e talvez mentalmente, provavelmente não seriam capazes disso.

Será que os pacientes com movimentos mais lentos sofrem de uma desaceleração que também pode levar a uma espécie de paralisia da vontade? Essa desaceleração física e mental, como assinala Sacks, "é exatamente o contrário da pressa ou da pulsão", dando origem a um "*retardamento ativo* ou *resistência* que atrapalha o movimento, a fala e até o pensamento, podendo levar ao total impedimento. Essas pessoas se sentem cercadas e até imobilizadas, numa espécie de conflito fisiológico — força e contraforça, vontade e contravontade, comando e contracomando."[69] Mas John Pepper certamente sabia o que era congelar e tornar-se rígido e imóvel, e, como enfatiza Sacks, as pessoas com Parkinson têm tendência tanto para desacelerar quanto para acelerar.

O MUNDO DA ciência finalmente está alcançando John Pepper. Em 2011, foi publicada uma análise de múltiplos estudos numa das mais respeitadas publicações médicas, *Neurology*. Baseada no trabalho da Clínica Mayo, a pesquisa — intitulada "Os exercícios vigorosos têm algum efeito neuroprotetor na doença de Parkinson?" — examinava a maioria dos elementos científicos disponíveis sobre a relação entre exercícios e Parkinson, em animais e seres humanos. Exercícios vigorosos seriam caminhar, nadar e, basicamente, "atividades físicas suficientes para elevar o batimento cardíaco e a necessidade de oxigênio", praticadas de maneira prolongada e repetida. Com base no exame de centenas de pacientes, a análise concluía: "Todos esses elementos de comprovação indicam que os exercícios vigorosos devem ocupar um lugar central no tratamento da DP."[70]

E um recente estudo controlado realizado pela dra. Lisa Shulman e seus colegas da Universidade de Maryland comparava os resultados de pacientes com DP em caminhadas de baixa ou maior intensidade em esteira. Constatou-se que o exercício de mais baixa intensidade, num ritmo de caminhada escolhido pelos próprios pacientes, na verdade funcionava melhor que o exercício de intensidade muito alta, levando, no final das contas, a uma velocidade de caminhada maior quando eram testados fora da esteira.[71] Vale lembrar que Pepper iniciou seu programa Correr/Caminhar pela Vida em velocidades muito lentas; só depois de muita prática é que passou a velocidades altas. Esses resultados foram corroborados por um importante estudo randomizado realizado com pacientes de DP, em 2014, no Departamento de Neurologia da Universidade de Iowa, sob a direção do pesquisador Ergun Uc. O estudo constatou que a prática de caminhadas três vezes por semana durante 45 minutos, ao longo de seis meses, promovia uma melhora nos sintomas motores e no humor de pacientes parkinsonianos, assim como a diminuição da fadiga.[72] Embora esses pacientes estivessem tomando medicação contra Parkinson, os autores observavam que as melhoras não podiam ser atribuídas à medicação.

O que essas novas provas nos dizem é que, ainda que queiramos nos manter céticos a respeito de John Pepper, não vem ao caso se ele tem Parkinson "típico" ou "atípico". Não há como discutir que ele teve *ao menos* um severo distúrbio do movimento semelhante ao Parkinson, extremamente difícil de distinguir da doença de Parkinson a um exame atento — tão atento, na verdade, que ficou documentado como DP por seus neurologistas —; que esse distúrbio reagiu, a certa altura, à levodopa; que sua doença, sob certos aspectos, tem sido progressiva; que não se limita a sintomas parkinsonianos; e que, durante já quase cinquenta anos, e apresentando recaídas *severas* quando ele não caminha, não é um distúrbio "menor" do movimento. O triunfo de Pepper está no fato de que, qualquer que seja sua variante — caso se trate realmente de uma variante —, é algo com que ele pôde aprender, ajudando em seguida a outras pessoas acometidas de DP. Só agora a ciência começa a mostrar que suas afirmações se aplicam a muitas outras pessoas, e que os exercícios representam um remédio extremamente poderoso. Só o tempo mostrará se outros pacientes que tenham praticado exercícios durante tantos anos quanto eles serão capazes de alcançar o mesmo progresso.

POSTERGANDO A DEMÊNCIA

Surge inevitavelmente a pergunta: se as caminhadas podem reverter os sintomas de Parkinson, podendo ainda adiar o início da doença de Huntington (ambas degenerativas), será que poderiam desempenhar um papel na mais comum doença degenerativa do cérebro — a doença de Alzheimer?

A pergunta é particularmente importante por não existirem remédios eficazes para a doença de Alzheimer. E, no entanto, as doenças de Alzheimer e de Parkinson têm semelhanças. O dr. Mark P. Mattson, chefe do Laboratório Nacional de Neurociências do Instituto Nacional do Envelhecimento, parte dos Institutos Nacionais de Saúde, mostrou que muitos dos processos celulares que causam problemas no Parkinson também ocorrem na doença de Alzheimer, mas em áreas diferentes do cérebro. No Parkinson, a substância negra começa a sofrer disfunções primeiro. Na doença de Alzheimer, as alterações degenerativas surgem no hipocampo (que transforma memórias de curto prazo em memórias de longo prazo), que começa a encolher, de tal maneira que suas vítimas perdem a memória de curto prazo. Na doença de Alzheimer, o cérebro literalmente perde a plasticidade, além da capacidade de estabelecer conexões entre os neurônios, muitos dos quais morrem.

Em 2013, essa questão premente da possível relação entre caminhadas e o Alzheimer teve uma resposta. As caminhadas eram um fator-chave de um programa muito simples que reduzia o risco de demência em nada menos que 60%. Se algum remédio fosse capaz de fazer isso, seria o tratamento mais comentado e popular da medicina.

O estudo revolucionário foi realizado pelo dr. Peter Elwood e uma equipe do Instituto Cochrane de Cuidados Básicos e Saúde Pública da Universidade de Cardiff, Reino Unido, e publicado em dezembro de 2013.[73] Ao longo de trinta anos, esses pesquisadores acompanharam 2.235 homens que viviam em Caerphilly, País de Gales, com idades entre 45 e 59 anos, observando o impacto de cinco atividades em sua saúde, para verificar se desenvolviam demência ou declínio cognitivo, doenças cardíacas, câncer ou tinham morte prematura. O estudo de Cardiff foi meticuloso, examinando os homens a intervalos regulares nesse período de três décadas.[74] Quando eles apresentavam sinais de declínio cognitivo ou demência, eram submetidos a detalhadas avaliações clínicas de alta qualidade. Ele superou problemas de concepção de onze estudos anteriores (ver notas no fim do livro).

Os resultados demonstraram que quando os homens apresentavam quatro ou cinco dos seguintes comportamentos, os riscos de declínio cognitivo (mental) e demência (inclusive doença de Alzheimer) eram reduzidos em 60%:

1. Exercícios (definidos como exercícios vigorosos, ou caminhar pelo menos 3 quilômetros por dia, ou andar de bicicleta 16 quilômetros por dia). Os exercícios representavam o fator mais poderoso para diminuir os riscos de declínio cognitivo geral ou demência.
2. Dieta saudável (consistindo em comer pelo menos três porções de frutas e legumes por dia).*

---

* Passamos a saber muito mais sobre a relação entre dieta e cérebro quando esse estudo foi iniciado, trinta anos atrás. Para uma análise atualizada da maneira como a dieta, a sensibilidade aos alimentos, a glicose, a insulina e a obesidade afetam a saúde cerebral, além da relação entre os exercícios e a insulina, ver *Grain Brain*, do neurologista David Perlmutter (Nova York: Little, Brown, 2013).

3. Peso normal (significando ter um índice de massa corporal entre 18 e 25).
4. Baixo consumo de álcool (o álcool geralmente é uma neurotoxina).
5. Não fumar (também uma questão de evitar uma toxina).

Todos os cinco fatores promovem a saúde celular geral dos neurônios e da glia. Todos requerem que a pessoa leve uma vida próxima do estilo de vida dos nossos antepassados caçadores-coletores, fazendo uso do corpo da maneira como evoluiu para ser usado. Todos esses comportamentos são basicamente subtrativos: não fazer coisas não contempladas na nossa evolução, como ficar sentado o dia inteiro, viajar sentado em carros; não comer alimentos processados, inalar fumaça ou beber demais.

Um dos motivos pelos quais esse trabalho não recebeu maior atenção é que a comunidade científica tem estado muito voltada para as tentativas de "curar" a doença de Alzheimer encontrando uma droga para ela, ou pensando nela em termos genéticos. Naturalmente, se "está tudo nos genes", a maioria das pessoas parte do princípio de que nada pode ser feito a respeito, senão rezar por "grandes descobertas genéticas". Entretanto, como assinala a pesquisadora sobre a doença de Alzheimer e neurologista Tiffany Chow, "só uma percentagem muito pequena de pessoas traz um padrão familiar indelével de herança a doença de Alzheimer".[75] Além disso, são muitas as causas ambientais conhecidas dessa doença e de outras formas de demência: lesões no cérebro e exposição a certas toxinas, como o pesticida DDT, aumentam o risco, que por sua vez é diminuído com um alto nível educacional. Como lembra Chow, os fatores ambientais "interagem com [...] fatores genéticos, no sentido de acabar criando ou negando condições para o estabelecimento da demência".[76] Pessoas com fatores genéticos de risco geralmente associados à doença de Alzheimer não irão necessariamente contrair a doença,* e mesmo o fato

---

* Os fatores genéticos de risco mais frequentemente mencionados são certas variações do gene da Apolipoproteína E no cromossomo 19.

de alguém ter múltiplas cópias de materiais genéticos associados ao risco "não é suficiente para provocar a doença de Alzheimer".[77] Assim, embora a existência de um parente de primeiro grau com Alzheimer aumente o risco genético, esse risco maior não significa que técnicas de proteção como os exercícios não possam ajudar. Pelo contrário, provavelmente as torna particularmente relevantes para a autoproteção.

Quanto às pessoas acometidas de demência, já está mais que evidente que os exercícios físicos ajudam a preservar o funcionamento cerebral. Outra avaliação crucial, realizada em 2011, esclareceu bastante os efeitos cognitivos do exercício.[78] A equipe de J. Eric Ahlskog, do Departamento de Neurologia da Clínica Mayo, examinou todos os 1.603 estudos até hoje realizados sobre a relação entre exercício e comprometimento cognitivo com foco na demência. Ahlskog procedeu ao que se costuma chamar de meta-análise, examinando todos os estudos de alta qualidade e selecionando os melhores, inclusive testes randomizados e controlados. Os 29 estudos randomizados e controlados que foram selecionados documentaram que os exercícios — quase sempre aeróbicos — ajudavam a melhorar o funcionamento cognitivo em adultos sem demência, em termos de memória, atenção, velocidade de processamento e capacidade de fazer planos e agir de acordo com eles. Na maioria dos estudos, a frequência mais comumente utilizada era de duas horas e meia de exercícios aeróbicos por semana. Um teste randomizado e controlado recente pelo grupo Mayo mostra que os voluntários (sem demência) que fizeram exercícios aeróbicos durante um ano evidenciaram um aumento significativo do tamanho do hipocampo, em comparação com adultos sedentários.[79] E essas mudanças também duram. Outro estudo demonstrou que adultos que faziam caminhadas evidenciavam aumento do tamanho do hipocampo nove anos depois de darem início ao programa de exercícios.[80] Ahlskog constatou também que mesmo os voluntários com demência apresentavam uma melhora modesta com os exercícios.

A incorporação desses comportamentos poderia adiar indefinidamente a demência? Ainda não sabemos. Atualmente, 15% das pessoas com mais de 70 anos têm algum grau de demência, percentual que aumenta radicalmente aos 85.[81] Mas não é inevitável numa vida longa: certas pessoas chegam a uma idade muito avançada sem Alzheimer. Só agora, com o aumento da expectativa de vida, temos condições de estudar pessoas com mais de 90 — os "velhos mais velhos" — em quantidades significativas. Esses "nonagenários" são o grupo etário que mais rapidamente aumenta na América do Norte: já são 2 milhões nos Estados Unidos e chegarão a 10 milhões em meados do século. Embora a demência progrida com a idade, o excelente estudo "Mais de Noventa", realizado na Universidade da Califórnia, em Irvine, com 1,6 mil nonagenários, constatou que a maioria não apresenta demência.[82] O acompanhamento desse grupo à medida que envelhece vai dizer-nos o que caracteriza esses cérebros remarcáveis que não sofreram degeneração importante, mesmo depois de um século de atividade.

O CABO DA BOA ESPERANÇA

Estamos subindo o caminho rochoso até o farol do Cabo da Boa Esperança. É difícil ouvir Pepper por causa da ventania, a mais de 60 quilômetros por hora. Eu não tinha percebido muito bem a força do vento, pois ele se mantém absolutamente ereto durante a subida. O vento sudeste nos castiga enquanto avançamos pelos últimos degraus em direção ao farol, e tenho certeza de que ele baterá em nossas costas quando descermos. Estamos completamente expostos. Isso me faz lembrar como os pacientes de Parkinson são vulneráveis à perda de equilíbrio, e revejo a cena de Pepper fazendo o teste de retropulsão no consultório da dra. Pearl — a maneira como ela o puxava para ver se ele conseguia manter o equilíbrio.

Estas condições climáticas não são as normais para a caminhada de uma pessoa com Parkinson, nem mesmo tratando-se de John Pepper.

Mas hoje sua postura está muito estável, porque ele está usando sua técnica consciente para se equilibrar, ativamente projetando o peso para a frente, na direção do vento. Ele está em boas condições físicas para sua idade, não tem dificuldade de levantar os pés e mantém o passo firme, embora esteja calçando sandálias — e não tênis adequados para uma subida equivalente a muitos lances de escada.

Lá do alto, contemplamos o encontro dos dois oceanos verde-azulados — o oceano Índico, mais cálido, e o Atlântico, mais frio. Damos a meia-volta e começamos a descer os degraus de pedra em direção à reserva natural.

— Você reparou que, na descida, nós dois acabamos de acelerar? — pergunta ele, referindo-se ao vento.

Eu concordo, observando que agora ele passou no teste natural da retropulsão por trás.

— Parece até a Escócia, só que menos frio — comenta ele, à medida que avançamos observando os fynbos, a vegetação típica dessa região da África do Sul, cobrindo toda a reserva natural. — Lá, seriam tojos amarelos, arbustos espinhentos e urzes, em vez de fynbos.

Fascinado com a paisagem, ele se distrai, para de aplicar a técnica do pensamento consciente e arrasta o pé. Um lembrete da sua doença.

— Acabei de arrastar os dedos porque não levantei o pé o suficiente. Não estou usando calçado adequado para esta caminhada — constata ele, furioso por estar usando as sandálias.

Pepper então se volta para olhar os fynbos e as flores. De repente, curiosamente, seu rosto se torna expressivo, cheio de nostalgia, mas também curioso com a vida silvestre e a beleza ao seu redor. Sem a máscara.

No dia 13 de julho de 2011, cinco meses depois de voltar para casa, escrevi a Pepper para saber como ele estava. Sabia que ele e Shirley pretendiam viajar pela África do Sul naquele verão.

Prontamente recebi sua resposta.

Estou de luto pela morte de Shirley, ocorrida ontem de manhã. [...] Ela sofreu um ataque cardíaco fulminante e morreu sem recobrar a consciência. [...] Minha família está cuidando de mim. [...] Estou cercado de amor por meus familiares e por uma quantidade incrível de pacientes de DP que me bombardeiam com seu carinho e afeto. Sou realmente abençoado.

Com toda amizade,
John

Alguns meses depois, telefonei e fiquei sabendo que, pouco antes da morte de Shirley, John apresentara ferimentos na boca e recebera outro diagnóstico. Com a ajuda de testes de laboratório, um cirurgião diagnosticou pênfigo, um distúrbio autoimune, informando a Pepper que ele tinha 30% de chances de sobrevivência, e provavelmente estaria morto em três anos. O cirurgião recomendou-lhe um oncologista, que lhe deu um remédio que fez sua pressão arterial disparar para 19/11, de modo que ele não pôde continuar com o medicamento. Foi então que me escreveu: "Minha família e eu estamos convencidos de que Shirley ficou absolutamente arrasada com o diagnóstico de pênfigo, que é uma doença terminal. [...] Ela passou por tanta coisa por causa dos meus problemas de saúde que simplesmente não podia encarar a possibilidade de me perder. [...] A perda de Shirley fez com que eu simplesmente desistisse de tudo." O que, naturalmente, incluía seus exercícios. Por causa do estresse da perda, os ferimentos se agravaram.

Os meses passam. Em março de 2012, outro médico reavaliou seu estado. Pepper descobriu então que, se realmente fosse pênfigo, ele não estaria mais vivo e em bom estado de saúde, como parecia. O cirurgião agora concorda. O que ele tem é algo mais benigno, que apenas se parece com pênfigo: "penfigoide". Ele me escreve: "Shirley morreu antes da notícia de que o diagnóstico estava errado. Ficamos arrasados com essa revelação."

Passam-se mais muitos meses, e eu telefono para saber como ele está.

Fico sabendo que John Pepper está de pé outra vez, caminhando novamente pelas ruas de Johannesburgo.

3

As etapas da cura neuroplástica

Como e por que ela funciona

Os CAPÍTULOS QUE você acaba de ler tratavam de dois tipos muito diferentes de cura. O trabalho de Michael Moskowitz centrava-se em *questões específicas do funcionamento neuronal* e no fato de que a plasticidade é competitiva para reprogramar o cérebro, enfraquecendo um circuito patológico de dor pelo uso da mente. O autoprojeto radical de melhora empreendido por John Pepper exigia o uso da mente para fortalecer circuitos *neuronais específicos* em partes do cérebro normalmente não envolvidas no ato de caminhar. Mas seus exercícios também ajudavam a melhorar as *funções celulares gerais* dos seus neurônios e células gliais, desencadeando fatores de crescimento neuronal e glial, assim como o desenvolvimento de novas células, além de melhorar a circulação cerebral.

Nos capítulos que se seguem, focalizarei o papel da energia, de uma forma ou de outra, no sentido de despertar e ajudar o cérebro que não funciona bem. Neste capítulo, exponho minha visão sobre as etapas da cura neuroplástica. Essas etapas devem ser encaradas como um contexto flexível, e não como um esquema rígido. Para entendê-las, contudo, é necessário primeiro compreender três processos gerais que ocorrem com frequência no cérebro quando ele enfrenta problemas.

O CARÁTER GENERALIZADO DO NÃO USO ADQUIRIDO

Desde que escrevi *O cérebro que se transforma*, três coisas ficaram evidentes para mim.

A primeira é que o não uso adquirido não se aplica apenas a casos de derrame. Como vimos no capítulo anterior, as pessoas acometidas por derrame passam por uma crise — a diásquise —, na qual, imediatamente após a lesão, o cérebro entra em choque por cerca de seis semanas, funcionando mal. Edward Taub mostrou que, quando um paciente de derrame tenta reiteradamente, nesse período, movimentar o braço paralisado, sem sucesso, ele "aprende" que seu membro não funciona e assim começa a usar apenas o braço não afetado. No cérebro que se atrofia sem uso, os circuitos já lesados relativos ao braço paralisado degeneram ainda mais. Taub provou que, prendendo-se o braço bom num gesso ou numa atadura, para não ser usado, um treinamento intensivo e crescente do braço paralisado era muitas vezes capaz de restabelecer a função, mesmo décadas depois.

Em 2007, Taub demonstrara que as lesões cerebrais causadas por tratamentos com radiação também levavam ao não uso adquirido. Desde então, ele constatou que o fenômeno pode ocorrer em lesão parcial da medula espinhal, paralisia cerebral, afasia (perda da fala em decorrência de derrame), esclerose múltipla, lesões cerebrais traumáticas e em pessoas submetidas a cirurgia por epilepsia, e também que essas condições podem reagir a sua terapia.* Comecei a constatar que o não uso adquirido pode

---

* Os muitos trabalhos publicados por Taub evidenciam grande êxito na utilização da Terapia de Contenção Induzida para ajudar pacientes a lidar com *movimento* perdido em decorrência de derrames, lesões cerebrais traumáticas e esclerose múltipla, devendo, na minha opinião, ser levados em consideração em casos de problemas motores causados por lesões cerebrais ou doenças, entre elas a doença de Parkinson (com a qual ele também alcançou algum sucesso). Estudos sobre formas alteradas da Terapia de Contenção Induzida provaram sua eficácia quando se trata de ajudar vítimas de derrame com afasia a recuperar a fala, e provavelmente podem ajudar com certos problemas de visão, como a ambliopia, na qual os circuitos da visão num dos olhos são "desligados". Ver V. W. Mark et al., "Constraint-Induced Movement Therapy for the Lower Extremities in Multiple Sclerosis: Case Series with 4-Year Follow-up", *Archives of Physical Medicine and Rehabilitation* 94 (2013): 753-60.

ocorrer em outros problemas cerebrais, como a doença de Parkinson, e, ao que parece, até mesmo, por vezes, em certos problemas psiquiátricos. Na verdade, em qualquer situação na qual a função cerebral seja perdida ou diminuída, a pessoa compreensivelmente pode sentir-se tentada a encontrar maneiras de contornar o déficit — exacerbando involuntariamente a perda do circuito. A existência generalizada ou mesmo universal do não uso adquirido significa muitas vezes que não temos como avaliar o nível do déficit de uma pessoa, ou seu potencial de recuperação, até tentarmos treinar vigorosamente o indivíduo.

Hoje desconfio que o não uso adquirido é um fenômeno tão comum no cérebro porque "adormecer" é uma estratégia usual quando uma célula, um organismo ou órgão mais complexo se encontra numa situação em que suas maneiras normais de adaptação a um ambiente falham.*

---

* A mudança temporária para estados dormentes é uma estratégia encontrada em diferentes tipos de organismos. No reino vegetal, as sementes podem entrar em estado dormente quando o ambiente externo se torna quente ou frio demais para que controlem seu ambiente celular interno, e são capazes de sobreviver sem água, sol ou nutrientes durante séculos. O grande fisiologista que cunhou o conceito e o termo "homeostase", Claude Bernard, identificou muitos casos de "vida latente", na qual os animais oscilam entre estados vivos plenamente ativos e estados dormentes. Os estados dormentes ocorrem quando o animal não pode mais manter a "homeostase" — vale dizer, não é mais capaz de controlar seu ambiente interno, pois as condições externas não são compatíveis com a vida normal. O tardígrado, semelhante a um verme, contando com um sistema nervoso e músculos, é capaz de ressecar completamente na seca e permanecer dormente num estado inativo por longos períodos, voltando à vida quando exposto à umidade. Alguns desses animais foram mantidos em estado de inércia por até 27 anos. Nesses estados protegidos de "animação suspensa", o consumo de energia cai radicalmente, até que o animal possa ser revivido. A revitalização muitas vezes exige contribuição externa. Conversei com Taub sobre a possibilidade de esses exemplos de dormência biológica serem considerados um gabarito para o não uso adquirido. Ele considera que o aprendizado basta para explicar o que observamos, achando que a eventual contribuição de outros fatores é uma questão aberta. Eu acrescentaria, contudo, que o fenômeno pode ser ao mesmo tempo adquirido e instintivo. Existem capacidades instintivas cujo acionamento requer alguma "preparação" por parte do ambiente — o que envolve aprendizado. Ver C. Bernard, *Lectures on the Phenomena of Life Common to Animals and Plants*, trad. H. E. Hoff, R. Guillemin e L. Guillemin (1878; reimpresso em Springfeld, IL: Charles C. Thomas, 1974), pp. 1:49-50, 56.

O CÉREBRO RUIDOSO E AS DISRITMIAS CEREBRAIS

O segundo conceito que pode ser aplicado a muitos problemas cerebrais diferentes é o do "cérebro ruidoso", que encontra dificuldade para disparar no ritmo. Entrei em contato com a ideia do cérebro ruidoso pela primeira vez no laboratório de Paul Bach-y-Rita, onde ele trabalhava com Cheryl Schiltz (em discussão no capítulo 7). O sistema de equilíbrio de Schiltz foi lesado por medicação, e ela não conseguia mais determinar onde se encontrava no espaço. Dizia que sua mente parecia muito "ruidosa". Os cientistas acreditavam que seu senso subjetivo de "ruído" refletia o que acontecia em seus circuitos nervosos: seus neurônios não eram capazes de gerar, no sistema de equilíbrio, sinais suficientemente fortes e nítidos para enfrentar o ruído de fundo de todos os outros sinais nervosos disparados no cérebro. *Ruído* é um termo da engenharia, que se refere ao que acontece num sistema quando não reconhece sinais normais por serem fracos demais, em comparação com o "ruído" de fundo. Daí a expressão "cérebro ruidoso".

Eu colocaria as coisas da seguinte maneira. Numa lesão cerebral, seja qual for a causa (toxinas, derrame, infecção, terapia de radiação, pancada na cabeça, doença degenerativa), alguns neurônios morrem e deixam de emitir sinais. Outros são lesados, mas — e está aqui a chave — não necessariamente "ficam silenciosos". O tecido cerebral vivo é excitável por natureza. Mesmo quando um circuito cerebral está "desligado", ele continua a emitir alguns sinais elétricos, embora numa intensidade diferente e muitas vezes menor do que quando estava ativo e "ligado". Nessa visão, o cérebro é como um coração: em repouso, não para. Quando o sistema elétrico do coração é lesado, perde a capacidade de regular a intensidade de seus disparos e emite sinais aberrantes de vários tipos: seus marca-passos naturais podem tocar devagar demais, ganhar velocidades perigosas ou levar a batimentos irregulares e caóticos chamados arritmias ou disritmias.

No cérebro, esses sinais irregulares têm efeito em todas as redes a que estão ligados, "bagunçando" também o seu funcionamento — a menos que o cérebro seja capaz de bloquear seus neurônios lesados. Em muitos problemas cerebrais, sabemos hoje, os neurônios estão disparando em ritmos errados ou inusitados. Essa situação ocorre na epilepsia, no Alzheimer, no Parkinson, em muitos problemas de sono e em lesões cerebrais, entre outros: eles criam um cérebro ruidoso porque muitos sinais estão fora de sincronia.* Algo semelhante ocorre no cérebro que envelhece, no cérebro de crianças com distúrbios de aprendizado e em problemas sensoriais, quando os neurônios não são capazes de emitir sinais claros e nítidos.

Quando neurônios doentes tornam ineficientes os saudáveis que recebem seus sinais irregulares, eles podem tornar-se dormentes. Um estudo recente e importante do grupo de Taub, usando escaneamento cerebral, mostrou que quando um derrame mata neurônios na área chamada do "infarto" outros neurônios, ainda vivos mas distantes das células mortas, podem evidenciar sinais de atrofia ou degeneração.[1] Do grau dessa atrofia dependem as dificuldades do paciente e o desempenho que venha a ter na Terapia de Contenção Induzida. (Taub considera, assim como eu, que essa degeneração neuronal ocorre provavelmente porque tais áreas não estão recebendo sinais adequados dos neurônios doentes, de acordo com o princípio da atrofia por falta de uso, ou porque eles estejam afetados pela fraca saúde cerebral que predispôs a pessoa ao derrame, ou ambas as coisas.) Desse modo, quando os pacientes tentam desempenhar uma

---

* Um grupo de neurocientistas, entre eles Rodolfo Llinás, Barry Sterman, e Paul E. Rapp, especialista em lesões cerebrais traumáticas, documentaram disritmias do cérebro em diversas doenças neurológicas e psiquiátricas. A base da ideia de que neurônios "doentes" disparam sinais irregulares vem do neurofeedback (ver apêndice 3). Eletroencefalogramas mostram que, em lesões cerebrais, os pacientes geralmente têm áreas do cérebro que disparam "ondas lentas" de atividades impróprias. Quando pacientes são treinados com neurofeedback para gerar ondas lentas em um ritmo mais normal, os sintomas de suas lesões cerebrais tendem a diminuir.

atividade que requeira todos esses circuitos, não conseguem, e nesse momento, creio eu, desenvolvem o não uso adquirido. Pior ainda, não só perdem acesso às capacidades que tinham, como encontram dificuldade de aprender novas capacidades, pois o cérebro ruidoso não é capaz de fazer distinções ou diferenciações sutis.

Em suma, embora esses pacientes não possam desempenhar certas tarefas, apenas alguns dos neurônios que normalmente as processam estão mortos; outros estão vivos, mas parcialmente comprometidos ou emitindo sinais irregulares e ruidosos; e outros, ainda, meramente adormecidos, pois recebem maus sinais. As abordagens que relato nos capítulos seguintes muitas vezes podem contribuir para melhorar a saúde dos neurônios doentes e geradores de ruído, usando energia e abordagens neuroplásticas para retreinar os neurônios sobreviventes a disparar de modo sincronizado e redespertar capacidades dormentes.

A RÁPIDA E CONSTANTE FORMAÇÃO DE ASSEMBLEIAS NEURONAIS

O terceiro fator essencial para permitir a cura neuroplástica deriva do caráter único dos neurônios, em comparação com outras células. Os neurônios atuam geralmente em grandes grupos, comunicando-se eletricamente através de redes amplamente distribuídas por todo o cérebro. Essas redes se reformam constantemente, transformando-se em novas "assembleias neuronais", como têm enfatizado os neurocientistas Susan Greenfield, Gerald Edelman e outros. Isto parece ser particularmente o caso no que diz respeito às atividades conscientes. Como nenhum ato mental consciente é inteiramente igual a outro, em cada ato mental, combinações ligeiramente diferentes de neurônios se comunicam umas com as outras. Desse modo, à medida que uma pessoa vive o seu dia, o cérebro vai formando, des-formando e reformando novas redes neurais, como parte de seu procedimento operacional básico. A esse respeito, o cérebro orgânico vivo é exatamente o oposto de uma máquina de engenharia com circuitos integrados capazes de desempenhar apenas um número limitado de ações para o qual foi concebida. Geralmente, as máquinas realizam uma ação da mesma maneira a cada vez.

Um neurônio ou grupo de neurônios, contudo, será usado para propósitos diferentes em momentos diferentes — indicação do grau de flexibilidade das redes neurais. Em 1923, o neurocientista Karl Lashley expôs o córtex motor de um macaco e o estimulou com um eletrodo num lugar. Observou o movimento que daí resultava e voltou a costurar o macaco. Passado algum tempo, repetiu a experiência, estimulando o macaco exatamente no mesmo ponto, e constatou muitas vezes que o movimento resultante mudava. Como comentou o grande historiador de psicologia de Harvard na época, Edwin G. Boring: "O mapeamento de um dia não era mais válido no dia seguinte."

O trabalho de Lashley também suscitou a esperança de que, no caso de lesão em determinada rede neural, talvez uma outra pudesse se formar para substituí-la.

Os cientistas supunham anteriormente que as memórias e as habilidades eram processadas em locais pequenos e discretos no cérebro. Mas Lashley mostrou que muitas vezes não era o caso. Suas experiências mais conhecidas consistiam em ensinar a um animal, como um rato, desempenhar uma atividade complexa para receber uma recompensa. Em seguida, ele lesionava o tecido cerebral, na região do córtex considerada responsável pelo processamento dessa capacidade. Surpreendentemente, o animal continuava capaz de desempenhar a atividade, embora pudesse levar mais tempo ou fazê-lo de maneira menos precisa. O motivo desse resultado é aberto a interpretações, mas os cientistas descobriram com o trabalho de Lashley que diversas capacidades envolvem redes nervosas muito mais amplamente distribuídas do que se acreditava. Ele também mostrou que essas redes apresentam muita redundância, pois certas partes podem ser removidas e ainda assim o animal continua capaz de desempenhar a tarefa.*

É importante que os leigos tenham em mente o seguinte fato, talvez chocante. Já está bem estabelecido que a atividade mental tem relação com a atividade nervosa, e que, à medida que se dá o aprendizado, novas conexões se formam entre os neurônios. Mas quando às vezes os neurocientistas usam um atalho para dizer que os "nossos pensamentos estão nos neurônios", eles estão exagerando radicalmente o que a ciência demonstrou. Dizer que os neurônios disparam e formam ligações uns com os outros quando ocorrem pensamentos é descrever duas coisas que acontecem ao mesmo tempo. Mas os neurocientistas não sabem realmente "onde" os pensamentos gerados pelos neurônios são codificados. Como tampouco sabem se estão "dentro" de neurônios individuais (altamente

---

* É possível integrar o melhor das descobertas de Lashley a estudos das localizações cerebrais, o que eu faço em *O cérebro que se transforma*, especialmente no capítulo 11. Faz sentido encontrar localizações específicas de certas atividades mentais no cérebro, ou "localizá-las", mas certas formas de localizacionismo são "imaturas" e excessivamente rígidas, ao passo que as formas mais elaboradas levam em consideração a plasticidade do cérebro. O fato de o cérebro *tender* a processar certas atividades mentais em determinadas áreas não significa que sempre o fará. O localizacionismo imaturo não reconhece este fato. Como o leitor deve ter notado, eu me refiro frequentemente a certas áreas do cérebro como "envolvidas no" processamento de funções mentais específicas. O que quero dizer com "envolvidas" é que essas áreas tendem a participar dessas funções mentais e podem até ser necessárias para elas, mas geralmente o circuito é muito mais amplo do que a área especificada, envolvendo muitas outras áreas cerebrais, e em muitas funções o cérebro opera de maneira mais holística do que dá a entender o localizacionismo imaturo. Dizer que "o hipocampo está envolvido no processamento da memória de curto prazo" é mais preciso que dizer que "a memória de curto prazo é processada no hipocampo". *O cérebro que se transforma* fornece numerosos exemplos da forma como, quando amplas áreas do cérebro estão lesionadas ou ausentes, outras áreas cerebrais podem assumir suas funções mentais. O grupo de Taub demonstrou que, com exceção dos casos de derrame numa área chamada corona radiata, a correlação entre o local onde ocorre um derrame, seu tamanho, e o desempenho dos pacientes na Terapia de Contenção Induzida é muito fraca. Ver L. V. Gauthier et al., "Improvement After Constraint-Induced Movement Therapy Is Independent of Infarct Location in Chronic Stroke Patients", *Stroke* 40, nº 7 (2009): 2468-72; V. W. Mark et al., "MRI Infarction Load and CI Therapy Outcomes for Chronic Post-Stroke Hemiparesis", *Restorative Neurology and Neuroscience 26* (2008): 13-33.

improvável) ou nas conexões entre neurônios, ou ainda distribuídos por todo o cérebro. Esse mistério da mente ainda não foi solucionado.*

Lashley foi aparentemente o primeiro neurocientista a postular uma alternativa interessante: que o aprendizado e as capacitações não estão codificados "dentro" de neurônios específicos, nem sequer "em" conexões entre neurônios, mas "nos" *padrões cumulativos de ondas elétricas* que resultam do disparar conjunto de todos os neurônios. (Esta importante hipótese foi retomada pelo neurocirurgião e neurocientista Karl Pribram,[2] que desenvolveu uma brilhante teoria sobre a maneira como o cérebro codifica as experiências.)

Suponhamos que as funções cerebrais — como os pensamentos, as lembranças, as percepções e as habilidades — não estejam codificadas em neurônios individuais, mas nos padrões que podem ser gerados por diferentes combinações de neurônios. (Para empregar uma analogia, os padrões são como uma peça musical, e os neurônios são os músicos de orquestra.) A perda de certos neurônios individuais, em virtude de morte neuronal ou doenças, não levaria necessariamente à perda de uma função mental, desde que subsistisse uma quantidade suficiente de neurônios cerebrais capazes de gerar esses padrões. (Para prosseguir na analogia musical: quando um dos membros da parte de cordas fica doente, o concerto não precisa ser cancelado, se o seu substituto tiver acesso à partitura.)

De qualquer maneira, boa parte daquilo que consideramos nossa essência não está nos nossos neurônios individuais, sendo todos eles bastante semelhantes. Assim, boa parte das características específicas de "quem nós somos" está relacionada à nossa experiência codificada, contida dentro dos padrões de energia gerados pelo cérebro. Os padrões

---

* O jeito de os neurocientistas exagerarem nosso conhecimento sobre "onde" se localiza a atividade mental no cérebro, confundindo a mente com o cérebro material, é descrito no livro altamente instigante do neurocientista Raymond Tallis, *Aping Mankind: Neuromania, Darwinitis and the Misrepresentation of Humanity* (Durham, Reino Unido: Acumen, 2001).

codificados da experiência muitas vezes podem sobreviver a lesões estruturais no cérebro.*

AS ETAPAS DA CURA

Observei algumas etapas na cura neuroplástica. Muitas vezes elas ocorrem na ordem aqui apresentada, mas não é necessariamente assim; certos pacientes precisam passar por apenas algumas dessas etapas para se curar, ao passo que outros devem percorrer todas.

Correção das funções celulares gerais dos neurônios e da glia. É a única etapa que não tem a ver diretamente com "questões de conexão" — a capacidade altamente especializada que os neurônios possuem de se conectar e comunicar uns com os outros —, centrando-se, ao contrário, na saúde geral dos neurônios, e nas funções celulares que eles compartilham com outras células. Em muitos problemas cerebrais, o cérebro fica "desconectado" porque os neurônios e a glia foram perturbados por uma fonte externa (como uma infecção, um metal pesado tóxico, um

---

* O pensador biológico Ludwig von Bertalanffy lembra-nos que a separação hermética entre estrutura e função realmente aplica-se melhor às máquinas, que só podem estar ligadas ou desligadas, sendo feitas de matéria inanimada. Nos organismos, faz mais sentido pensar em processos. "A antítese entre *estrutura* e *função* [...] baseia-se numa concepção estática do organismo. Numa máquina, temos um dispositivo fixo, que pode ser posto em movimento mas também pode estar em repouso. De maneira semelhante, a estrutura preestabelecida do coração, digamos, distingue-se de sua função, a saber, a contração rítmica. Na verdade, essa separação entre uma estrutura preestabelecida e processos que ocorrem nessa estrutura não se aplica ao organismo vivo. [...] [Nos organismos] as chamadas estruturas são processos lentos de longa duração, [ao passo que] as funções são processos rápidos de curta duração." Ludwig von Bertalanffy, *Problems of Life: An Evaluation of Modern Biological Thought* (Londres: Watts & Co., 1952), p. 134. Para entender como a neuroplasticidade facilita a cura, podemos encarar os atos mentais, tais como o pensamento, como processos de curta duração, mas que podem ter um efeito em processos de longa duração, a chamada estrutura do cérebro. Embora o pensamento propriamente não seja capaz de ressuscitar tecidos mortos, ele pode estimular tecidos saudáveis remanescentes a se reorganizar e assim assumir funções perdidas do tecido lesionado.

pesticida, uma droga ou uma alergia alimentar), ou então não foram suficientemente abastecidos de recursos, como certos minerais. Convém corrigir esses problemas gerais antes do início das etapas que se seguem, para que os benefícios ao paciente sejam maiores.

Essa etapa de reparação celular geral é especialmente relevante no tratamento do autismo e dos distúrbios do aprendizado, assim como na diminuição do risco de demência, por exemplo. Aplica-se também a distúrbios psiquiátricos comuns. Vi pacientes com depressão, distúrbio bipolar e transtorno do déficit de atenção fazerem grandes progressos com a eliminação de toxinas e certos alimentos, como o açúcar e cereais, aos quais se mostravam sensíveis.

Muitas dessas intervenções envolvem células gliais, que constituem nada menos que 85% de todas as células do cérebro. O cérebro tem ao seu redor a chamada barreira hematoencefálica, que o protege de invasores e não dispõe de um sistema linfático — o sistema de veias que é muito importante para o sistema imunológico e a cura em outras partes do corpo.[3] Em vez disso, pequenas células "microgliais" protegem o cérebro de organismos invasores, constituindo uma das únicas maneiras de que o cérebro dispõe para se proteger e curar. A glia também ajuda os neurônios ao se livrar de resíduos produzidos pelo cérebro.

Todas as quatro etapas a seguir fazem uso específico das capacidades neuroplásticas do cérebro para mudar as conexões entre os neurônios e alterar sua "programação".

Neuroestimulação. Em quase todas as intervenções mencionadas neste livro, é necessário algum tipo de neuroestimulação das células cerebrais por meio de energia. A luz, o sol, a eletricidade, a vibração, o movimento e o pensamento (que aciona certas redes) proporcionam neuroestimulação. A neuroestimulação ajuda a reanimar circuitos dormentes no cérebro machucado, levando a uma segunda etapa no processo de cura, uma maior capacidade do cérebro ruidoso de se regular e se modular de novo para alcançar a homeostase. Certas formas de neuroestimulação procedem de uma fonte externa, mas outras são internas. O pensamento cotidiano, especialmente quando usado de maneira sistemática, é uma maneira poderosa de estimular os neurônios.

Quando temos pensamentos específicos, certas redes do cérebro são "ligadas", ao passo que outras são desligadas. Esse processo constituiu a base dos tratamentos de visualização da dor crônica empreendidos por Moskowitz (ver capítulo 1). Uma vez ligado pelo pensamento, um circuito relevante é acionado e *então* o sangue flui para esse circuito (processo que pode ser visto em escaneamentos cerebrais que monitoram o fluxo sanguíneo no cérebro), para abastecê-lo de energia. Acredito que a Terapia de Contenção Induzida proposta por Taub,[4] apesar de ser uma terapia comportamental baseada no movimento, envolve grande dose de esforço intencional e planejamento motor, de modo que provavelmente também provoca alguma neuroestimulação baseada no pensamento. (Ela também envolve a etapa final, de *neurodiferenciação e aprendizado*.) As caminhadas conscientes de Pepper, para construir novos circuitos cerebrais, são um exemplo de neuroestimulação interna que recorre ao pensamento. A neuroestimulação é eficaz na preparação do cérebro para construir novos circuitos e superar o não uso adquirido em circuitos existentes. Os exercícios cerebrais e muitos tipos de práticas mentais descritos em *O cérebro que se transforma* constituem formas de neuroestimulação neuroplástica interna.

Neuromodulação. A neuromodulação é outro método interno pelo qual o cérebro contribui para a própria cura. Ela restabelece rapidamente o equilíbrio entre excitação e inibição nas redes nervosas, silenciando o cérebro ruidoso. Pessoas com diferentes problemas cerebrais são incapazes de regular adequadamente as sensações. Muitas vezes são muito sensíveis a estímulos externos ou, em sentido inverso, insensíveis a eles. A neuromodulação restabelece o equilíbrio. Como veremos no capítulo 7, a neuroestimulação pode provocar a neuromodulação, melhorando de maneira geral a autorregulação do cérebro.

Um dos meios de funcionamento da neuromodulação é pelo restabelecimento do nível geral de estimulação do cérebro, agindo em dois sistemas subcorticais.

O primeiro é o sistema de ativação reticular (SAR), que participa da regulação do nível de consciência de uma pessoa e de seu nível geral de estimulação. O SAR fica alojado no tronco cerebral (uma área do cérebro situada entre a medula espinhal e a base) e estende-se verticalmente até as partes mais altas do córtex. Ele é capaz de "energizar" o resto do cérebro e regular o ciclo sono-vigília. Mostrarei nos capítulos seguintes como a estimulação com luz, eletricidade, sono e vibração muitas vezes leva os pacientes com algum problema cerebral (em geral exaustos e tensos por causa dos seus problemas cerebrais) a começar a dormir profundamente, a acordar sendo restabelecidos e a desenvolver um melhor ciclo do sono. O restabelecimento do SAR é essencial para ajudar o cérebro a restaurar seu suprimento energético, ao qual recorrerá para ampliar a cura.

O segundo modo de a neuromodulação funcionar é através do sistema nervoso autônomo. Ao longo de milhões de anos de evolução, os seres humanos se dotaram de reações nervosas "preestabelecidas", automáticas e involuntárias, que os preparam para as emergências da natureza — como por exemplo quando predadores atacam de repente e não há muito tempo para pensar. Essas reações prontas e automáticas são integradas no sistema nervoso autônomo, assim chamado porque era considerado em grande medida automático, independente de controle voluntário.

O sistema nervoso autônomo tem dois ramos bem conhecidos. O primeiro é a reação "simpática" de luta ou fuga, que mobiliza uma pessoa para a ação e desvia o sangue para o coração e os músculos, de modo que ela possa enfrentar um predador ou um rival perigoso, ou então fugir. Tanto a luta quanto a fuga exigem uma forte descarga de energia e um aumento do metabolismo (para acessar a energia necessária para uso imediato). Destinado a assegurar a sobrevivência imediata, esse sistema volta todas as atividades de uma pessoa para esse propósito, frequentemente inibindo processos de crescimento e cura. Muitos pacientes com problemas cerebrais ou de aprendizado frequentemente se encontram num estado simpático de luta ou fuga, sentindo-se desesperados, em perigo e hiperansiosos por não serem capazes de acompanhar os acontecimentos. O problema é que uma pessoa em situação de luta ou fuga não pode se curar ou aprender bem nesse estado, o que dificulta ainda a mudança cerebral.

O segundo ramo é o sistema parassimpático, que desliga o sistema simpático e deixa a pessoa num estado de calma no qual é capaz de pensar e refletir. Enquanto o sistema simpático muitas vezes é chamado de sistema de luta ou fuga, o parassimpático às vezes é chamado de sistema de repouso-digestão-reparação. Ao ser acionado, esse sistema desencadeia reações químicas que promovem o crescimento, conservam energia e prolongam o sono, fatores necessários à cura.[5] Ele também recarrega as mitocôndrias, as fontes de energia no interior das células (que será detalhadamente analisada no capítulo 4), reenergizando-as. Finalmente, estudos recentes de Michael Hasselmo e seus colegas em Harvard fizeram uma demonstração de suma importância: o fato de se desligar o sistema simpático aparentemente melhora a relação sinal-ruído nos circuitos cerebrais.[6] Assim, ativar o sistema parassimpático provavelmente é outra maneira de silenciar o cérebro ruidoso. Muitas das técnicas mencionadas neste livro ativam o sistema parassimpático e desativam o simpático, relaxando rapidamente as pessoas e preparando-as para o crescimento. No capítulo 8, veremos que o sistema parassimpático também ativa um "sistema de envolvimento social", o que nos permite estabelecer conexões com outros seres humanos, para que nos tranquilizem, nos apoiem e nos ajudem a regular nosso próprio sistema nervoso.

Neurorrelaxamento. Uma vez desligado o sistema de luta ou fuga, o cérebro pode acumular e estocar a energia necessária para o esforço de recuperação. Subjetivamente a pessoa relaxa e em geral consegue pôr o sono em dia. Muitas pessoas com problemas cerebrais ficam exaustas e dormem mal. Uma recente descoberta de Maiken Nedergaard, da Universidade de Rochester, mostrou que, durante o sono, a glia abre canais especiais que permitem que resíduos e acúmulos tóxicos (inclusive as proteínas que se acumulam na demência) sejam descarregados do cérebro pelo líquido raquidiano, que banha boa parte do órgão.[7] Esse sistema único de canais é dez vezes mais ativo no cérebro durante o sono do que em estado de vigília. Isso ajuda a entender por que a perda do sono leva a uma deterioração do funcionamento cerebral: a privação de sono produz um cérebro tóxico. A fase de *neurorrelaxamento* aparentemente corrige isto, podendo durar várias semanas em certos casos.

Neurodiferenciação e aprendizado. Nesta etapa final, o cérebro está descansado e o cérebro ruidoso foi modulado e se apresenta muito mais "silencioso", pois os circuitos podem se autorregular. O paciente está novamente capacitado a prestar atenção e pronto para aprender, o que implica que o cérebro faça o que sabe fazer melhor: estabelecer distinções sutis, ou "diferenciar". Muitos exercícios cerebrais para distúrbios de aprendizado e os que se baseiam na terapia auditiva, por exemplo, envolvem treinamento de uma pessoa para fazer distinções cada vez mais sutis entre os sons.*

A combinação de todas essas etapas promove uma quantidade ideal de mudança neuroplástica, mas, como veremos, cada um dos capítulos seguintes vai enfatizar estados diferentes. O capítulo 4 focalizará o restabelecimento da saúde celular geral do cérebro, assim como partes do capítulo 8 e o apêndice 2, sobre repadronização de matriz. O capítulo 6 vai enfatizar o neurorrelaxamento. O capítulo 7, a neuroestimulação e a neuromodulação para reativar o cérebro. O capítulo 5 cuidará sobretudo da etapa final, a diferenciação. E o capítulo 8, sobre o som, irá apresentar todas as etapas em funcionamento.

Embora a maioria das pessoas com lesões cerebrais tenham de passar por cada uma dessas etapas em seu tratamento, muitos dos problemas abordados neste livro não decorrem de lesões cerebrais, mas requerem que o paciente desenvolva circuitos que nunca chegou a desenvolver. Alguns, por exemplo, precisam apenas de neuroestimulação e neurodi-

---

* Os céticos argumentam às vezes que a descoberta da neuroplasticidade não é nenhuma novidade, e que a cura neuroplástica não passa de aprendizado. Mas só esta última etapa envolve aprendizado normal, e os efeitos plásticos do aprendizado no cérebro não são os mesmos que os da atividade mental de aprendizado.

ferenciação para consegui-lo. E outros poderão beneficiar-se com várias intervenções diferentes.

Nessa abordagem neuroplástica, o progresso de um indivíduo nunca depende apenas da técnica, da doença ou do problema. Não tratamos doenças, tratamos pessoas. Em virtude da genética e da própria neuroplasticidade, não há dois cérebros iguais, nem dois problemas — ou lesões — cerebrais idênticos. Uma pessoa com cérebro globalmente saudável que sofre uma lesão não pode ser comparada a uma pessoa com lesão semelhante que foi exposta a drogas, neurotoxinas, um derrame anterior ou graves problemas cardíacos. A localização da lesão é importante: uma bala de revólver no centro respiratório mata instantaneamente, antes que a pessoa tenha tempo de se "reprogramar"; lesões nos centros de atenção podem dificultar a prática de exercícios cerebrais. Mas até a atenção pode ser treinada neuroplasticamente, às vezes, como demonstrou o neurocientista Ian Robertson.

O próximo capítulo descreve uma abordagem que disparou as três primeiras etapas para uma paciente que, por ser excepcionalmente engenhosa, desenvolveu seu próprio programa para desencadear as etapas de neurodiferenciação e aprendizado.

4

Reprogramando um cérebro com luz

*Usando a luz para redespertar
circuitos nervosos dormentes*

O resultado patente de toda a minha experiência com os doentes é que o que mais precisam, depois de ar fresco, é de luz; que, após um quarto fechado, o que mais os prejudica é um quarto escuro, e que não é apenas luz que eles querem, mas sim luz solar direta. [...] As pessoas acham que o efeito é apenas sobre o ânimo, o que é absolutamente errado. O sol não é apenas um pintor, mas um escultor.

Florence Nightingale, *Notes on Nursing*, 1860[1]

UM MUNDO PEQUENO

Esta história, sobre dois encontros casuais com um estranho, ocorreu no espaço de um quarteirão. O primeiro ocorreu num pequeno auditório médico a poucos passos do meu gabinete, em direção leste. O segundo, no magnífico Koerner Hall, no Conservatório Real de Música, alguns passos em direção oeste.

No fim do outono de 2011, a Associação Médica de Ontário enviou uma correspondência divertida aos seus membros. Nós tínhamos uma pequena sociedade, o Salão dos Médicos, que se reunia uma vez por mês em Toronto para um jantar, seguido de uma conferência na sede da associação. O Salão dos Médicos funcionava no âmbito da principal organização médica da província. Seus associados eram de todas as idades, desde muitos jovens até aposentados, companheiros na medida em que todos nós gostávamos de conversar sobre os avanços da medicina e da ciência.

Houve época em que todo hospital tinha um salão desse tipo, onde os cirurgiões com seus uniformes e bonés, ou os médicos depois de um longo dia percorrendo as alas, relaxavam conversando em clima descontraído, falando dos pacientes comuns e debatendo as mais recentes novidades no campo da ciência e da medicina. O salão era um espaço de clima novecentista. Mas numa época de correrias, os gerentes modernos, os administradores e os "especialistas em eficiência" se certificaram de que não houvesse nenhum tipo de "relaxamento", e então tais salas começaram a desaparecer dos hospitais. Num desafio, decidimos ressuscitar o salão na sede de nossa associação, como um lugar para a livre circulação de ideias, com a mesma mentalidade aberta que originalmente nos atraíra para o estudo da medicina e das maravilhas do corpo humano.

Até o anúncio do nosso organizador não se parecia com a prosa engomada da maioria das grandes organizações, tão frequentemente empenhadas em parecer sem vida, como se uma formalidade amortecida fosse capaz de transmitir melhor a seriedade dos objetivos profissionais. Seu título era "Da escuridão à luz: Explorações clínicas", e ele começava com uma citação de Potzker Rebbe: "E Deus disse: Que haja paradoxo. E se fez a luz." Dizia:

> Quais são as propriedades da luz? Onda? Partícula? Ferramenta clínica? Sim, sim e sim. As aplicações da terapia com luz vão das consagradas (por exemplo, icterícia neonatal, psoríase) às novas tendências populares (por exemplo, terapia com luz para distúrbio afetivo sazonal), mas o

mais provável é que você não esteja informado sobre as formas eficazes de terapia com luz disponíveis para seus pacientes com problemas que podem ir de ferimentos a lesões cerebrais. [...]

Dia e hora: 8 de dezembro de 2011, 19h30

O comunicado prosseguia explicando que a conferência daria ênfase ao uso da luz no tratamento de lesões cerebrais e outros problemas neurológicos e psiquiátricos.

Aquilo me deu o que pensar. Usar a luz para tratar lesões cerebrais? Como é que a luz poderia entrar no cérebro, encerrado nos ossos do crânio? Eu vinha acompanhando os desdobramentos da nova ciência da optogenética, um ramo que quase poderia ser considerado ficção científica, onde os laboratórios produzem neurônios geneticamente modificados para torná-los sensíveis à luz. Em 1979, Francis Crick, um dos descobridores da estrutura do DNA, afirmou que o principal desafio da neurociência era encontrar uma maneira de acionar certos neurônios, sem ao mesmo tempo afetar outros.[2] Quem sabe, especulava ele, seria possível usar a luz para acionar ou desativar certas classes específicas de neurônios?

Sabia-se que certos organismos unicelulares, como as algas, são sensíveis à luz; expostos à luz, a célula é ativada por um interruptor interno. Em 2005, a sequência do código genético para esses interruptores sensíveis à luz foi inserida em neurônios animais, para que pudessem ser ativados pela exposição à luz. Havia quem esperasse que fosse possível implantar esses neurônios no cérebro de uma pessoa com doença cerebral grave, para em seguida passar cirurgicamente uma linha de fibra ótica pelas células cerebrais lesadas e usar a luz para acioná-las ou desativá-las. Essa técnica já havia funcionado com vermes, camundongos, ratos e macacos, e parecia possível que os seres humanos fossem os próximos. Mas essa abordagem é altamente invasiva, e o brilhante pioneiro da optogenética, Karl Deisseroth, psiquiatra e professor de bioengenharia na Universidade de Stanford, temia que, se substâncias estranhas como a fibra ótica fossem cirurgicamente inseridas no cérebro humano, viessem a causar reações imunes, entre outros problemas.[3] Deisseroth encarava a optogenética como uma ferramenta da ciência básica para entender como funcionam os circuitos cerebrais, e não como algo que pudesse ser útil nos pacientes. Talvez um dia os frutos da optogenética pudessem salvar vidas, mas, à medida que se aproximava o dia da conferência, eu esperava que nela fosse apresentado algo de caráter mais prático, um tratamento capaz de curar em colaboração com a natureza, e não contra ela.

A LUZ ENTRA NO NOSSO CORPO SEM QUE SAIBAMOS

Felizmente, a luz — até mesmo a luz natural — não precisa de fibra ótica e cirurgia para penetrar profundamente no cérebro. Costumamos pensar na nossa pele e no crânio como barreiras absolutas à luz, o que é um equívoco. A energia da luz solar normal atravessa a pele e influencia o sangue, por exemplo. O comunicado sobre a conferência referia-se ao uso da luz para curar "icterícia neonatal", entre outros. A icterícia neonatal, ou amarelecimento da pele e dos olhos, ocorre quando o fígado de um recém-nascido é imaturo, não estando ainda pronto para desempenhar todas as suas funções metabólicas. Estamos constantemente produzindo novos glóbulos vermelhos do sangue, que renovam nosso abastecimento; os novos substituem os mais velhos, que precisam ser decompostos. A icterícia neonatal é causada quando uma substância química chamada bilirrubina (da bile), produzida por glóbulos vermelhos velhos em decomposição, acumula-se no corpo. Cerca de metade dos recém-nascidos tem icterícia. Em geral, dura apenas alguns dias, mas quando persiste pode tornar-se um problema grave, e, não sendo tratada, levar ao acúmulo de bilirrubina no cérebro, o que gera lesão cerebral permanente.

À medida que os médicos progrediam na salvação das vidas de bebês prematuros, a icterícia neonatal tornou-se um problema cada vez maior. Em Essex, na Inglaterra, um antigo hospital da Segunda Guerra Mundial com um pátio voltado para o sul e banhado pelo sol foi destinado ao tratamento desses bebezinhos amarelecidos. A irmã J. Ward, conhecida por sua habilidade na criação de filhotes de cachorro, foi incumbida dos prematuros. Muitas vezes ela tirava os mais delicados das incubadoras e os levava para o ar livre, no pátio ensolarado, embora esse impulso deixasse alguns membros da equipe preocupados. Mas as crianças sob os cuidados de Ward começaram a melhorar.[4] Certo dia, ela despiu uma delas e a mostrou timidamente ao médico encarregado. Sua barriga não estava mais amarela nos lugares expostos ao sol.

Ninguém levou a irmã a sério, até que um belo dia um frasco contendo amostra de sangue de um bebê com icterícia foi acidentalmente deixado no peitoril de uma janela por várias horas. Quando a mostra foi recuperada, o sangue estava normal. Os médicos tinham certeza de que um erro fora cometido. Mas quando os drs. R. H. Dobbs e R. J. Cremer investigaram mais, constataram que o excesso de bilirrubina na amostra de alguma forma tinha sido decomposto ou metabolizado, de tal maneira que o sangue do frasco apresentava agora níveis normais de bilirrubina. Aquilo não explicaria por que os bebês com icterícia cuidados pela irmã Ward melhoravam ao sol?

As investigações logo demonstraram que os comprimentos de onda da luz azul visível — passando pela pele e os vasos sanguíneos dos bebês para chegar ao sangue e talvez até o fígado — tinham provocado aquele maravilhoso efeito curativo. O emprego da luz para tratar icterícia tornou-se comum. A descoberta casual da irmã Ward provou que não somos tão opacos quanto supúnhamos.

Na verdade, a descoberta dela e dos drs. Dobbs e Cremer já fora feita pelos antigos, tendo-se perdido na medicina moderna. Sorano de Efeso, um dos médicos mais conhecidos da Roma imperial, preconizava a exposição ao sol de recém-nascidos com icterícia. A maioria dos pagãos levava muito a sério a fototerapia, e a "helioterapia" — como veio a ser chamada pelos antigos, a partir de Hélio, o deus grego do sol — era considerada algo tão potente que os prédios antigos eram concebidos para captar o máximo de luz solar possível. Os romanos tinham até leis sobre o direito à luz, para assegurar o acesso ao sol em casa (o que os levou a desenvolver os solários).[5] No final das contas, essas leis deixaram de ser aplicadas, e as propriedades curativas da luz quase foram esquecidas.*

Foi somente com Florence Nightingale, a fundadora da enfermagem moderna, que os hospitais foram concebidos para expor os pacientes ao sol o máximo possível. Mas um breve período favorável à luz solar no século XIX acabou com a invenção da lâmpada incandescente artificial, que se supunha ter o mesmo espectro completo de luz que o sol. (Infelizmente, a luz artificial não produz o espectro pleno nem equivale à luz natural.) A arquitetura dos hospitais não favorecia mais a luz natural, pois a ciência não era capaz de explicar a realidade, vislumbrada por Nightingale, de que de fato a luz do sol cura.

A IDEIA DE que a luz é um potente fator de cura permaneceu ignorada à vista de todos durante milênios. Embora os egípcios antigos não fossem muito avançados nas ciências, não duvidavam do que viam com os

---

* Mas não totalmente. O médico dinamarquês Niels R. Finsen ganhou o Prêmio Nobel em 1903 pelo uso pioneiro da terapia com luz na época moderna, incluindo a parte vermelha do espectro para tratar a varíola. Ele descobriu que não era o primeiro a fazer essa ligação. "Na Idade Média", escreveu, "pacientes de varíola eram envolvidos em cobertas vermelhas e colocavam bolas vermelhas em suas camas. John de Gaddesden tratou o príncipe de Gales, acometido por varíola, cercando-o de objetos vermelhos [...] enquanto o dr. Sassakawa relata que no Japão os pacientes são cobertos com cobertores vermelhos e as crianças com varíola ganham brinquedos vermelhos. Essa notável e incerta utilização da cor vermelha no tratamento da varíola tem sido considerada, naturalmente, uma superstição medieval." Ver N. R. Finsen, "The Red Light Treatment of Small-pox", *British Medical Journal* (7 de dezembro de 1895), pp. 1412-14.

próprios olhos: que o sol era essencial para o crescimento e a vida em todas as suas manifestações. Adoravam o deus sol Rá e, como a maioria dos adoradores, alimentavam grande esperança de que seu deus não haveria apenas de protegê-los, mas também de curá-los. Rá estava presente em toda parte. Até o nome fa-*ra*-ó continha *rá* nele. Os egípcios e muitos outros povos pagãos antigos consideravam o sol a fonte primária da vida, tendo como óbvio que, em última análise, todas as formas de vida extraem dele sua energia. (Como se sabe, a luz solar é necessária para a fotossíntese,[6] o processo pelo qual as plantas convertem dióxido de carbono e água em glicose, sua fonte de energia. Até organismos que não realizam a fotossíntese extraem sua energia da ingestão de plantas, ou de outros animais que as ingerem, de modo que em última análise todo crescimento no planeta depende do sol.)

As culturas antigas também intuíam que a cura de tecidos lesados depende do crescimento. Antigos curandeiros egípcios, gregos, indianos e budistas usavam sistematicamente a exposição ao sol para promover a cura. Um antigo papiro egípcio da época dos faraós relata a aplicação de unguentos com fluidos em partes doentes e doloridas do corpo e sua exposição ao sol para alcançar benefícios médicos.[7] Assim, muitas descobertas recentes sobre a luz são na verdade redescobertas, tal como a constatação, em 2005, de que instalar pacientes que se recuperam de cirurgia num ambiente exposto à luz do sol (em vez de um ambiente com luz artificial) diminui significativamente sua dor.[8]

Em 1984, o dr. Norman Rosenthal, dos Institutos Nacionais de Saúde, descobriu que certos casos de depressão podem ser curados com exposição ao sol, e um estudo recente mostrou que o espectro completo de luz pode ser tão eficaz quanto medicação para certos pacientes deprimidos, com menos efeitos colaterais. Essas ideias eram conhecidas dos gregos e romanos antigos. O médico grego Areteu da Capadócia escreveu no segundo século: "Os letárgicos devem ser deitados na luz e expostos aos raios do sol, pois a doença é tristeza."[9] E se a luz do sol influencia o estado de espírito, também influencia o cérebro.

APRENDEMOS NAS AULAS de ciências do ensino fundamental que a energia da luz entra no olho e chega à retina e às células dos cones e bastonetes em seu interior; lá, é convertida em padrões de energia elétrica, que em seguida viajam pelos neurônios dos nervos óticos até o córtex visual na parte posterior do cérebro, gerando a experiência de sensação visual.

Em 2002, descobriu-se um segundo caminho da retina ao cérebro, com uma finalidade completamente diferente. Paralelamente às células da retina que usamos para ver — nossos bastonetes e cones —, foram descobertas outras células sensíveis à luz que enviam sinais elétricos por um caminho neural separado, também pelo nervo ótico, até um conglomerado de células cerebrais chamado núcleo supraquiasmático (NSQ), que regula nosso relógio biológico.[10]

O relógio biológico não é um simples cronômetro; ele controla quando os principais sistemas orgânicos são ligados e desligados ao longo do dia. É ao mesmo tempo relógio e condutor. O NSQ é parte do hipotálamo, e juntos eles funcionam como condutor-chefe para regular a sinfonia dos nossos apetites à medida que surgem e se vão — a fome, a sede, o apetite sexual, a vontade de dormir —, ajustando nossos hormônios. Também influenciam nosso nível de vigília e nosso sistema nervoso.

Os chineses antigos sabiam que cada sistema orgânico tem momentos no dia em que se mostra mais ou menos ativo. Por exemplo, de acordo com o relógio orgânico chinês, o coração e suas energias são mais ativos ao meio-dia, quando temos de nos movimentar, e menos quando dormimos; nosso sistema digestivo acelera depois das refeições. E, como nosso relógio orgânico desativa os rins durante o sono, raramente precisamos urinar à noite — conveniência que desaparece com a idade, em parte porque o relógio orgânico, como qualquer relógio velho, não marca mais a hora certa. Seus neurônios disparam de maneira irregular, um exemplo do cérebro ruidoso característico da idade avançada.

Toda manhã, quando acordamos, a luz entra por nossos olhos, chega ao NSQ e vai acordar sucessivamente cada um dos nossos sistemas orgânicos. Nos seres humanos, depois que o sol se põe, os olhos recebem mensagens sinalizando que não há mais luz lá fora; o NSQ, por sua vez, manda essa mensagem para a glândula pineal, que libera melatonina, um hormônio que dá sono.[11] A glândula pineal é mais exposta em lagartos, pássaros e peixes, e a luz que chega a seus crânios finos estimula diretamente a glândula, tornando-a particularmente "parecida como um olho". (A glândula pineal costuma ser chamada de terceiro olho.) Nossa herança evolutiva nos lembra assim que nosso crânio não é uma câmara hermeticamente fechada, tendo o cérebro evoluído de forma a avaliar constantemente a luz e interagir com ela.

Tendemos a relacionar a luz quase exclusivamente com a visão, considerada um processo miraculoso quase além da nossa compreensão. Mas nossa relação com a luz é ainda mais básica. Ela também é gerada por reações químicas em organismos vivos — e não apenas plantas. Os organismos unicelulares dentro dos nossos olhos têm nas membranas externas moléculas sensíveis à luz e que lhes fornecem energia. Por exemplo, a *halobactéria*, que vive em pântanos salgados, extrai sua energia da luz laranja, e suas moléculas sensíveis à luz transformam essa luz em energia para agir[12]. Quando essas moléculas sensíveis à luz absorvem laranja, o organismo nada em direção à fonte de luz, para obter mais energia luminosa; a luz ultravioleta e a luz verde o repelem. O fato de diferentes comprimentos de onda de luz terem efeitos diferentes no organismo significa que as frequências luminosas carregam não só energia como diferentes tipos de informação. Curiosamente, essas moléculas sensíveis à luz na superfície desse organismo, tão fundamentais para a sobrevivência do animal, são estruturalmente muito semelhantes às moléculas sensíveis à luz da retina humana, chamadas rodopsinas, o que parece indicar que nossos olhos evoluíram a partir desses animais.

Essa mesma sensibilidade extraordinária à cor existe nas células individuais e nas proteínas do nosso corpo. Em 1979, os cientistas Karel Martinek e Ilya Berezin, da Universidade de Moscou, mostraram que nosso corpo está cheio de interruptores e amplificadores químicos sensíveis à luz.[13] Diferentes cores ou comprimentos de onda da luz surtem efeitos diferentes. Certas cores estimulam as enzimas corporais a funcionar de maneira mais eficaz, podendo ligar e desligar processos em nossas células e influenciar quais substâncias químicas elas produzem. Da mesma forma, Albert Szent-Györgyi, que ganhou o Prêmio Nobel pela descoberta da vitamina C, descobriu também que, quando um elétron é transferido de uma molécula para outra no nosso corpo — processo conhecido como transferência de carga —, as moléculas muitas vezes mudam de cor, ou seja, muda o tipo de luz que emitem.[14] (Esse processo vai muito além nos vaga-lumes, nos quais a enzima luciferase gera grandes quantidades de luz visível.) Desse modo, o encontro humano com a luz não se limita à pele, e nosso corpo não é uma caverna escura; no interior das células, os fótons brilham e a energia é transferida, dando origem a cascatas de mudanças coloridas. A questão era saber se alguém, para usar a bela metáfora de Florence Nightingale, tinha encontrado uma maneira não só de "pintar" a superfície da cabeça com luz e cores, mas também de usá-la para "esculpir" os circuitos do cérebro.

A CONFERÊNCIA E UM ENCONTRO FORTUITO

Numa quinta-feira de dezembro de 2011, terminei as visitas aos meus pacientes às sete e quinze e percorri a pé a pequena distância até os escritórios da Associação Médica de Ontário. Tinha planos muito claros. Já sabia que, quando há tecidos lesados no cérebro, muitas vezes é possível estimular tecidos saudáveis remanescentes com experiências mentais — seja fazendo exercícios e movimentos ou por intermédio da experiência sensorial do mundo —, para se reorganizarem e formarem novas conexões, e às vezes até suscitar o crescimento de novos neurônios para assumir as funções cognitivas perdidas do tecido lesado. Mas o fator limitante é a necessária existência de *algum* tecido saudável para tomar o lugar dos tecidos lesados. Eu queria verificar se a terapia de luz é capaz de ajudar a curar tecido cerebral ainda "doente" de alguma forma. Seria ela capaz de curar a função celular geral dos neurônios? Se isto fosse possível, a luz proporcionaria uma nova maneira de curar problemas cerebrais. Depois da normalização das células cerebrais, os neurônios podiam ser treinados a se reprogramar para assumir as funções mentais perdidas.

Acompanhado de um colega, me servi do jantar no bufê, e nos sentamos e começamos a conversar com outros médicos quando vi, do outro lado do salão, uma mulher magra de cabelos escuros, traços e cor de pele mediterrâneos; um rosto inteligente por trás de um par de óculos. Ela se movimentava com cuidado e parecia frágil. Aproximou-se de mim, deliberadamente, e começou a falar devagar. Disse que eu lhe parecia conhecido, mas não lembrava de onde, e estava muito incomodada com isso. Antes de descobrirmos, contudo, ela disse: "Eu sou Gabrielle Pollard." Eu então me apresentei. Ela não reconheceu meu nome, nem eu o dela.

Eu começava a desconfiar, pelo seu passo cuidadoso — cauteloso e instável — e a fala ligeiramente vagarosa que talvez ela tivesse alguma lesão cerebral. Talvez tivesse comparecido ao evento por motivos muito pessoais. E então a conferência começou.

O primeiro orador foi Fred Kahn, cirurgião vascular e geral. Magro e em excelente forma física, Kahn tinha uma mecha de cabelo branco caindo na testa. Embora aparentasse estar na casa dos 70, tinha na verdade 82 anos e ainda trabalhava mais de sessenta horas por semana. Parecia ter tomando um belo banho de sol, especialmente em comparação com as pessoas na plateia, em sua maioria mais jovens, pálidas e heliófobas por medo de câncer de pele, que sabiam que o sol pode ser perigoso mas tinham esquecido que a vida humana não teria se desenvolvido sem os seus raios. Kahn fazia questão de pegar quatro horas de sol durante a semana, e mais nos fins de semana. Nadava quatro vezes por semana e fazia longas caminhadas ao ar livre. Trajava-se informalmente, e parecia sentir-se mais confortável num velho jaleco do que em trajes formais, e não suportava uma gravata. Tinha o jeito de falar suave, monótono, seco e direto de alguém criado no interior do Ontário, acrescentando sua história com ironia e alguns comentários humorísticos com a maior seriedade.

Eu viria a saber que Kahn nascera na Alemanha, em 1929, numa família judia. Sobrevivera à Noite dos Cristais quando, de 9 para 10 de novembro de 1938, os nazistas incendiaram quase todas as sinagogas da Alemanha e puseram 30 mil judeus em campos de concentração. Três semanas antes do início da Segunda Guerra Mundial, sua família empreendeu uma audaciosa fuga noturna de carro e de trem, subornando oficiais alemães para chegar à Holanda e deixando todos os seus bens para trás. Os Kahn acabariam se mudando para Uxbridge, Ontário, onde se tornaram fazendeiros. Fred foi criado numa fazenda e frequentou uma escolinha de tijolos vermelhos, caminhando diariamente quase 10 quilômetros na neve, no inverno, para ir e voltar. Na infância, trabalhava durante horas ao sol no verão, sem camisa. Começou a dirigir um trator Fordson, de maneira absolutamente ilegal, aos 10 anos, e desenvolveu as virtudes de um fazendeiro, tornando-se cada vez mais atento à natureza, seus ditames, sua majestade, sua dureza e seu poder.

Ele ganhou uma bolsa de estudos para a faculdade de medicina da Universidade de Toronto. Ao se formar, nem um pouco impressionado com os medicamentos prescritos pelos residentes, tornou-se cirurgião geral e chegou a ser o cirurgião-chefe em um enorme empreendimento de mineração no norte de Ontário. Com sua extraordinária energia, substituiu quatro outros cirurgiões no hospital da mina, administrando duas salas de operação 24 horas por dia. Foi para o Hospital Geral de

Massachusetts estudar cirurgia vascular e depois para o Texas, onde estudou em Baylor com um dos melhores cirurgiões do mundo, Denton Cooley, que realizou um dos primeiros transplantes de coração. Na Califórnia, praticou cirurgia vascular e geral, operando aneurismas abdominais, fazendo procedimentos de ponte de safena e limpando carótidas entupidas. Trabalhou como consultor cirúrgico das forças armadas americanas. Como médico-chefe, montou um hospital de 250 leitos, tornando-se o chefe do departamento de cirurgia, e mais tarde seu presidente. Nesses anos, efetuou mais de 20 mil procedimentos cirúrgicos.

"COMECEI A USAR lasers há mais de vinte anos", disse-nos, começando sua conferência, "pois adorava esquiar e tinha machucado o ombro, o que acabou se tornando um problema crônico." Ele esquiava nas grandes montanhas, entre elas os Alpes, e adquirira uma séria lesão no músculo rotador. Durante dois anos fora difícil fazer qualquer atividade física, quanto mais esquiar. As injeções de esteroides não ajudaram. "Meus cirurgiões diziam: 'Você vai precisar de cirurgia nesse ombro.' E eu pensava: 'Sou cirurgião. E sei muito bem o que eles vão fazer com esse ombro, como vão retalhá-lo, e sei que o resultado vai ser medíocre. Não, obrigado.'" Então ele aguentou o sofrimento, até que um dia um quiroprático perguntou: "Por que não experimenta o meu laser russo?"

O quiroprático tinha uma velha máquina russa. Era 1986, e a Guerra Fria ainda vigorava, mas algumas dessas geringonças tinham chegado ao Ocidente. Kahn permitiu então que o sujeito usasse o equipamento nele, e em cinco sessões o ombro que sofria de rigidez e dores havia dois anos estava curado. O raio laser era o de baixa intensidade, e não o de alta, capaz de queimar através da carne.

Kahn ficou intrigado. Examinando a literatura científica a respeito, descobriu que esses tratamentos com laser de baixa intensidade funcionavam ajudando o corpo a mobilizar sua própria energia e seus recursos celulares para a autocura, sem efeitos colaterais. Parecia que os raios laser podiam tratar doenças incuráveis, diminuindo a necessidade de medicação ou cirurgia. Ele ficou tão intrigado que, embora estivesse na vanguarda da profissão de cirurgião, largou tudo para estudar as luzes.

A terapia com laser de baixa intensidade — geralmente desconhecida dos médicos tradicionais — baseia-se numa literatura científica de mais de 3 mil publicações e mais de duzentos testes clínicos com resultados positivos. A maioria dos estudos iniciais foi feita na Rússia ou na Europa Oriental — países mais próximos da China, do Tibete e da Índia. Como o Oriente sempre se interessou mais pelo papel da energia na medicina, esses estudos iniciais foram relativamente ignorados no Ocidente.

Boa parte da conferência de Kahn naquela noite de 2011 centrou-se na ciência da luz e na maneira como os raios laser estimulam a cura ao nível celular. Ele explicou a diferença entre dois tipos de raios laser. Os que queimam são raios laser de alta intensidade (lasers quentes ou termais). Podem destruir a carne e são usados em cirurgia para eliminar tecidos doentes. Os raios laser de baixa intensidade (também chamados lasers suaves, lasers frios, ou lasers de baixo nível) — os únicos usados por Kahn — promovem a cura. Liberam pouco ou nenhum calor e atuam gerando mudanças nas células, quase sempre por ajudar as células doentes a se energizar e curar.

A energia da luz normal cobre apenas uma parte do gigantesco espectro eletromagnético, que abrange muitos tipos de ondas, cada uma com diferentes comprimentos — incluindo ondas de rádio, raios X, micro-ondas —, em sua maioria invisíveis a olho nu. Mas nós somos capazes de ver ondas de 400 a 700 nanômetros (1 nanômetro equivale a 1 bilionésimo do metro). A luz visível, a uma das extremidades do espectro, consiste em violeta (400 nanômetros), que contém a maior parte da energia, seguida de índigo, azul, verde, amarelo, laranja e finalmente vermelho (700 nanômetros), a que tem menos energia. A luz natural é uma mistura de todos esses comprimentos de ondas. A frequência mais utilizada nos tratamentos com raios laser é o vermelho, com um comprimento de 660 nanômetros. Mas a luz infravermelha também é usada, em geral nos comprimentos de onda altamente específicos de 840 ou 830 nanômetros; esses raios não podem ser vistos a olho nu porque ficam fora do alcance visível. (A noção de "luz invisível" talvez pareça ir contra o bom senso, mas também se trata de luz, consistindo em fótons e energia luminosa. Os óculos de visão noturna usados por forças militares para "ver" no escuro coletam luz infravermelha, que os seres humanos normalmente não podem ver, e a amplificam.)

Uma característica única dos raios laser é que eles produzem uma luz de pureza inigualada, o que significa um comprimento de onda com precisão de até 1 único nanômetro. Diz-se, portanto, que os raios laser são monocromáticos, ou de uma só cor. Um raio laser é capaz de gerar um raio de luz, por exemplo, de 660 nanômetros, ou de 661, ou 662, e assim por diante. No caso dos raios laser de baixa intensidade, a precisão é fundamental, porque às vezes um determinado comprimento de onda contribui para a cura do tecido, mas não um comprimento ligeiramente diferente.[15]

Outra característica dos raios laser é que são capazes de dirigir seu feixe de luz numa única direção, e sua energia luminosa pode ser concentrada nesse estreito feixe. A maioria das fontes luminosas, como as lâmpadas incandescentes ou o sol (luz natural), produz luz que vai se dispersando com a distância.

Outra característica, ainda, é a intensidade da luz do laser. Uma lâmpada de 100 watts vista a uma distância de 30 centímetros projeta apenas 1 milésimo de watt de energia para o nosso olho. Mas um raio laser de 1 watt é milhares de vezes mais intenso que uma lâmpada de 100 watts.[16] Essas características conferem nitidez aos raios laser, em comparação com a luz natural (motivo pelo qual costumamos dizer que algo tem "a nitidez de um laser"). Um projetor de laser pode gerar um feixe luminoso da espessura de um lápis que permanece concentrado ao atingir seu alvo distante. Esses raios laser podem ser projetados no céu pelos astrônomos para apontar estrelas.

Ao concluir a parte teórica de sua apresentação, Kahn mostrou seus slides de "antes e depois", e quase todo mundo ficou perplexo.

Os slides mostravam pessoas com ferimentos tão graves que a pele não se fechava sobre eles, deixando à mostra ossos e músculos.[17] Muitos desses pacientes permaneceram com feridas supuradas por mais de um ano, e todos os tratamentos conhecidos tinham sido em vão. Alguns tinham ouvido dos seus médicos que os membros teriam de ser amputados. Depois de alguns tratamentos a laser, contudo, o corpo começou a curar essas feridas, e ao longo das semanas subsequentes elas se fecharam. Kahn exibiu slides de pessoas com úlceras genéticas incuráveis, cortes profundos provocados por acidentes de carro, terríveis infecções de herpes, herpes-zóster, queimaduras pavorosas, psoríase desfigurante, eczemas horrivelmente graves — problemas que não se curavam com tratamentos médicos habituais, mas que foram curados com luz de laser. As cicatrizes feias chamadas queloides também podiam melhorar, assim como as rugas da idade, pois os raios laser desencadeiam o desenvolvimento de tecido colagenoso.[18]

Outros slides apresentavam membros gangrenados e escuros, morrendo de arteriosclerose grave (má circulação sanguínea) ou ulceração produzida pelo frio, e que foram salvos da amputação graças aos raios laser — tinham recobrado uma coloração rósea saudável. Como cirurgião vascular, Kahn muitas vezes tinha sido chamado para tentar recuperar membros gangrenados ou infeccionados, assim como feridas que não saravam, transplantando vasos sanguíneos de uma parte do corpo para o membro lesado. Pois agora ele os salvava com luz. Todos esses problemas tinham ocorrido porque o corpo dos pacientes não era capaz de fornecer sangue aos tecidos lesados. Como cirurgião vascular, Kahn sabia que a boa circulação é sempre necessária para que o corpo se cure. Mas a melhora da circulação é apenas uma das muitas formas pelas quais os raios laser podem ajudar.

Ele exibiu slides de doenças inesperadamente curadas pela luz: tendões rompidos, tendões de aquiles dilacerados e até osteoartrite degenerativa, que ocorre quando a cartilagem se desgasta. A cartilagem funciona como uma almofada entre nossas articulações. Com o desenvolvimento da osteoartrite, porém, a cartilagem desaparece, e os ossos passam a entrar em atrito, provocando enorme inflamação e dor. Durante décadas, as escolas de medicina têm ensinado que a cartilagem, uma vez perdida, não pode ser substituída, de modo que o tratamento convencional da osteoartrite consiste em dar analgésicos aos pacientes, muitas vezes viciantes, assim como anti-inflamatórios, que a longo prazo apresentam consideráveis efeitos adversos.* Nos casos de osteoartrite, eles devem ser administrados a longo prazo, pois aliviam os sintomas, mas não curam a doença.

E, no entanto, ali estavam imagens de pacientes cujas cartilagens tinham sido regeneradas pela terapia com laser. Kahn citou estudos dignos de crédito, mostrando que os raios laser desencadeiam o recrescimento de cartilagem normal em animais com osteoartrite e também aumentam o número de células produtoras de cartilagem. Também ficou demonstrado recentemente, em vários estudos randomizados e controlados, que os raios laser de baixo nível são eficazes no tratamento de osteoartrite em seres humanos.[19]

Kahn também apresentou casos de pessoas com artrite reumatoide, inclusive a severa forma juvenil, que melhoraram com os lasers. Uma jovem de 17 anos que tinha artrite reumatoide juvenil desde os 13 obteve melhoras consideráveis. Em 28 sessões de tratamento, seus dedos deformados e inutilizáveis, que ela era incapaz de fechar, se transformaram

---

* Nos Estados Unidos, mais de 16,5 mil pessoas morrem cada ano em consequência da ingestão dessas drogas, que causam sangramento gastrointestinal — mais que o número de vítimas da aids. M. M. Wolfe et al., "Gastrointestinal Toxicity of Nonsteroidal Anti-Inflammatory Drugs", *New England Journal of Medicine* 340, nº 24 (1999): 1889.

em mãos normais e funcionais. Incrivelmente, pessoas com hérnias de disco, tratadas com laser, eram curadas, sendo o corpo de alguma forma levado a reconstituir esses discos. O laser ajuda em várias síndromes de dor e na fibromialgia. Indivíduos com o sistema imunológico tão baixo que seus pés estavam infestados de verrugas e pareciam mais cepos de couve-flor ficaram curados. Todos os tipos de lesões esportivas nos joelhos, nos quadris e nos ombros, assim como lesões de esforço repetitivo, reagiram bem. Os pacientes conseguiam evitar cirurgias nos joelhos e nas articulações do quadril. E, de passagem, Kahn disse que resultados positivos já haviam sido constatados no tratamento de lesões cerebrais traumáticas, certos distúrbios psiquiátricos e lesões nervosas.

Durante a conferência, Gabrielle, que estava sentada atrás de mim, movimentava-se nervosamente, tendo levantado várias vezes para sair. Tinha dificuldade de manter a cabeça ereta e parecia transtornada pelos sons, as imagens de lesões que se sucediam. Como eu viria a saber pouco depois, ela não era médica, e portanto não estava acostumada a ver aquilo.

A SEGUNDA ORADORA, Anita Saltmarche, tratou especificamente de estudos de terapia da luz usada em casos de lesões cerebrais traumáticas, derrame e depressão. Saltmarche é uma enfermeira com histórico de pesquisas que passou a trabalhar com terapia pela luz numa empresa de laser, em Ontário. Interessou-se pelo uso da luz no cérebro quando um quiroprático — após participar de sua sessão de treinamento, que durava um dia inteiro — telefonou para consultá-la sobre um caso de utilização do laser. Esse quiroprático trabalhava no caso de uma professora com um QI de nível Mensa, envolvida num acidente de carro sete anos antes. Parada num sinal vermelho, ela fora abalroada por trás por um veículo a uma velocidade de 88 quilômetros por hora. Seu joelho bateu no painel dianteiro, e ela desenvolveu artrite. Sua cabeça balançou para a frente e para trás, e ao efeito chicote seguiu-se uma lesão cerebral traumática.

Os sintomas da lesão cerebral eram típicos e incapacitantes. Ela não conseguia mais se concentrar nem dormir. Se passasse mais de vinte minutos no computador, ficava exausta e incapaz de focar sua atenção. Não conseguia concluir qualquer tarefa, de tal maneira que teve de largar o emprego. Quando tentava dizer algo, não encontrava as palavras adequadas, e perdeu a capacidade de falar duas línguas estrangeiras. Passou a ter acessos de raiva e se sentia profundamente angustiada com tudo que perdera. Quando uma segunda tentativa de neurorreabilitação convencional não foi capaz de melhorar seu desempenho, ela tentou o suicídio.

Ela procurou o quiroprático para um tratamento da artrite do joelho a laser, e rapidamente sentiu melhora. Perguntou então se a luz, que tanto havia melhorado seu joelho, também poderia ser usada na cabeça.

Antes de prosseguir, o quiroprático pediu a Saltmarche sua opinião sobre a segurança de projetar a luz na cabeça da mulher. "Há quase quarenta anos já se praticava a terapia dos raios laser de baixa intensidade com segurança e sem efeitos colaterais significativos", disse Saltmarche, considerando que não havia problema. Sabendo quais áreas cerebrais estavam envolvidas nos déficits cognitivos da mulher, Saltmarche sugeriu oito áreas a serem escolhidas para a projeção luminosa na sua cabeça. As luzes usadas não eram propriamente raios laser, mas lâmpadas LED, no espectro vermelho e infravermelho, que apresentam algumas propriedades semelhantes às do laser.

Depois de receber o primeiro tratamento, a mulher dormiu dezoito horas — seu primeiro sono profundo desde o acidente. Começou então a melhorar significativamente. Voltou a trabalhar, a passar horas no computador e até abriu uma empresa. As línguas estrangeiras começaram a voltar. A depressão melhorou — embora com frequência ela ficasse frustrada quando tentava fazer mais de uma coisa ao mesmo tempo, a única área que ainda representava um desafio. Ela verificou também que precisava continuar o tratamento para preservar as melhoras, e que, quando parava (como aconteceu quando, certa vez, teve uma forte gripe e, outra vez, quando sofreu uma queda), seus sintomas voltavam. "Curiosamente", comentou Saltmarche, "quando reiniciava o tratamento depois de um 'descanso das luzes', ela melhorava a partir do nível anterior." Os médicos reconheceram a melhora mas não acreditavam que a responsável fosse a terapia com luz.

Saltmarche contou-nos que agora estava participando de um estudo conduzido pela dra. Margaret Naeser e seus colegas de Harvard, do MIT e da Universidade de Boston, entre eles o professor Michael Hamblin, também de Harvard, líder mundial na compreensão da maneira como a terapia com luz funciona no nível celular. No Centro Wellman de Fotomedicina do Hospital Geral de Massachusetts, Hamblin se especializa no emprego da luz para ativar o sistema imunológico durante o tratamento do câncer e de doenças cardíacas; e agora ele começava a explorar sua utilização em casos de lesão cerebral. A partir de investigações de laboratório que haviam aplicado a terapia do laser ao alto da cabeça (terapia transcranial a laser), o grupo de Boston estudara seu uso em lesões cerebrais traumáticas, constatando a utilidade do tratamento a laser. Naeser, professora pesquisadora na Faculdade de Medicina da Universidade de Boston, fizera estudos usando o laser em casos de derrame e paralisia[20] — ela era pioneira, junto com vários outros médicos, no uso da "acupuntura a laser", projetando luz em pontos de acupuntura.

Há milhares de anos os chineses afirmam que o corpo tem canais de energia, chamados meridianos, que dão acesso aos órgãos internos, e que esses canais por sua vez têm pontos de acesso na superfície do corpo, chamados pontos de acupuntura, porque são tradicionalmente estimulados com agulhas de acupuntura. Os antigos chineses sabiam que esses pontos também reagiam à pressão ou ao calor. Recentemente, descobriu-se que a eletricidade e até a luz de laser podem exercer a desejada influência nos meridianos, através dos pontos de acupuntura. Os raios laser passam energia luminosa de maneira inofensiva e indolor por esses canais. Naeser ficou intrigada ao tomar conhecimento de que na China a acupuntura era normalmente usada para tratar derrames. Submeteu-se então a um treinamento completo em acupuntura, e em 1985 foi à China, onde viu raios laser sendo usados no lugar de agulhas para tratar paralisia em pacientes de derrame. Ao voltar aos Estados Unidos, fez um estudo demonstrando que pacientes paralisados por derrame obtinham melhora significativa nos movimentos quando raios laser eram usados para estimular pontos de acupuntura no rosto e em outras áreas — nos casos em que se constatava por escaneamento que menos de 50% das vias motoras cerebrais tinham sido destruídas.[21]

Uma das pessoas tratadas pelo grupo de Boston era uma oficial militar de alta patente incapacitada por ter sofrido concussões cerebrais múltiplas em sua atividade profissional e em acidentes de rúgbi e salto de paraquedas em queda livre. Um escaneamento por ressonância magnética mostrou que parte do seu cérebro tinha manifestamente encolhido em consequência da lesão. Depois de quatro meses de tratamento com luz, ela se recuperou e voltou a suas atividades — desde que desse prosseguimento ao tratamento com luz. Quando o abandonava, seu estado regredia. Saltmarche participava agora com o grupo de Boston de um estudo americano mais abrangente, no qual pacientes de lesões cerebrais e de derrame recuperavam funções cognitivas perdidas, dormindo melhor e assumindo controle dos seus sentimentos, que em muitos casos haviam se tornado intensos e imprevisíveis depois da ocorrência das lesões cerebrais.

GABRIELLE CONTA SUA HISTÓRIA

No fim da conferência, Gabrielle dirigiu-se a Anita Saltmarche, relatou suas dificuldades neurológicas e cognitivas e disse que gostaria de se apresentar como voluntária canadense para o estudo americano. Saltmarche disse que ia examinar a possibilidade.

Entrei na fila para perguntar a Kahn para que tipos de problemas cerebrais havia usado os raios laser — já que não fornecera detalhes. Enquanto eu esperava na fila, Gabrielle aproximou-se com um senhor de idade, apresentando-o como seu pai, o dr. Pollard; ele usava óculos, falando com um delicado e elegante sotaque inglês. Na juventude, estudara medicina em Cambridge com uma bolsa de estudos. Estava com 81 anos, um a menos que Kahn.

O dr. Pollard disse ter-me reconhecido como autor do livro que Gabrielle lia desde 2007, e ela percebeu que conhecia meu rosto da foto na orelha que usava para marcar a página do livro. "Normalmente tenho excelente memória para rostos", disse ela, melancólica. Contou-me então como tinha perdido tantas faculdades mentais.

Divorciada e vivendo sozinha, Gabrielle se sustentava bem trabalhando com ensino particular, ajudando crianças com disfunções de aprendizado. A música era um fator fundamental em sua vida, e ela cantava num coral. Em 2000, começou a sofrer perda da audição e foi pedida uma tomografia computadorizada do seu cérebro, seguida de uma tomografia por ressonância magnética. Ambas revelaram uma estrutura anormal no cérebro, perto da nuca, mas os médicos não estavam certos do que se tratava. Decidiram não operá-la, e sim observar a anomalia com repetidos escaneamentos por ressonância magnética. Gabrielle tinha então 35 anos.

Em 2009, a lesão foi diagnosticada como tumor cerebral — muito provavelmente benigno. Mas os tumores benignos podem crescer e, dependendo de sua localização, matar. O tumor estendeu-se do interior do crânio pelo buraco na base do crânio por onde passa a medula espinhal. Esse buraco é pequeno e, ao crescer, o tumor passou a comprimir as estruturas nervosas que por ele passavam. A expansão foi tamanha que sua medula espinhal, para se adaptar a sua presença, teve de envolvê-lo parcialmente, e o cerebelo, uma parte do cérebro envolvida em movimentos finos e pensamentos, começou gradualmente a ser comprimido. Seu tronco cerebral, a parte mais baixa do cérebro, logo acima da medula espinhal, também estava sendo comprimido, deslocando-se para a direita. O tumor foi diagnosticado como papiloma do plexo coroide, o que significava que era feito dos mesmos tipos de células que produzem o líquido cefalorraquidiano no cérebro.

Ela precisaria passar por uma cirurgia cerebral extremamente delicada e desafiadora numa área muito pequena que aloja muitos nervos cruciais para a sobrevivência. "Quando me consultei com o neurocirurgião", contou-me Gabrielle, "eu já sabia que podia morrer em consequência da cirurgia." Ela foi informada de que podia perder a audição num dos lados, e que "depois da cirurgia eu podia ter dificuldade de engolir, talvez não fosse mais capaz de comer ou beber pelo resto da vida e podia ter dificuldade de falar, ou caminhar, ou poderia sofrer um derrame". Ela se lembra de ter ouvido o cirurgião dizer: "Existem de 3 a 5% de chances de você ficar realmente muito brava comigo por ter feito a cirurgia." Quando ela perguntou o que aconteceria se resolvesse não fazê-la, ele respondeu que as chances de ela ficar brava com ele aumentariam para "100%". O tumor em expansão acabaria por estrangular seus centros respiratórios, e ela morreria. Mas o cirurgião também lhe disse que, depois da cirurgia, ela provavelmente se sentiria melhor do que nos dez últimos anos.

Gabrielle fez a cirurgia em novembro de 2009, e sua vida foi salva. O tumor, que de fato era benigno, foi retirado. Ela ficou maravilhada de voltar a ter sensações em todos os membros. Mas logo notou que tinha dificuldade de engolir e comer e sentia náuseas constantemente. Agora, enfrentava problemas de equilíbrio e tinha dificuldade de caminhar. Mais de um ano e meio depois, "eu ainda estava usando andador, não conseguia manter a cabeça erguida e vomitava". Ela engolia as palavras e enfrentava problemas para ritmar a fala e produzir um volume normal, de tal maneira que as pessoas "mal conseguiam me ouvir". Mas "a experiência mais terrível foi perder o funcionamento mental — minhas capacidades cognitivas e a memória. Eu visualizava algo, mas não encontrava a palavra correspondente. Se tentava dizer a palavra *garfo*, acabava falando *faca*, e eu sabia que estava errado. Não conseguia mais fazer mais de uma coisa ao mesmo tempo."

Ela perdera a memória de curto prazo. Se deixasse algo de lado por alguns momentos, não era mais capaz de encontrá-lo. Às vezes, o que não conseguia encontrar estava na sua mão, e ela esquecera que havia pegado o objeto. Se tirasse os óculos e os deixasse em algum lugar, podia levar duas horas para encontrá-los em seu apartamento de 140 metros quadrados. Quando alguém lhe dirigia a palavra, ela precisava pedir que repetisse o que havia dito várias vezes, pois esquecia quase imediatamente. "Eu não era capaz de reconhecer os objetos", disse, "e só via o que estava bem na minha frente. Minha mãe me levava ao supermercado. Se eu estivesse precisando de suco de laranja para fazer salada de frutas para um amigo e visse 2 litros na minha frente, sabia que era grande demais. Mas não era capaz de olhar mais à esquerda para encontrar a embalagem de 1 litro. Eu tinha um par de calças de moletom pretas que mantinha sempre ao lado do teclado do computador, com um objeto muito menor em cima. Pois levei três semanas para encontrar as calças, embora estivessem bem ao lado do teclado, que usava diariamente. Eu só enxergava o que estava na superfície."

Gabrielle tinha dificuldade de rastreamento visual. "A vida inteira eu fora capaz de ler pautas musicais. Normalmente, eu lia de imediato. Mas na primeira vez em que voltei ao coral, eram apenas páginas de notas, sem significado. Quando chegava ao fim de uma pauta, não sabia que tinha de passar para a de baixo."

Os sons — como costuma acontecer com pessoas com lesões cerebrais — representavam um problema especial. Ela era hipersensível a todos os sons, que agora pareciam insuportavelmente altos. Ficava louca em shopping centers com música ambiente, qualquer cacofonia ou arruaça. A música, que era sua principal alegria — ela cantava diariamente —, agora era insuportável: "Não havia tonalidade nem prazer. Mais se parecia com barulho do que com notas." Ela não podia participar de qualquer grupo no qual mais de uma pessoa falasse ao mesmo tempo. Seu equilíbrio era tamanho que ela precisava passar a mão na parede para caminhar.

E vivia cronicamente exausta.

"Sou uma pessoa muito forte", disse-me Gabrielle. "Tive muitas experiências de vida difíceis que me trouxeram a este ponto, sempre fui uma pessoa religiosa, e sempre senti que não estava sozinha, e que, qualquer que fosse a dificuldade, teria uma bênção da mesma magnitude."

Ela começou a se concentrar em aprender com suas experiências, esperando que não fossem em vão, para que no mínimo outras pessoas pudessem ser ajudadas. Estudou seu cansaço mental, os componentes energéticos do seu estado. "Depois da cirurgia, eu sentia que a energia era sugada de cada célula do meu corpo", explicou. "Isto durou dez meses." Depois da menor atividade, ela precisava descansar, às vezes por dias inteiros. Não tinha reservas.

"Sempre achei que meu cérebro era onde meus pensamentos estavam. Nunca pensei nele como um órgão físico, encarregado de tudo que eu faço. De modo que não me dava conta de que tinha apenas uma energia para o cérebro e o corpo, e, se usasse essa energia para uma atividade intelectual, não teria como falar, mover as pernas ou ficar de pé.

"Percebi que estava na hora de ter um telefone celular quando um belo dia estava deitada no sofá, o telefone tocou, e parecia que eu estava numa ilha deserta, sem energia para me levantar ou mover os membros para atender. Sentia-me completamente exausta.

"Toda vez que eu alcançava mais um nível de habilidade recuperada, não havia energia suficiente para fazer outras coisas, porque minha energia já havia se voltado toda para a construção e incorporação dessa nova habilidade. Quando sofria algum revés, podia levar duas semanas para passar da total inação a pouquíssimos exercícios, até chegar ao nível seguinte."

Agora, quando as pessoas deixavam a sala de conferências, Gabrielle contou-me ter observado algo muito estranho: quando olhava para as coisas, certos padrões tornavam-se praticamente insuportáveis. Quando uma atendente na clínica de reabilitação usava uma blusa com listras azuis escuras e negras, "o contraste horizontal era como se fosse um grito visual para mim. Eu pedia a ela que usasse uma toalha sobre a camisa".

A essa altura, as coisas começaram a se arrumar na minha mente. Quase todos os problemas atuais de Gabrielle podiam ser entendidos como resultado de lesões e disfunções no tronco cerebral. O tronco cerebral processa o fluxo de sinais da maioria dos nervos cranianos, que governam o rosto e a cabeça. Um nervo craniano controla o sistema de equilíbrio e recebe sinais dos canais semicirculares no interior do ouvido. As lesões nas áreas do tronco do cérebro que governam esse nervo podem ajudar a entender sua hesitação ao caminhar e seus problemas de equilíbrio.

Sua hipersensibilidade ao som provavelmente também estava relacionada ao tronco cerebral. O ouvido tem no seu interior algo equivalente a uma lente de zoom que nos permite focar certas frequências e abafar outras. As pessoas com lesões nesse sistema ouvem zunidos e roncos atordoantes, porque perderam o controle desse mecanismo de regulação (descrito no capítulo 8). Por isso, Gabrielle não tolerava shopping centers, eco ou muzak, preferindo ouvir uma pessoa de cada vez.

Um cérebro lesionado muitas vezes não é capaz de integrar sensações diferentes. Por exemplo, manter o equilíbrio requer a integração de estímulos provenientes dos canais semicirculares do ouvido (que sinalizam a posição) com estímulos dos olhos (que identificam visualmente as linhas horizontais no ambiente, o que também é, em parte, uma função do tronco cerebral) e estímulos das solas dos pés. Quando esses sistemas não estão sincronizados por causa de lesões num ou mais deles, a pessoa fica confusa e desorientada — e tem o que costuma ser chamado de problema de integração sensorial.

Imaginei que o "grito visual" vivenciado por Gabrielle ao olhar para a blusa listrada da atendente ocorria porque, no seu estado de desequilíbrio, o cérebro buscava desesperadamente linhas horizontais para orientá-la no espaço, e ao mesmo tempo seu sistema visual, parte desse sistema lesado do equilíbrio, também estava falhando. Quando uma parte sensorial do cérebro é danificada, tende a disparar com excessiva facilidade, deixando-nos assoberbados pelas sensações.

Os sistemas sensoriais consistem em dois tipos de neurônios: os que são estimulados pelas sensações externas e os neurônios inibidores, que atenuam as sensações para que o cérebro não fique sobrecarregado, filtrando apenas a quantidade certa. (Por exemplo, quando um despertador dispara, o cérebro é muito estimulado, pois os neurônios da excitação são disparados também. Mas se o estímulo se tornar intenso demais, é bom dispor de neurônios inibidores para "baixar o volume", de modo que a pessoa não seja superestimulada.) Quando os neurônios inibidores são lesionados, o paciente vivencia uma sobrecarga sensorial, e às vezes a sensação chega de fato a ferir. Quando mencionei a Gabrielle esses problemas da integração sensorial, ela fez: "Puxa, uau!", explicando que era um alívio saber que seus sintomas combinavam e faziam parte de um pacote.

Enquanto conversávamos, o pai de Gabrielle viu que o dr. Kahn estava livre e foi falar com ele. O dr. Pollard sabia que nos dois anos desde a cirurgia ela também vinha sofrendo de uma infecção pós-operatória crônica chamada foliculite, uma inflamação desfigurante dos folículos capilares nas costas. Nem os antibióticos nem outras medidas médicas funcionavam. Como Kahn tinha muita experiência no tratamento de problemas dermatológicos, o pai de Gabrielle, a pedido dela, falou-lhe sobre a foliculite.

— Será que os raios laser poderão ajudar? — perguntou o dr. Pollard. Kahn garantiu-lhe que sim.

— Venham me ver — disse ele.

Ao SAIRMOS, o dr. Pollard ofereceu-me carona para casa, com Gabrielle — o carro deles estava estacionado logo depois do meu consultório. A curta distância que eu tinha percorrido tão rápida e facilmente uma hora e meia antes era agora atravessada, em sentido inverso, com lentos e laboriosos passos, devido ao esforço de Gabrielle para caminhar. Nós retardamos o passo para acompanhá-la. Chegamos ao carro, e nos poucos minutos até chegar à minha casa falamos da forte impressão que as palestras nos haviam causado. Eu achava que a terapia da luz podia dar certo com Gabrielle, pois a cirurgia podia ter cortado tecidos, provocando cicatrizes e inflamação nas áreas adjacentes. Suspeitava que ela estava sofrendo de cérebro ruidoso e não uso adquirido, e que na verdade nem todos os neurônios dos circuitos relacionados ao tronco do cérebro estavam de fato mortos; talvez alguns estivessem lesionados e disparando sinais patológicos, ao passo que outros estariam apenas dormentes. Se os raios laser pudessem curar a inflamação e proporcionar melhor circulação e mais energia a essas células, ela — assim como os pacientes de lesões cerebrais traumáticas — poderia ser beneficiada. Decidimos manter contato.

VISITAS À CLÍNICA DE KAHN

Nas semanas seguintes, visitei muitas vezes a clínica e o laboratório de pesquisas de Kahn para ver como os raios laser funcionam, conversar com a equipe, experimentar o equipamento e aprender a usá-lo. A clínica de Kahn, chamada Meditech, tinha uma equipe de 45 pessoas, em sua maioria clínicos, e também um laboratório que concebia os aparelhos de laser. O principal objetivo das minhas visitas era ver como os raios laser podem influenciar o cérebro, mas primeiro eu queria entender como eles funcionam e ver o que os tratamentos sérios com raios laser podem fazer em benefício de afecções comuns do corpo.

Kahn disse-me que, depois de ter o ombro curado pelas luzes, voltou a examinar a literatura científica sobre os raios laser. Ficara confuso com os diferentes protocolos relativos ao uso da luz — os diferentes comprimentos de onda, frequências de tratamento e doses de luz que os médicos e empresas estavam usando para diferentes condições. Estudou então com a cientista russa Tiina Karu, que chefiava o Laboratório de Biologia e Medicina de Laser do Instituto de Tecnologias de Laser e Informática da Academia Russa de Ciências. Karu é uma das maiores especialistas mundiais no tratamento de tecidos com laser. Em 1989, depois do período passado com Karu, ele trabalhou com engenheiros do Instituto Politécnico Ryerson, em Toronto, no desenvolvimento de um laser adaptável chamado Sistema de Terapia a Laser BioFlex, capaz de produzir quantidade infinita de protocolos de luz e de ser usado para pesquisas básicas e clínicas. Em seguida, Kahn passou anos tentando determinar que tipos de luz beneficiariam diferentes pacientes, levando em consideração a cor da pele, a idade, a gordura corporal e o tipo de doença, estabelecendo numerosos protocolos para uso do equipamento por ele desenvolvido.

A FÍSICA DO LASER

Laser é o acrônimo de Light Amplification by Stimulated Emission of Radiation [amplificação luminosa por emissão estimulada de radiação]. Desde os anos 1600, considera-se com frequência que a luz se comporta como uma onda contínua, atravessando o espaço como as ondas atravessam a água. (Por isso os cientistas falam dos "comprimentos de ondas" da luz.) Mas Albert Einstein demonstrou que também se pode considerar que a luz se comporta como uma partícula, que veio a ser chamada de fóton. Um fóton é como um pequeno pacote de luz, menor até que um átomo.

Dois conceitos fundamentais explicam como é a produção dos raios laser a partir dos fótons. O primeiro, conhecido desde as aulas de física do colegial, deriva do modelo do átomo proposto pelo físico Niels Bohr. Em termos simples, todo átomo consiste num núcleo com elétrons orbitando ao seu redor, a diferentes distâncias do núcleo. Quando está numa órbita próxima do núcleo, um elétron tem uma quantidade pequena de energia; mais distante do núcleo, uma quantidade maior. (Diz-se que esses elétrons de alto nível de energia estão num estado "excitado".) Desse modo, cada órbita de elétron é associada a um diferente estado de energia.

Na maioria dos átomos, quase sempre, a população de elétrons nas órbitas internas de baixa energia (próximas do núcleo) é maior que a população de elétrons excitados nas órbitas externas de alta energia (mais distantes do núcleo). Sempre que um elétron cai da órbita de alta energia para uma órbita de baixa energia, um fóton de luz é emitido, chamado de emissão espontânea de radiação luminosa. Essa emissão espontânea ocorre aleatoriamente na luz normal (por exemplo, numa lâmpada elétrica comum).

Entretanto, bombardeando os átomos com uma fonte externa de energia, como uma corrente elétrica ou um feixe de luz, podemos criar átomos nos quais uma maior proporção de elétrons esteja em seu estado agitados de alta energia. A população de elétrons no estado excitado torna-se então maior que a população de elétrons em estado de repouso na órbita de baixa energia. Essa chamada inversão populacional é o primeiro conceito fundamental para entender os raios laser.

O segundo conceito básico é a estimulação. Nos raios laser, os átomos são estimulados artificialmente — *bombardeados* seria uma palavra melhor — por uma fonte energética externa para promover a inversão populacional.

Normalmente, quando os átomos são bombardeados com energia, liberam fótons. O bombardeio dos átomos onde ocorreu a inversão populacional, como acontece nos raios laser, leva a uma grande liberação de fótons. Esses fótons, por sua vez, estimulam outros átomos próximos a liberar mais fótons ainda, obtendo-se assim uma cascata. Uma maneira de intensificar esse processo consiste em cercar com espelhos os átomos emissores de fótons, de tal forma que, uma vez emitidos, os fótons atingem os espelhos e quicam na direção dos átomos com inversão populacional, atingindo mais átomos ainda e estimulando-os a emitir ainda mais fótons. Daí o nome de amplificação luminosa por emissão estimulada de radiação.

Existem muitas maneiras de produzir raios laser. Se olharmos no interior de um pequeno apontador a laser, como os usados por conferencistas (ou no interior do leitor de CD do seu computador), encontraremos uma bomba de energia — na forma de baterias ou de uma fonte elétrica — que fornece um pulso de eletricidade para estimulação. Encontraremos também um pequeno diodo de laser, que é onde ocorre a inversão populacional. O diodo de laser consiste normalmente em um sanduíche de dois materiais sólidos que conduzem parcialmente a eletricidade. Por esse motivo, são chamados de semicondutores.

Entre os dois semicondutores há um pequeno espaço. Um deles é feito de um material com relativo excedente de elétrons; o outro, de um material com relativo déficit de elétrons. A inversão populacional é gerada nesse sanduíche. Quando o eletromagnetismo de uma determinada frequência é passado por esses semicondutores para estimulá-los, a cascata de amplificação luminosa é desencadeada. Espelhos dispostos no espaço entre os dois semicondutores capturam os fótons e ampliam a cascata de luz, que então pode ser projetada na forma de um feixe de raios laser. A frequência da luz emitida pode ser controlada com exatidão pelo ajuste da frequência da energia bombeada no sistema.[22]

O primeiro laser — desenvolvido em 1961 por Theodore H. Maiman no Laboratório de Pesquisas Hughes, em Malibu, Califórnia — era um laser quente. Em questão de apenas um ano, o laser quente capaz de queimar tecidos já era usado cirurgicamente no lugar dos bisturis, e em 1963 passou a ser empregado para destruir tumores em animais de laboratório. O laser tornou-se amplamente conhecido quando o filme *007 contra Goldfinger* (1964) mostrou uma cena na qual James Bond estava amarrado a uma mesa com as pernas afastadas e um laser quente, parecendo uma gigantesca seringa luminosa que emitia um fino e cristalino feixe de luz vermelha, ameaçava cortá-lo em dois:

> GOLDFINGER (*sem se mostrar particularmente impressionado com o carro de alta tecnologia exibido por Bond*): Também tenho um brinquedinho novo. [...] Você está diante de um laser industrial, que emite uma luz extraordinária, inexistente na natureza. Ele é capaz de projetar um ponto luminoso na lua. Ou de cortar metal sólido, a uma distância menor. Vou mostrar-lhe. [...]
> BOND: Quer que eu diga alguma coisa?
> GOLDFINGER (*triunfante*): Não, sr. Bond, quero que morra.

COMO OS LASERS CURAM TECIDOS

Em 1965, já se sabia que o laser de baixa intensidade podia curar. Trabalhando em Birmingham, Inglaterra, Shirley A. Carney mostrou que o laser de baixa intensidade podia promover o crescimento de fibras de colágeno nos tecidos da pele.[23] O colágeno é uma proteína que constitui o nosso tecido conjuntivo, ajuda a dar-lhe forma e é necessária para a cura. Em 1968, o dr. Endre Mester demonstrou em Budapeste que os lasers são capazes de estimular o crescimento da pele em ratos, e, um ano depois, que podem melhorar radicalmente a cura de feridas. Em meados da década de 1970, a União Soviética já dispunha de quatro grandes instalações clínicas e de pesquisa para usar lasers no estímulo de tecidos vivos, técnica que se tornara comum já na década de 1980 no bloco comunista, embora ainda fosse rara no Ocidente.

Só depois do fim da Guerra Fria os lasers médicos tornaram-se mais comuns no Ocidente, e apenas em 2002 a Administração Federal de

Drogas aprovou o primeiro equipamento de terapia a laser de baixa intensidade nos Estados Unidos.

QUANDO OS FÓTONS encontram matéria, podem acontecer quatro coisas. Eles podem ser refletidos e se distanciar da matéria; atravessá-la; penetrá-la, mas se dispersar no seu interior; ou serem absorvidos sem se dispersar muito. Quando os fótons são absorvidos por tecido vivo, desencadeiam reações químicas nas moléculas internas sensíveis à luz. Moléculas diferentes absorvem comprimentos de onda diferentes. Por exemplo, as células vermelhas de sangue absorvem todos os comprimentos de onda não vermelhos, deixando apenas os vermelhos visíveis. Nas plantas, a clorofila verde absorve todos os comprimentos de onda, exceto os verdes.

Os seres humanos tendem a achar que só nos olhos existem moléculas sensíveis à luz, mas elas são de quatro tipos principais: rodopsina (na retina, que absorve a luz para a visão), hemoglobina (nas células vermelhas do sangue), mioglobina (no músculo) e, a mais importante, citocromo (em todas as células). O citocromo é a maravilha que explica como os lasers são capazes de curar doenças tão diferentes, pois converte a energia luminosa do sol em energia para as células. A maioria dos fótons é absorvida pela usina de energia existente no interior das células, a mitocôndria.

Incrivelmente, as nossas mitocôndrias capturam energia originada a uma distância de 150 milhões de quilômetros — a energia do sol — e a liberam para ser usada por nossas células. Envolta numa fina membrana, a mitocôndria está cheia de citocromos sensíveis à luz. Quando os fótons solares passam pela membrana e entram em contato com o citocromo, são absorvidos e estimulam a criação de uma molécula que armazena energia em nossas células. Essa molécula, chamada ATP (trifosfato de adenosina), é como uma bateria de uso geral, fornecendo energia para o funcionamento das células. O ATP também fornece energia que pode ser usada pelo sistema imunológico e para a reparação das células.

A luz do laser provoca a produção de ATP,[24] e por isso é capaz de iniciar e acelerar a reparação e o crescimento de novas células saudáveis, inclusive as que constituem a cartilagem (condrócitos), os ossos (osteócitos) e o tecido conjuntivo (fibroblastos).

Lasers de comprimentos ligeiramente diferentes também podem intensificar o uso do oxigênio,[25] melhorar a regulação do sangue e estimular o crescimento de novos vasos sanguíneos, levando mais oxigênio e nutrientes aos tecidos — o que é especialmente importante para a cura.

Kahn utiliza quatro métodos diferentes para levar luz às moléculas de citocromo. O primeiro é a luz vermelha, gerada por 180 diodos emissores de luz (LEDs), dispostos em fileiras e montados numa faixa elástica macia do tamanho de um envelope. Em geral, o terapeuta cobre uma superfície do corpo com luz vermelha por cerca de 25 minutos. Essa luz vermelha penetra de 1 a 2 centímetros no corpo e sempre é usada primeiro, para preparar o tecido para uma cura mais profunda e ajudar a melhorar a circulação.

Em seguida, Kahn usa uma faixa de LEDs infravermelha por cerca de 25 minutos. Sua luz penetra cerca de 5 centímetros no corpo, disseminando ainda mais profundamente a luz curativa.

As luzes LED têm propriedades semelhantes às do laser, mas não são lasers, sendo portanto possível olhar diretamente para elas sem efeitos nocivos.

Kahn utiliza então o raio puro de laser, começando com uma sonda de laser vermelho, seguida de uma sonda de laser infravermelho.* Uma sonda de laser tem muito mais força que as LEDs, num feixe concentrado que vai muito fundo. Quando a sonda de laser é aplicada, os tecidos superficiais já foram saturados com tantos fótons das LEDs vermelhas e

---

* As luzes de LED vermelhas têm 660 nanômetros; as luzes de LED infravermelhas, 840 nanômetros; a sonda de laser vermelho tem 660 nanômetros; a sonda de laser infravermelho, 840 nanômetros.

infravermelhas que o laser gera uma cascata de fótons nos tecidos, chegando a uma profundidade de até 22 centímetros no corpo. A sonda de laser é aplicada brevemente em vários pontos. Um tratamento completo com projeção da sonda para vários alvos dura cerca de sete minutos. Ao contrário do que acontece no caso das LEDs, olhar diretamente para a luz de laser de uma sonda pode ser perigoso, e os pacientes e médicos usam óculos especiais ao utilizá-las. A energia de uma "dose" de luz depende de dois fatores: o número de fótons emitidos pela fonte luminosa e o comprimento de onda ou a cor desses fótons. Como demonstrou Einstein, a cor de uma luz é uma medida da quantidade de energia que ela contém.[26]

No sistema imunológico, a luz de laser pode disparar formas úteis de inflamação, mas apenas quando necessário. Nos casos em que os processos inflamatórios tornaram-se parados e "crônicos", como acontece em muitas doenças, a luz de laser pode desbloquear o processo emperrado e levá-lo rapidamente a uma resolução normal, ocasionando menor inflamação, inchaço e dor.

Muitas doenças modernas, entre elas, doenças cardíacas, depressão, câncer, Alzheimer e todas as doenças autoimunes (como artrite reumatoide e lúpus), ocorrem em parte porque o sistema imunológico do corpo produz uma inflamação crônica excessiva. Nesse tipo de inflamação, o sistema imunológico fica "ligado" por tempo demais, podendo até começar a atacar os próprios tecidos do corpo, como se fossem invasores. As causas da inflamação crônica são muitas, entre elas a dieta e, naturalmente, as incontáveis toxinas químicas que se alojam no corpo. Um indivíduo cronicamente inflamado produz substâncias químicas chamadas citocinas pró-inflamatórias que contribuem para a dor e a inflamação.

Felizmente, a luz de laser combate a inflamação excessiva aumentando as citocinas anti-inflamatórias, que acabam com a inflamação crônica. Elas diminuem o número de células "neutrófilas", que podem contribuir para a inflamação crônica, e aumentam o número de células "macrófagos" do sistema imunitário, os coletores de lixo que removem invasores externos e células lesadas.

O laser também diminui o estresse causado pelo oxigênio nos tecidos. O corpo faz constantemente uso de oxigênio, produzindo moléculas chamadas radicais livres que são muito ativas e interagem com outras moléculas. Quando em excesso, elas danificam as células e podem provocar doenças degenerativas. Outra característica única dos raios laser é que afetam preferencialmente as células danificadas, ou células que estejam lutando para funcionar e precisem de maior quantidade de energia. As células cronicamente inflamadas; ou com suprimento limitado de sangue e oxigênio, em virtude da má circulação; ou ainda as que estejam se multiplicando (como acontece quando os tecidos tentam se curar) são mais sensíveis a lasers vermelhos ou quase infravermelhos de baixa intensidade do que as células em bom funcionamento. Por exemplo, uma ferida na pele é mais sensível ao laser de baixa intensidade do que o tecido normal. Em outras palavras, os raios laser têm um bom efeito onde são mais necessários.[27]

Para curar-se, o corpo precisa muitas vezes produzir novas células. O primeiro passo na reprodução celular ocorre quando o DNA se replica. A luz de laser pode ativar a síntese de DNA (e de RNA) nas células. Células humanas numa placa de Petri sintetizam mais DNA e crescem em resposta a comprimentos de onda de luz específicos.[28] *E. coli*, um tipo muito simples de bactéria, reage a alguns deles, mas não a todos. A levedura reage e cresce diante de outros comprimentos. Existe assim toda uma linguagem de energia luminosa, na qual comprimentos de onda específicos são as palavras às quais as células vivas respondem.

Mas como será que os lasers influenciam o cérebro? Até a luz solar normal afeta as substâncias químicas do cérebro. Sabe-se que a serotonina, um neurotransmissor cerebral, apresenta-se em baixos níveis em certas depressões; estudos comprovam que a luz solar normal leva o corpo a liberar serotonina, um dos motivos pelos quais as pessoas que vivem longe do equador se sentem rejuvenescidas e bem animadas nos feriados ensolarados. A luz de laser também provoca liberação de serotonina,[29] além de outras substâncias químicas importantes do cérebro, como as endorfinas, que diminuem a dor, e a acetilcolina, essencial para o aprendizado — e que pode ajudar um cérebro lesionado a reaprender habilidades mentais perdidas. Kahn, Naeser e o grupo de Harvard acreditam que a luz de laser também afeta o líquido cefalorraquidiano. Kahn considera que esse líquido e os vasos sanguíneos carregam os fótons para o cérebro, onde influenciam as células cerebrais, como influenciariam outras. As pesquisas científicas nessa direção ainda estão engatinhando.

PARA ENTENDER PLENAMENTE o trabalho clínico de Kahn, tive de superar um preconceito.

Hoje em dia não é difícil produzir um laser simples, barato e "de uso genérico". Os quiropráticos e outros profissionais de saúde muitas vezes utilizam pequenos lasers por alguns minutos em seus consultórios depois de uma correção quiroprática, quase que automaticamente. Eu havia tentado esse tipo de procedimento, mas com resultados que não me impressionaram. Foi o que disse a Kahn, que não se mostrou surpreso: "Esses períodos breves de aplicação não são de duração suficiente para que os lasers curem o que quer que seja."

Os lasers de Kahn são diferentes da maioria dos pequenos equipamentos de mão. Alguns dos seus equipamentos custam dezenas de milhares de dólares, estando ligados a computadores sofisticados. Os membros de sua equipe ficam constantemente atentos aos pacientes, mudando seus ajustes e alterando seus tratamentos.

Em vinte anos de trabalho, Kahn e sua equipe observaram os efeitos de quase 1 milhão de tratamentos a laser para determinar quais os protocolos que melhor funcionam em determinadas doenças e determinados tipos de pacientes. O próprio Kahn ainda presta consulta a 95% dos pacientes que procuram sua clínica e os acompanha. A cor da pele, a idade e a quantidade de gordura e de músculos do paciente são fatores que afetam a quantidade de luz absorvida. Ante a reação do paciente, o clínico adapta a frequência do pulso luminoso, a forma da onda e a dose de energia (o número de fótons transmitidos a cada centímetro de tecido ao longo do tempo). Como observa Michael Hamblin: "Existe uma dose ideal de luz para cada aplicação específica, e doses maiores ou menores que esse valor ideal podem não ter efeito terapêutico." Mas às vezes "doses menores são na verdade mais benéficas que doses maiores".[30]

TOMEI CONHECIMENTO PELA primeira vez do que os raios laser de Kahn eram capazes de fazer observando seus efeitos sobre as doenças nas quais seus resultados eram mais notáveis. Uma mulher que observei apresentava uma lesão na articulação rotatória do ombro, em geral causada por ruptura do músculo ou do ligamento. Durante um ano, ela experimentara massagens, quiropatia e osteopatia, com poucos resultados. Depois de quatro sessões de laser, sua dor desapareceu, normalizando-se a força e a flexibilidade.

O professor Cyril Levitt, antropólogo e sociólogo de 66 anos, andava mal por causa de osteoartrite nos quadris e nos joelhos, que começou há seis anos, e de um arrancamento no tendão de aquiles. A osteoartrite costuma ser tratada com a reposição prostética do quadril ou do joelho. Em quatro tratamentos com laser ao longo de uma semana, ele estava livre de dores nos quadris e nos joelhos sem qualquer medicação, subindo e descendo escadas novamente sem desconforto; com novas sessões de tratamento, ao longo de alguns meses, sua artrite foi completamente curada, assim como o arrancamento do tendão de aquiles. Vários casos de ciática, problemas no tornozelo e dor crônica causada por herpes-zóster foram sarados. Um médico que tinha rasgado completamente um tendão no ombro e aguardava uma cirurgia melhorou tanto que cancelou a operação. Outra pessoa, sofrendo de sinusite crônica, constatou melhora, assim como na audição, ao passo que o zumbido nos ouvidos diminuiu. Os progressos apresentados por todas essas pessoas foram permanentes, e assim elas não precisaram de tratamento contínuo. Dentre todos os casos em que não houve melhora, constatou-se que os pacientes haviam suspendido o tratamento depois de apenas algumas sessões.

Uma das neuroplásticas que mencionei em *O cérebro que se transforma*, Barbara Arrowsmith Young, que havia curado seus muitos distúrbios de aprendizado com exercícios cerebrais, também procurou Kahn. Quando mais jovem, ela fora acometida por endometriose grave, doença na qual as células do útero crescem em outras partes do corpo; isso pode causar dor e sangramento, e impediu que a médica tivesse filhos. As várias cirurgias efetuadas em Barbara levaram ao desenvolvimento de enormes cicatrizes no interior do seu abdômen, chamadas aderências pós-cirúrgicas. O tecido cicatrizado era tão grande que ela sentia dores constantes e mensalmente sofria de obstrução do intestino, algumas delas colocando sua vida em risco. Toda vez que os cirurgiões interferiam para tentar resolver o problema, as cicatrizes pioravam. Ela sofreu durante décadas. Finalmente, revelou-se num teste que Barbara tinha uma anomalia genética que a levava a formar excesso de tecido cicatricial.

Com todas as cicatrizes e cirurgias, ela desenvolveu uma síndrome de dor crônica, com dor abdominal incapacitante, que Michael Moskowitz e Marla Golden ajudaram a diminuir. Mas ela ainda estava sujeita a graves obstruções intestinais.

Sabendo que os lasers de baixa intensidade podem ajudar tecidos de cicatrização a se curar normalmente, eu falei a Barbara sobre o dr. Kahn. Depois de uma série de tratamentos, seu problema — que seria permanente, segundo lhe haviam dito — melhorou radicalmente. Sua dor diminuiu e suas obstruções intestinais tornaram-se muito raras, ocorrendo apenas algumas vezes por ano, além de menos perigosas, o que permitiu que ela viajasse. Kahn também alcançou resultados notáveis no tratamento da endometriose, chegando a controlá-la tão bem em certos pacientes que eles puderam cancelar cirurgias já marcadas. Para mim, foi doloroso saber que Barbara poderia ter sido poupada de várias operações, da infertilidade e de décadas vivendo com medo de obstruções se os lasers fossem mais conhecidos.

Kahn mostrou-me os vestígios quase imperceptíveis de uma lesão no seu rosto, bem característica de pessoas idosas, causada por excesso de exposição ao sol. "Vivendo na fazenda na infância", contou-me ele, "nós sempre trabalhávamos ao ar livre sem camisa, sem chapéu e sem usar protetor solar." Agora ele pagava o preço; seu dermatologista o informara de que a lesão na pele (chamada ceratose actínica) era pré-cancerosa. Em geral, essas lesões são removidas ou cauterizadas com laser quente. Mas em vez de cauterizá-la, Kahn usou o laser de baixa intensidade, e a pele se normalizou em várias sessões. De acordo com o que me relatou, muitas lesões cancerosas menos severas na pele, como certos cânceres de célula basal, também podem ser curadas com a luz de laser de baixa intensidade.

Eu começava a me convencer de que, nas mãos de Kahn e seus colegas, os lasers curavam rapidamente todos os tipos de coisas incuráveis — cartilagens, grandes rupturas de tendão, ligamentos e músculos.

Dentre os casos que chegaram ao fim do tratamento enquanto os observava, a esmagadora maioria melhorou. Passei a me perguntar quais benefícios ele poderia trazer às pessoas com problemas cerebrais.

O SEGUNDO ENCONTRO

Voltei a ter notícias de Gabrielle quando abri um e-mail enviado por ela no dia 24 de fevereiro. "Gaby", como às vezes se referia a si mesma, escrevia que estivera muito ocupada. Entrara em contato com Anita Saltmarche para marcar algumas sessões, e passara a participar do estudo de Boston. Saltmarche disse que a projeção de lasers no topo de sua cabeça por breves períodos faria parte do tratamento. Gaby entendeu que teria de se tratar com luz por dez minutos diariamente pelo resto da vida, começando em algumas semanas. Enquanto isso, também decidira procurar Kahn por causa da foliculite, em virtude de sua grande experiência com infecções e feridas na pele.

Gaby não chegou a conversar com Kahn sobre a possibilidade de ele interferir nos seus problemas cerebrais, já que o médico mostrara-lhe sobretudo slides de casos de cura de ferimentos. Mas ao ser informado de seus sintomas cognitivos, ele, como cirurgião, teve certeza de que eram efeitos secundários do trauma cirúrgico, pois, por mais meticuloso que seja um cirurgião, geralmente ocorre sangramento considerável, especialmente nas cirurgias intracranianas, resultando em tecido de cicatrização, sobretudo nas camadas protetoras que cercam o cérebro, chamadas meninges. Ele também achava que haviam ocorrido lesões diretas às células cerebrais, ocasionando os sintomas.

"Quando eu estava sentada na cadeira para o tratamento da foliculite com luzes", contou-me Gaby, "[Fred] disse: 'Também posso ajudá-la com a questão cerebral, venho fazendo isso há anos.' E ao dizer isso, ele fez um gesto como se aquilo fosse perfeitamente banal. Você conhece o Fred."

Desde 1993, Kahn tratava pessoas com problemas nas vértebras cervicais, a parte superior do pescoço, e notava que, surpreendentemente, quando o paciente também tinha algum problema no cérebro ou no sistema nervoso central, esses sintomas muitas vezes também melhoravam. Deu-se conta de que o líquido cefalorraquidiano, que circula ao redor da medula espinhal, provavelmente retornava ao cérebro depois de ser irradiado pela luz.

Gaby perguntou a Kahn como seria o tratamento, e ele explicou que, nas sessões de tratamento da foliculite, poderia projetar outra luz para o alto do pescoço, na direção do tronco cerebral. Certificara-se no exame da literatura de que doses mais baixas de luz por longos períodos eram eficazes na regeneração de tecidos e na redução da inflamação patológica, além de aumentarem a circulação geral do sangue no cérebro — o que, como cirurgião vascular, ele sabia ser essencial para a cura. As primeiras sessões durariam mais de uma hora, mas ele não achava que Gaby precisasse dos lasers pelo resto da vida.

Na primeira sessão do tratamento, Kahn projetou as luzes bem alto no seu pescoço e sua coluna. Ela ficou exausta, embora estivesse apenas permanecido sentada numa cadeira. Precisava dormir, típica reação de quando o cérebro começa a se recuperar. Não é nada parecido com a exaustão que ocorre com tratamentos de radiação em casos de câncer, nos quais as células são destruídas. Como expliquei no capítulo 3, creio que isso aconteça porque o cérebro lesado, que se mantinha na reação simpática de luta ou fuga, entra no estado parassimpático; ele desliga a reação de luta ou fuga, acalma-se e se neuromodula, entrando em seguida no estado curativo de neurorrelaxamento.

DEPOIS DO SEGUNDO tratamento, Gaby sabia que sua vida havia mudado. Notou que conseguia concentrar-se por mais tempo. Passadas três semanas, observou melhoras na memória e maior energia — conseguia escovar os dentes durante um minuto inteiro. As náuseas pararam. E ela tinha forças para abrir a porta da geladeira.

Oito semanas depois, escreveu-me:

Agora eu consigo lembrar, me concentrar e fazer várias coisas ao mesmo tempo. Consigo voltar a cabeça completamente para a esquerda e me curvar. Consigo ouvir rádio, cantar, usar o triturador e ir a restaurantes e shoppings. Voltei a frequentar a sinagoga (os microfones não me incomodam mais) e a me exercitar na piscina. (Crianças gritando, aparelhos de som e secadores de cabelo não são mais um problema para mim.) Caminho mais rapidamente que meu pai nos bons tempos e me sinto muito mais forte. [...] Espero [...] ser capaz de dirigir novamente. [...] É emocionante passar de fases onde precisava esperar meses para que qualquer mudança acontecesse para essa fase onde mudanças aconteçam a cada dois ou três dias. [...] Ainda vou dar tempo ao tempo, mas o fato é que não vomito desde 2012.

Ela então acrescentou um pequeno P.S.:

> O concerto "Beethoven e seu cérebro" com Daniel Levitin é neste sábado à noite no Koerner Hall.
> Obrigada por seu interesse e ajuda.

Daniel Levitin é um dos maiores especialistas mundiais sobre os efeitos da música no cérebro. Ele se apresentaria com o regente Edwin Outwater e a Orquestra Sinfônica Kitchener-Waterloo, tocando Beethoven. Levitin explicaria como a música estava afetando o cérebro coletivo do público. Ele não é um especialista acadêmico desinteressado. Chegou a fazer carreira como músico, apresentando-se com Sting, Mel Tormé e o Blue Öyster Cult, assessorando Stevie Wonder e Steely Dan e tendo atuado como engenheiro de gravação do Santana e do Grateful Dead. Até que — como Kahn — deu uma grande virada, tornou-se um psicólogo pesquisador e passou a investigar como a música interage com o cérebro. Naquele momento, era chefe do Laboratório de Percepção, Cognição e Consultoria Musicais da Universidade McGill, tendo publicado *A música no seu cérebro*. Eu imediatamente comprei ingressos e, como ainda não nos conhecíamos, telefonei a sua secretária em Montreal para convidá-lo para jantar na minha casa naquela mesma noite, véspera do concerto. Ela disse que tentaria contatá-lo, mas que ele estava viajando de Los Angeles.

Naquela noite, Daniel Levitin bateu à nossa porta quando jantávamos com amigos. A conversa já ia animada, girando em torno de filósofos alemães modernos e gregos antigos. À sobremesa, Levitin olhava para dois violões encostados na parede como se fossem duas donzelas esperando convite para dançar. Passamos o resto da noite cantando e tocando juntos, canções compostas por outros, canções que nós mesmos tínhamos escrito. Não se disse uma palavra sobre o cérebro.

Na noite seguinte, no concerto, Levitin estava *muito* falante. Ele e Outwater eram muito divertidos juntos, ambos dotados de um certo talento para a comédia. O interior do Koerner Hall projeta nas laterais e sobretudo no teto grandes veios curvos de madeira que dão a sensação de que estamos dentro de um belo instrumento musical, construído para ressoar.

Levitin, Outwater e a orquestra percorreram a Abertura Egmont, o quarto movimento da Sinfonia nº 9, o segundo movimento da *Eroica* e toda a Sinfonia nº 5. Enquanto a orquestra tocava, o público usava pequenos dispositivos digitais para registrar em tempo real as emoções específicas que os trechos musicais suscitavam; enquanto isso, um computador registrava os resultados. Era fascinante observar como a maioria dos presentes, ouvindo determinada passagem, sentia a mesma emoção, fosse tristeza, dor ou expectativa alegre. Todos sabemos que certos trechos musicais parecem felizes, tristes ou assustadores, mas ali estava uma demonstração perfeitamente clara da maneira como diferentes oscilações do som podem ter um impacto semelhante em muitos cérebros distintos. Levitin explicou de que formas a música — o timbre, a altura das notas, as variações e os ornamentos esperados ou inesperados — influencia o cérebro, levando a essas reações emocionais. Ao terminar o concerto, com aplausos entusiásticos, a noite não tinha acabado. Em vez de saírem, as pessoas foram para o saguão que dava para as pistas da Philosopher's Walk, ouvir a apresentação de um pianista asiático excepcional que tocou para todos.

Foi quando eu a vi. Eu jamais sonharia que Gaby, com todos os seus problemas em relação ao som e à música, pudesse comparecer a um concerto com obras de Beethoven, que compunha música tão tonitruante — algo que uma mulher com tantas lesões certamente não seria capaz de tolerar. Embora ainda na véspera tivesse lido sua carta afirmando que se sentia melhor, eu não me dera conta exatamente do alcance da sua recuperação. Ela atravessou o salão rapidamente na minha direção, a passos firmes, a expressão radiante, os olhos brilhando.

Depois de me apresentar a dois amigos, disse: "Da última vez que tive coragem de comparecer a um desses concertos, fiquei tão desorientada pelo som que ainda precisei ficar sentada por quase meia hora depois do final. E então, quando me levantei" — e ela apontou na direção da saída, cerca de 20 metros além do Philosopher's Walk — "levei vinte minutos para chegar ali, e mesmo assim sendo ajudada."

Seu cérebro estava sendo reprogramado com luz.

KAHN NÃO FICOU tão surpreso com os progressos de Gaby. No início de abril, ela e eu nos encontramos de novo na clínica de Kahn, e ele me mostrou como posicionava as luzes na sua cabeça, sobre as áreas do crânio mais próximas do tronco cerebral e do cerebelo. Quando ele o fez, ela levantou os cabelos, e eu vi uma cicatriz de 12 centímetros de comprimento por trás da orelha — o corte no crânio que havia salvado sua vida.

Nos oito meses seguintes, continuei em contato com Gaby. Ela passara pelo primeiro tratamento com luz no fim de dezembro de 2011 e começou a fazer sessões duas vezes por semana. No início de março de 2012, reduzira a frequência para uma vez por semana, declarando que havia recuperado tanto a memória de curto prazo quanto a de longo prazo, que era capaz de fazer várias coisas ao mesmo tempo e, sobretudo, que pensava com clareza. Chegara ao fim o pavor de perder as funções mentais.

Gaby fazia vários tipos de exercícios, entre eles hidroginástica e tai chi, ideal para uma mulher com problemas de equilíbrio.

Sem jamais mostrar-se passiva, ela era uma paciente ideal. As luzes estavam curando seus tecidos, mas ela ainda precisava reaprender tarefas de que um dia fora capaz, mobilizando sua neuroplasticidade em treinamentos repetitivos que envolviam focar sua atenção. O que mais lhe parecia difícil de explicar para pessoas saudáveis a respeito da recuperação de lesões cerebrais era que, toda vez que dava um pequeno passo à frente, muitas vezes sofria um revés, ficando exausta durante dias. Os "pequenos passos", na verdade, não eram nada pequenos. Pareciam-

-lhe tão grandiosos quanto se estivesse aprendendo cada um deles pela primeira vez, já que os neurônios responsáveis pela atividade muitas vezes a estavam fazendo realmente pela primeira vez, considerando que os que a exerciam anteriormente estavam mortos. Uma vez iniciado o tratamento com luz, contudo, Gaby percebeu que os reveses diminuíam. Quando a mulher com quem trabalhava apareceu vestindo uma blusa de listras horizontais alternadas em preto e branco, Gaby disse: "Eu consigo aguentar e não precisei que ela vestisse nada por cima. Ainda não está perfeito, mas já não é um grito visual!"

E ela prosseguiu: "Uma semana atrás, ganhei a música de volta!" Não só a música já não a atormentava nem a deixava esgotada, como passou a revigorá-la. "É mesmo muita coisa, pois a música sempre foi muito importante para mim... e estou podendo dançar!", explicou ela, agora que havia recuperado o equilíbrio.

"Na semana passada, encontrei um conhecido do coral", acrescentou. "Ele me conheceu quando eu me movimentava e falava como uma pasta. E disse: 'Meu Deus, você está andando!' Eu respondi: 'Como é bom quando alguém nota que eu melhorei!' E ele: 'Você não está entendendo, isso não é uma melhora, mas sim um outro mundo.'"

PROVAS DE QUE OS RAIOS LASER CURAM O CÉREBRO

No passado, Kahn tinha ajudado pessoas com problemas cerebrais e outras dificuldades de ordem nervosa, como dores de cabeça decorrentes de concussão, demência vascular (demência causada por problemas de vasos sanguíneos do cérebro), enxaquecas, paralisia de Bell (uma paralisia do nervo facial) e tinido (zumbido no ouvido). Fazia questão de esclarecer que era influenciado por pesquisas feitas em Israel sobre terapia com luz no cérebro.

O dr. Shimon Rochkind, neurocirurgião na Universidade de Tel--Aviv, foi o pioneiro do uso de lasers no tratamento de lesões do sistema nervoso periférico, isto é, todos os nervos do corpo exceto os do cérebro e da medula espinhal. As lesões nos nervos periféricos podem levar a problemas sensoriais e motores. Há cem anos se sabe que os nervos periféricos são neuroplásticos e muitas vezes podem voltar a crescer depois de lesões. Em geral se recorre a cirurgia para reparar esses nervos — desde que seja possível realizá-la até seis meses depois da ocorrência da lesão. Rochkind demonstrou que a aplicação de lasers de baixa intensidade nos nervos periféricos pode ajudá-los a se recuperar, e que a luz melhora o metabolismo das células nervosas, favorece o aparecimento de novas conexões entre os nervos, intensifica o crescimento de novos axônios (que conduzem os sinais elétricos) e da mielina (a cobertura gordurosa em torno dos nervos, que lhes permite mandar sinais mais rápidos), além de diminuir os tecidos de cicatrização. Rochkind demonstrou ainda que, tanto em animais quanto em seres humanos, os lasers de baixa intensidade ajudam os nervos lesionados a interromper sua degeneração e começar sua regeneração.[31] Trabalhando com uma equipe americana, ele também comprovou que um nervo craniano pode ser curado.[32]

A grande questão para Rochkind era: essas maravilhosas mudanças e o novo crescimento neuronal também poderiam ocorrer no sistema nervoso central — na medula espinhal e no cérebro?

Ele demonstrou em seguida que certas lesões graves da medula espinhal reagiam à terapia a laser. A equipe cortou a medula espinhal de ratos, simulando uma lesão severa. Em seguida, injetou células-tronco da medula espinhal no espaço entre os cortes, aplicando laser à área no grupo de tratamento, mas não no grupo de controle. As seções cortadas da medula espinhal que receberam aplicações de laser se regeneraram, cresceram juntas, restabeleceram suas conexões elétricas e começaram a sinalizar adequadamente. Num outro estudo, ele mostrou que a aplicação de laser a células cerebrais de embriões de ratos as levava a brotar novas conexões e a migrar para lugares do cérebro onde seriam úteis.[33]

Outros estudos revolucionários desse tipo continuam chegando de Israel. O zoólogo Uri Oron, da Universidade de Tel-Aviv, vem estudando a utilização de raios laser para regenerar tecidos danificados do cérebro, dos músculos e do coração. Em 2007, ele e seus colegas comprovaram que os raios laser podem estimular a produção de ATP em células progenitoras neurais humanas — que são como neurônios bebês, ou precursores de neurônios humanos plenamente desenvolvidos —,[34] no direcionamento de raios lasers de baixa intensidade para células humanas numa placa de Petri. Em outra experiência, Uri Oron, Amir Oron e seus colegas de Israel e dos Estados Unidos testaram esse mesmo laser em camundongos com lesões cerebrais traumáticas causadas pela queda de um peso na cabeça.[35] As lesões encontravam-se em áreas muito profundas do cérebro. Quatro horas após a ocorrência da lesão, os pesquisadores usaram luz de laser de baixa intensidade, aplicando-a por cima da parte externa da cabeça dos animais. Um grupo de controle ficou sem o tratamento com laser. Imediatamente depois do trauma, não havia diferenças entre os dois grupos. Cinco dias mais tarde, porém, os camundongos tratados com laser evidenciaram muito menos déficits neurológicos. Essas vantagens persistiram. Um mês depois da lesão, quando a equipe examinou o cérebro dos camundongos, o tamanho do dano era significativamente menor nos que tinham sido expostos à luz.

Os Oron e seus colegas israelenses e americanos realizaram em seguida experiências semelhantes com ratos que haviam sofrido derrame.[36] Bloquearam uma artéria, provocando um derrame, bem parecido com os que costumam acometer seres humanos. Vinte e quatro horas depois dos acidentes cerebrais, alguns dos animais tiveram raios laser projetados na cabeça, e apresentaram menos perdas neurológicas que os que não foram expostos à luz. Também apresentaram mais células nervosas recém-formadas.

Na minha opinião, toda emergência clínica e hospitalar deveria dispor de laser de baixa intensidade para pessoas com derrame ou traumatismo craniano. Essa terapia seria particularmente importante para lesões na cabeça, pois não existe uma terapia eficaz com drogas para lesões cerebrais traumáticas. Uri Oron também demonstrou que a luz de raios laser de baixa intensidade pode reduzir a formação de cicatrizes em animais que sofreram ataques cardíacos;[37] talvez os lasers também devessem ser usados em salas de emergência para eventos cardíacos.

Oito anos atrás, Kahn sentiu dores no peito durante um ataque cardíaco incipiente causado por estreitamento de uma artéria coronária. Depois de ser atendido numa emergência, ele usou um raio laser de baixa intensidade no próprio coração. O estreitamento vascular desapareceu numa ressonância magnética nuclear posterior. Hoje, ele está livre de toda medicação cardíaca e de sintomas. Desde então, constatou que o uso de lasers ajudou muitos pacientes com doenças nas artérias coronárias, e que os sintomas muitas vezes desaparecem depois de seis meses, por vários anos.

USANDO RAIOS LASER PARA OUTROS PROBLEMAS CEREBRAIS

Visitei a clínica de Kahn regularmente para acompanhar pacientes com problemas cerebrais. Muitas vezes meu guia era o diretor clínico de Kahn, o dr. Slava Kim, um cirurgião geral do Cazaquistão, de 40 anos. Kim é meio coreano e meio russo-ucraniano, muito familiarizado com a medicina tradicional oriental da energia, levada para a Rússia pelos coreanos. Ele tem uma abordagem holística com os pacientes e é campeão de taekwondo na sua faixa etária. No Cazaquistão, os tratamentos com laser são comuns em cirurgias desde que os pesquisadores russos Meshalkin e Sergievskii introduziram a irradiação a laser de baixa intensidade no sangue, tratamento até hoje desconhecido no Ocidente.[38] Em 1981, eles começaram a administrar luz a pacientes com problemas cardiovasculares.

A primeira vez em que Kim viu a irradiação funcionar foi num paciente com septicemia — uma infecção sanguínea que apresenta risco de morte. O homem não reagia a antibióticos e estava à beira da morte. Sabendo que a luz ajuda o corpo a se curar, os médicos introduziram um laser de fibra ótica carregando luz de laser de 632 nanômetros no paciente por via intravenosa, através de um tubo na sua veia. Essa abordagem também fora pioneiramente introduzida por Tiina Karu, de Moscou, com quem Kahn tanto aprendera. Ao verificar os testes sanguíneos do paciente, Kim constatou uma diminuição rápida e considerável das células brancas do sangue, o que significava que sua infecção cedera. De repente, os antibióticos que haviam fracassado começaram a funcionar. O paciente recuperou-se plenamente. Seria difícil imaginar uma demonstração mais cabal da nova fusão das técnicas convencionais com a medicina da energia: o uso de um cateter intravenoso para administrar não drogas, mas sim luz.

No Cazaquistão, Kim com frequência prescrevia lasers intravenosos depois de cirurgias abdominais, para combater infecções e apressar a cura dos ferimentos, pois os raios laser fortalecem o sistema imunológico; com eles, o médico constatou que podia abreviar a estada dos pacientes no hospital. Ele se deu conta do poder do laser nos tratamentos quando ele próprio, cirurgião de total dedicação, sob constante estresse, desenvolveu uma úlcera e desmaiou por causa de sangramento interno. Ao introduzir nele um endoscópio, sua gastrenterologista detectou uma grande úlcera no duodeno, constatando sério risco de que o ácido do suco gástrico a atravessasse, fazendo-a penetrar na parede intestinal. Normalmente o problema requer cirurgia de emergência, mas ela começou a tratá-lo ali mesmo: passou um laser de baixa intensidade pelo endoscópio e o projetou na úlcera. Depois de apenas oito aplicações desse tratamento, ele estava curado, sem cicatrizes cirúrgicas, protegendo assim sua digestão. Era uma abordagem muito menos invasiva que a cirurgia. Entre outras maneiras engenhosas de administrar luz, vi um laser intranasal de baixa intensidade fabricado em Ontário levar luz ao interior do nariz de um paciente (onde os vasos sanguíneos estão próximos da superfície e do cérebro) e curar rapidamente um renitente episódio de insônia.

Com Kim e Kahn, pude observar curas extraordinárias, em casos que não foram tratados a princípio como problemas cerebrais. Allan Hannaford, um senhor de idade que conheci, foi tratado de uma osteoartrite avançada no pescoço. Ele também tinha dificuldade de enxergar, pois anos antes um derrame no córtex visual havia em parte reduzido seu campo de visão. O pescoço de Allan melhorou com o tratamento. Mas a surpresa foi que seu campo de visão também se expandiu, já que as luzes para o pescoço tinham sido posicionadas perto do córtex visual, na parte posterior do cérebro. A melhora na visão de Allan foi preservada desde então.

Kahn e Kim elevaram essa abordagem a um novo patamar quando ajudaram a tratar um jovem afro-canadense — chamado aqui de "Gary" —, que aos 22 anos tinha meningite (infecção dos tecidos que envolvem o cérebro), ficando totalmente cego e surdo. A inflamação e o inchaço gerados pela meningite podem levar à pressão alta no cérebro, causando lesões irreversíveis do cérebro e do nervo ótico. Gary tinha 32 anos quando nos conhecemos. Com uma expressão doce e cabelos curtos, ele usava uma jaqueta azul sobre a camisa. Sempre cordial, costumava balançar a cabeça como o cantor Stevie Wonder. Seu olho direito parecia preso na mesma posição, olhando para o teto.

Gary era acompanhado por uma velha amiga que chamarei de "Suzanne". Por coincidência, Suzanne trabalhava com terapia com laser, e um dia lhe ocorreu que os raios laser podiam ajudar Gary. Kim e Kahn supervisionavam Suzanne e um colega que tratava dele. Inicialmente, eles projetavam luzes na parte posterior do pescoço de Gary, que logo começou a recuperar sensações táteis ao redor das orelhas, relatando sentir novas pulsações e sensações nos músculos do rosto. Foi então que, cerca de dois meses depois de iniciado o tratamento, coisas impressionantes começaram a acontecer. Ele recuperou parte da visão.

Como Gary era surdo e cego, eu só podia comunicar-me verbalmente com ele pela "técnica da pressão na palma". Fazia uma pergunta,

Suzanne escrevia cada palavra na palma da mão de Gary em alta velocidade, e ele respondia.

— Você enxergava alguma coisa antes de experimentar os lasers? — perguntei.

— Antes eu não percebia nada. Era tudo escuro.

— Mas enxergava sombras? — insisti.

— Não.

— E depois do tratamento com laser? — perguntei.

— Desde que comecei a receber raios laser, estou percebendo sombras, mas elas aparecem e desaparecem. Por exemplo, depois do início das aplicações, eu estava na cozinha e consegui ver os contornos da minha mãe e do meu sobrinho pela janela.

A luz que passava pela janela permitira-lhe ver silhuetas pela primeira vez em uma década.

— Não vejo realmente os rostos — acrescentou ele —, mas vejo seus contornos amarronzados em movimento, e então desaparecem.

Gary ficou exultante e incrivelmente empolgado, pois jamais esperava que algo assim acontecesse. Ouvindo esse relato, Kahn recomendou que Suzanne cobrisse toda a cabeça de Gary e todos os lobos cerebrais com luzes. Quando voltamos a nos encontrar uma segunda vez, depois de várias sessões desse tratamento na cabeça, Suzanne disse que novas mudanças haviam ocorrido, e que Gary escutara a sobrinha falando no seu ouvido. Pedi então a Gary que desse detalhes.

— Eu estava no andar de cima com minha sobrinha e lhe disse alguma coisa. Ela ficava o tempo todo grudada em mim e me abraçando, seu rosto estava bem junto ao meu. Ela disse algo e eu fiz: "Ah!", porque senti um ruído alto entrando no meu ouvido. Então eu perguntei: "O que foi que você disse?" Ela encostou o rosto no meu e disse alguma coisa, e eu senti um barulho alto e agudo. Assim que ela falou, era como se estivesse atravessando meus ouvidos e me fazendo exclamar "Ahh"!

Pela primeira vez desde que ensurdecera, ele ouvia a voz humana, ainda que indistintamente. Disse também que passara a associar vibrações sentidas no corpo a sons que começava a ouvir.

A princípio, os sons entravam em sua maioria por um dos ouvidos, mas apenas um mês depois já entravam pelos dois. Embora não fosse ainda capaz de distinguir palavras, ele já podia perceber quantas palavras eram ditas. Para Gary, doía ouvir — sinal de que seu cérebro, que na minha opinião estava despertando do não uso adquirido, ainda era capaz de modular as sensações. Sua dor era sinal de um sistema hipersensível, podendo ser tratada com exercícios neuroplásticos descritos no capítulo 8.

Pude testemunhar muitas outras maravilhas nos meses subsequentes. Conheci meia dúzia de pacientes de lesões cerebrais traumáticas, quedas, lesões esportivas e acidentes de carro. Muitos apresentavam sintomas como os de Gaby: nevoeiro cerebral, problemas de memória, cansaço, movimento, equilíbrio e visão, mas também, em geral, dores de cabeça. Todos estavam incapacitados e não se recuperavam, na maioria dos casos por anos a fio, até terem sido submetidos a tratamento com laser. Quase todos melhoraram e retomaram as atividades cotidianas, e os que ainda não estavam cem por cento recuperados declaravam: "Voltei a viver." Em outros casos, o humor melhorava. Um homem que tinha um problema no pescoço notou que, além da sua recuperação, sua depressão também melhorou, ao ponto de ele poder reduzir a medicação. Seus resultados nos testes cerebrais melhoraram a ponto de deixá-lo pasmo. (Esses benefícios cognitivos já haviam sido constatados com o emprego de luz num estudo da Universidade do Texas, Austin.)[39] Outro paciente, tão deprimido que estava afastado por incapacidade havia um ano, percebeu que sua depressão diminuía com as luzes, e voltou a trabalhar. Com os dados muito recentes demonstrando que em certos casos de depressão o cérebro apresenta uma inflamação crônica, faz sentido que um tratamento capaz de destravar a inflamação crônica possa ajudar.

O que nos leva à área mais recente que está sendo investigada com lasers de baixa intensidade: a doença de Alzheimer, o tipo mais comum de demência. O cérebro também fica inflamado no Alzheimer, e as mitocôndrias têm dificuldade de funcionar, dando sinais de envelhecimento — conhecidos como estresse oxidativo, uma espécie de "ferrugem" das moléculas. A luz, que melhora o funcionamento geral das células no cérebro, pode ajudar nos três casos — inflamação, problemas das mitocôndrias e estresse oxidativo.* A característica do Alzheimer é que os neurônios acumulam excesso de proteínas malformadas, chamadas proteínas tau e proteínas amiloides, formando placas que levam à degeneração.

Uma equipe de Sydney, na Austrália, diminuiu o nível dessas proteínas usando luz. Implantou genes humanos associados ao Alzheimer no DNA de ratos, e os animais desenvolveram proteínas tau anormais e placas amiloides.[40] Em seguida, trataram-nos durante um mês com luz de baixa intensidade, simplesmente segurando a fonte de luz 1 a 2 centímetros acima da cabeça dos animais. Usando o mesmo espectro de luz próxima do infravermelho que ajudou em lesões cerebrais traumáticas, doença de Parkinson e lesões retinianas,[41] eles diminuíram tanto as proteínas tau patológicas quanto as placas amiloides em 70% nas áreas cerebrais essenciais que são afetadas pelo Alzheimer. A partir daí, os sinais de "ferrugem" diminuíram, e as mitocôndrias, as centrais elétricas das células, melhoraram sua produção.

Um segundo estudo com animais mostrou que a terapia com luz melhora conexões danificadas entre neurônios em modelos de Alzheimer, pelo aumento do fator neurotrófico derivado do cérebro (BDNF).[42]

---

* A inflamação também é um fator importante em outros tipos de demência. Existe um consenso no sentido de que pelo menos as demências vasculares — a segunda forma mais comum — são causadas por vasculite (inflamação dos vasos sanguíneos). Mas são cada vez maiores os indícios de que a inflamação pode desempenhar um papel na maioria das doenças dos vasos sanguíneos. Caso isso for mesmo o caso, ela também desempenharia um papel na maioria dos casos de demência vascular. Sendo assim, os lasers de baixa intensidade também poderiam proteger contra a demência.

Precisamos urgentemente de estudos com seres humanos. Enquanto isso, está claro que os lasers de baixa intensidade constituem uma maneira poderosa de promover a saúde celular geral no cérebro, fazendo todo sentido em combinação com as técnicas e os regimes de exercícios, apresentados no capítulo 2, e outras medidas de preservação geral da saúde do cérebro, mencionadas no capítulo 3.

AO LONGO DESSE período de imersão no poder curativo da luz de laser, não pude deixar de notar como as pessoas se privam da luz natural e dos seus benefícios. Os hospitais muitas vezes negligenciam ou ignoram o papel da luz na cura: não dispõem mais de pátios ensolarados inspirados na observação de Florence Nightingale, feita durante a Guerra da Crimeia, de que morriam mais pacientes em prédios hospitalares permanentes do que em hospitais temporários de campo, onde eram expostos ao ar livre e à luz solar. As alas hospitalares influenciadas por seu trabalho — conhecidas como Alas Nightingale — tinham muitas janelas estrategicamente posicionadas, para que os pacientes fossem expostos à luz durante todo o dia.

Estudos recentes mostram que a luz não só acelera a cura como diminui a dor e melhora o sono; ao aumentar os níveis de vitamina D, ela também pode diminuir os riscos para certos câncer. Hoje em dia, um paciente hospitalar pode considerar-se sortudo quando tem a seu alcance uma janela com luz solar direta. Cada vez mais as janelas em ambientes fechados — onde as pessoas passam a maior parte do tempo, como automóveis, apartamentos, escolas e empresas — recebem tratamento fílmico para evitar todo o espectro da luz natural e economizar gastos com ar-condicionado. Nesses locais, a luminosidade pastel cintilante das lâmpadas fluorescentes brancas e frias usadas para "economizar energia" projetam sobre nós uma luz fantasmagórica tão antinatural que certos pacientes mais sensíveis ficam doentes quando estão banhados por ela.

Não é a primeira vez na história em que políticas "energéticas" prejudicam a saúde pública. A utilização do carvão na Revolução Industrial poluiu as grandes cidades da Europa e dos Estados Unidos, levando o físico Caleb Williams Saleeby a lamentar, no início da década de 1900, que "milhões de mal-urbanizados" vivessem em ambientes urbanos escuros mesmo enquanto o sol brilha. As doenças infecciosas se alastraram, o que segundo os médicos devia-se em parte à ausência de luz — e não apenas à superpopulação. Em 1905, as infecções tuberculosas em Nova York diminuíram com a promulgação de uma lei que restringia a fumaça de carvão.

Surgia então uma moda. Boston promulgou uma "lei do céu azul" que enviava crianças com tuberculose para um navio-hospital, onde eram expostas à luz solar para se curar. O médico suíço Auguste Rollier levava pacientes aos Alpes e os expunha ao sol em seu sanatório, obtendo curas impressionantes. O fator decisivo não era apenas o ar fresco da montanha: seu frescor permitia maior tolerância à exposição à luz solar. Os grandes avanços feitos na helioterapia, antes da descoberta dos antibióticos na década de 1930 — como forma de curar infecções e fortalecer o sistema imunológico dos pacientes —, ficaram praticamente esquecidos. Agora que o excesso de uso de antibióticos os está levando a falhar na luta contra organismos resistentes que nós disseminamos, talvez precisemos reaprender essas técnicas.

Nossos céus podem voltar a ser azuis, mas os ambientes fechados são cada vez mais privados de luz natural, de tal forma que sequer nos damos conta, pois a imitação de luz que usamos muitas vezes não é composta das frequências que preservam a vida. Precisamos de todo o espectro luminoso não só para a elegância dos salões, como para a vida cotidiana e os locais de trabalho. Os danos causados por uma existência em ambientes com luminosidade empobrecida não são facilmente perceptíveis. Podemos tolerar a obscuridade por algum tempo, mas a alegria dinamizadora que sentimos ao entrar em espaços banhados pela luz não indica apenas prazer estético: é um sinal de que precisamos de luz para estar bem.

No dia 7 de outubro de 2012, Gaby escreveu: "Dirigi um carro sozinha pela primeira vez em cerca de três anos. [...] Não tenho problemas para virar a cabeça, nem com a coordenação entre as mãos e os olhos. [...] Por enquanto continuo fazendo caminhos alternativos, mas mais tarde chegarei às rodovias principais."

Ela escreveu-me de novo: "Toda a Vontade e Nenhum CAMINHO. É muito estranho. Antes de ficar doente, sempre achei que havendo vontade haveria um caminho. Mas já aprendi que mesmo havendo vontade, às vezes não se abrem caminhos. Se o cérebro não é capaz, a gente não pode. Às vezes ainda me surpreende...

"Peço desculpas pela demora em responder. [...] Infelizmente, meu pai não está bem."

Gaby voltou a ensinar. Dirige, canta, vive. Sua longa e dolorosa dependência diária dos pais chegou ao fim, assim como o constante temor deles pelo seu futuro, e a aflição pelo seu estado. Agora ela tem prazer em ajudar o pai octogenário, o dr. Pollard, e a mãe. Restabeleceu-se o habitual entendimento recíproco de nobres sentimentos de dever entre gerações que ocorre em famílias coesas como a sua. Fred Kahn, enquanto isso, não tirou um único dia de licença por motivos de saúde em cinquenta anos. Hoje, com 85, ele ainda tem muito o que fazer.

5

Moshe Feldenkrais: médico, faixa-preta e curandeiro

Curando graves problemas cerebrais por meio da conscientização mental do movimento

FUGINDO COM DUAS MALETAS

Em junho de 1940, um jovem judeu fugiu da Paris ocupada pelos nazistas horas antes da chegada da Gestapo.[1] Levava duas maletas. Elas continham segredos e materiais científicos franceses, inclusive 2 litros de um material recém-descoberto, a água pesada, essencial para a geração de energia e armas nucleares, além de planos de uma bomba incendiária.[2] Sua missão era impedir que caíssem nas mãos dos alemães, e sua esperança era chegar à Inglaterra. Ele era robusto, 1,65 metro de altura, extremamente forte e um atleta de certa reputação. Andava com dificuldade por causa de uma lesão no joelho adquirida no futebol, uma década antes.

Moshe Feldenkrais acabara de completar 36 anos e concluía seu Ph.D. em física na Sorbonne. Trabalhara com segredos atômicos franceses no laboratório do jovem casal Frédéric e Irène Joliot-Curie. Vários anos antes, em 1935, os dois tinham ganhado juntos o Prêmio Nobel pela produção de elementos radiativos artificiais. Em março de 1939, o laboratório foi o primeiro a dividir um átomo de urânio, desencadeando uma reação que liberou a enorme quantidade de energia que viria a ser chamada de energia nuclear. Foi Feldenkrais que construiu o acelerador responsável por gerar as partículas que bombardearam o átomo. Nesse mesmo ano, Albert Einstein escreveu ao presidente dos Estados Unidos, Franklin D. Roosevelt, que "graças ao trabalho de Joliot na França" era possível um novo tipo de bomba; ele advertia que os nazistas estavam acompanhando esse trabalho e tinham começado a acumular urânio.

Dias antes de sua fuga, em junho de 1940, quando os nazistas marchavam sobre Paris, Feldenkrais notou que, por algum motivo estranho, seu joelho machucado estava se comportando mal. Ficou tão inchado que ele mal conseguia levantar da cama para trabalhar. É bem verdade que o estresse mental recente fora extremo, mas ele não conseguia entender de que maneira algo que se passava no cérebro podia levar o joelho a inchar. Horas depois da invasão, a Gestapo chegava ao laboratório dos Curie para dar busca, obrigando toda a equipe a descer para o pátio. Normalmente, em tais circunstâncias, os judeus e os comunistas eram separados e mandados para campos de concentração. Frédéric disse a Feldenkrais que, por ser judeu, não estaria seguro. E rapidamente tratou de conseguir-lhe documentos do governo francês.

Com suas duas maletas, Moshe e a mulher, Yonah, começaram a percorrer o país desesperadamente em busca de um navio para a Inglaterra. Mas, a cada porto que chegavam, constatavam que estava fechado ou que o último navio havia partido. A Luftwaffe nazista bombardeava as rodovias, tomadas por milhares de pessoas desesperadas fugindo em seus carros, pois os trens não circulavam. Logo as estradas ficaram tão danificadas que se tornaram inúteis. Moshe e Yonah passaram a caminhar, mas ela tinha uma deficiência de nascença nos quadris, e ele, seu problema no joelho. Enquanto a esposa estava esmorecendo, ele, com força de vontade, conseguiu acomodá-la num carrinho de mão que ele empurrou até se juntarem a uma operação naval de evacuação dos Aliados, comandada por um oficial britânico, Ian Fleming — que mais tarde escreveria os romances de James Bond. Fleming os colocou a bordo do HMS *Ettrick*, o último navio a deixar a França ocupada. A embarcação estava superlotada, e Feldenkrais teve de largar suas maletas numa enorme pilha de bagagens, para serem recuperadas no desembarque.

AO CHEGAR COM a mulher à Inglaterra na última semana de junho de 1940, Feldenkrais buscou as maletas, mas encontrou apenas uma, entregando-a ao Almirantado britânico. Só que agora ele tinha um novo problema: o nome *Feldenkrais* parecia alemão. Os britânicos, temendo que os nazistas infiltrassem espiões entre os refugiados, detiveram-no e o internaram num campo na Ilha de Man.

Um dos maiores cientistas da Grã-Bretanha, J. D. Bernal, fora incumbido de encontrar cientistas para contribuir para o esforço de guerra. Visitara certa vez o laboratório dos Joliot-Curie, e agora descobria que Feldenkrais estava detido. Bernal conseguiu que ele fosse libertado para ajudar os britânicos a enfrentar uma nova vulnerabilidade: os submarinos alemães estavam afundando os navios britânicos. Na França, Feldenkrais fizera importantes pesquisas sobre o sonar, uma espécie de radar subaquático capaz de detectar submarinos. Quando o projeto britânico de sonar emperrou, Feldenkrais foi recrutado para trabalhar com um estranho plantel de cientistas em Fairlie, uma aldeia isolada no litoral ocidental da Escócia. Em questão de dias, ele deixava de ser um estrangeiro sob suspeita para se tornar um oficial cientista do Almirantado, trabalhando na contraespionagem britânica. De dia, operava em projetos supersecretos. À noite, dava aulas de judô aos colegas.

Em Paris, ele ajudara a formar o Clube de Judô da França, estivera entre os primeiros faixas-pretas do Ocidente e escrevera livros sobre o esporte, mostrando por meio de equações físicas como era cientificamente possível que uma pessoa baixa derrubasse outra muito maior.

Sua proficiência esportiva ficou conhecida quando um comandante fez seu curso de judô e convidou Feldenkrais para treinar seu pelotão da guarda nacional, e depois um batalhão. Logo ele estaria treinando paraquedistas britânicos em combate corpo a corpo sem armas, nos preparativos para o Dia D.

ORIGENS DO MÉTODO FELDENKRAIS

Feldenkrais evidenciara desde pequeno incrível independência e determinação. Nasceu na cidadezinha de Slavuta, na atual Ucrânia, em 6 de maio de 1904. Em 1912, sua família mudou-se para Baranovichi, na atual Bielorrússia. Durante décadas, os judeus do Império Russo haviam sido vítimas de pogroms promovidos pelo governo, ataques sanguinários a aldeias judias. Em 1917, em reação à situação dos judeus nessa e em outras partes do mundo, os britânicos, que controlavam a Palestina, lançaram a Declaração de Balfour, anunciando: "O Governo de Sua Majestade vê com bons olhos a criação na Palestina de uma pátria para o povo judeu, e enviará seus melhores esforços para facilitar a consecução desse objetivo." Aos 14 anos, Moshe tinha partido sozinho a pé da Bielorrússia até a Palestina. Uma pistola na bota, um manual de matemática na mochila e sem nenhum documento oficial, ele percorreu pântanos e suportou temperaturas de até 40 graus abaixo de zero atravessando a fronteira russa no inverno de 1918-1919. Enquanto ele caminhava de aldeia em aldeia, outras crianças judias, intrigadas, juntavam-se a ele. A certa altura, para sobreviver, eles se juntaram a um circo ambulante, no qual os acrobatas ensinaram a Moshe como dar cambalhotas e cair sem se machucar — habilidades que um dia aperfeiçoaria com seu judô. Ao chegar a Cracóvia, o admirado garoto era seguido por cinquenta crianças a caminho da Palestina, número que foi aumentando até que mais de duzentos jovens o acompanhavam. No final das contas, a marcha das crianças era acompanhada também por adultos pela Europa central em direção à Itália e ao Adriático, onde embarcaram num navio. Ele chegou à Palestina no fim do verão de 1919.

Como muitos que ali aportavam, Feldenkrais não tinha um tostão. Trabalhava em tarefas braçais e dormia numa tenda. Em 1923, começou a frequentar um colégio e se sustentava ensinando a crianças com as quais outros professores haviam fracassado; já então evidenciava uma capacidade precoce de ajudar os outros a superar bloqueios no processo de aprendizado.

Na década de 1920, os árabes atacaram aldeias e cidades judias no Mandato Britânico da Palestina. Um primo de Feldenkrais, Fischel, estava entre os mortos. Os judeus solicitaram aos britânicos mais proteção ou o direito de se armarem, mas não foram atendidos. Sendo assim, o jovem Feldenkrais começou a estudar maneiras de se defender sem armas. Os agressores árabes geralmente atacavam com facões, atingindo de cima para baixo e voltando a arma para o pescoço ou o plexo solar. Muitos judeus foram mortos nesses ataques. Feldenkrais tentou ensinar-lhes como bloquear um golpe, agarrar e torcer o braço do agressor, fazendo-o soltar o facão. Mas os alunos não conseguiam resistir ao natural reflexo neurológico de ansiedade que consiste em levantar o antebraço para proteger o rosto ou voltar as costas para o agressor. Dessa forma, em vez de combater tais reações espontâneas do sistema nervoso, Feldenkrais concebeu um bloqueio que se valia delas. Agora ele *insistia* que seus alunos, quando atacados, seguissem a tendência instintiva de proteger o rosto, e em seguida transformou esse movimento numa proteção ainda melhor. Fotografou pessoas sendo atacadas de diferentes ângulos e criou bloqueios que transformavam suas reações espontâneas em defesas eficientes. O método funcionou e viria a ser um modelo para sua futura abordagem do sistema nervoso: trabalhar com ele, e não contra ele.

Em 1929, ele pôs em circulação *Jiu-Jitsu e autodefesa*, em hebraico, o primeiro de seus muitos livros sobre combate sem armas. Tornou-se o primeiro manual de autodefesa usado no treinamento das forças armadas do recém-criado Estado judaico. Foi o ano em que sofreu a lesão no joelho,

e enquanto se recuperava ele ficou fascinado com a medicina mente-
-corpo e o inconsciente. Escreveu dois capítulos de um livro intitulado
Autossugestão, contendo tradução de uma dissertação sobre as modificações introduzidas na hipnose por Émile Coué. Em 1930, mudou-se
para Paris, onde se formou em engenharia e iniciou um Ph.D. em física,
sob a orientação dos Joliot-Curie.

Certo dia, em 1933, ouviu dizer que Jigoro Kano, o criador do judô,
estava em Paris para uma conferência. Kano era um homem baixo e
frágil cuja juventude tinha sido marcada por muitas agressões. No judô,
uma modificação do jiu-jitsu, os praticantes são treinados a usar a força
do próprio adversário para desequilibrá-lo e derrubá-lo. O judô, palavra
que significa "o caminho suave", também era uma concepção holística
da vida, tanto física quanto mental. Feldenkrais mostrou a Kano seu
livro sobre luta corporal.

— Onde conseguiu isto? — perguntou Kano, mostrando uma imagem do bloqueio que Feldenkrais desenvolvera para usar uma reação
espontânea e nervosa de autoproteção.

— Eu a desenvolvi — respondeu Feldenkrais.

— Não acredito — retrucou Kano.

Feldenkrais pediu-lhe então que o agredisse com uma faca, o que
Kano fez. A faca voou longe.

Kano levou o livro e passou meses digerindo-o. Disse então a Feldenkrais que o transformaria num aluno especial, capaz de cair sempre
de maneira controlada quando fosse jogado para cima pelo mestre. Kano
logo chegaria à conclusão de que tinha encontrado a pessoa de que precisava para popularizar o judô na Europa. Dois anos depois, Feldenkrais
seria um dos fundadores do Clube de Judô Francês. Para financiar seus
estudos, ensinou judô a Joliot-Curie e outros físicos.

Durante seu período na França, o problema no joelho tornou-se
sério. Nos piores períodos, ele ficava preso à cama, às vezes por semanas. Notou que alguns dias eram melhores que outros, e começou a se
perguntar por que seria assim e por que esse problema físico se agravava

em momentos de estresse mental. Evidente que a causa do seu problema no joelho não era principalmente psicossomática. O joelho fora tão gravemente lesado que o músculo da coxa se desgastou quase por inteiro. Ficou demonstrado nos exames que o menisco, a cartilagem no interior do joelho, fora seriamente dilacerado, e os ligamentos, completamente destruídos. Por fim, ele procurou um cirurgião com experiência, que lhe disse que não havia possibilidade de que o joelho voltasse a ficar bom sem cirurgia. Feldenkrais perguntou: "Existe alguma probabilidade de a operação fracassar?"[3] O médico respondeu: "Sim, mais ou menos 50%", mas acrescentou que, ainda que a operação fosse bem-sucedida, seu joelho nunca mais perderia a rigidez. Feldenkrais então foi claro: "Adeus, então. Não vou fazê-la."

Até que um dia ele teve uma estranha experiência. Saiu sozinho, pulando na perna boa, escorregou num piso oleoso e machucou a perna boa. Conseguiu chegar até em casa, temeroso de ficar completamente imobilizado, foi para a cama e caiu em sono profundo. Ao despertar, verificou surpreso que conseguia ficar de pé na perna do joelho lesionado: "Achei que estava ficando maluco. Como era possível que uma perna com um joelho que há meses me impedia de ficar de pé sobre ela de repente pudesse ser usada, quase sem dor nenhuma?"[4] Suas leituras de neurociência o ajudaram a entender que seu cérebro e seu sistema nervoso eram a causa desse aparente milagre. A dor aguda na "perna boa" de Feldenkrais levou seu cérebro a inibir os mapas cerebrais dessa perna no córtex motor, para protegê-la de novas lesões caso se movesse. Mas quando um dos lados do cérebro é inibido, o outro assume frequentemente suas funções. A inibição dos mapas da perna boa no córtex motor levou o mapa da perna lesionada a "ativar" qualquer músculo que estivesse disponível, para que fosse mais útil. Essa experiência mostrou-lhe que seu cérebro, e não apenas a condição física do joelho, estava no comando do seu nível de funcionamento.

Mais tarde, trabalhando no programa antissubmarino na Escócia, Feldenkrais com frequência se via em deques molhados e escorregadios, e seu joelho inchava com frequência. Não tinha escolha senão lidar ele mesmo com o problema. Precisava descobrir o que disparava seu cérebro e o joelho nos "dias ruins".

Observou que, embora outros mamíferos sejam capazes de caminhar momentos após o nascimento, os seres humanos aprendem capacidades tão básicas só com o tempo. Para Feldenkrais, isto significava que o ato de caminhar era "conectado dentro" do sistema nervoso por meio da experiência, envolvendo a criação de hábitos de movimento — hábitos que ele tentaria modificar agora. Começou então a cultivar uma consciência cinestésica da maneira como usava e movimentava o joelho. A consciência cinestésica é um sentido que informa à pessoa onde seu corpo e seus membros estão no espaço e qual é a sensação do movimento. Feldenkrais aprendera com o judô e suas leituras de neurociência que, ao ficar de pé, um ser humano é sustentado por um grupo de músculos — os músculos antigravidade das costas e do quadríceps.

Cada pessoa tem suas maneiras habituais de ficar de pé, que são em parte aprendidas. Toda vez que fica de pé, convoca inconscientemente esses hábitos. Como os maus hábitos de postura exacerbavam o problema do joelho de Feldenkrais nos dias bons, ele decidiu observar-se quando deitado, de modo a eliminar a ação da gravidade no corpo e sua necessidade de usar os músculos antigravidade e os hábitos que havia adquirido para ficar de pé. Passava muitas horas deitado, movendo o joelho muito lentamente, para ver onde começavam as dores ou a restrição de movimento, e então levantava a perna muito ligeiramente, centenas e centenas de vezes. Mais tarde, diria a seu aluno Mark Reese que observava a si mesmo assim "para sentir todas as sutis ligações subconscientes entre todas as suas partes".[5]

"Nenhuma parte do corpo pode ser movida sem afetar todas as demais",[6] escreveu Feldenkrais. Tal percepção holística viria mais tarde a distinguir sua abordagem de outras formas de trabalho corporal. Como os ossos, os músculos e o tecido conjuntivo formam um todo, é impossível movimentar uma parte, por menor que seja, sem influenciar as demais.

Esticar um braço e levantar um dedo, ainda que sutilmente, requer que músculos do antebraço se contraiam e outros músculos das costas os estabilizem, desencadeando no sistema nervoso e no corpo reações que antecipam a maneira como esse movimento vai alterar sutilmente o equilíbrio global. Em condições normais, todos os músculos, mesmo quando supostamente "relaxados", evidenciam algum grau de contração, ou "tônus muscular". (*Tônus* muscular não é mesma coisa que *definição* muscular. *Definição* muscular é uma expressão que muitas vezes se refere à aparência definida ou à definição visual de um músculo de uma pessoa magra. *Tônus* muscular é uma expressão médica, referindo-se exclusivamente ao estado geral de contração do músculo; e o tônus pode variar de níveis de contração altos a baixos.) A alteração da tensão em qualquer músculo afeta a tensão dos outros. Por exemplo, contrair o bíceps requer que o tríceps seja relaxado.

Usando sua consciência cinestésica do tônus e fracionando a caminhada em minúsculos movimentos, Feldenkrais podia agora passar semanas sem problemas no joelho. "Eu estava muito mais absorto na observação da maneira como fazia determinado movimento do que interessado no tipo de movimento",[7] escreveu, referindo-se ao uso da constante consciência mental do movimento para obter um retorno, o que podia alterar seu funcionamento e seu cérebro.

Ao analisar seu modo de andar, ele constatou que ao longo dos anos fizera muitas adaptações, e que essas mudanças o haviam levado a esquecer certos movimentos de que era capaz antes da lesão, de modo que seu repertório de movimentos se restringira sem que notasse. Desse modo, muitas de suas restrições eram causadas não só pelas limitações físicas como também por seus hábitos de movimento e de percepção mental. Ele tinha aprendido com Kano que o judô era uma forma de educação corpo-mente, pois mente e corpo estão sempre relacionados. "Acredito", escreveu Feldenkrais, "que a unidade entre mente e corpo é uma realidade objetiva. Não são apenas partes inter-relacionadas de alguma forma, mas um todo indispensável quando em funcionamento."[8]

Essa percepção ajudou-o a entender o misterioso fato de que seu joelho estivesse inchando quando os nazistas ocuparam Paris. Pela terceira vez, depois dos pogroms russos e dos ataques na Palestina, sua vida era ameaçada por ser judeu. Percebeu então que seu problema físico podia ser agravado pelo estresse mental. Experiências e recordações terríveis podiam acionar reações bioquímicas, musculares e do sistema nervoso na sua mente e no seu corpo — chegando inclusive a inchar o joelho.

Durante a guerra, ele escreveu um livro que começava como uma meditação sobre a obra de Freud, que muito respeitava; ao contrário de muitos clínicos da época, Freud enfatizava a maneira como a mente e o corpo sempre se influenciam reciprocamente. Feldenkrais, entretanto, observava em *Body and Mature Behavior* que o tratamento preconizado por Freud, a terapia pela fala, não dá muita atenção à maneira como a ansiedade e outras emoções são expressas na postura e no corpo, e Freud nunca sugeriu que os analistas trabalhassem no corpo ao tratar problemas mentais. Feldenkrais acreditava que não há experiências puramente psíquicas (vale dizer, mentais): "A ideia de duas vidas, somática e psíquica, já [...] perdeu a utilidade."[9] O cérebro sempre é corporificado, e nossa experiência subjetiva sempre tem um componente corporal, assim como todas as chamadas experiências corporais têm um componente mental.

Quando a guerra terminava, Feldenkrais ficou sabendo que quase todos os seus parentes tinham sido mortos pelos nazistas. Felizmente, seus pais e sua irmã haviam sobrevivido. Ele concluiu sua tese de Ph.D. e se formou. Mas, ao voltar à França, constatou que os nazistas, com a cumplicidade de um colega francês e outro japonês do judô, o haviam eliminado da história do clube de judô por ele cofundado, mais uma vez pelo fato de ser judeu. Estabeleceu-se então em Londres, prosseguiu fazendo algumas invenções, escreveu outro livro sobre o judô, intitulado *Higher Judo*, e começou a escrever mais um, *The Potent Self*, no qual desenvolvia seu método de cura, que passara a usar para ajudar outros cientistas e amigos. Como físico, ele conhecera os grandes: Albert Einstein, Niels Bohr, Enrico Fermi e Werner Heisenberg. Estava profundamente dividido: devia continuar na física nuclear ou, considerando os maravilhosos resultados que obtinha, prosseguir nos tratamentos? Ele optou pelos tratamentos. Comentário meio irônico de sua mãe: "Ele podia ter ganhado o Prêmio Nobel de física, mas preferiu ser massagista."[10]

De qualquer forma, seus planos de ficar quieto e dar prosseguimento à exploração do método foram novamente interrompidos. Em 1948, as Nações Unidas dividiram a Palestina em duas áreas, uma judia, que passaria a ser o Estado de Israel, e outra árabe, a Palestina. Em questão de horas, seis países árabes altamente armados atacaram o Estado judeu. Vários cientistas israelenses foram a Londres e convenceram Feldenkrais a voltar, em 1951, para dirigir o departamento de eletrônica do Exército israelense em projetos ultrassecretos, o que ele fez até 1953. Só então, finalmente, estava livre para refinar a obra de sua vida. Em Israel, ele conheceu um químico, Avraham Baniel, que se tornaria um amigo pelo resto da vida. Baniel convenceu Feldenkrais a dar aulas no apartamento dele e de sua mulher toda quinta-feira à noite, dizendo: "Podemos ser um laboratório para você."

PRINCÍPIOS BÁSICOS

Enquanto aprendia a dominar seus problemas de joelho, escrevia *Body and Mature Behavior*, e também atendia clientes agora já de forma regular, Feldenkrais aperfeiçoou os princípios que formavam a base dos seus novos métodos. Em sua maioria, eles estão relacionados à facilitação do que denominei etapa de neurodiferenciação (descrita no capítulo 3), uma das etapas-chave da cura neuroplástica.

1. A mente programa o funcionamento do cérebro. Nascemos com um número limitado de reflexos "pré-conectados", mas o ser humano tem "o aprendizado mais longo"[11] dentre todos os animais, e é durante este que ocorre a aquisição cognitiva. "O *Homo sapiens*", escreveu ele, "chega com uma enorme parte de sua massa nervosa ainda sem padrões, sem conexões, de tal maneira que cada indivíduo, dependendo do local de nascimento, é capaz de organizar o cérebro para se adequar às necessidades do meio."[12] Já em 1949, Feldenkrais escrevia que o cérebro é capaz de formar novos caminhos nervosos para realizar esta adaptação.* Em 1981, ele relatou: "A mente desenvolve-se gradualmente e começa a programar o funcionamento do cérebro.[13] A maneira como encaro a mente e o corpo envolve um sutil método de 'reprogramação' da estrutura de todo o ser humano para se integrar funcionalmente, o que significa ser capaz de fazer o que o indivíduo quer. Cada indivíduo tem a escolha de se programar de uma maneira especial." Quando temos alguma experiência, escreveu ele, "o substrato neural [as conexões nervosas no cérebro] se organiza".[14] Feldenkrais costumava dizer, como lembra seu aluno David Zemach-Bersin, que, em caso de lesão neurológica, uma grande quantidade de matéria cerebral costuma ser preservada, para assumir as funções danificadas. Moshe Feldenkrais foi um dos primeiros neuroplásticos.

2. *O cérebro não é capaz de pensar sem função motora.* Escreveu Feldenkrais: "Minha tese fundamental é que a unidade entre mente e corpo é uma realidade objetiva, que essas entidades não estão relacionadas uma à outra desta ou daquela maneira, sendo na verdade um todo inseparável. Para ser mais claro: sustento que um cérebro não seria capaz de pensar sem funções motoras."[15]

Até o simples fato de pensar em fazer um movimento desencadeia o movimento, ainda que de maneira muito sutil. Quando levava um aluno a simplesmente imaginar um movimento, ele notava que o tônus

---

* Essa questão neuroplástica já era tratada em seu livro *Body and Mature Behavior*, capítulo 5. Em 1977, uma aluna de Feldenkrais, Eileen Bach-y-Rita, apresentou-o ao marido, o pioneiro neuroplástico Paul Bach-y-Rita (ver capítulo 7). Feldenkrais leu o trabalho de Paul Bach-y-Rita e começou a adotar seus conceitos, que se adequavam aos seus próprios. Em 2004, Bach-y-Rita desenvolveu um projeto para estudar os resultados alcançados por Feldenkrais com lesões na cabeça, mas morreu antes de concluí-lo. E. Bach-y-Rita Morgenstern, documento pessoal; ver também seu artigo "New Pathways in the Recovery from Brain Injury", *Somatics* (primavera/verão de 1981).

nos músculos envolvidos aumentava. Imaginar uma contagem acionava sutis movimentos no aparelho vocal da garganta. Certas pessoas mal conseguem falar se estão com as mãos presas. Toda emoção afeta os músculos faciais e a postura. A raiva se evidencia em punhos e dentes cerrados; o medo, em flexores e músculos abdominais rígidos, além da respiração presa; a alegria, em maior leveza dos membros e do corpo em geral. Feldenkrais frisava que as pessoas podem achar que são capazes de ter um pensamento puro, mas em estado de relaxamento observarão que cada pensamento leva a uma alteração muscular.

Toda vez que o cérebro é usado, quatro componentes são acionados: movimento motor, pensamento, sensação e sentimento. Em circunstâncias normais, não vivenciamos qualquer um deles sem os outros três.*

3. *A consciência do movimento é a chave para aperfeiçoá-lo.* O sistema sensorial, observava Feldenkrais, está intimamente relacionado ao sistema motor, e não separado dele. O objetivo das sensações é orientar, guiar, ajudar a controlar, coordenar e avaliar o êxito de um movimento. O sentido cinestésico desempenha um papel-chave na avaliação do sucesso de um movimento, oferecendo imediato feedback sobre a localização espacial do corpo e dos membros. A consciência do movimento é a base do método de Feldenkrais. Ele dava aos seus cursos o nome de Consciência pelo Movimento (Awareness Through Movement, ATM). Pode parecer

---

* Uma das teorias atuais mais quentes da neurociência, a teoria motora do pensamento proposta pelo neurocientista Rodolfo Llinás, foi antecipada por Feldenkrais. Llinás observa que os sistemas nervosos não são essenciais para a vida, mas o são para os movimentos complexos. As plantas não precisam de um sistema nervoso porque não são móveis. A relação entre o movimento e o sistema nervoso, e também o cérebro, torna-se particularmente evidente na elementar ascídia marinha, a chamada Ascidiacea. No início da vida, em sua forma larvar, ela já se movimenta, como um girino, e tem um grupo primitivo de trezentas células nervosas de aparência cerebral que recebem informações sensoriais de um aparato vestibular primitivo e de um pedaço de pele. Acaba encontrando um lugar permanente para ficar e se alimentar, deixando de se movimentar pelo resto da vida. Não precisando mais movimentar-se, ela não necessita mais de um cérebro, e assim digere o próprio cérebro e sua primitiva medula espinhal, assim como a cauda, com sua musculatura. R. R. Llinás, *I of the Vortex: From Neurons to Self* (Cambridge, MA: MIT Press, 2001), p. 15.

meio "mágico" pensar que os problemas de movimentação — especialmente em pessoas com sérias lesões cerebrais — podem ser radicalmente alterados simplesmente com maior consciência do movimento, mas só parece mágico porque até então a ciência encarava o corpo como uma máquina dotada de diferentes partes, na qual as funções sensoriais eram radicalmente separadas das funções motoras.

Essa ênfase na autoconsciência e no acompanhamento da experiência baseia-se parcialmente na vivência dos aspectos meditativos das artes marciais orientais por parte de Feldenkrais, o que revela sua antecipação em cerca de cinquenta anos ao atual interesse ocidental pela chamada meditação da atenção plena (*mindfulness meditation*). As percepções de Feldenkrais foram corroboradas pelo neurocientista Michael Merzenich, que demonstrou que as mudanças neuroplásticas de longo prazo ocorrem mais facilmente quando uma pessoa ou um animal presta muita atenção enquanto aprende. Merzenich efetuou experiências de laboratório nas quais mapeou o cérebro de animais antes e depois de diferentes tipos de tarefas de aprendizado. Quando os animais desempenhavam as tarefas automaticamente em busca da recompensa, sem prestar atenção, seus mapas cerebrais eram alterados, mas apenas temporariamente.[16]

4. *A diferenciação — fazer as menores distinções sensoriais possíveis entre os movimentos — constrói mapas cerebrais.* Os recém-nascidos, constatou Feldenkrais, costumam fazer movimentos muito amplos e pouco diferenciados, baseados em reflexos primitivos, usando muitos músculos ao mesmo tempo, como por exemplo para estender o braço inteiro de maneira reflexiva. Tampouco são capazes de discriminar entre os próprios dedos. À medida que crescem, aprendem a fazer movimentos individuais menores e mais precisos. Mas os movimentos só se tornam precisos quando a criança é capaz de usar a consciência para discernir sutilezas muito pequenas entre eles. Conforme Feldenkrais viria a demonstrar, a diferenciação seria um fator-chave no sentido de ajudar muitas pessoas com derrame, crianças com paralisia cerebral e até autismo.

Reiteradas vezes Feldenkrais constatou que, quando uma parte do corpo é lesada, sua representação no mapa mental torna-se menor ou desaparece. Ele se valeu do trabalho do neurocirurgião canadense Wilder Penfield, que demonstrou que a superfície do corpo é representada no cérebro por um mapa. Mas o tamanho de cada parte do corpo no mapa cerebral não é proporcional a seu efetivo tamanho no corpo, mas à frequência e precisão com que é usada. Se a parte do corpo em questão desempenha uma função simples — a coxa, por exemplo, faz basicamente uma coisa, mover o joelho para a frente —, a representação é pequena. Mas os mapas cerebrais dos dedos, usados frequentemente com muita precisão, são enormes. Feldenkrais entendeu que é um cérebro que se atrofia com a falta de uso, e que, quando determinadas partes são lesadas — não sendo mais usadas com frequência —, sua representação no mapa cerebral diminui. Fazendo movimentos muito precisos — diferenciados — dessas partes e prestando muita atenção ao fazê-los, as pessoas têm a experiência subjetiva de que se tornam mais amplos; eles ocupam uma área maior em seus mapas mentais, tornando-se mais apurados.

5. *É mais fácil fazer a diferenciação quando o estímulo é menor.* Em *Awareness Through Movement*, Feldenkrais escreveu: "Se eu levantar uma barra de ferro, não sentirei diferença se uma mosca pousar nela ou não. Por outro lado, se estiver segurando uma pluma, sentirei nítida diferença se a mosca pousar nela. O mesmo se aplica a todos os sentidos e sensações: audição, visão, olfato, paladar, calor e frio."[17] Quando um estímulo sensorial é muito forte (digamos, uma música muito alta), só sentimos alguma mudança no nível desse estímulo se ela for muito significativa. Se o estímulo for pequeno, seremos capazes de detectar alterações muito pequenas. (Esse fenômeno é conhecido na fisiologia como lei de Weber-Fechner.) Em suas aulas de ATM, Feldenkrais instruía os alunos a estimular os sentidos com movimentos minúsculos. Esses pequenos estímulos aumentavam radicalmente sua sensibilidade, o que em última análise se traduzia em alterações nos movimentos.

A título de exemplo, Feldenkrais pedia que as pessoas, deitadas de costas, oscilassem muito sutilmente a cabeça para cima e para baixo,[18] cerca de vinte vezes (ou mais), fazendo o menor movimento possível — um centésimo de centímetro — com o menor esforço possível; elas precisavam conscientizar-se apenas do efeito que o movimento tinha do lado esquerdo da cabeça, do pescoço, dos ombros, da pélvis e do resto do lado esquerdo do corpo. A observação dessas alterações leva à diminuição do tônus muscular em todo o lado esquerdo do corpo (embora ambos os lados se movimentem quando a cabeça oscila). Essa alteração ocorre porque a própria consciência ajuda a reorganizar o córtex motor e o sistema nervoso. Se pudesse escanear o corpo antes e depois do exercício, a pessoa constataria que, mentalmente, a imagem corporal do lado esquerdo agora parece mais leve, e também mais ampla, mais longa e mais relaxada que o lado direito. (A causa é que o mapa cerebral desse lado agora está mais diferenciado e representa o corpo com mais detalhes. Essa técnica de alteração do tônus corporal e dos mapas cerebrais é de grande ajuda, uma vez que muitos problemas de movimentação frequentemente surgem porque certas áreas do corpo não são bem representadas nos mapas cerebrais.)

6. *A lentidão do movimento é a chave da consciência, e a consciência é a chave do aprendizado.* Na formulação de Feldenkrais: "O tempo decorrido entre o pensamento e a ação é a base da consciência."[19] Se alguém saltar rápido demais, não poderá olhar antes de saltar. Ele foi buscar esse princípio da movimentação lenta, para ampliar a consciência e aprender melhor, diretamente nas artes marciais orientais. As pessoas que aprendem tai chi praticam seus movimentos numa velocidade glacial, praticamente sem nenhum esforço físico. Nos seus primeiros livros sobre judô, como *Practical Unarmed Combat*, Feldenkrais enfatizara a necessidade de repetir as ações muito lenta e calmamente, observando que os movimentos apressados são ruins para o aprendizado.

Os movimentos mais lentos permitem uma observação mais sutil e uma diferenciação mais refinada do mapa, possibilitando maior mudança. Vale lembrar que, quando dois eventos sensoriais ou motores ocorrem reiterada e simultaneamente no cérebro, ficam ligados um ao outro, pois os neurônios que disparam juntos se conectam, e os mapas cerebrais dessas ações se fundem. Em *O cérebro que se transforma*, relatei que Merzenich descobriu como as pessoas podem perder a sua diferenciação cerebral, e ele explicava que podem ocorrer "armadilhas cerebrais" quando duas ações são repetidas ao mesmo tempo com muita frequência: seus dois mapas cerebrais, destinados a estarem separados ou diferenciados, fundem-se. Ele mostrou que, quando os dedos de um macaco eram atados e assim forçados a mover-se de forma simultânea, os dois respectivos mapas cerebrais se fundiam.

Os mapas também se fundem na vida cotidiana. Quando um músico move dois dedos ao mesmo tempo com grande frequência ao tocar um instrumento, os mapas dos dois às vezes se fundem; e quando o músico tenta mover um dedo apenas, o outro também se movimenta. Agora os mapas dos dois dedos estão "desdiferenciados". Quanto mais intensamente o músico tentar gerar movimentos separados, mais haverá de movimentar ambos os dedos, reforçando o mapa fundido. Ele foi apanhado numa armadilha cerebral, e quanto mais tentar livrar-se dela, mais fundo ele irá, desenvolvendo um estado conhecido como distonia focal. Todos nós temos tendência a armadilhas mentais menos dramáticas. Sentados diante de um computador, por exemplo, inconscientemente erguemos o ombro ao digitar. Depois de algum tempo, podemos constatar — como no meu caso — que muitas vezes o ombro está erguido sem necessidade. Logo virá uma dor no pescoço. Uma maneira de começar a desativar esse processo é aprender novamente a diferenciar os músculos que elevam o ombro dos que são usados na digitação. Para isto, é necessário ter consciência de que as duas ações estão sendo feitas simultaneamente.

7. Reduzir o esforço sempre que possível. O uso da força é o oposto da consciência; o aprendizado não ocorre quando estamos nos esforçando. O princípio a ser seguido não deveria ser *sem dor, sem ganho*, mas *com estresse, nenhum ganho*. Feldenkrais considerava que o uso da força de vontade (que obviamente não lhe faltava) não contribuía para o desenvolvimento da consciência, como tampouco qualquer tipo de ação compulsiva numa corrente de força, que aumenta o tônus muscular em todo o corpo. O esforço compulsivo leva a movimentos automáticos e descuidos que se tornam habituais e alheios a alterações de situação. A compulsão é o problema, e não a solução. Podemos eliminar muita tensão muscular usando a consciência para identificar a frequência com que, sem pretendê-lo, tensionamos e usamos músculos desnecessários para determinado movimento. Ele chamava esses movimentos supérfluos de "parasitários".

8. *Os erros são essenciais, e não existe uma maneira certa de se movimentar, apenas maneiras melhores.* Feldenkrais não corrigia erros nem "consertava" pessoas. Costumava enfatizar: "Não seja sério demais, ansioso, evitando qualquer movimento errado. O aprendizado na Consciência pelo Movimento é uma fonte de sensações agradáveis, que perdem a clareza se algo vier a comprometer o prazer da coisa toda. [...] Não é possível evitar erros."[20] Para ensinar os alunos a deixar para trás um hábito problemático, ele os estimulava a experimentar movimentos aleatórios até encontrar algum que funcionasse melhor. Em vez de corrigir erros, induzia-os a detectar a ausência de fluidez em movimentos quase imperceptíveis. Insistia para que aprendessem com seus próprios movimentos, e não com ele. Nas aulas de ATM, ele encorajava os alunos a deixar de lado o pensamento crítico: "Não são *vocês* que devem decidir como fazer o movimento;[21] deixem que *o sistema nervoso* decida. Ele tem milhões de anos de experiência." Em certo sentido, ele pedia aos alunos que fizessem uma livre associação psicanalítica — usando o movimento em vez das palavras —, para permitir que surgissem suas próprias soluções de movimentos espontâneos.

9. *Os movimentos aleatórios proporcionam variações que permitem avanços no desenvolvimento.* Feldenkrais descobriu que ganhos monumentais não são conquistados por movimentos mecânicos, mas exatamente pelo oposto — movimentos aleatórios. As crianças apren-

dem a rolar, rastejar, sentar e caminhar experimentando. A maioria dos bebês, por exemplo, aprende a rolar ao seguir com os olhos algo que lhes interessa, chegando tão longe com o olhar que, para sua surpresa, acabam rolando. Aprendem a rolar por acidente, a partir de um movimento aleatório. Às vezes os bebês aprendem a sentar na tentativa de levar os pés à boca, e não porque querem realmente sentar. Aprender a ficar de pé e a caminhar são avanços muito importantes feitos pelos bebês sem treinamento. Quando estão prontos, eles aprendem por tentativa e erro.

Anos depois de Feldenkrais fazer essa descoberta, a dra. Esther Thelen,[22] provavelmente a mais notável cientista do desenvolvimento motor, demonstrou que toda criança aprende a caminhar *de uma maneira diferente*, por tentativa e erro, e não, como se presumia, graças a um "programa embutido" padronizado, aplicável a todos. Thelen revolucionou a visão científica do desenvolvimento motor, mas ao descobrir que Feldenkrais dissera praticamente a mesma coisa ficou "absolutamente perplexa"[23] com suas descobertas clínicas e disse aos alunos de Feldenkrais: "Acho que a ciência pode parecer bem grosseira em comparação com o conhecimento [...] intuitivo e empírico do cérebro que vocês estão desenvolvendo." E então especializou-se na prática do método Feldenkrais.

Esses vislumbres contrastam com a abordagem de muitas terapias físicas convencionais ou com o uso de aparelhos de reabilitação, que em geral administram exercícios repetitivos a pacientes com "problemas biomecânicos", partindo do pressuposto de que existem movimentos *ideais* para levantar algo, caminhar, sair de uma cadeira e assim por diante. Feldenkrais detestava quando suas aulas de ATM eram chamadas de exercícios, pois a repetição mecânica da ação era, para começo de conversa, exatamente o que gerava os maus hábitos.

10. Até o menor movimento de uma única parte do corpo envolve todo o corpo. Numa pessoa capaz de movimentos firmes, graciosos e eficazes, todo o corpo se organiza como um todo para fazer o movimento, por menor que seja. Vejamos o seguinte paradoxo. Podemos erguer um dedo com facilidade; podemos estender o braço para apertar a mão de um amigo ou levantar um copo com igual facilidade. Quando inconscientemente encolhemos os ombros, ao falar, fazemos isso com a mesma facilidade. Mas como podem todos esses movimentos apresentar a mesma facilidade? Um dedo é muito mais leve que uma mão ou um antebraço; e a mão e o antebraço, mais leves que todo o braço. Eles são de igual facilidade porque, na prática, quando feitos de maneira graciosa, usamos todo o corpo para cada ação. Quando o corpo está bem-organizado, a tensão muscular é limitada em todo ele, e a carga para as ações é compartilhada pelos músculos, o esqueleto e o tecido conjuntivo. Feldenkrais aprendera com Kano que os grandes mestres de judô estão sempre relaxados e que, "no ato correto, não há nenhum músculo no corpo contraído com maior intensidade que os demais. [...] A sensação é de ação sem esforço". O praticante não precisa ser mais forte que o adversário, desde que seu corpo como um todo esteja mais coordenado, ou, como ele viria a dizer mais tarde, mais bem "organizado".[24]

11. Muitos problemas do movimento e a dor que os acompanha são causados por hábitos adquiridos, e não por uma estrutura anormal. Em sua maioria, os tratamentos convencionais partem do pressuposto de que a função depende integralmente da estrutura corporal "subjacente" e suas limitações. Feldenkrais descobriu que as dificuldades de seus alunos eram causadas tanto pela maneira como seus cérebros *aprendiam* a se adaptar às anomalias estruturais quanto pelas próprias anomalias — e às vezes mais até, como aconteceu com o seu joelho. As adaptações originais que teve de fazer inicialmente com o joelho de certa forma o ajudaram a contornar a situação, mas ele viria a aprender outras ainda melhores, criando uma nova maneira de caminhar — que lhe serviu pelo resto da vida, sem que jamais precisasse de cirurgia. Toda dificuldade do movimento tem sempre um componente cerebral.

FELDENKRAIS COMEÇOU A transmitir o uso de seus princípios exatamente da maneira como o judô era ensinado, em turmas de ATM. Os participantes em geral tinham diferentes problemas — dor no pescoço, dores de cabeça, ciática, hérnias de disco, ombro congelado, claudicação pós-cirúrgica. Ele os convidava a deitar em esteiras de judô. Os enormes músculos antigravidade (os extensores das costas e os músculos da coxa) relaxavam, e os padrões habitualmente desencadeados pela "resistência" à gravidade para ficar de pé eram suprimidos. Ele os fazia varrer mentalmente o corpo com atenção, para se tornarem conscientes do que estavam sentindo e das partes do corpo em contato com a esteira. Com frequência dizia-lhes que prestassem atenção à maneira como respiravam. Muitas vezes as pessoas prendem a respiração ao encontrar alguma dificuldade de movimento.

Em seguida, ele os fazia explorar algum movimento minúsculo num dos lados do corpo durante boa parte da aula, percebendo as diferenças na maneira de fazer cada um desses movimentos. Nesse ponto é que o conhecimento de Feldenkrais sobre hipnose e de Émile Coué entrava em ação; enquanto falava, ele dava sugestões quase hipnóticas para estimulá-los a fazer o movimento com o menor esforço e a maior facilidade possíveis, além de uma sensação de grande leveza. Em geral, escolhia movimentos cruciais em dado momento do desenvolvimento inicial, como levantar a cabeça, rolar, rastejar ou encontrar maneiras fáceis de chegar a uma posição sentada. "Como professor, posso acelerar o seu aprendizado", escreveu, "apresentando a experiência nas condições em que o cérebro humano começou a aprender."[25] Podia então passar quinze minutos fazendo os alunos rolarem a cabeça suavemente para um lado e percebendo o que sentiam, até onde conseguiam rolá-la. Em seguida, pedia que apenas imaginassem estar rolando a cabeça, para notar o que sentiam *ao longo do corpo*. Muitas vezes os músculos se contraíam, ao simples pensamento de fazer o movimento.

Até que acontecia algo estranho. Perto do fim da aula, ele pedia que fechassem os olhos e voltassem a percorrer mentalmente o corpo. O lado no qual haviam trabalhado em geral estava mais próximo da esteira, com a sensação de ser mais longo e maior. Suas imagens corporais haviam mudado, e eles eram capazes de rolar muito mais a cabeça. Os músculos contraídos haviam se liberado. No pouco tempo remanescente, eles passavam a trabalhar do outro lado, constatando que muitos dos ganhos obtidos no primeiro eram rapidamente transferidos.

Feldenkrais muitas vezes pedia aos alunos que passassem a maior parte da sessão focalizando a atenção no lado menos tenso do corpo e tentando encontrar maneiras de movimentá-lo com maior facilidade. Os alunos então verificavam que era como se essa consciência da maneira mais graciosa de se mover fosse espontaneamente transferida para o lado mais tenso. Feldenkrais dizia às vezes que as partes problemáticas do corpo não aprendiam com ele, mas sim com o lado do corpo que se movia confortavelmente.

Se, durante a aula, uma aluna constatasse uma restrição ao fazer determinado movimento, devia apenas notá-la, sem julgamento negativo. Não devia tentar "forçar a barra" para superar uma restrição ou "corrigir" um erro. Em vez disso, devia explorar diferentes tipos de movimentos, para ver com qual se sentia melhor, qual parecia mais eficaz e tranquilo. "Não se trata de eliminar o erro", dizia Feldenkrais. "A questão é aprender."[26] Pensar em termos de erro e julgamentos negativos leva o corpo e a mente a um estado de tensão que não contribui para o aprendizado. O aluno devia explorar e aprender novas maneiras de se movimentar e, nesse processo, desenvolver e reorganizar o sistema nervoso e o cérebro, e não consertá-los.

Essas aulas eram profundamente relaxantes, e os alunos terminavam sentindo muito menos dor e com uma amplitude muito maior de movimentos. Não demorou e as pessoas começaram a procurar Feldenkrais para trabalhar em sessões individuais, em busca de ajuda para dores no pescoço, nos joelhos e nas costas, ou por causa de problemas posturais e pós-cirúrgicos ligados ao movimento. Usando os mesmos princípios, ele começou a ter grande sucesso nessas sessões individuais, movimentando levemente o corpo dos pacientes numa mesa, em vez de instruí-los a fazê-los por si mesmos.

FELDENKRAIS PASSOU A designar como integração funcional a meia hora passada com um cliente individual sobre uma mesa. O objetivo era que o aluno pudesse "funcionar" bem, independentemente de qualquer problema estrutural, e que a mente e todas as partes do corpo encontrassem *uma nova maneira integrada* de *funcionar* juntos. Donde o nome "Integração Funcional". Como também encarava esse método como um tipo de "aula", ele se referia aos clientes como "alunos". Ao contrário do que acontecia nas aulas de ATM, nas quais sugeria vários movimentos, essas sessões eram quase inteiramente não verbais, exceto no início, quando o aluno podia relatar seu problema.

Feldenkrais começava posicionando o aluno na mesa, na postura que gerasse maior conforto, relaxamento, apoio e sensação de segurança, para diminuir a tensão corporal. É muito comum que as pessoas adquiram o hábito de "conter" partes do corpo com rigidez, sem consciência disso. Para reduzir o estresse ou a tensão muscular na região lombar, ele colocava um pequeno cilindro sob a cabeça, os joelhos ou alguma outra parte do corpo. Sempre que há qualquer tensão no corpo, o tônus muscular aumenta, tornando mais difícil que a pessoa perceba as sutis diferenciações de movimento, essenciais para melhorar e aprender novos movimentos. Quando o aluno se sentia confortável e sua tensão muscular estava no mais baixo nível possível, é que Feldenkrais considerava o cérebro mais disponível para aprender.

Sentando-se ao lado do aluno, Feldenkrais começava a se comunicar pelo toque com seu sistema nervoso. Primeiramente a partir de pequenos movimentos, para que a mente e o cérebro em observação iniciassem um processo de diferenciação. Não eram toques destinados a impor algo ao cérebro, mas a se comunicar com ele. Se o corpo da pessoa se movesse, ele se movia com junto, solidário, sem jamais usar em seus movimentos mais força que o necessário. Não massageava os músculos nem pressionava muito, como massagistas ou terapeutas que trabalham de maneira mais autoritária na manipulação das articulações. Era raro atuar diretamente numa área dolorida, abordagem que serviria apenas para aumentar a tensão muscular. Dessa maneira, podia começar trabalhando numa parte do corpo muito distante daquela na qual o aluno considerava residir o problema, não raramente do lado oposto. Podia iniciar movendo suavemente um dedo do pé, longe de algum ponto dolorido na parte superior do corpo. Se sentisse alguma restrição, *jamais* forçava. O que descobriu foi que o cérebro percebia esse relaxamento no dedo do pé, e a pessoa se imbuía dessa imagem de movimento relaxado, que logo se generalizava, de tal modo que todo esse lado do corpo também relaxava.

A abordagem de Feldenkrais difere de certas terapias corporais convencionais em termos de método e objetivos, na medida em que elas focalizam partes específicas do corpo, tendo portanto uma orientação "local". Certas formas de fisioterapia, por exemplo, usam aparelhos para mobilizar partes específicas do corpo em movimentos de alongamento e fortalecimento. Pode-se considerar que essas abordagens, muitas vezes extremamente valiosas, tendem a tratar o corpo como se fosse feito de partes individuais, adotando assim uma orientação mais mecânica. Podem prescrever protocolos específicos para áreas problemáticas específicas. Feldenkrais afirmava: "Não tem nenhuma técnica estereotipada a ser aplicada tal qual a qualquer um; isto vai de encontro aos princípios da minha teoria. Busco e, se possível, encontro um problema maior que possa ser detectado em cada sessão e assim trabalhado para ser amenizado e parcialmente superado. [...] Percorro lenta e progressivamente cada função do corpo."[27]

Feldenkrais ganhou ainda maior reputação. Um amigo de Avraham Baniel, Aharon Katzir, cientista que fez importantes contribuições à neuroplasticidade, desenvolveu grande interesse pelo trabalho de Feldenkrais. Levou a informação ao primeiro-ministro israelense, David

Ben-Gurion, que em 1957 tornou-se aluno de Feldenkrais. Então com 71 anos, Ben-Gurion sofria de ciática e dores lombares tão severas que mal conseguia levantar-se para discursar no Parlamento. Depois de algumas aulas, Ben-Gurion já era capaz de saltar sobre tanques para discursar para as tropas. Como a casa de Feldenkrais ficava perto do mar, Ben-Gurion, antes de cuidar das questões do Estado, nadava pela manhã e ia ter aula com Feldenkrais. Certa vez, o professor fez com que seu aluno ficasse ereto sobre a cabeça. Uma foto do idoso primeiro-ministro de cabeça para baixo numa praia de Tel-Aviv foi usada numa campanha eleitoral e vista em todo o mundo. Logo Feldenkrais estava viajando para dar aulas de Integração Funcional ao redor do planeta, tendo entre seus alunos homens como o violinista Yehudi Menuhin e o diretor de cinema britânico Peter Brook.

Trabalhando com mais alunos, Feldenkrais descobriu que sua maneira de "dançar com o cérebro", como costumava dizer, podia melhorar muitos casos de sérias lesões cerebrais — como derrames, paralisia cerebral, graves lesões nervosas, esclerose múltipla, certos tipos de problema na medula espinhal, distúrbios de aprendizado e até casos de perda de partes do cérebro.

TRABALHO DE DETETIVE: ENTENDENDO UM DERRAME

Feldenkrais era convidado a ir à Suíça com frequência. Numa dessas visitas, conheceu uma mulher na casa dos 60 anos, Nora, que sofrera um derrame no lado esquerdo do cérebro. O livro que escreveu sobre o tratamento dela vem a ser o mais detalhado relato da sua técnica.

Num derrame, um coágulo sanguíneo, ou sangramento, interrompe a chegada de sangue aos neurônios e eles morrem. No caso de Nora, a fala tornou-se lenta e confusa, e o corpo, rígido. Ela não ficou paralisada, mas as contrações dos músculos num dos lados tornaram-se espasmódicas. Músculos espásticos são músculos com excesso de tônus que se contraem com muita rapidez. Acredita-se que a espasticidade — derivada da palavra *espasmo* — ocorre quando os neurônios do cérebro que inibem a contração muscular são lesados. Com isto, apenas os neurônios excitatórios disparam, de modo que ocorre uma tensão muscular excessiva. É um caso clássico de modulação insuficiente do sistema nervoso.

Um ano depois do derrame, a fala de Nora tinha melhorado, mas ela era incapaz de ler uma palavra e de escrever o próprio nome. Passados dois anos, ainda precisava de cuidados o dia inteiro, pois muitas vezes saía de casa e não era capaz de encontrar o caminho de volta. Sentia-se profundamente deprimida com a perda das funções mentais.

Feldenkrais conheceu-a três anos após a manifestação da doença e não tinha a menor ideia sobre como poderia abordar o problema. Cada derrame com sequelas cognitivas é único e, para entender exatamente quais as funções cerebrais lesadas, muitas vezes é necessária a habilidade de um detetive. Ele sabia que o ato de ler não é natural — o processo de aprendizado requer o acionamento de muitas funções cerebrais diferentes. Sabia também que, quando o circuito neural que processa uma função é afetado por um derrame, não significa que toda a rede foi danificada: "Quando uma capacidade não pode ser desempenhada como antes, apenas algumas das células que eram essenciais a esse desempenho deixam de funcionar."[28] Muitas vezes era possível recrutar outros neurônios e ensinar-lhes a diferenciar-se "para realizar a habilidade, embora geralmente de uma forma diferente".

Feldenkrais só pôde dar a Nora algumas aulas antes de voltar a Israel, e como ela não fazia progressos com o tratamento convencional, assim a família decidiu que Nora deveria ir a Israel trabalhar com ele.

No início do trabalho com a aluna, Feldenkrais tentava descobrir *por que* ela não conseguia ler e escrever. Também se questionava sobre sua consciência e orientação corporal: ela vivia tropeçando nos objetos; quando tentava sentar-se numa cadeira, muitas vezes sentava na beira do assento; ao deixar sua sala, que tinha várias portas, muitas vezes optava pela porta errada. No fim de uma aula de meia hora, ele colocou os sapatos que ela havia tirado antes de começar a sessão em frente aos seus pés, com a parte dos dedos voltada para ela, sem explicar o motivo. Ela ficava muito confusa, não conseguia calçá-los, não diferenciava o pé direito do esquerdo e se atrapalhava por cinco ou seis minutos. Esse erro levou-o a concluir que sua lesão cerebral a impedia de distinguir esquerda e direita, o que também comprometeria sua capacidade de ler. Ele teria de lidar inicialmente com esse problema de esquerda-direita porque, na infância, as crianças também precisam aprender a diferenciar esquerda e direita muito antes de aprender a ler.

Antes, porém, de poder cuidar do problema de orientação de Nora, ele precisava acalmar seu cérebro ruidoso e hiperexcitado, sabendo que havia aí um problema, uma vez que, quando erguia seus membros, não conseguia dobrá-los — por excesso de tensão muscular. Ele corrigiu a dificuldade fazendo-a deitar-se de costas; e colocava cilindros de madeira cobertos com espuma sob sua nuca e por trás dos joelhos, o que reduzia o tônus muscular de seu corpo espástico. Em seguida, à medida que movimentava suavemente sua cabeça para a frente e para trás, com um toque cada vez mais leve, seu corpo relaxava, predispondo o cérebro e o sistema nervoso a deixá-la num estado de consciência intensificada. Com tão poucos estímulos chegando no cérebro, seria fácil para ela diferenciar pequenas diferenças sensoriais e aprender. Em seguida, ele simplesmente tocava seu ouvido direito e dizia, de um jeito brincalhão: "Este é o ouvido direito."

Deitada de costas, ela via um sofá à direita da mesa onde se encontrava. Ele tocava seu ombro e dizia: "Este é o ombro direito." Descia então por esse lado do corpo, tocando-a dessa maneira vários dias seguidos. Ele nunca usava a palavra *esquerda* nem tocava o lado esquerdo. Numa sessão seguinte, ele a fez deitar-se de bruços, voltando a tocar seu lado direito. Mas ela ficou confusa, pois estava equiparando "direita" à maneira como via o ambiente deitada de costas, com um sofá do seu lado "direito". Agora que estava deitada de bruços, o lado "direito" estava distante do sofá. (Esquecemos que na infância precisamos aprender essa distinção.)

Ele passou algumas sessões ensinando-lhe onde ficava o seu lado direito quando ela estava em diferentes posições. Parte da sua genialidade estava precisamente em perceber que um conceito aparentemente tão simples como a orientação era na verdade complexo.

Feldenkrais deu então mais um passo, fazendo-a cruzar a perna direita sobre a esquerda. Nora o fez, mas agora achava que sua perna esquerda era sua perna direita, pois estava do mesmo lado que ela. Eles levaram dois meses de aulas assim para experimentar diferentes posições de direita e esquerda, até que ela compreendesse esquerda e direita em toda a sua complexidade. Enquanto isso, seu cérebro formava um novo mapa de consciência corporal de esquerda e direita. Às vezes Nora tinha uma recaída entre as aulas, e ele tinha de começar de novo do início, mas lentamente as recaídas tornaram-se menos frequentes.

Só agora ele estava pronto para introduzir textos. Nora disse que não conseguia "ver" as palavras. Ele a enviou a um oftalmologista, que disse que sua vista estava normal, confirmando que o problema de leitura estava no cérebro, e não nos olhos. Feldenkrais deu-lhe um livro com letras muito grandes. Ela tremeu. Ele entregou-lhe então um par de óculos, mas ela se atrapalhou. Não sabia como conduzi-los ao lugar certo no rosto. "Fiquei aborrecido comigo mesmo", escreveu ele, "por não ter me dado conta de que até a transferência da consciência corporal para objetos externos precisa de treinamento";[29] um bebê, agarrando os óculos do pai e tentando botá-los no rosto, enfrenta o mesmo problema. Ele então treinou-a a orientar os óculos adequadamente até a cabeça, de maneira que a lente esquerda ficasse sobre o olho esquerdo, e a lente direita, sobre o olho direito.

Como ela dizia que não enxergava, Feldenkrais, em vez de lhe pedir que lesse (o que poderia estressá-la), simplesmente dizia que olhasse para as páginas, fechasse os olhos e visse que palavras lhe vinham à mente — numa livre associação freudiana. Quando ela acabava de olhar, ele percorria as páginas que lhe havia mostrado e constatava que as palavras que ela dizia estavam do lado esquerdo da página, perto do pé, em geral as três últimas palavras da linha. "Fiquei exultante. Ela de fato havia lido palavras, mas sem saber onde as havia lido",[30] comentou ele.

Nora dissera a Feldenkrais: "Eu não consigo ver", e não "Eu não consigo ler". Ele começava a entender o que ela queria dizer. Pegou um canudo e colocou uma extremidade entre seus lábios e a outra entre as pontas dos dedos, posicionadas sobre uma palavra num livro. Queria estabelecer uma ligação direta entre a boca, que fala, e os olhos, que veem. Ela via a palavra na extremidade do canudo, mas ainda não conseguia lê-la. Depois de cerca de vinte tentativas, porém, espontaneamente começou a dizer a palavra que estava na extremidade do canudo — mais ou menos como as crianças, quando aprendem a ler, muitas vezes precisam apontar cada palavra com os dedos. Nora estava lendo. Em diversas ocasiões, Feldenkrais sentava-se à sua esquerda. Botava a mão direita sob seu braço esquerdo, na altura do punho, para ajudá-la a segurar o livro. Com a outra mão, ajudava-a a firmar o canudo entre os lábios. Dessa maneira, podia sentir a menor alteração em seu corpo, a mais leve suspensão da respiração, no exato momento em que ocorria. Nesse momento, ele sabia que estava na hora de parar de mover o canudo, até que seu sistema nervoso fosse capaz de se reorganizar. "Era uma espécie de simbiose dos dois corpos — eu sentia qualquer alteração no seu estado de ânimo, e ela sentia meu poder decidido, tranquilo e não coercitivo. Eu não a apressava, mas lia as palavras em voz alta no exato momento em que percebia que ela se enrijecia na ansiedade e perdia o controle. Gradualmente, passei a precisar ler cada vez menos."[31]

Uma das mais importantes formas desenvolvidas por Feldenkrais para ajudar o cérebro lesionado a aprender era usar o próprio corpo para sentir, sintonizar e identificar-se com o sistema nervoso do aluno. O toque sempre foi importante para ele pois acreditava que, quando seu sistema nervoso se conectava com o de outra pessoa, os dois passavam a formar um só sistema, "um novo conjunto [...] uma nova entidade. [...] Tanto a pessoa tocada quanto a que toca sentem as sensações transmitidas pelas mãos em contato, ainda que não entendam e não saibam o que está sendo feito. A pessoa tocada torna-se consciente do que aquela que toca está sentindo, e, sem entendê-lo, altera sua configuração para se adequar ao que sente ser desejado por ela. Quando estou tocando, não espero nada da pessoa que toco; apenas sinto o que a pessoa tocada precisa [...] quer ela saiba ou não, e o que posso fazer no momento para fazê-la sentir-se melhor."[32]

Ele diz que a ideia de dois sistemas nervosos em simbiose assemelha-se a uma dança, na qual um parceiro aprende seguindo o outro, sem qualquer instrução formal.[33] Essa "dança", como qualquer outra, é uma questão de comunicação entre duas pessoas. Ao tocar um aluno, Feldenkrais muitas vezes estava comunicando sugestões não verbais sobre o que o seu corpo podia ser capaz de fazer quando ele o movia, permitindo-lhe sentir novas variações de movimento que podiam estar ao alcance de seus membros limitados. Isto é particularmente importante com alunos mais velhos, que, na medida em que foram envelhecendo, já repetiram os mesmos hábitos de movimento muitas e muitas vezes, o que, do ponto de vista neuroplástico, reforça esses padrões; ao negligenciar outros padrões, eles perdem os respectivos circuitos, num cérebro que se atrofia por falta de uso. Feldenkrais conseguia lembrar aos alunos movimentos que haviam perdido.

Passados três meses, ele ensinou a Nora como segurar uma caneta e escrever usando outras técnicas engenhosas. Ela continuou a melhorar, até que as aulas chegaram ao fim e ela voltou para a Suíça.

Um ano depois, em visita à Suíça, Feldenkrais viu Nora caminhando perto da estação ferroviária em Zurique. Ela parecia confiante. Enquanto conversavam, e ele ficou muito feliz de constatar que a relação professor-aluna tinha acabado, dando lugar à habitual informalidade prazerosa de dois amigos que se encontram por acaso.

Ao concordar em trabalhar com Nora, Feldenkrais não ficou impressionado com o fato de ela ter perdido substância cerebral, pois sabia que seu cérebro era plástico; não podia saber quais seriam seus limites antes de tentar pacientemente ensinar-lhe a recriar sua orientação, e depois a ler e escrever, como se faria com uma criança. A chave para seu progresso era identificar qual função cerebral estava faltando, para em seguida ensinar-lhe a realizar diferenciações sensoriais. À medida que sua mente — sua consciência — se dava conta dessas diferenças, elas eram conectadas aos seus mapas cerebrais, e Nora tornava-se capaz de fazer diferenciações ainda mais sutis.

Há uma grande beleza na imagem dessas duas pessoas idosas, Feldenkrais então com cerca de 70 anos, sentado ao lado de Nora, uma ensinando a outra a ler, os dois sistemas nervosos tão interligados e sintonizados, e ele aprendendo tanto quanto ela, como viria a escrever. Mas Feldenkrais tomava muito cuidado com as palavras que usava para relatar o processo que percorreu com Nora. Não se tratava, dizia, de uma "recuperação". "Recuperação não é a palavra certa", escreveu ele, "pois a parte do córtex motor onde o ato de escrever é organizado e direcionado não estava em condições de atuar como antes. A melhor palavra é 'recriação' de uma capacidade de escrever."[34] Como os circuitos dos mapas cerebrais originalmente envolvidos nos atos da leitura e da escrita foram lesionados pelo derrame, essas funções precisavam ser assumidas por outros neurônios. Ele não se referia ao que fez com Nora como uma "cura", embora muitos provavelmente o fizessem. Preferia a palavra *melhora*. "'Melhora'", escreveu, "é algo gradual que não tem limite. 'Cura' é uma volta ao estado anterior de atividade, que não era necessariamente excelente nem sequer bom."[35] Essas melhoras seriam dramáticas em crianças nascidas com lesão cerebral e que, para começo de conversa, nunca tinham tido nenhum "bom funcionamento".

AJUDANDO CRIANÇAS

À medida que ganhava mais experiência com pacientes de derrame, Feldenkrais começou a atender crianças com paralisia cerebral, muitas das quais haviam sofrido derrame no útero ou falta de oxigenação do cérebro durante o parto. Em muitos casos não conseguiam controlar a língua e os lábios para falar. Tal como os adultos que sofreram derrame, as crianças com paralisia cerebral geralmente desenvolvem membros rígidos ou "espásticos", com tanta tensão muscular que se tornam rígidas demais para se movimentar normalmente, ou nem se movimentam.

Nas crianças, a rigidez cria um sério problema. No nascimento, não temos mapas cerebrais sofisticadamente desenvolvidos e diferenciados que nos permitam sentir e fazer movimentos individuais refinados. Um recém-nascido saudável leva o punho à boca para chupar, e todo o mapa cerebral não diferenciado da mão se ativa para processar a sensação e o movimento. Com o passar do tempo, ele consegue diferenciar alguns dedos dessa mão e chupá-los, e em seguida talvez apenas o polegar. Ao brincar com as mãos, seu mapa cerebral da mão está se diferenciando, formando áreas separadas para poder sentir e movimentar cada dedo. Mas uma criança com paralisia cerebral, com membro ou corpo espasmódico, não é capaz de fazer movimentos refinados separadamente; os membros estão rígidos demais. Muitas vezes a mão forma um punho cerrado, de modo que ela sequer é capaz de iniciar o desenvolvimento do mapa cerebral e a diferenciação em áreas para cada movimento.

Outro sintoma visto com frequência numa criança com paralisia cerebral é não conseguir encostar os calcanhares no chão quando de pé, ou quando é sustentada nessa posição por um adulto, pois as contrações musculares nas panturrilhas puxam os calcanhares para cima. Em consequência, os tendões de aquiles estão sempre tensos. Outras crianças têm genu valgo: os músculos da parte interna da coxa, os adutores, são tão tensos que aproximam os joelhos um do outro. Ambas as condições podem ser muito dolorosas.

A medicina clássica prescreve cirurgia nesses casos. O cirurgião corta e alonga o tendão de aquiles. Às vezes, são usadas injeções de Botox para paralisar o músculo e liberar a tensão. Mas a contração muscular continua, e assim as operações ou aplicações de injeção precisam ser repetidas. No caso das crianças com genu valgo, o adutor é cortado para aliviar a pressão. Apesar de bem-intencionadas, nenhuma dessas duas abordagens drásticas ataca o problema subjacente, pois é o cérebro que está disparando o sinal para contrair os músculos. E os procedimentos deixam a criança com uma mecânica corporal anormal — pelo resto da vida. Outras abordagens médicas envolvem diferentes exercícios de estiramento, partindo do princípio de que os músculos e o tecido conjuntivo são encurtados e paralisados naquele lugar — o que é verdade. Mas esses estiramentos muitas vezes são dolorosos e tampouco levam em consideração o fato de que é o cérebro que está "dizendo" aos músculos que se enrijeçam.

Feldenkrais considerava que a espasticidade é causada não só pela lesão inicial do cérebro, mas também pela sua dificuldade em regular a sensação e a atividade motora, por falta de estímulos diferenciados. Desse modo, o cérebro não "sabia" quando desligar a ativação do córtex motor.

Certa vez, quando dava uma oficina em Toronto, Feldenkrais atendeu um menino com paralisia cerebral. Ephram não andava normalmente, precisava de um andador com rodas e se apresentava muito espástico e rígido. Como seus calcanhares não tocavam o solo, ele andava sobre os dedos. Mas seu problema mais urgente era que os joelhos estavam presos, inseparáveis. Um cirurgião já havia agendado uma intervenção para cortar os adutores e separar os joelhos.

Feldenkrais começou a trabalhar na questão da caminhada sobre os dedos. Com Ephram deitado, ele fazia minúsculos movimentos nos pés do menino e depois nas pernas, para ajudá-lo a diferenciar os mapas cerebrais desses membros. Em muito pouco tempo, seu aluno começou a relaxar e a respirar com mais facilidade. Feldenkrais estava enviando mensagens ao cérebro de Ephram, usando os neurônios sensoriais de seus pés e pernas. Esse estímulo permitia que o cérebro distinguisse os dedos dos pés e seus músculos, os músculos das panturrilhas e das coxas, assim como os movimentos que podiam fazer. Só depois de se tornar capaz de fazer essas distinções é que o cérebro podia começar a regular adequadamente o acionamento dos neurônios do seu sistema motor e seu tônus muscular.

Numa aula de Integração Funcional, se Feldenkrais sentia que a pessoa tinha um músculo que estava "prendendo" e contraindo demais, geralmente ele fazia por essa pessoa o que seu sistema nervoso perturbado estava exagerando. Um dos praticantes perspicazes do seu método, Carl Ginsburg, relatava que, com frequência, em vez de tentar fazer com que um aluno deixasse de se "segurar", o professor tratava ele próprio de segurá-lo. "A compreensão dos hábitos desenvolvida por Feldenkrais levava-o a não se opor a essa atividade, mas a apoiá-la, assumindo-a diretamente.[36] Feldenkrais verificou que, uma vez contando com esse apoio, a maioria dos alunos simplesmente abandonava a ação habitual."*

Feldenkrais conseguiu que Ephram cruzasse um joelho sobre o outro, aproximando-os ainda mais do que já estavam. Ao encurtar ainda mais a distância dos joelhos, Feldenkrais fazia o que o sistema nervoso desequilibrado do menino estava "exagerando" — ensinando a seu sistema nervoso que não precisava se esforçar tanto. Em questão de poucos minutos, os músculos espasmódicos da coxa de Ephram se liberaram, sem que Feldenkrais recorresse ao uso da força. Agora que os joelhos estavam um pouco separados, ele colocou o punho entre eles e pediu que o menino o apertasse com os músculos internos das coxas. Ephram então relaxou totalmente os músculos e seus joelhos se abriram completamente. "Viu como é muito mais fácil ficar com os joelhos abertos?",[37] comentou Feldenkrais. "Mantê-los fechados exige trabalho." Feldenkrais usara o corpo de Ephram para programar o cérebro. Um estudo realizado

---

* Pude fazer a experiência desse tipo de "apoio" quando um dos primeiros seguidores americanos de Feldenkrais, David Zemach-Bersin, deu-me uma aula de Integração Funcional. Eu adquirira o hábito de levantar automaticamente o ombro direito ao digitar, levando tensão ao pescoço, o que resultava em dor e restrição dos movimentos. Na aula, Zemach-Bersin levantou suavemente meu ombro em direção ao pescoço, "sustentando-o" nessa posição mais elevada e usando seu sistema nervoso para assumir a tarefa que o meu sistema nervoso havia atribuído a si mesmo. Em cerca de um minuto, senti enorme alívio da restrição e da dor. Essa ideia de lidar com a força de um músculo contraído tratando de acompanhá-lo, em vez de se opor a ele, deriva dos princípios do judô. No judô, o praticante não se sobrepõe à força do adversário, tratando de usá-la, isto sim, para conduzir, derrubar ou arremessar o oponente.

em 2006 com 33 voluntários mostrou que as aulas de Consciência pelo Movimento também podem alongar músculos,[38] exatamente como os exercícios de alongamento — uma abordagem que pode ser interessante para os atletas.*

UMA MENINA SEM UMA PARTE DO CÉREBRO

A abordagem de Feldenkrais pode alterar radicalmente até mesmo a vida de pessoas que já nasceram sem grande parte do cérebro, facilitando a diferenciação nas áreas cerebrais remanescentes. Elizabeth, entrevistada por mim, nasceu sem um terço do cerebelo, uma parte do cérebro que ajuda a coordenar e controlar a execução precisa dos movimentos, do pensamento, do equilíbrio e da atenção. Sem o cerebelo, uma pessoa tem dificuldade para controlar todas essas funções mentais. O cerebelo, palavra que em latim significa "pequeno cérebro", tem mais ou menos o tamanho de um pêssego e está alojado debaixo dos hemisférios cerebrais, perto da parte posterior do cérebro. Embora ocupe apenas cerca de 10%

---

* Feldenkrais dizia que não queria corpos flexíveis, mas cérebros flexíveis (que gerariam corpos flexíveis). Sua colega Ida Rolf muitas vezes ajudava pessoas com tensões no corpo, questões de espasticidade e problemas posturais. Rolf alongava o tecido conjuntivo (fáscia) para liberar o espectro de movimentos de uma pessoa, partindo do pressuposto de que as camadas fasciais muitas vezes grudam umas nas outras, provocando "aderências". Os praticantes do método Feldenkrais, por outro lado, alegavam que o cérebro é que provocava a restrição. Robert Schleip, chefe do Grupo de Pesquisa sobre Fáscia da Universidade de Ulm, na Alemanha, um "rolfista" entusiástico, realizou um pequeno estudo. Ele e seus colegas examinaram pacientes com restrições dos músculos e da fáscia quando estavam sob anestesia geral. A hipótese era que as restrições, sendo causadas pelo cérebro, haveriam de cessar estando o cérebro parcialmente "desligado" sob efeito da anestesia. E de fato os pesquisadores constataram que "a maioria das restrições anteriormente detectadas parece ter melhorado significativamente (embora não estivessem ausentes) durante a anestesia. Há indicações de que o que era percebido como fixação mecânica do tecido pode ser, pelo menos parcialmente, devido a regulação neuromuscular". R. Schleip, "Fascia as an Organ of Communication", in R. Schleip et al., eds., *Fascia: The Tensional Network of the Human Body* (Edimburgo: Churchill Livingstone, 2012), p. 78.

do volume do cérebro, contém quase 80% dos seus neurônios.[39] O nome técnico da doença de Elizabeth é *hipoplasia cerebelar*, e não havia nenhum tratamento conhecido para mudar seu curso.

Quando ela estava no útero, sua mãe sentiu que poderia haver algum problema, pois Elizabeth mal se mexia. Quando ela nasceu, não movia os olhos. Eles tremulavam e não ficavam alinhados, voltando-se em diferentes direções. Com 1 mês de idade, raramente seguiam os objetos. Os pais ficaram apavorados com a eventualidade de que ela não pudesse ver normalmente. Com seu crescimento, ficou claro que a filha tinha algum problema de tônus muscular. Às vezes ela se mostrava muito mole, com muito pouca ou nenhuma tensão muscular, mas outras vezes se apresentava com tensão excessiva e "espástica", sem fazer movimentos voluntários exploratórios. Foi submetida a fisioterapia convencional e terapia ocupacional, mas eram tratamentos dolorosos para ela.

Quando Elizabeth tinha 4 meses, o neurologista pediátrico, chefe de um importante centro médico, testou a atividade elétrica do seu cérebro. Disse aos pais que "seu cérebro não se desenvolvera desde o nascimento, e não havia motivos para acreditar que viesse a fazê-lo". A maioria das crianças com esse tipo de problema evidencia déficits persistentes, e se acreditava que a plasticidade do cerebelo é limitada.[40] O médico também disse aos pais que sua condição era muito semelhante à paralisia cerebral, prognosticando que ela jamais seria capaz de sentar, apresentaria problemas de incontinência e teria de ser permanentemente assistida numa instituição. A mãe mais tarde recordaria: "Lembro que ele disse: 'O melhor que podemos esperar seria um profundo retardo.'" Os médicos de Elizabeth estavam relatando apenas sua experiência com crianças nesse estado que eram submetidas a tratamentos convencionais — os únicos que conheciam.

Ainda assim, os pais foram buscar ajuda. Certo dia, um amigo, cirurgião ortopédico, que conhecia o trabalho de Feldenkrais, disse: "Esse cara é capaz de coisas que ninguém mais consegue fazer." Ao serem informados de que ele viria de Israel para uma cidade perto da deles para treinar praticantes do seu método — uma das suas principais atividades na década de 1970 —, eles marcaram uma consulta.

Quando Feldenkrais teve o primeiro contato com Elizabeth, ela estava com 13 meses e não conseguia rastejar nem engatinhar. (Rastejar, em geral anterior ao engatinhar, significa mover-se sobre a barriga.) Ela era capaz de um único movimento voluntário: rolar de um lado para outro. Em sua primeira aula de Integração Funcional, ela não parava de chorar. Já passara por muitas sessões com terapeutas, que tentavam levá-la a fazer coisas que não estava preparada para fazer, no seu estágio de desenvolvimento. Por exemplo, muitos terapeutas haviam tentado fazê-la sentar-se, fracassando reiteradamente. Quando o corpo de uma criança é espástico, esses movimentos doem — daí o choro.

Segundo Feldenkrais, essas tentativas de "ultrapassagem" nas etapas do desenvolvimento constituem um enorme equívoco, pois ninguém nunca aprendeu a andar andando. Outras capacidades já devem estar desenvolvidas para que uma criança possa andar — capacidades em que os adultos não pensam ou nem lembram de ter aprendido, como arquear as costas e levantar a cabeça. Só quando todas essas peças estão dispostas nos devidos lugares uma criança aprende a andar, espontaneamente. Feldenkrais percebeu que Elizabeth não conseguia deitar-se confortavelmente sobre a barriga, e quando o fazia não era capaz de levantar a cabeça.

Notou que todo o seu lado esquerdo se apresentava em total espasmo, deixando os membros rígidos. Seu pescoço era muito tenso, provocando dor. O fato de todo o lado esquerdo de Elizabeth apresentar-se espástico indicava que seu mapa cerebral referente a esse lado não era diferenciado, e não apresentava centenas de áreas responsáveis pelo processamento de diferentes tipos de movimentos.

Feldenkrais tocou com extrema delicadeza seu tendão de aquiles, e ela ficou tão agoniada que ele se deu conta de que primeiro precisava fazer algo para resolver essa dor: precisava acalmar seu cérebro, pois de outra forma ele não ficaria disponível para o aprendizado.

"Depois de examiná-la", recorda seu pai, "Moshe me disse: 'Ela tem um problema e eu posso ajudá-la.' Ele não mostrava qualquer hesitação. Minha mulher pediu-lhe que explicasse, e ele pegou o pé e o tornozelo da nossa filha, curvou-os para trás, pegou o meu dedo e disse: 'Toque aqui', para que eu sentisse o nó no músculo, e acrescentou: 'Ela não é capaz de rastejar porque o movimento de dobrar a perna dói. Se amaciarmos a região, você verá que ela consegue dobrar a perna. E quando fizermos isto — amaciar seus músculos —, toda a sua atitude corporal vai mudar.' E aconteceu exatamente como ele explicava: um ou dois dias depois, ela estava rastejando." Logo, estaria engatinhando.

Na segunda consulta de Feldenkrais com Elizabeth, uma das suas jovens pupilas, Anat Baniel, psicóloga clínica e filha de seu grande amigo Avraham, estava presente por acaso. Feldenkrais perguntou a Baniel se ela poderia segurar Elizabeth durante a aula. Tocou-a suavemente, para começar a ensiná-lo a diferenciar movimentos muito simples. Elizabeth ficou intrigada, atenta e feliz.

Feldenkrais segurou com delicadeza sua cabeça e a movimentou para cima e para a frente, muito lenta e suavemente, para alongar a espinha dorsal. Em geral, constatara que esse movimento causava um natural arqueamento das costas, levando a pélvis a se projetar para a frente — reação que acontece normalmente quando uma pessoa está de pé. Muitas vezes, trabalhando com crianças com paralisia cerebral ou outras pessoas incapazes de andar, ele usava essa técnica para mobilizar a pélvis, que assim se movimentava de maneira reflexa. Mas quando ele tentou aplicá-la em Elizabeth, Baniel não sentiu qualquer movimento. Sua pélvis estava inerte no colo de Baniel, que então decidiu que, quando Feldenkrais puxasse, faria na pélvis de Elizabeth um delicado movimento de báscula.

De repente, a espinha dorsal e o corpo espásticos, travados e inertes de Elizabeth começaram a se movimentar. Eles voltaram a movimentar suavemente sua espinha, mais e mais vezes. Em seguida, tentaram sutis variações do movimento.

No fim da sessão, Baniel entregou Elizabeth de volta ao pai. Em geral, Elizabeth ficava completamente solta nos seus braços, incapaz de controlar a cabeça. Mas dessa vez ela arqueou as costas, jogou a cabeça para trás e então se projetou para a frente, repetidas vezes, encarando o pai. Os sutis movimentos feitos por Feldenkrais e Baniel no pescoço e na espinha dorsal tinham despertado a ideia desse movimento, conectando-o em seu cérebro. Agora Elizabeth movimentava os grandes músculos da espinha e das costas voluntariamente, encantada com o movimento.

Mas ainda havia muitos motivos de preocupação: a menina continuava profundamente incapacitada, com um diagnóstico estarrecedor. Feldenkrais percebia a preocupação dos pais com seu futuro. Ele não costumava dizer muita coisa nessas oportunidades. Ele não avaliava um cérebro pelo ponto em que uma criança se encontrasse no seu desenvolvimento, mas pela possibilidade de que essa criança, recebendo os estímulos adequados ao seu estágio, viesse a aprender. "Ela é uma menina inteligente", disse. "Vai dançar no casamento dela."

Feldenkrais voltou para Israel. Nos anos subsequentes, os pais de Elizabeth incansável e heroicamente faziam e apoiavam tudo que fosse necessário para que a filha pudesse ser consultada por ele. Levavam-na ao seu encontro em quartos de hotel sempre que ele ia aos Estados Unidos ou ao Canadá, e foram a Israel três vezes, por períodos de duas a quatro semanas com visitas diárias ao consultório de Feldenkrais. Entre essas visitas intensivas, Elizabeth consolidava seus ganhos com atividades diárias.

Quando Feldenkrais estava com 77 anos, adoeceu durante visita a uma pequena cidade da Suíça. Perdeu a consciência e os médicos constataram sangramento no interior do seu crânio. Um lento vazamento sanguíneo na dura-máter (a camada de tecido conjuntivo que envolve o cérebro) e no próprio cérebro, pressionando-o, o que representava um risco. Infelizmente, o único neurocirurgião na cidade estava viajando nesse fim de semana, de modo que a cirurgia para aliviar a pressão causada pela "hemorragia subdural" teve de ser adiada.

Os colegas de Feldenkrais concluíram que as muitas lesões sofridas em quedas, arremessos e concussões no judô o haviam tornado vulnerável à hemorragia subdural. Ele se recuperou na França, mas, talvez por causa da demora da cirurgia, sofreu uma lesão cerebral. Logo, contudo, estava de novo dando aulas de Integração Funcional. E, sentindo que seu tempo era limitado, continuou ensinando o máximo que podia, na expectativa de transmitir suas mais recentes descobertas.

De volta a Israel, ele teve um derrame, que lhe afetou a fala. Seus alunos davam aulas diárias de Integração Funcional ao mestre. Agora com quase 80 anos e doente, ele encaminhava cada vez mais as crianças que o procuravam para Baniel. Ela aos poucos assumiu o tratamento de Elizabeth, viajando ao seu encontro para períodos de três semanas de aulas diárias. A menina continuou a procurá-la periodicamente durante anos, e seu progresso acelerou.

Hoje Elizabeth está na casa dos 30 e concluiu duas graduações. Baixinha, com 1,52 metro, ela tem uma voz suave. Caminha movimentando-se com tanta facilidade que nenhum observador seria capaz de saber que um dia parecia destinada a acabar imobilizada, numa instituição médica, com severo grau de retardo mental — na melhor das hipóteses. "Moshe disse ao meu pai", conta-me ela: "'Quando ela tiver 18 anos, ninguém vai saber que alguma coisa aconteceu.' Acertou na mosca." Ela se recorda apenas de "pedacinhos" daquelas visitas a Israel, "e meio que lembro de Moshe, de cabelos brancos, camisa azul, e como tudo parecia esfumaçado" — Feldenkrais fumava durante as aulas —, "enquanto ele sussurrava no meu ouvido, me acalmando".

Ela se graduou em duas universidades importantes: fez mestrado em estudos judaicos do Oriente Médio; depois, querendo algo prático, fez mestrado em assistência social e obteve licença de trabalho. Ainda apresenta alguns sintomas residuais da hipoplasia cerebelar. Tem um leve distúrbio de aprendizado com números, encontrando, portanto, dificuldade com matemática e ciências. Mas fora isto, curte a vida intelectual e adora aprender, além de ser uma leitora voraz — todo Shakespeare, quase todo Tolstoi e muitos outros clássicos. Hoje, tem um pequeno negócio, está casada e feliz.

E, claro, dançou no seu casamento.

CRIANDO A FALA

Acompanhei durante cinco anos cerca de uma dúzia de "alunos" de Baniel, crianças com necessidades especiais, todas elas com problemas cerebrais graves, e pude testemunhar progressos extraordinários no seu centro em San Rafael, na Califórnia. Baniel acumulou vasta experiência com casos desafiadores de lesões cerebrais e do sistema nervoso em crianças — com derrames, síndrome de Down, autismo e alalia, problemas de movimento chamados apraxia, paralisia cerebral e lesões dos nervos.

Pude vê-la trabalhando com outra menina que nasceu sem uma parte do cerebelo e que era incapaz de falar. Quando a mãe já estava com dezessete semanas de gravidez, um ultrassom mostrou que faltava toda uma seção do cerebelo do feto, chamada vermis, e o restante apresentava uma forma anormal e desorganizada. O neurologista consultado disse que, se ela sobrevivesse, provavelmente seria autista e incapaz de andar. Vou chamá-la aqui de "Esperança". Quando foi levada a Baniel, Esperança tinha 2 anos e 4 meses. Não se movia, não sentava nem conseguia manter a cabeça e o corpo erguidos; os olhos eram convergentes, e ela era incapaz de seguir objetos em movimento com o olhar. Não se relacionava socialmente nem vocalizava. A fisioterapia clássica era dolorosa para ela e não a ajudava.

"Da primeira vez em que a levamos a Anat", conta o pai, "ela aprendeu a rastejar em apenas dez dias." Baniel conseguiu que ela falasse fazendo movimentos suaves que aparentemente talvez não parecessem ter algo a ver com a fala — tocar seus pés e a região lombar, balançar os joelhos, mover sua pélvis, a espinha dorsal e as costelas. A fala só ocorre quando o cérebro é capaz de controlar a respiração (o que faz coordenando o movimento do diafragma, das costelas, da espinha e dos músculos abdominais), além da boca, dos lábios e da língua. Baniel tagarelava divertidamente para que Esperança se desse conta de que não havia nenhuma "expectativa" de que ela dissesse palavras. (Era o oposto da terapia da fala, na qual haviam feito com ela exercícios e práticas para repetir adequadamente palavras formuladas e compreensíveis, deixando-a ansiosa, pois seu desenvolvimento não estava pronto para isto. Baniel fala, aqui, de "fracasso de prática", pois "as crianças aprendem pela sua experiência, e não necessariamente o que queremos que aprendam".[41]) Em vez disso, recorrendo a brincadeiras, ela conseguiu ligar um "interruptor do aprendizado" em Esperança, ajudando-a a se dar conta de que qualquer som que fizesse, por mais imperfeito, podia gerar comunicação. Durante a sessão, Esperança dava risadinhas o tempo todo, eventualmente dizendo: "Não!" Depois de quatro encontros, tagarelava constantemente e ria com gritinhos. Hoje tem 7 anos e meio e fala por frases curtas.

Esperança não tinha visão no campo visual esquerdo. Baniel também a ajudou a começar a acompanhar objetos em movimento e a ver desse lado, trabalhando no corpo como um todo. Curiosamente, esse trabalho do acompanhamento visual também afetou a prescrição dos óculos de Esperança, que passaram de mais oito a menos um. Finalmente ela acabou conseguindo dispensar os óculos.*

Chamarei aqui de "Sydney" uma outra criança que acompanhei em muitas oportunidades. Imediatamente depois de nascer, ele foi levado

---

* Esperança era estrábica, e crianças com estrabismo muitas vezes são submetidas a cirurgia de corte dos músculos oculares, para alinhá-los — abordagem que, segundo Baniel, alcança resultados apenas cosméticos, ao passo que os olhos nunca serão capazes de funcionar adequadamente. O trabalho de Feldenkrais ajudou muitas crianças nessa condição a evitar a cirurgia.

por algum tempo à Unidade de Tratamento Intensivo neonatal, onde foi infectado com meningite bacteriana. Uma tomografia computadorizada mostrou que sofrera derrame, causado pela infecção. Além de destruir o tecido cerebral, a meningite pode levar a um grave inchaço e bloqueio no líquido cefalorraquidiano que banha o cérebro. Com o acúmulo do líquido, aumenta a pressão e toda a cabeça incha, alcançando às vezes o dobro do tamanho — doença chamada hidrocefalia. Para salvar a vida de Sydney, um cirurgião instalou um desvio para aliviar a pressão, mas o dispositivo não funcionou, e ele precisou de uma segunda cirurgia.

Quando Sydney foi levado pela primeira vez ao centro de Baniel, aos 5 meses, apresentava-se totalmente espástico. Não conseguia rolar de um lado para o outro. Como acontece com muitas pessoas que sofreram derrame, os punhos eram contraídos rigidamente, e o braço ficava preso ao peito, imóvel. "Era tão rígido e forte que se tentássemos movê-lo rapidamente, quebraríamos seu braço", conta Baniel. Os pais foram informados de que o filho nunca seria capaz de andar. Ele não conseguia virar a cabeça para um lado, estado conhecido como torcicolo. Mas no fim da primeira sessão o menino abriu as mãos. Fazia progressos a cada visita, conseguindo afinal rolar para um lado e para o outro. Baniel disse a seus pais: "O mesmo cérebro que aprendeu a rolar e a sentar, irá falar."

Com as aulas, Sydney começou a andar aos 2 anos e 3 meses. Percebendo que ele era capaz de aprender, embora a fala ainda não viesse, os pais tomaram a inesperada decisão de expô-lo a três línguas. (Além do inglês, sua mãe falava com ele em italiano, e matriculou-o em seguida num curso de uma imersão em italiano; e uma cuidadora falava em espanhol com ele.)

Nos dois primeiros anos, a periodicidade das sessões de Sydney no centro de Anat era de quatro a cinco vezes por semana, durando cada uma meia hora. Baniel constatou que concentrar as aulas de Integração Funcional muitas vezes permite obter mais resultados que espaçá-las.

Aos 5 anos, Sydney tinha apenas algumas poucas aulas por ano. Ainda se mostrava um pouco menos ativo que a maioria das crianças de sua idade, e corria de maneira rígida. Hoje, aos 9, ele se mostra muito empenhado. O menino que supostamente seria incapaz de andar ou falar, hoje em dia corre livremente e é fluente em três línguas — lendo e escrevendo em inglês, espanhol e italiano!*

LIVRE ATÉ O FIM

Ao longo da sua vida adulta, Feldenkrais sempre acreditou que a genética é apenas um dos fatores determinantes dos limites da inteligência. Segundo ele, aprendemos as coisas mais importantes fora da sala de aula, desde aprender a andar (e a desafiar a gravidade) até aprender física, como ele fez (basicamente no laboratório dos Joliot-Curie) e aprender judô. Passar a vida inteira aprendendo era uma questão de família. Ele se orgulhava de que, aos 84 anos, sua frágil mãe fosse capaz de aprender a levantá-lo e a usar as técnicas do judô para arremessá-lo. Ele brincava com outros praticantes das artes marciais, dizendo que o arremesso parecia "totalmente falso,[42] pois era simplesmente inacreditável. [...] Quando ela viu pela primeira vez alguém levantando e arremessando com a técnica do judô, disse: 'Eu também posso', e ela demorou uns dez minutos para aprender."

Um dos conceitos mais importantes aprendidos por Feldenkrais com Kano e o judô foi a compreensão da reversibilidade: para serem inteligentes, as ações precisam ser desempenhadas de tal maneira que, a qualquer momento, possam ser interrompidas ou revertidas — voltadas na direção oposta. O segredo era nunca se mover — nem viver — compulsivamente. (Viver ou desempenhar ações de maneira compulsiva é o

---

* Baniel é um dos numerosos terapeutas treinados por Feldenkrais que se especializaram no tratamento de crianças. Outros se especializam em derrames, atletas, músicos, dançarinos, ansiedade (tema do primeiro livro de Feldenkrais), problemas da medula espinhal, problemas nas costas, dor crônica e esclerose múltipla. Naturalmente, muitos são generalistas.

oposto de fazê-lo de maneira diferenciada. A ação compulsiva, ao contrário da diferenciada, sempre é feita da mesma maneira, e, ironicamente, por usar tanto esforço mental, muitas vezes é efetuada mecanicamente, sem muita consciência.)

Em *Higher Judo*, ele escreveu: "No judô, não é bom tentar fazer o que quer que seja com tanta determinação que não seja possível mudar de ideia se necessário."[43] Da mesma forma na vida, nunca devemos estar presos — a um hábito, uma maneira de pensar ou uma atitude —, e mesmo quando acharmos que estamos presos, muitas vezes não estamos. No judô, mesmo se estiver preso ao solo pelo adversário, "o praticante sempre deve lembrar-se de que as palavras 'imobilização' e 'segurar' não descrevem a situação efetiva — transmitem uma ideia de finalidade e fixidez que não existem na ação.[44] Uma imobilização é dinâmica e muda constantemente. O adversário em geral se liberta assim que você para de antecipar e controlar seu próximo movimento."

UMA FORMA DE direcionamento não pode ser revertida: os seres vivos movem-se incansavelmente para a morte. Isto não podemos mudar; mas a maneira como acontece, podemos. Nossa abordagem pode ou não ser consciente. Feldenkrais estava muito doente e à beira da morte quando Avraham Baniel foi visitá-lo pela última vez, em 1984, no seu apartamento em Tel-Aviv.[45] Ele notou que o amigo parecia estar ouvindo a si mesmo, a seu próprio corpo, como se ouvisse outra pessoa. Conhecendo a curiosidade de Feldenkrais e sua forte ligação com a vida, Avraham perguntou:

— Moshe, como se sente?

Feldenkrais estava com o rosto inchado, mas Avraham tinha a impressão de que sorria mentalmente.

A resposta veio lentamente:

— Estou esperando para ouvir minha próxima respiração.

6

Um cego aprende a ver

*Usando o Feldenkrais, o budismo
e outros métodos neuroplásticos*

O olho não ficava parado, movendo-se incessantemente.

Andreas Laurentius,
A Discourse of the Preservation of the Sight, 1599[1]

Magro, a voz branda, David Webber está sentado à minha frente no meu consultório. Cego desde os 43 anos, ele acabou se curando por meio da sua aplicação pessoal da compreensão do cérebro e da mente desenvolvida por Feldenkrais. Durante anos havia tomado remédios e fez muitas operações nos olhos, todas fracassadas na tentativa de restabelecer sua visão. Mas hoje não usa mais medicação oftalmológica e enxerga. Os estragos causados pela doença ainda são evidentes. O olho direito volta-se ligeiramente para fora e tem uma pupila maior, e a íris direita é de um marrom-esverdeado mais escuro do que a esquerda. Embora seja capaz de ver, agora ele se move com cuidado, em movimentos quase especulativos, com a consciência espacial do corpo adotada pelos cegos.

No momento em que nos conhecemos, em 2009, Webber tem 55 anos. Veio da ilha de Creta, onde reside numa pensão do século XV com vista para o mar Egeu. Nascido no Canadá, mudou-se para lá depois de perder o emprego por causa da cegueira. Já fizera progressos no tratamento antes de ir para Creta, mas ainda estava incapacitado. Precisava de uma vida menos corrida e estressante, e assim procurou viver num ritmo mais calmo, cercado de oliveiras, na expectativa de se sentir revigorado pelo sol e o ar do local. Lá, podia viver com simplicidade, contando com economias limitadas, sem o estresse da cegueira nos invernos canadenses, correndo o risco de nevascas e eventuais quedas no gelo.

Ao longo da conversa, constatamos que nossos caminhos quase se cruzaram anos atrás. Embora não nos tivéssemos encontrado, frequentamos o mesmo colégio. Na universidade, fomos influenciados pelo mesmo professor de filosofia, embora em anos diferentes. Na juventude, na década de 1960, Webber entrou para a Marinha, mas depois voltou-se para o estudo de Platão com nosso professor, que lhe ensinou a apreciar o pensamento dos gregos antigos; enveredou em seguida por uma formação clássica na Theravada, uma das mais antigas escolas budistas que chegaram até nós, encarando-a como uma nova exploração da "vida examinada", o preceito que inicialmente o havia atraído para Platão e Sócrates. Estudou durante anos com dois professores que um dia viriam a desempenhar um papel no seu tratamento: Namgyal Rinpoche, que lhe ensinou meditação e textos antigos, e o venerável U Thila Wunta, da Birmânia, com quem estudou e viajou, construindo pagodes. Sua jornada interior foi intensa; no seu auge, ele seguia a prática clássica de meditar vinte horas por dia, de dormir quatro horas por noite.

Até que casou e teve um filho. Precisando sustentar a família, descobriu em si mesmo uma grande aptidão para o pensamento sistemático aplicado a computadores. No início da década de 1990, trabalhava na integração de redes de informática, cuidando da conta da AT&T canadense, e fazia parte de uma equipe internacional que desenvolvia algumas das primeiras infraestruturas para a comercialização da internet.

Certo dia, durante uma importante apresentação em 1996, aos 43 anos, alguém do seu grupo comentou: "Seus olhos estão vermelhos." Ele procurou um oftalmologista, que diagnosticou uveíte, doença autoimune na qual os anticorpos do corpo atacam os olhos, inflamando-os. A uveíte é a causa de 10% dos casos de cegueira nos Estados Unidos. A inflamação progrediu rapidamente, afetando a íris, o centro da retina e o cristalino. Ele estava ficando cego. A doença autoimune atacou em seguida a sua tireoide, que precisou ser retirada por cirurgia.

Em virtude da sua reação imunológica, acumulou-se fluido por trás da retina, levando sua parte central, a mácula (responsável pela visão dos detalhes no centro do campo visual), a inchar. Ele perdeu a capacidade de ver detalhadamente. Não enxergava o mostrador do relógio, podendo apenas perceber, com a visão periférica, que havia algo com a aparência de um relógio no seu punho. Tinha uma vaga ideia de suas cores, mas não obtinha informações suficientes para construir uma imagem.

Durante cinco anos seus olhos foram tratados com injeções regulares de esteroides anti-inflamatórios, entre os olhos e suas órbitas. Ele também recebia esteroides orais para deprimir o sistema imunológico. Mas o tratamento não conseguia prosseguir adiante da doença, e o tecido inflamatório morto cobria seus olhos com uma cortina negra de corpos flutuantes que bloqueavam a visão; sua melhora na vista era marginal, e a cirurgia resultou em dois outros problemas oculares: aumento da pressão no interior dos olhos, levando-o a desenvolver glaucoma, que pode causar cegueira; e catarata severa, de tal maneira que ambos os cristalinos acabaram sendo removidos em duas operações. Agora ele precisava usar óculos com lentes espessas no lugar das cristalinas — mas eles bloqueavam toda visão periférica que ainda lhe restava.

Com medo de se tornar dependente e vulnerável, muitas vezes ele optava por não usar os novos óculos, forçando-se a andar de metrô ou ir a feiras, para se sentir confortável em lugares lotados que mais o assustavam. Embora praticamente visse apenas um borrão, dizia: "Aprendi a me acostumar com a visão turva e a me sentir confortável nesse estado.

Aprendi que a visão é muito mais que simplesmente ver detalhes e símbolos. [...] É o meu ser inteiro que vê, e não apenas os olhos."

Em duas novas operações (chamadas vitrectomias), as órbitas foram abertas para abertura cirúrgica lateral nos globos oculares e remoção do gel no seu interior (o humor vítreo), contendo o acúmulo de tecido morto. A melhora foi apenas relativa. Depois de uma das cirurgias de catarata, uma infecção pós-operatória danificou boa parte do seu olho direito. Seu oftalmologista disse que estava praticamente "morto", pois não havia mais pressão nele. Esse olho começou a encolher dentro da órbita. Anos depois, em 2002, Webber precisou fazer uma cirurgia de glaucoma no olho esquerdo, que ainda tinha alguma visão. Uma trabeculectomia, com a abertura de um buraco no olho esquerdo para drenar o fluido, foi malsucedida. No total, ele fizera cinco cirurgias sem nenhuma melhora significativa da visão. Um dos olhos mal conseguia distinguir dedos bem perto do seu rosto, e no outro a pressão estava fora de controle. A dor física era insuportável, equivalente a ter constantemente nos olhos algo que o irritava toda vez que ele o movesse. Essa dor durou anos, não raro mantendo-o acamado.

"E havia também a dor emocional", conta-me ele. "Esse período todo foi de puro pânico. Eu vivia num horrível estado de ansiedade, que se agravava sempre." Sua voz até então calma torna-se trêmula com a lembrança. "Em casa, eu já não servia para nada, nem conseguia mais espremer pasta de dentes numa escova. Fazia anotações com Magic Markers, em letras de três centímetros de altura. No trabalho, estava perdendo a carreira. Estava no auge das expectativas para o próximo grande passo quando meu chefe disse que a conta começava a fugir do controle porque eu não enxergava a tela do computador. Fui afastado do cargo. Uma coisa era estar ficando cego, e outra, perder meu negócio, pois sabia que não haveria outra oportunidade como aquela: o início da expansão da internet. Era muito doloroso. Eu tinha de ser declarado deficiente para poder me concentrar no que estava acontecendo com meus olhos e meu sistema imunológico."

Esperava-se que os esteroides protegessem seus olhos de maior deterioração: ele deveria continuar a tomá-los pelo resto da vida, mas eles faziam com que ficasse com o rosto inchado e o coração acelerado. Ele ganhou peso, tremia descontroladamente, sofria de alterações de humor, confusão e esquecimento. Sentia-se envenenado pelos remédios. E não conseguia deixar de se perguntar: os esteroides protegeriam seus olhos, ou a pressão e a inflamação que cresciam com eles acabariam lesando seus nervos óticos? E foi o último que aconteceu. Agora ele tinha mais uma doença ocular — neuropatia ótica. O oftalmologista testou seus olhos e o declarou oficialmente cego.

A visão normal 20/20 é definida como o que uma pessoa de visão perfeita é capaz de ler a 6 metros — ou 20 pés, na medida americana — de uma tabela optométrica de Snellen. A cegueira oficial começa em 20/200. Webber estava em 20/800, o que se significa que a 6 metros ele via na tabela apenas o que uma pessoa com visão normal vê a uma distância de 800 pés, ou 243 metros — ou seja, nada. Conseguia detectar apenas a oscilação embaçada de dedos agitados à sua frente. Todos os médicos disseram que ele ficaria cego pelo resto da vida.

Sua vida se tornou triste e cruel. Ele foi abandonado por todos, exceto pela família e alguns amigos muito próximos. "Meus colegas de trabalho sumiram. Qualquer um que precisasse de algo de mim sumia porque eu não podia fazer mais nada." Seu casamento tinha acabado alguns anos antes do início dos problemas visuais, e agora, sem emprego, na casa dos 40, ele tinha de voltar a morar com os pais. À noite, sonhava que enxergava, e acordava de manhã lembrando a bênção que era ter uma visão perfeita.

De dia, enquanto isso, na associação local de cegos, ele recebia uma bengala branca e estudava como distinguir moedas pelo tato. Sempre fora um grande leitor, e vivenciava a perda da possibilidade de ler como "um inferno impensável". Mais frustrante ainda era o fato de não poder pesquisar sobre seus problemas, justamente por não ser capaz de ler. No período imediatamente anterior à cegueira completa, ele percorria ansioso os sebos de Toronto "como um fantasma faminto", carregando uma enorme lupa e tentando encontrar livros com caracteres grandes e suficiente contraste na capa para distinguir as formas, uma letra de cada vez, e adivinhar o título. "Eu comprava livros pelo título, só para levá-los para casa e deixá-los na estante, na esperança de um dia poder lê-los."

— E o que alimentava essa esperança? — pergunto a ele.

— Fé cega — responde Webber —, e eu queria ver meu filho crescer.

VISLUMBRES DE ESPERANÇA

Um dia, seu clínico geral, que acompanhava seu caso de perto e sabia que as coisas iam mal, entregou a Webber um prospecto sobre uma abordagem alternativa desenvolvida por um oftalmologista e cirurgião de olhos de Nova York. William Bates, que viveu entre 1860 e 1931, tratou muitos problemas oculares comuns com êxito e até curou certos tipos de cegueira, usando práticas que na verdade consistiam em exercícios neuroplásticos.[2] Bates fez no campo da visão o que Feldenkrais fez no do movimento: mostrou que não se trata apenas de um processo sensorial passivo, mas que exige movimento, e que os hábitos de movimentar os olhos afetam a visão.

Formado nas Universidades de Columbia e de Cornell, Bates começou a carreira brilhantemente: em 1894, contribuiu para o emprego medicinal pioneiro da adrenalina, o hormônio liberado na reação de luta ou fuga e em situações estressantes ou assustadoras. Sabia, portanto, melhor que os colegas até que ponto o estresse pode afetar o corpo, os músculos e seu tônus, assim como os olhos (nos quais a adrenalina dilata a pupila, afeta a circulação e aumenta a pressão interna). Bates mediu a visão de dezenas de milhares de pares de olhos e se deu conta de que a clareza visual — o grau de embaçamento com que as coisas aparecem — varia, especialmente quando as pessoas estão estressadas. Observou alguns pacientes que tiveram recuperação espontânea de problemas visuais e se perguntou se seria capaz de treinar as pessoas a melhorar a visão. Acabaria conhecido sobretudo por ajudá-las a enxergar melhor e se livrar dos óculos.

De acordo com o senso comum — remontando ao cientista Hermann von Helmholtz (1821-1894) —, olho é capaz de focalizar em distâncias diferentes porque o cristalino muda de forma. Helmholtz analisou esse postulado usando um novo equipamento chamado de retinoscópio. Especulou que essa mudança de forma *provavelmente* ocorria porque o pequeno músculo à beira do cristalino, o músculo ciliar, se contraía. O que Helmholtz propôs como uma probabilidade logo seria incorporado aos manuais como uma verdade universal e como sendo a única causa da mudança do cristalino — o que até hoje é ensinado.

Bates, contudo, questionou a ideia de que a focalização dependa apenas da alteração do formato do cristalino. Uma minoria de pacientes que tiveram o cristalino retirado por causa de catarata, passando a usar óculos com lentes rígidas (como no caso de Webber), ainda eram capazes de ajustar o foco,[3] um fato curioso relatado com frequência na literatura, mas motivo de perplexidade para a teoria de que o cristalino precisa mudar de formato para vermos com clareza a distâncias diferentes. Bates tentou reproduzir as experiências originais de Helmholtz, usando um retinoscópio em peixes, coelhos, gatos e cachorros. Por fim, constatou que os problemas de focalização ocorriam não só por causa de mudança no formato do cristalino como também porque todo o globo ocular tinha sua forma alterada, alteração provocada pelos seis músculos externos que cercam os olhos — até então considerados como movendo os olhos apenas para seguirmos objetos. Bates demonstrou que os músculos externos mudam o foco prolongando ou encurtando o globo ocular. Quando cortava esses músculos, os animais não eram mais capazes de mudar o foco.*

A descoberta de que os músculos externos podem alongar ou encurtar o olho foi crucial. Em 1864, o oftalmologista holandês Franciscus Cornelis Donders observou que as pessoas com miopia, que só viam com nitidez objetos mais próximos, tinham globos oculares mais longos. Quando os globos são muito longos, a imagem que passa pelo cristalino não chega à retina e se torna turva. Bates sustentava que a visão turva ocorria porque os músculos externos do míope muitas vezes estavam demasiadamente tonificados, o que afetava a forma do globo ocular. Os míopes muitas vezes têm os olhos tensos e ardidos, sensações que tendem a reprimir, mas que podem ser notadas quando fecham os olhos e prestam muita atenção à maneira como se sentem.

Bates enfatizava que os movimentos oculares são essenciais para a nitidez da visão. O centro da retina, a mácula, que enxerga os detalhes minúsculos, move-se constantemente para rastrear uma única palavra ou até uma letra. Os olhos fazem dois tipos de movimentos, chamados movimentos sacádicos. Algumas sacadas podem ser observadas pelos outros: uma pessoa varrendo o ambiente com os olhos, à procura de um amigo, movimenta os olhos de maneiras que podemos observar. Mas outros movimentos oculares são pequenos demais para serem observados.

---

* Estudos mais recentes confirmam o argumento de Bates de que o músculo ciliar do cristalino é apenas um dos componentes que determinam a capacidade do olho de "se acomodar", ou focalizar, e manter uma imagem nítida, olhando em distâncias diferentes. Cirurgiões japoneses conseguiram alongar a esclerótica (o branco dos olhos), fazendo com que o olho alcançasse melhor acomodação. Estudos (topográficos) da córnea em crianças submetidas a cirurgia dos músculos externos do olho mostraram que a tensão nesses músculos influencia a capacidade refrativa da pessoa e, portanto, a maneira como a luz alcança a retina. "Em consequência, a contração e, inversamente, o relaxamento dos músculos externos influenciam de fato a refração, e não podemos esquecer o estado de espírito da pessoa nem a intenção no processamento visual. Podemos observar facilmente que somos capazes de ler um texto no qual estamos interessados sem ficar cansados." Comunicado pessoal da oftalmologista Christine Dolezal. Apesar das evidências em favor de suas teses, Bates ainda hoje é reiteradamente considerado uma fraude pelos céticos, que selecionam exclusivamente provas contrárias ao seu trabalho.

O pai de Charles Darwin, Robert, descobriu que, mesmo quando parece parado, o olho se move involuntariamente.[4] Sabe-se hoje que micromovimentos sacádicos invisíveis ocorrem em velocidades muito rápidas para serem observados sem equipamentos especiais. Quando os micromovimentos sacádicos são inibidos, como por exemplo quando uma droga paralisa os músculos oculares, a pessoa não enxerga.[5] O movimento ocular, portanto, é essencial para a visão.

De que maneira os micromovimentos sacádicos facilitam a visão? Segundo a teoria atualmente dominante da neurociência da visão, a retina e os neurônios a ela associados registram a informação vividamente apenas por um breve período, depois do qual os sinais começam a esmaecer.[6] Quando olhamos apenas para um objeto parado, nossos olhos tiram "vários instantâneos fotográficos dele". Eles se movem para uma posição e fazem uma pausa, para que a imagem projete sua luz nos receptores sensíveis à luz das retinas, que emitem uma versão recente da imagem. Em seguida, quando a imagem está para esmaecer, um micromovimento sacádico move o olho de uma distância muito curta, para que receptores bem próximos sejam estimulados e emitam um segundo "instantâneo" da imagem. Mesmo quando acharmos que estamos olhando fixamente para um objeto, nossos olhos estão fazendo micromovimentos sacádicos, enviando múltiplas versões das imagens para atualizar o cérebro. (Também vivenciamos esse esmaecimento com o tato. Quando vestimos roupas ou colocamos os óculos no rosto, sentimos seu toque na pele, mas com o passar do tempo a sensação diminui, a menos que nos movimentemos e sintamos uma nova impressão de contato. Para sentir a textura de um tecido, passamos os dedos sobre ele, fazemos uma pausa e voltamos a passá-los, procedendo a um "escaneamento".)

Os olhos não são meros órgãos sensoriais passivos. O movimento é necessário para a visão normal: *O olho não ficava parado, movendo-se incessantemente*, escreveu Andreas Laurentius, em 1599. A visão requer um circuito sensório-motor íntegro e *ativo*, o que significa que o cérebro deve ser capaz de movimentar os olhos, perceber como esse movimento afeta a visão e então usar esse feedback para mover os olhos para uma nova posição. Muitas vezes a cegueira não é apenas um déficit sensorial *passivo*, pois a visão não é apenas uma atividade sensorial. A visão é uma atividade sensorial *e* motora, de modo que frequentemente a cegueira é em parte um problema de movimento.

COMO ACREDITAVA QUE a vista cansada e o tônus alto inibem a visão, Bates desenvolveu exercícios para relaxar os olhos, verificando que, ao utilizá-los, as prescrições para seus clientes diminuíam, muitos deles chegando inclusive a se livrar completamente dos óculos. E embora falasse sempre em termos oculares, ele sabia que qualquer abordagem que modifique o tônus muscular e a visão *sempre envolve o cérebro*.

Bates desenvolveu teorias alternativas sobre o modo de desenvolvimento dos problemas oculares, como miopia, hipermetropia e estrabismo: acreditava que muitas vezes são causados pela maneira como as pessoas costumam usar os olhos. Deu-se conta de que a cultura tem um enorme impacto em nossa visão. Em 1867, o oftalmologista alemão Herman Cohn observou, a partir de um estudo com 10 mil crianças, que a prescrição de óculos aumentava à medida que elas avançavam nos estudos escolares, liam mais e estudavam mais. (A miopia é a anomalia visual mais comum.) Em Israel, meninos judeus ultraortodoxos começam a estudar a Torá e o Talmude ainda muito pequenos, e quase todos acabam usando óculos; nos países asiáticos, onde os óculos praticamente não existiam há cem anos, a pressão acadêmica tem feito com que as crianças comecem a ler intensivamente em idade muito tenra, e o uso de óculos está aumentando. Cerca de 70% dos asiáticos são míopes hoje em dia.[7] Embora a maioria das correntes da medicina continuem explicando as causas da miopia como basicamente genéticas, as mudanças são rápidas demais para serem explicadas pela genética. Essas mudanças devem-se em grande medida a alterações neuroplásticas no cérebro, decorrentes das maneiras diferentes como as pessoas estão usando os olhos.

Os óculos corrigem a visão dobrando a luz que chega ao olho, para que seja novamente focalizada na retina. Eles representam uma solução rápida: corrigem o embaçamento e as dores de cabeça, e são confiáveis. Mas não "curam" realmente o problema subjacente: o cansaço visual e a miopia continuam presentes e vão se agravando (motivo pelo qual as receitas da maioria das pessoas aumentam com o passar do tempo). O fato de a miopia não ser revertida, argumentava Bates, leva a problemas mais graves, pois a miopia severa é associada a um risco maior de descolamento da retina, glaucoma, degeneração macular e catarata — cada uma dessas doenças podendo levar à cegueira.[8] Para Bates, a eliminação da necessidade de óculos pelo alívio da miopia era uma forma de medicina preventiva, e não apenas cosmética.*

Bates ganhou renome internacional; seus alunos consideravam-se educadores da melhora natural da visão. Seu trabalho teve forte impacto em Feldenkrais. Mas os oftalmologistas e optometristas (que vendem óculos) de Nova York sentiram-se ameaçados. Chamaram-no de impostor, trataram de marginalizá-lo e o forçaram a deixar seu cargo de professor na Pós-Graduação da Escola Médica de Nova York. Seu azar

---

* Minha esposa e eu participamos de um seminário de dois dias com o especialista em visão natural Leo Angart, que usa as técnicas de Bates e outras equivalentes para melhorar a visão. Em dois dias, pudemos diminuir nossas receitas em três quartos de dioptrias por olho em média. (Uma dioptria é uma medida do grau de redirecionamento da luz produzido por uma lente.) Até então, nossas receitas tendiam a aumentar de dois em dois anos, mas o processo foi totalmente interrompido, e a tendência começou a ser revertida. Depois do seminário, minha mulher e eu voltamos a usar receitas que usávamos havia quinze anos. Angart lera num livro intitulado *Tranceformations*, sobre a hipnose de um homem que vivenciou uma regressão e teve a experiência de lembranças da primeira infância. As pessoas em estado de regressão muitas vezes se sentem infantis e até assumem a postura de uma criança. Surpreendentemente, o cliente começou a ver como via na infância, antes de precisar de óculos. Aparentemente, sob hipnose, o tônus elevado dos seus músculos oculares relaxou radicalmente. Num momento de inspiração, o hipnotizador, John Grinder, trouxe-o de volta à consciência normal com a sugestão de que despertasse com a visão nítida da infância. Em seguida, Angart deu-se conta de que as alegações de Bates talvez tivessem fundamento e treinou a si mesmo para dispensar os óculos, depois de usá-los por mais de 25 anos.

foi descobrir o emprego da experiência mental para treinar aspectos da visão numa época anterior à aceitação da neuroplasticidade pelas correntes centrais da medicina.

PRIMEIRAS TENTATIVAS

Ao tomar conhecimento do trabalho de Bates pela primeira vez em 1997, David Webber começou a explorá-lo, mas seus olhos estavam tão inflamados que ficou com a impressão de que eles apresentavam uma complicação grande demais para o método de Bates. Continuou pesquisando, contudo, e descobriu um israelense chamado Meir Schneider, que nascera cego de pais surdos e conseguira se recuperar usando o método de Bates. Schneider tinha um distúrbio genético que lhe causava catarata intensa e glaucoma. Como Webber, passara por cinco cirurgias malsucedidas, que encheram seus olhos de tecido de cicatrização, e foi declarado definitivamente cego. Aos 17 anos, sua visão era de 20/2.000. Um menino mais jovem que ele, cuja visão havia melhorado graças ao método de Bates, ensinou-lhe os exercícios. Embora em geral sejam praticados durante uma hora por dia, Schneider, contrariando a recomendação médica, os praticava durante treze horas. Depois de algum tempo, passou a notar um contraste cada vez maior entre a luz e o escuro: a luz tornava-se mais brilhante, a escuridão, mais densa. Em seguida, começaram a surgir formas vagas. Passados seis meses, ele era capaz de ver objetos e ler letras grandes com uma lente muito forte de vinte dioptrias; dentro de um ano e meio, estava lendo sem óculos. Hoje, Schneider ensina a autocura na Califórnia e tem uma carteira de habilitação de motorista sem restrições, que me mostrou. Sua visão é atualmente de 20/60; passou de 1% da visão normal para 70%.

Webber deu-se conta de que ali estava alguém que tivera problemas tão graves quanto os seus e ainda assim se beneficiara com o método de Bates. A história de Schneider serviu-lhe de inspiração, mas ele se sentia demasiado doente para viajar até a Califórnia, muito deprimido, passando de crise em crise, sempre preocupado com as constantes consultas médicas e envenenado com prednisona, sua medicação à base de esteroide.

Apesar do interesse pelo pensamento oriental, Webber tinha depositado todas as esperanças nos seus médicos ocidentais, dos quais se sentia dependente. Só quando seu oftalmologista deixou bem claro que pouco mais tinha a lhe oferecer é que Webber se recordou, relembrando os anos em que fazia ioga e meditação budista, das histórias de U Thila Wunta sobre práticas de ioga para curar os olhos, e de uma tradição de cura visual originada em velhos mosteiros budistas. Webber visitou seu professor de meditação, Namgyal Rinpoche, em sua residência em Kinmount, Ontário, e este, vendo seus olhos inchados e inflamados, disse: "Vou passar a você os quatro exercícios usados nos mosteiros antigos pelos monges para curar os olhos. Eles vão ajudá-lo."

Era a primavera de 1999. Depois de todas as intervenções de alta tecnologia pelas quais tinha passado, as instruções eram tão simples e aparentemente tão primitivas que pareciam infantis, senão ridículas. As quatro técnicas, que faziam parte da tradição oral, eram as seguintes:

Primeiro, Namgyal Rinpoche disse-lhe que "meditasse na cor azul-preto durante algumas horas por dia. É a cor do céu da meia-noite, a única capaz de relaxar completamente os músculos dos olhos, o que é o mais importante. No passado, esse método curava até olhos estilhaçados. Tente deitar-se de costas com os pés apoiados no chão, joelhos apontados para o teto, as mãos repousando tranquilamente na barriga". Essa postura reduziria a tensão na região lombar e no pescoço, permitindo também uma respiração mais relaxada. Ao fazer essa meditação, Webber podia colocar as palmas das mãos nos olhos para descansá-los ainda mais. Mas a ênfase nessa meditação com visualização era chegar a "um estado mental tranquilo, com sensação de amplitude", disse Webber.

Em seguida, Namgyal Rinpoche disse-lhe que "movesse os olhos para cima, para baixo, para a esquerda e para a direita, e também em círculos, e depois em diagonais".

Em terceiro lugar, disse que precisava "piscar com frequência".

E por último, explicou: "Banhe seus olhos no sol. Sente-se num ângulo de 45 graus em relação ao sol, pela manhã ou no fim da tarde, quando o sol está mais baixo no céu, de olhos fechados, deixando que o calor e a luz penetrem por todos os tecidos oculares, como se estivesse tomando um banho quente nos olhos, de dez a vinte minutos por dia."

Era isto. Ele não recebeu nenhuma explicação sobre como esse tratamento poderia ajudar em sua cegueira, exceto que o profundo relaxamento dos olhos era essencial.

Essas técnicas eram incrivelmente semelhantes a algumas das usadas por Bates em casos menos graves. Por exemplo, Bates também dava ênfase à necessidade de cobrir os olhos com as palmas das mãos para relaxá-los, piscando e passando longos períodos olhando para o sol de olhos fechados. (Webber disse-me mais tarde que ouviu um praticante do método de Bates comentar que seu criador aprendera o uso das palmas das mãos em antigas tradições orientais.)

Webber não sabia muito bem o que fazer com essas sugestões nada tecnológicas. Sentia-se desesperadamente tenso por causa da dor constante, e o globo ocular esquerdo, muito ardido, parecia que ia explodir com a pressão.

Apesar de os exercícios serem tão simples, ele não conseguia realizá-los. Quando começou a fazer o principal deles, a meditação azul-preto, constatou, para sua grande decepção, que o deixava ainda mais ansioso: "Não conseguia fazê-lo nem por alguns poucos momentos. Meus nervos óticos lesados emitiam um constante fluxo de 'ruído' visual, na forma de flashes de luz branca e cinzenta no centro do meu campo visual." (Enquanto ouvia sua história, eu pensava que essas perturbadoras sensações luminosas provavelmente eram indícios de um sistema nervoso desregulado e ruidoso, o que pode ocorrer quando houve lesão sensorial. Os nervos óticos são a extensão mais avançada do tecido cerebral dentro do corpo, e as lesões que tivessem sofrido provavelmente teriam interferido com todo o seu circuito visual.) O simples gesto de repousar as palmas o deixava agitado. Nenhum dos exercícios budistas, que tinham todos algum componente meditativo, era capaz de acalmá-lo ou de relaxar seus olhos ainda que por alguns momentos, muito menos horas por dia.

JUNTANDO TUDO

Praticante do método Feldenkrais, Marion Harris convidou Webber para uma aula de ATM, na esperança de que o ajudasse a relaxar, embora não o estimulasse a esperar nenhuma melhora dos olhos. Por coincidência, ele crescera a poucas ruas de distância de Harris. Em 1999, começou a frequentar suas aulas semanais de ATM. "Senti que uma coisa que eu podia fazer era rolar no chão, e realmente gostava disso." Com o passar do tempo, ele percebeu que as aulas de ATM estavam diminuindo sua ansiedade e a tensão de modo geral. Um ano depois, decidiu começar a estudar para se tornar um praticante do método Feldenkrais, profissão que exerceria sem uso dos olhos, pois as aulas eram conduzidas falando com os clientes e movendo suavemente seus membros. Ao se tornar cego, ele havia desenvolvido maior sensibilidade no tato — uma adaptação neuroplástica bastante comum.

No processo de treinamento, Webber descobriu que Feldenkrais deixara um legado de mais de mil exercícios de ATM das suas aulas semanais em Tel-Aviv, entre eles uma aula de uma hora de duração para os olhos, chamada "Cobrir os olhos". Conseguiu então uma fita gravada para ouvir essa aula. Ela não era apresentada como um tratamento da cegueira, mas como uma série de exercícios suscetíveis de melhorar a visão de pessoas capazes de enxergar. Como costuma acontecer num curso de ATM, o aluno era instruído a deitar no chão para eliminar a força da gravidade — exatamente como dissera Namgyal Rinpoche.

Webber deitou no chão e ficou ouvindo. Imediatamente deu-se conta de que o exercício era uma exploração e modificação por Feldenkrais da técnica de Bates, revelando-se também incrivelmente próxima dos exercícios budistas. "Entendi que eu tinha ali as ferramentas para conseguir um relaxamento total do sistema nervoso, para relaxar os olhos completamente e curar meus sistemas nervoso e imunológico. À medida que a aula progredia, eu percebia os globos oculares nas órbitas, seu peso e formato" — sendo *órbita* a expressão médica para designar a concavidade óssea onde os olhos repousam. "Sentia a parte posterior das órbitas e o esforço dos músculos extraoculares à medida que eles se movimentavam: para a esquerda e para a direita, para cima e para baixo e ao redor. O processo liberava espontaneamente o tônus inconsciente sustentado nos meus olhos. Repousando, meus olhos davam a sensação de estarem flutuando, como flores num lago morno. Em apenas uma hora, os movimentos dos meus olhos haviam se tornado suaves, com a sensação de lubrificação, assim como os movimentos do pescoço e das costas. A mente estava tranquila, espaçosa e alerta. Eu me sentia feliz: tinha encontrado a chave. Sabia que a cura era certa."

Durante a aula, Webber devia percorrer mentalmente todo o corpo, parte por parte, e notar qualquer tensão ou rigidez, esforçando-se para tornar a respiração suave e tranquila. Embora a aula se concentrasse nos olhos, essa varredura do corpo todo era necessária porque qualquer movimento afeta o corpo inteiro. A voz gravada o estimulava a executar todas as orientações sem esforço nem tensão.

Em seguida, ele devia começar a cobrir os olhos com as palmas das mãos, de modo que os dedos repousassem na testa e as palmas ficassem sobre os olhos, mas sem realmente tocá-los. Esse procedimento é crucial (como enfatizava Bates) porque a maioria das pessoas com problemas de visão sofre de vista cansada decorrente do esforço do sistema visual para receber informações. As palmas das mãos bloqueiam muito mais luz do que simplesmente o abaixamento das pálpebras, permitindo que o nervo ótico e os circuitos visuais do cérebro repousem de fato. Cobrir os olhos com as palmas diminui lentamente tanto o movimento dos olhos quanto o tônus geral.

A orientação seguinte parecia ter sido concebida com Webber em mente:

> Note que, embora esteja cobrindo os olhos com as mãos, você continua vendo todo tipo de formas e cores diferentes, como num caleidoscópio. Isto acontece porque, quando seu nervo ótico está excitado, ele fica incapaz de registrar informações, a não ser cores e formas. O que evidencia que todo o seu sistema não está em repouso. [...] Procure ver lentamente se, na parte posterior dos seus olhos, consegue encontrar um ponto mais escuro ou mais negro que aqueles que o circundam. Se olhar, verá lentamente pontos negros. Olhe para esses pontos negros e pense que são grandes e que cobrem toda essa parte posterior do globo ocular.

Na minha interpretação, o nervo ótico estimulado e o sistema agitado descritos por Feldenkrais eram indicadores de um cérebro ruidoso e mal modulado que precisava ser aquietado, para restabelecer o equilíbrio entre excitação e inibição neurais.

Em seguida, Webber devia repousar. Depois de uma longa pausa, a voz disse:

> Descubra os olhos, retirando as mãos, e permaneça com eles fechados. Preste atenção e movimente lentamente apenas os olhos [isto é, não a cabeça], apenas para a direita. Não movimente a cabeça. Olhe completamente para a direita, como se quisesse ver sua orelha direita. Faça esse movimento gradual e lentamente, como se os seus olhos estivessem pesados. Você olhará primeiro para a frente e em seguida voltará ambos os olhos para a direita, até ser capaz de ver mentalmente a orelha direita. Em seguida, volte lentamente os olhos para a frente.

Movimentar os olhos para a direita sem mover a cabeça era uma típica manobra de Feldenkrais. Em geral, quando a pessoa olha para a direita, volta também a cabeça e a coluna, como se estivessem presas uma à outra. Feldenkrais estava pedindo ao aluno que diferenciasse o movimento ocular do movimento da cabeça e do pescoço — para conscientizá-lo de que era capaz de mover os olhos independentemente, com pouco esforço.

Webber devia voltar a repousar. A voz então perguntou: "Onde é 'para a frente'? A maioria das pessoas acha que isso não é claro. A pessoa pode mover os olhos um pouco para a direita ou para a esquerda e ainda assim achar que os olhos estão voltados 'para a frente'. Isso é uma das coisas que perturbam a visão nítida. Procure esclarecer nas suas sensações a localização de 'para a frente'."

Aqui, Feldenkrais vinha trabalhando numa dificuldade constatada por Bates em todas as pessoas com problemas visuais. Ele a denominou "fixação central" imprópria. Só conseguimos ver detalhes muito pequenos com a parte central da mácula, que tem 6 milímetros e fica perto do centro da retina. Mas a retina não é como uma câmera cinematográfica. Todo o filme usado numa câmera é igualmente sensível aos detalhes; o mesmo não acontece nos olhos. Somente a mácula, densamente preenchida com células chamadas cones, pode detectar detalhes muito pequenos. Ela precisa, portanto, ser direcionada com grande precisão. Mas Bates descobriu que, em decorrência dos hábitos da vida moderna, o direcionamento tornou-se impreciso, de tal maneira que a imagem cai em células fora da mácula, chamadas bastonetes, que não detectam detalhes, contribuindo para a visão turva.

A evolução dos seres humanos ocorreu de maneira a permitir-lhes usar os olhos a distâncias muito diferentes: como caçadores, para espiar animais de muito longe; como coletores, para colher pequenas sementes. Hoje, cada vez mais, as pessoas passam a maior parte do dia diante de computadores e celulares, lendo às pressas, olhando apenas para distâncias curtas à sua frente. Lendo rápido, absorvem a maior parte de uma linha de texto "de um só gole", de tal forma que não podem ver todas as palavras claramente. Repetida milhares de vezes, essa maneira de usar os olhos passa a ser programada no cérebro: mau uso da fixação central e negligência da visão periférica e distante.

Bates constatou que, quando pedia que alguém com problema de fixação central — não sabendo como direcionar a mácula — lesse uma tabela optométrica, o resultado era bem estranho. A pessoa podia achar que a letra para a qual olhava estava embaçada, mas a letra ao lado, nem tanto. Seu direcionamento ocular, portanto, estava desativado. Nos termos de Feldenkrais, essa pessoa "não sabia onde era para a frente". Aprendendo a direcionar a parte do olho mais sensível aos detalhes precisamente para o objeto da atenção, a pessoa teria uma melhora rápida na precisão da visão.

A voz na fita gravada prosseguia:

Preste atenção para que seu movimento tenha um ritmo regular e uma tranquilidade. Certifique-se de que seus olhos não estão pulando grandes distâncias. Isto não é fácil. Cada olho está acostumado a ver de ângulos específicos. Ele vê com clareza e nitidez no ponto onde para, e com menos clareza em outros lugares. São esses os lugares por onde seus olhos saltam ou pulam. Se você habituar seus olhos a se movimentar gradualmente, não haverá ângulos onde eles não olhem. Sua visão então poderá melhorar. De maneira geral, seu olho nunca está completamente parado, sempre fazendo pequenos movimentos para ver.

Feldenkrais estava descrevendo movimentos de sacadas e microssacadas. O olho precisa mover-se para ver, mas para que a mácula não salte os detalhes — ocasionando a visão turva — ela precisa mover-se sempre suavemente, o que não é possível quando o tônus é elevado.

As orientações seguintes enfatizavam movimentos mais inusitados dos olhos, praticados primeiro lentamente, e depois com rapidez. Baixando o tônus, Webber era instruído a percorrer mentalmente o corpo em busca de alterações, para ver se o seu sistema nervoso tinha relaxado. Em caso positivo, isto se refletiria na sua capacidade de ver o negro:

Cubra os olhos com as mãos de novo e descubra se enxerga manchas negras maiores. Talvez veja um ponto que é mais negro que o ambiente circundante. Pense que toda a região posterior lentamente se torna mais negra. Pense que o interior das suas pálpebras é como veludo negro molhado. É o tipo de negro que todo o seu nervo ótico vê quando está calmo, sem fazer qualquer movimento nem receber novos impulsos. É o negro mais escuro que o olho humano é capaz de ver.

Webber lembra que a voz gravada passava a descrever outras variações de movimentos e visualizações, mas a estrutura básica da aula propunha algumas das principais etapas de cura neuroplástica que tenho constatado serem necessárias para arquitetar um cérebro ruidoso.

Primeiro, a aplicação das palmas das mãos, ao acionar o sistema nervoso parassimpático, permite que o sistema nervoso se aquiete, relaxe e repouse. Essa etapa do neurorrelaxamento faz com que o sistema nervoso repouse e junte energia que será necessária para aprender e diferenciar.

Em segundo lugar, a neuromodulação ocorre à medida que o desequilíbrio entre excitação e inibição vai sendo ajustado. Webber percebeu sinais de excitação excessiva pela primeira vez ao notar flashes de cores brilhantes. Em seguida, com aquela conscientização, notou também áreas mais escuras, que estavam associadas às partes inibidas do sistema visual. Ao usar a mente para imaginar a expansão das áreas negras, ele agia de maneira proativa para modular seu sistema nervoso, restabelecendo o equilíbrio entre excitação e inibição no seu sistema visual.

Em terceiro lugar, uma vez alcançado um estado modulado, uma série de diferenciações cada vez mais sutis pode ser feita. As diferenciações não podem ser tão difíceis a ponto de a pessoa acabar deixando o estado de quietude. Devem ser feitas com facilidade. Mas precisam ser suficientemente exigentes para estarem além daquilo de que o cérebro era capaz até então. Uma das maneiras de alcançar essas diferenciações era fazer movimentos oculares muito lentos e suaves, ensinando os olhos a não saltar mais que o necessário no campo visual.

Por fim, uma vez aprendida a diferenciação, o efeito dessas novas alterações em todo o sistema nervoso é observado, apreciado e desfrutado. Isto é essencial, pois gera a consciência de que a mudança é possível e prazerosa, o que estimula o cérebro a consolidar as redes e atividades neurais que levam à mudança.

Quando Webber acabou de fazer os movimentos oculares inabituais com consciência sensorial, notou algo agradável e inesperado: agora conseguia sentir os globos oculares nas órbitas. A aula "serviu para trazer os olhos de volta à minha autoimagem, experimentando a sensação direta das partes do meu corpo. O que se aplicava particularmente ao olho direito 'morto'". Durante o período de cegueira, o olho havia desaparecido da sua imagem corporal. A imagem corporal tem ao mesmo tempo um componente mental (nossa consciência sensorial subjetiva do corpo) e um componente cerebral (nos neurônios sensoriais dos nossos mapas cerebrais). Webber não tinha mais a noção de onde o olho se encontrava na sua cabeça. Como nosso cérebro se atrofia com falta de uso, quando uma função sensorial é perturbada, a parte do corpo a ela associada deixa de enviar suas sensações normais para o cérebro. Como vimos, Feldenkrais achava que, quando uma parte do corpo não é usada, a mente deixa de representá-la ou altera sua representação, encolhendo-a no mapa cerebral. Nesta brilhante observação, ele antecipou o trabalho do neuroplástico Michael Merzenich, que mostrou, usando mapeamento cerebral por microelétrodos, que quando um animal não usa uma parte do corpo, o mapa cerebral relativo a essa parte encolhe ou é realocado para representar outras partes.[9]

Surge então a pergunta: Por que os exercícios budistas ou de Bates, que levavam em conta os princípios fundamentais, não funcionaram para Webber sem as modificações introduzidas por Feldenkrais?

Webber respondeu: "Eu não sentia que tivesse a capacidade ou a energia para meditar sem me distrair. Naquele momento de grande fraqueza, precisava de algo mais eficaz para reorganizar o sistema neuromuscular." Como sentia muita dor, apresentando um quadro de intensa inflamação e cicatrizes cirúrgicas nos olhos, ele tinha desenvolvido, no seu próprio dizer, "todos os tipos de reflexos oculares que mantinham o tônus elevado". No caso do método de Feldenkrais, o emprego de movimentos diferenciados e incomuns, o ritmo lento e os períodos de repouso impediam que Webber reagisse com seus reflexos habituais e compulsivos. "A aula de Feldenkrais aparentemente desarmava minhas defesas. As constantes e surpreendentes mudanças do foco de atenção ao longo da aula e a busca explícita da observação de diferenças me mantinham interessado, alerta e envolvido no processo. Eu estava pronto para a mudança." A introdução do movimento pelo método Feldenkrais abriu o caminho para que Webber fizesse uso de suas habilidades na meditação.

COMO A VISUALIZAÇÃO DO AZUL-NEGRO RELAXA O SISTEMA

Como a visualização do azul-negro pode relaxar os olhos e o tônus do sistema visual e por que motivos a visualização pode ser geralmente tão eficaz foram revelados em muitos estudos recentes. O escaneamento cerebral mostra que, geralmente, *muitos dos mesmos neurônios que disparam quando percebemos algo no mundo externo também disparam quando nos lembramos pela primeira vez desse objeto ou experiência.* No cérebro, imaginar um ato e executá-lo não são coisas tão diferentes quanto pode parecer. Como vimos detalhadamente em *O cérebro que se transforma*, no capítulo intitulado "Imaginação", quando as pessoas fecham os olhos e visualizam um objeto simples, como a letra *a*, o córtex visual primário se ilumina nos escaneamentos cerebrais,[10] exatamente como faria se as pessoas de fato estivessem olhando para a letra *a*, e isto também acontece com imagens complexas.*

Como a visualização — que consiste no uso da imaginação e da memória — ativa os mesmos neurônios que são ativados quando temos as experiências reais, a visualização de experiências ou memórias negativas desencadeia todas as reações emocionais negativas que tivemos na experiência original — programando-as ainda mais profundamente em nossos cérebros. Mas o lado vantajoso é que recordar, visualizar ou imaginar experiências agradáveis ativa muitos dos mesmos circuitos sensoriais, motores, emocionais e cognitivos que foram disparados durante a "real" experiência agradável. Por isso é que os hipnotizadores conseguem que uma pessoa muito ansiosa visualize uma cena agradável e rapidamente seja levada a um estado de total relaxamento; e por isso também é que a visualização a sua performance atlética ou musical pode melhorar o desempenho. Como mostrei no capítulo 8 de *O cérebro que se transforma*, quando alguém faz uma prática mental, simplesmente imaginando que está fazendo escalas num instrumento, melhora quase tanto quanto ao tocar fisicamente o instrumento. O escaneamento cerebral também mostra que os que fazem "práticas mentais" desenvolvem alterações nas mesmas áreas cerebrais que aqueles que fazem "práticas físicas", praticamente no mesmo grau.

---

* Uma equipe de pesquisadores da UCLA e do Instituto Weizmann, em Israel, mostraram programas de televisão como *Seinfeld* e *Os Simpsons* a pacientes epiléticos que eram submetidos a neurocirurgia e tinham microeletrodos implantados no cérebro. Os pesquisadores exibiram aos pacientes uma série de clipes com 5 a 10 segundos de duração, registrando a atividade de uma centena de neurônios que disparavam enquanto os clipes eram vistos. Em seguida, distraíam os pacientes. Passado algum tempo, perguntavam: "O que vem à mente quando se lembram do clipe dos *Simpsons*?" Os mesmos neurônios que disparavam quando assistiam ao clipe disparavam de novo agora ao se lembrar dele. O mesmo aconteceu com os trechos de *Seinfeld* — os neurônios *específicos* dos clipes de *Seinfeld* disparavam. Em outras palavras, os mesmos neurônios são acionados quando alguém percebe um evento ou o visualiza imediatamente depois. Ver H. Gelbard-Sagiv et al., "Internally Generated Reactivation of Single Neurons in Human Hippocampus During Free Recall", *Science* 322, nº 5898 (2008): 96–101.

O que Feldenkrais e Bates faziam com a visualização do azul-negro de olhos fechados era deixar o sistema visual no mesmo estado em que se encontra quando não sofre impacto luminoso nenhum, permitindo que repouse e recupere sua energia. Mas o simples ato de fechar os olhos ou dormir não deixa no mesmo estado? Não, pois aos olhos fechados ainda chega alguma luz; e, mais importante ainda, o ato de imaginar cenas ou sonhar de olhos fechados aciona o sistema visual. Desse modo, a aposição das palmas das mãos sobre olhos fechados aparentemente os relaxa mais que o fato de dormir. Por essa razão é que a posição das palmas e as técnicas meditativas de visualização do puro azul-negro foram essenciais para a cura do sistema visual e dos olhos de Webber.

RESTABELECIMENTO DA VISÃO: A CONEXÃO MÃOS-OLHOS

Sua visão começou a voltar. À medida que fazia progressos lentos mas constantes, executando diariamente todos os exercícios, ele foi abandonando gradualmente o uso de esteroides. E adotou inovações próprias, aprendendo a estimular os olhos mediante leve compressão, usando apenas os músculos externos do olho, para estimular a drenagem de células mortas e diminuir a pressão ocular interna. Numa consulta com seu oftalmologista, em julho de 2009, Webber apresentava visão de 20/40 no olho esquerdo, com óculos (dos quais precisava apenas porque seus cristalinos haviam sido removidos por cirurgia). Até seu olho direito, que chegara a 20/800, havia melhorado, alcançando 20/200.

Ele começou a experimentar outros exercícios Feldenkrais e desenvolveu um novo conceito Feldenkrais para levar sua visão a um novo patamar.

Pouco antes de morrer, Feldenkrais ficou fascinado com a ligação mãos-olhos. Vale lembrar, como mencionado no capítulo anterior, que ele desenvolveu um exercício no qual o aluno inclinava a cabeça com o menor esforço ou movimento possível, ao mesmo tempo estando consciente do efeito desse movimento no lado esquerdo do corpo, e que isto logo diminuía o tônus no pescoço, o que então se generalizava para uma redução do tônus de todo o lado esquerdo do corpo. A realização consciente de um padrão tão restrito de movimento, ativando apenas numa parte do sistema nervoso, pode rapidamente relaxar o corpo inteiro e diminuir a ansiedade, inibindo os disparos excessivos do córtex motor.

Feldenkrais começou a explorar o que acontecia quando uma pessoa simplesmente abria e fechava a mão — bem pouquinho. Pediu a uma aluna que imaginasse a suavização da palma da mão, em seguida abrindo e fechando os dedos, muito gradualmente, cerca de meio centímetro de polegada, ou menos, se os dedos estivessem rígidos, observando ao mesmo tempo os efeitos no restante do corpo. Esse movimento pode ser feito quase sem esforço nenhum, pois quando inspiramos, os dedos e a mão tendem a abrir o mínimo possível, para em seguida se contrair ao expirarmos. Ele dava a essa aula o nome de "A Mão de Sino", para enfatizar que a mão tem uma forma semelhante à de um sino; o abrir e fechar da mão e dos dedos era tão limitado que era como se fossem movimentos vibratórios de um sino.

O simples fato de nos conscientizarmos do movimento ou de qualquer tônus na mão permite diminuir não só o tônus na mão, como logo também em boa parte da metade do mesmo lado do corpo e finalmente de todo o corpo. Por ser muito usada, a mão tem uma representação intensa no córtex motor. O mapa cerebral relativo à mão está muito próximo do mapa do rosto e dos olhos, talvez porque quando as crianças veem algo, *simultaneamente* estendem as mãos para alcançar, e os neurônios que disparam juntos são programados juntos. "Os caminhos neurológicos que ligam as mãos aos olhos", disse Webber, "são como uma autoestrada no cérebro. Eu especulei que, usando essa ligação, podia disseminar o aprendizado e a inibição do tônus dos neurônios que representavam minhas mãos diretamente para os neurônios do córtex motor, responsáveis por controlar o tônus e os movimentos maiores dos olhos."

Webber começou então a abrir e fechar as mãos regularmente. Uma vez reduzido seu tônus, ele as levava aos olhos para espalmá-las. As tensões musculares e os movimentos rápidos e abruptos dos olhos contrastavam fortemente com o estado relaxado das mãos. E, então, simplesmente observando essa diferença — fazendo essa diferenciação sensorial —, seu cérebro começava a afrouxar gradualmente o tônus dos olhos. Era como se, na presença de mãos tão relaxadas, os olhos "se sentissem seguros", disse ele. "Quase como se a tensão dos olhos simplesmente se dissolvesse no vazio das mãos."

Esse relaxamento ocorre espontaneamente, sem esforço; na verdade, tentar afrouxar o tônus com esforço com frequência é contraproducente. Um sistema nervoso excessivamente tenso, quando alimentado com a informação correta — o lembrete de como as sensações de relaxamento e de tensão são diferentes —, muitas vezes permite que as partes tensas se equiparem às partes relaxadas. A simples conscientização é um agente de mudança, como quando uma pessoa se torna consciente de que está retendo a respiração quando tensa: automaticamente a libera.

Webber descobriu que, usando a Mão de Sino, podia desligar rapidamente seu sistema simpático de luta ou fuga, o que "me deixava num estado parassimpático de aprendizado muito receptivo, que inibia uma quantidade significativa de ruído no meu córtex sensorial e motor, e em seguida espalhava-se até os olhos e o resto do meu sistema". Deu-se conta de que podia usar o exercício da Mão de Sino para permitir que a parte de si mesmo da qual estava mais consciente (a mão) ensinasse a sua parte mais inconsciente (os olhos) como se movimentar para afrouxar o tônus e melhorar.

Ao normalizar o tônus nos olhos, a circulação sanguínea dirigida para eles aumentou, assim como a amplitude e a suavidade dos seus movimentos oculares, permitindo-lhe levar mais informação ao córtex visual. Ele fazia os exercícios da Mão de Sino durante uma ou duas horas por dia. Depois de seis semanas desse regime, voltou ao oftalmologista, e sua visão estava em 20/20 no olho esquerdo, com óculos. Perguntou então ao médico, que estava tão feliz quanto ele, qual seria a causa da mudança. O médico fez uma pausa e respondeu: "Deve ser cognitivo", querendo referir-se a uma alteração no cérebro. Hoje em dia, ele só usa óculos para algumas atividades.

CRETA PARECIA O lugar ideal para que Webber consolidasse seus ganhos. Ele vivera lá na juventude, plantara oliveiras que agora estavam maduras e conhecia seu peixe fresco e seu ritmo restaurador. Mudou-se para lá de novo em 2006 e se sentiu energizado pelos elementos: o mar, o ar e as caminhadas pela montanha passando por antigas aldeias de pedra nas quatro estações. Achava, nos termos do método Feldenkrais, que afastar-se de sua rotina de Toronto, com seus gatilhos ocultos para seus hábitos, poderia permitir a seu sistema nervoso reorganizar-se; sob esse aspecto, sua retirada para Creta lembrava as recomendações sobre a rotina feitas por médicos de épocas anteriores, que sabiam que às vezes a maior chance de encontrar a recuperação estava numa alteração radical do ambiente, propiciando meses de repouso profundo e regular para fortalecer a própria constituição.

Inicialmente, Webber sofreu muito com solidão, até que encontrou uma comunidade. Notou, como só alguém que tinha sido cego poderia notar, que agora dependia menos da visão. Seu cérebro se reorganizara no período da cegueira. "À medida que contava cada vez menos com os olhos para organizar meu mundo, minha mente tornou-se cada vez mais clara e serena." Ele esperava que a vida no Mediterrâneo acalmasse mais seu sistema nervoso, o que por sua vez poderia impedir que sua doença autoimune atingisse mais órgãos. Embora os sistemas nervoso e imunológico sejam rigorosamente distinguidos nos manuais, isso não acontece no nosso corpo, como deixa claro a nova ciência da neuroimunologia. O estresse pode desencadear reações imunológicas. Ele tinha esperança de que o apaziguamento do seu sistema neuroimunológico contribuísse para melhorar ainda mais sua visão e prevenir recaídas.

Eventualmente, voltava a Toronto para se consultar com seu médico. Numa dessas visitas ao oftalmologista, sentou-se na sala de espera com tantas pessoas que estavam ficando cegas ou tinham sérios problemas de visão que pensou nas muitas outras salas de espera como aquela mundo afora, "cheias de pessoas incapazes de fazer algo a respeito. Decidi que, se conseguisse sair daquela situação, queria ajudar os outros".

A essa altura, achava que de fato dispunha de algumas ferramentas para honrar a promessa. Numa conferência Feldenkrais, conheceu um dos primeiros alunos de Feldenkrais, Carl Ginsburg, que vivia na Alemanha. Ao tomar conhecimento da história de Webber, Ginsburg quis conversar com ele e o convidou a participar da apresentação de suas oficinas em Mogúncia, na Baviera, e em Viena. Ginsburg tinha lesionado a córnea anos antes, o que lhe causava muita dor. Fora curado com uma aula de uma das assistentes mais próximas de Feldenkrais, Gaby Yaron.

Até então, Webber tinha tirado proveito com a prática da ATM. Agora Ginsburg dava-lhe aulas de Integração Funcional. Como, durante anos, Webber caminhara e se movimentara sem visão, ele precisava agora reorganizar o corpo para integrar a visão recuperada.

Numa aula de Integração Funcional, a maioria das pessoas quase entra numa espécie de transe, sem vocabulário para descrever todos os movimentos sutis. Mas Webber conseguia lembrar-se deles minuciosamente. Passou por uma total reorganização da maneira como mantinha o corpo, assim como por uma reorganização emocional, de um tipo que raramente é encontrado, exceto numa psicoterapia ou psicanálise profundamente eficaz.

Nas primeiras das sete sessões com Ginsburg, Webber explorou a diferença entre cada lado do corpo, descobrindo que tinha certa instabilidade quando ficava de pé na perna direita, e que tinha um nó muscular concentrado na panturrilha direita.[11] Com a eliminação progressiva das camadas de tônus mais óbvias na panturrilha, ele passou a sentir melhor as camadas mais profundas de tônus que ainda não havia reconhecido atrás dos olhos, no pescoço, nas costas, na pélvis e até as pernas. O tônus parecia "compacto. [...] De dentro, minha respiração fazia pressão contra algo que parecia uma parede ao longo da superfície das minhas costas". Com o prosseguimento do trabalho, "percebi num vislumbre que essa parede era feita de ansiedade e medo concentrados. Ao mesmo tempo, senti também que era um fenômeno estrutural — os músculos na região posterior dos meus olhos, no diafragma e na pélvis se agarravam e eram moldados por essa densidade como raízes de uma árvore crescendo em um terreno rochoso. Embora o medo que eu sentia fosse muito real, a maravilha que foi vivenciá-lo dessa nova maneira dissolveu minha necessidade de sentir medo. Senti-me totalmente livre para respirar".

Ao se levantar da mesa, ele percebeu que estava mais equilibrado. "Ao caminhar, ficou evidente que essa parede — construída com medo — fora uma parte desconhecida de mim mesmo, ligada aos meus olhos, e vinha definindo minha postura havia anos." Agora, caminhando, o medo tornou-se mais transparente e começou a ir e vir, até "se dissolver por si mesmo como fumaça". O fato de identificar mentalmente o tônus que trazia em si — a muralha de tensão — foi suficiente para permitir que seu sistema nervoso o liberasse, assim como a emoção a ele ligada.

Numa sessão dramática, estando Webber deitado de costas, Ginsburg levantou suavemente sua cabeça. O aluno contou: "Enquanto ele fazia pequenos movimentos muito delicados com os ossos da minha cabeça e os meus ouvidos, parecia que estava se desenrolando lá no fundo do crânio. Minha respiração ficou mais profunda. Ele levou os polegares à extremidade das têmporas. De repente, senti como se estivesse ficando cego de novo: sozinho, enroscado num mundo de tristeza. Mentalmente, vi meu globo ocular direito caindo da cabeça e desaparecendo em algum lugar entre meu ouvido e o chão. Senti como se fosse a morte da visão. Dor e aflição emanavam de mim em ondas, da cabeça aos pés. Sustentado no espaço da atenção de Carl, senti-me seguro. Pude respirar e permitir que toda a força desses sentimentos, pensamentos e lembranças muito fortes e difíceis passassem por mim em ondas. Observando, sentia músculos se soltando na parte inferior das costas e um calor se espalhando pela pélvis. Meu olho direito voltou à minha consciência. Senti seu peso e sua forma redonda. Ele encontrou um novo local de repouso bem fundo no centro da órbita."

Webber percebeu que a visão voltava a se integrar a sua maneira de ser, de modo que, ao mover o corpo — para contemplar o horizonte, por exemplo —, a espinha, as costelas, o pescoço e até a pélvis faziam os ajustes necessários para que fosse um movimento fácil. Ele tinha trabalhado uma parte significativa do trauma psicológico de ficar cego ao revivenciar, numa fantasia onírica, como era a sensação de perder a visão. (O globo ocular direito caindo da cabeça foi um belo símbolo da sua perda.) Em seguida, tendo-se conscientizado de suas fantasias, medos e estados de ânimo inconscientes, ele ressurgiu com uma nova organização mental e física que dava a sensação de liberdade. No fim da sessão, Ginsburg notou que até o rosto de Webber estava mudado: todo o lado direito havia se alongado.

MUDANÇA PARA VIENA

Em 2010, uma oftalmologista vienense, a dra. Christine Dolezal, participou de uma oficina ministrada por Webber em Viena, na qual ele compartilhou algumas das suas técnicas. Ela constatou que uma combinação do seu trabalho com o de Webber poderia ajudar muitos dos seus pacientes, e logo eles passaram a colaborar. Os olhos "organizam" e controlam a maneira como sustentamos a cabeça, e a cabeça controla a maneira como sustentamos o corpo; Dolezal sabia que a maioria de seus pacientes que haviam perdido a visão central (macular) forçavam os olhos para ver detalhes, o que os levava a enrijecer o pescoço e a parte superior do corpo, começando, assim, a se sentir inseguros e desequilibrados.

Enquanto Dolezal os submetia a tratamento oftalmológico convencional, Webber os ajudava a trabalhar na organização do corpo e a melhorar a capacidade de coordenar o uso dos olhos, pescoço e outras partes do corpo, o que contribuía para melhorar a visão. Pacientes que trabalhavam o dia inteiro no computador desenvolviam problemas de focalização e sentiam dores de cabeça e no pescoço; com a ajuda de Webber, podiam sentir menos dor e trabalhar cada vez mais sem óculos. Ele ajudou crianças com estrabismo, que pode levar a diplopia, ou visão dupla. Muitas vezes as pessoas com estrabismo desenvolvem um problema secundário. Na tentativa de eliminar a visão dupla, o cérebro deixa de processar os estímulos de um dos olhos, levando a uma condição conhecida como "olho preguiçoso" (ambliopia). Ele também ajudou essas crianças. E ajudou um homem oficialmente cego — que não podia sair de casa depois de perder a visão central por complicações de uma uveíte — a recobrar a visão e retomar a vida social.

Essas antigas ideias budistas — modificadas por Bates, Feldenkrais e Webber — têm sido descartadas no Ocidente por falta de compreensão da plasticidade, dos circuitos cerebrais, do papel do movimento na visão e do fato de o cérebro estar muito conectado ao corpo. Neste capítulo, venho focalizando seu papel num único caso de cegueira. Como a visão é muito complexa, são muitos os caminhos para a cegueira. Não estou afirmando que o que Webber fez por si mesmo funcione em todos os casos. Sustento apenas que os princípios da visão natural por trás do que ele fez podem ser aplicados de maneira muito mais ampla do que se faz hoje em dia, abarcando desde problemas menos graves dos que têm visão turva até outros mais graves, e também prevenindo futuros problemas de visão.

Existem atualmente novos exercícios neuroplásticos para reprogramação de muitos aspectos do sistema visual. Michael Merzenich e sua equipe na Posit Science desenvolveram exercícios cerebrais computadorizados para expandir a visão periférica, que são usados em pessoas idosas para permitir que continuem dirigindo automóveis até os anos mais avançados, ajudando a limitar acidentes de carro.[12] Outra empresa, Novavision, desenvolveu exercícios cerebrais que podem ajudar pessoas com derrame, lesões cerebrais ou que tenham feito cirurgias de extração de tumor no córtex visual, levando a uma radical redução do campo visual (a parte de uma cena que conseguem ver). Certos estudos mostram que os exercícios no computador podem expandir o campo visual — às vezes modestamente, mas qualquer fração ajuda.[13] E vimos no Capítulo 4 que os lasers de baixa intensidade podem melhorar o campo visual.

À terapia natural da visão está relacionado o campo relativamente desconhecido da optometria comportamental, que durante quase cem anos vem considerando que a visão é um grupo de habilidades que podem ser treinadas. Esse campo depende da neuroplasticidade. A neurobióloga Susan Barry, Ph.D., passou cinquenta anos com visão bidimensional porque tinha estrabismo — os dois olhos não eram alinhados. Como vimos, em reação à dupla visão causada pelo desalinhamento, o cérebro desliga os estímulos de um dos olhos, de maneira que o córtex visual que processa os sinais desse olho não recebe informações. Para ver em três dimensões, o cérebro precisa de estímulos dos dois olhos, que percorrem o campo visual em ângulos ligeiramente diferentes. Com o treinamento neuroplástico administrado por seu optometrista comportamental, Barry redespertou e reequilibrou seu córtex visual, finalmente tendo a experiência das três dimensões aos 50 anos, como relatou de maneira vibrante no seu livro *Fixing My Gaze*.[14] A plasticidade existe, do berço ao túmulo.

A PRÓPRIA PLASTICIDADE do sistema visual, que permitiu a Webber, Barry e outros reprogramar seu cérebro, tem sido uma bênção para eles; entretanto, com o uso frequente de computadores, todos nós estamos reprogramando nosso sistema visual, reorientando-o para a fixação central. Acredita-se que as crianças norte-americanas passam até onze horas por dia olhando para telas. Sua visão periférica está sendo subutilizada.

A situação não vai melhorar quando o Google Glass, os óculos da Google, passará a imobilizar a pouca visão periférica que ainda está livre, para que até quando estiverem caminhando pela rua as pessoas sejam capazes de navegar na internet e estar menos presentes. O Google Glass não será usado para escanear a periferia, mas sim para objetivos na "visão central", deixando o usuário menos atento ao que acontece dos lados. É dos lados que surgem perigos e oportunidades aos quais não estamos prestando atenção. É *aí* que reside a novidade.

A consequência indesejada desses dispositivos, que não levam em consideração nossa biologia, é nos afastar ainda mais dos princípios da visão natural necessários para a preservação de uma boa visão. Cada nova tecnologia adotada pelos adultos não só os influencia como se torna um elemento da formação dos jovens, da sua experiência "normal". Mas o que fazemos com os olhos molda o cérebro e orienta seu desenvolvimento — literalmente. Os olhos têm o poder de ligar e desligar a plasticidade cerebral. Na verdade, um estudo recente e notável mostra que no sistema visual a mudança neuroplástica *não* começa no cérebro, mas sim nos olhos. Uma equipe chefiada por Takao Hensch, da Faculdade de Medicina de Harvard, e o dr. Alain Prochiantz, da École Normale Supérieure [de Paris], mostrou que, em camundongos recém-nascidos, a retina envia uma proteína chamada Otx2 ao cérebro,[15] instruindo-o a entrar numa fase extremamente plástica que permite a ocorrência do aprendizado acelerado e mudanças plásticas. Eles conseguiram usar técnicas de marcação para acompanhar a proteína em sua viagem a partir da retina. Basicamente, como explica Hensch, "o olho está dizendo ao cérebro quando tornar-se plástico".[16] Essa descoberta — de que a plasticidade do cérebro é disparada por mudanças no olho em reação a estímulos visuais — é uma demonstração poderosa da nossa hipótese central de que o cérebro e a atividade mental não podem ser compreendidos isoladamente do corpo.

WEBBER NÃO SE queixa de ter recuperado a visão, mas ele tem algumas ressalvas. Sua maior aflição quando cego era não mais poder ver ou ler a emoção no rosto das pessoas; estava muito preocupado com a própria segurança e incontáveis inconvenientes. Entretanto, como dizem às vezes as pessoas cegas, certos aspectos da vida tornam-se mais ricos sem a visão, especialmente algumas experiências internas. "É verdade que perdemos algo quando podemos ver", disse ele. "Havia um sentimento de maior quietude mental, no qual eu tinha consciência dos meus pensamentos, sentimentos e sensações, pois minha mente não fazia tantas associações, já que não havia informação visual para ativá-la. Sem a visão, a percepção dos meus estados internos era mais direta." Ele sente que o fato de a maioria das pessoas com visão confiarem basicamente na visão central — especialmente aqueles de nós que ficamos a maior parte do dia sentados diante de um computador, com a visão focalizada numa tela a poucos centímetros de distância — em detrimento da visão periférica, tem um custo. A visão periférica, a única à qual ele podia recorrer, dá àquele que vê um contexto. A visão central, focada no detalhe, pode nos levar a perder esse contexto. "A visão central", explicou ele, "é uma questão de bordas, linhas e detalhes, que não se relacionam com nada. A dependência total da visão central leva-nos a um sentimento de desvinculação, o que é um problema fundamental."

Perguntei-lhe então:

— Está dizendo que se sentia mais ligado ao mundo quando não tinha visão central?

Surpreendentemente, ele respondeu:

— Sim, exatamente. Quando alguém se sente seguro, sem ver os detalhes, está mais envolvendo seu sistema parassimpático. Ocorre uma transferência, e você se sente consciente de todo o seu ser, incorporado em todo seu corpo. Ele acrescentou que, quando perdeu a visão central, tinha de recorrer cada vez mais à visão periférica, "minha intuição tornou-se mais disponível e confiável".

A maior mudança desde que recuperou a visão, além se poder ver a emoção nos rostos, "é o sentimento de estar agindo, de que sou capaz de manipular o mundo de maneira mais eficiente. E vejo coisas belas, e realmente prefiro poder ver nos olhos de Christine a não poder" — referindo-se ao fato de que ele e Dolezal vieram a ter um envolvimento amoroso.

Ele me escreveu de Creta dizendo que suas ideias de que a perda da visão central lhe havia aberto novos tipos de percepção, o que serviu para lembrá-lo da figura arquetípica do cego que vê, Tirésias — que no poema de Homero falava a Odisseu no submundo, além, claro, da lenda de que o próprio Homero era cego. No mundo de Homero, depois de cego, ninguém retorna à terra da visão, mas de fato "vê" e até "prevê" o que não os outros não conseguem.

Sua carta evidenciava a consciência de que às vezes a sabedoria do passado pode ser mais instrutiva que a ciência moderna, quando se depara com um beco sem saída. Os antigos (inclusive os antigos budistas e talvez os primeiros iogues, que desenvolveram originalmente os exercícios que ajudaram Webber) não estavam presos a uma metáfora mecânica do cérebro, como a que tem dominado a ciência moderna nos últimos quatrocentos anos. Tinham liberdade para encarar a visão como uma atividade mental viva e crescente, assim considerando possível desenvolver e nutrir a visão.

Um belo dia Webber escreveu-me, relatando uma apreciação do mundo visual como só poderia um homem que fizera uma jornada até a cegueira e de volta. Contava ter visto uma oliveira tão velha que era considerada um monumento nacional: "Estima-se que ela tenha 3 mil anos, remontando à era minoica. É muito grande — com um tronco todo formado por veios, malhas, espaços e fendas. [...] A copa tem cerca de 47 metros de diâmetro. Ainda hoje dá frutos... com 80 a 100 quilos de óleo. Mas parece que no passado chegava a dar 220 quilos. São muitas gerações de cuidados constantes e de atenção. Imagine só as histórias em torno dessa árvore! A região está cheia desses velhos gigantes. Parecem seres humanos que simplesmente fincam raízes e tranquilamente seguem vivendo. Muitas vezes parecem estar dançando — enquanto outros parecem julgar. Existe uma certa inteligência no ar nesses bosques de árvores antigas — Atena continua falando e ensinando."

Eu me perguntava se ele estaria se referindo apenas à árvore, ou também ao fato de ter ganhado tanto ao descobrir uma maneira natural de se curar, com base num conhecimento tão antigo que em grande parte está morto, mas, para ele, continua perfeitamente vivo.

7

Um aparelho para reprogramar o cérebro

*Estimulando a neuromodulação
para reverter sintomas*

I. UMA BENGALA CONTRA A PAREDE

Primeiro ele notou que ficava difícil cantar, o que era um pesadelo, pois era assim que ganhava a vida, e cantar era praticamente sua identidade. Em seguida, mal conseguia cantar, mas ainda era capaz de dizer suas falas. Até que, passados cerca de dois anos, começou a perder a voz falada também, que afinal tornou-se frágil e foi desaparecendo, de tal maneira que conseguia apenas emitir breves e quase inaudíveis sussurros.

"Era torturante vê-lo perder sua linda voz, era de partir o coração. Eu tinha me apaixonado por aquela voz", comentou Patsy Husmann, sua esposa há cinquenta anos. Ron Husmann era um cantor de primeira linha na Broadway, na televisão e no cinema, e ao longo das décadas de 1960 e 1970 seu barítono profundo podia ser ouvido em toda parte. Ele cantou em *Camelot* ao lado de Robert Goulet. Coestrelou *The Gershwin Years* com Frank Sinatra, Ethel Merman e Maurice Chevalier.

Estrelou na Broadway em *Tenderloin* e trabalhou com estrelas como Debbie Reynolds, Julie London, Bernadette Peters e Juliet Prowse em mais de uma dezena de outros espetáculos na Broadway. Além disso, fez turnês como ator principal de *Irma La Douce, Show Boat, South Pacific* e *Oklahoma!* Em dado momento, podia ser visto em treze comerciais simultaneamente e apareceu no *The Ed Sullivan Show* e em seriados como *dr. Kildare, Get Smart, The F.B.I., 12 O'Clock High, Cheers* e até nas novelas *Search for Tomorrow* e *As the World Turns*. Cantando ao vivo em teatros com capacidade para 3 mil pessoas, Ron podia ser ouvido de todos pontos da sala sem usar microfone, enquanto o restante do elenco precisava usar.

O registro vocal do baixo começa a amadurecer e ganha riqueza apenas quando o cantor está na casa dos 30, e desabrocha completamente a partir dos 40. Ron estava no auge, aos 44 anos, quando, como ele próprio sussurrou, "acabou tudo".

Como acontece com muitas pessoas que um dia recebem o diagnóstico de esclerose múltipla (EM), os médicos levaram alguns anos — nove, no seu caso — para se dar conta de que a perda da voz e toda uma série de outros sintomas complicados eram causados pela EM. Nessa doença, o sistema imunológico, em vez de atacar organismos invasores, como deveria, volta-se contra o cérebro e a medula espinhal, atacando o revestimento de gordura ao redor dos longos prolongamentos nervosos. Essa capa, chamada mielina, funciona como isolante, podendo elevar de quinze a trezentas vezes a velocidade de condução de um impulso nervoso. Depois de ser atacado, a capa de mielina, e frequentemente também o nervo que envolve, fica danificado e cicatrizado. (A palavra *esclerose*, em *esclerose múltipla*, significa "endurecido e cicatrizado".) Como a mielina pode sofrer ataque pelos anticorpos praticamente em qualquer lugar do cérebro ou da medula espinhal, cada paciente é acometido de uma versão diferente da EM, e os sintomas de cada pessoa se manifestam de maneiras diferentes. A voz profunda de Ron foi privada de sua beleza numa série de ataques. Primeiro, os sons médios começaram a desaparecer; em seguida, de uma hora para outra, ele perdeu as notas graves, pelas quais era mais conhecido. Procurou todos os terapeutas especializados em voz que atendem artistas. No palco, os diretores eram obrigados a usar microfones para que sua voz fosse ouvida, até o ponto de não haver mais nada para amplificar. Quando sua carreira já estava arruinada, ele conseguia emitir apenas oito notas em torno do dó central.

Em seguida, como os nervos que controlam a bexiga haviam sido danificados, ele perdeu a capacidade de iniciar ou interromper seu fluxo urinário, pois não sentia nada na bexiga. "É como se ela tivesse desaparecido, de modo que preciso me lembrar de ir urinar. Ela está morta, não recebo qualquer sinal de lá." Músculos se atrofiaram em todo o seu corpo, e ele desenvolveu queimaduras e entorpecimento nos braços e nas pernas. Começou então a enfrentar dificuldade para andar e sentia formigamento nas pernas. Durante uma apresentação de *Irma La Douce*, Juliet Prowse recebeu o sinal para sair correndo pelo palco e pular nos seus braços, e ele caiu, machucando seriamente as costas.

À medida que os músculos das pernas e dos braços perdiam força, ele começou a andar com uma bengala; em seguida, precisava de duas, do tipo que fica preso até o alto do braço; mais adiante, precisava às vezes recorrer a um carrinho elétrico, e ganhou 22 quilos por falta de exercícios. Em seguida, começou a ter dificuldade de se equilibrar. De pé de olhos fechados, não conseguia manter-se ereto. Tinha dificuldade de engolir — sempre um sintoma assustador. Engasgava por causa da comida com frequência cada vez maior, pois o tronco cerebral, que coordena as contrações rítmicas dos músculos da garganta, não funcionava mais adequadamente. O pior sintoma era a constante exaustão. Ele chegou a um ponto em que só conseguia sussurrar no fone por um minuto, talvez, até que a voz se esgarçava tanto que ele achava que teria de parar até de tentar sussurrar.

As múltiplas áreas onde os nervos estão inflamados e cicatrizados e onde a mielina é lesionada chamam-se placas, e podem ser vistas através do escaneamento cerebral. As imagens de ressonância magnética do cérebro de Ron mostravam que muitas de suas placas estavam no tronco cerebral, que fica imediatamente acima da medula espinhal e é uma das partes mais densas do cérebro humano. O tronco cerebral, como vimos no capítulo 4, é uma área subcortical que regula muitas das nossas funções mais básicas: respiração, pressão arterial, vigília, temperatura e outras. É também a principal autoestrada neural — quase todos os sinais do cérebro para o corpo e do corpo para o cérebro passam por ele. Os nervos cranianos ajudam a regular a maioria das funções motoras e sensoriais que associamos à cabeça: movimentos oculares e foco, expressão facial, movimentos e sensações faciais, os músculos da voz, o ato de engolir, além de paladar, som e equilíbrio. Um dos nervos cranianos, o nervo vago, desce diretamente da cabeça para o corpo propriamente dito. Ele regula a digestão e ajuda a regular o sistema nervoso autônomo — e as nossas reações de luta ou fuga. Como veremos, regula até aspectos do sistema imunológico, que protege o corpo de infecções e lesões.

UM DISPOSITIVO INCOMUM

Talvez por coincidência, um amigo de Ron da época do colegial também desenvolveu EM e problemas vocais. Na época professor aposentado vivendo em Madison, esse amigo contou a Ron que um laboratório da Universidade de Wisconsin na sua cidade inventara um estranho dispositivo a ser posto na boca para melhorar os sintomas da doença. Ele o experimentara, como parte de um estudo que o laboratório estava realizando, e de fato percebeu melhora na voz. Os inventores estavam usando o equipamento para tratar uma série de sintomas de EM, e não apenas problemas vocais. O laboratório tinha um nome estranho — Laboratório de Comunicação Tátil e Neurorreabilitação — e era dirigido por três homens: Yuri Danilov, um neurocientista russo (e ex-soldado do Exército soviético); Mitch Tyler, engenheiro biomédico americano (que integrara a Marinha dos EUA); e Kurt Kaczmarek, um engenheiro eletricista.

Tinham sido recrutados pelo fundador do laboratório, o dr. Paul Bach-y-Rita, que morrera recentemente e era uma figura lendária, um dos primeiros defensores do uso da plasticidade cerebral em tratamentos. Físico que trabalhava como neurocientista, ele foi o primeiro em sua geração a argumentar que o cérebro é plástico do berço ao túmulo, e usava essa convicção para desenvolver dispositivos que facilitassem alterações plásticas positivas. Equipamentos por ele desenvolvidos ajudaram pessoas cegas a ver e contribuíram para a recuperação do equilíbrio perdido em virtude de lesões cerebrais; havia também jogos de computador para pacientes com derrame, que treinavam o cérebro para recuperar funções perdidas.

Ao chegar ao laboratório, Ron viu uma pequena sala modestamente equipada num prédio antigo. Tinha na entrada uma plataforma de carga, o saguão estava em obras e, como disse um paciente, "não parecia exatamente um lugar de milagres científicos". A atitude de Ron era: "Pode funcionar ou não. Não tenho nada a perder." A equipe examinou seu prontuário médico e procedeu a testes e anotações para determinar sua capacidade de caminhar e de se equilibrar. Levaram-no ao departamento de avaliação vocal da universidade e gravaram sua fala, que era incompreensível, fragmentada e aparecia no monitor como pequenos pontos. Ao terminar o teste-padrão, eles lançaram mão do dispositivo de que ele tinha ouvido falar.

Era pequeno, cabendo no bolso de uma camisa. Tinha uma alça de pano e alguns dos cientistas do laboratório o traziam pendurado no pescoço, como um pingente. A parte que entrava na boca e repousava na língua parecia um grande chiclete. Essa parte chata tinha 144 eletrodos na superfície inferior, que disparavam pulsos elétricos em trincas, em frequências destinadas a acionar o máximo possível de neurônios sensoriais da língua, gerando um padrão de estimulação que percorria a parte inferior do dispositivo. Essa parte chata estava ligada a uma minúscula caixa eletrônica, mais ou menos do tamanho de uma caixa de fósforos, que ficava do lado de fora da boca e apresentava algumas chaves e luzes. Yuri, Mitch e Kurt davam-lhe o nome de PoNS, brincando com o fato de uma parte do tronco cerebral que constituía um dos principais alvos do equipamento chamar-se em inglês *pons* (ponte). O acrônimo PoNS remete a *Portable Neuromodulation Stimulator* (Estimulador Portátil de Neuromodulação), pois quando estimula o cérebro neuroplástico modifica e corrige a maneira como os neurônios disparam.

A equipe pediu a Ron que pusesse o aparelho na boca, mantendo-se de pé o mais ereto que pudesse. Ele estimulava sem dor a sua língua e os receptores sensoriais, com ondas de sinais suaves. Às vezes a estimulação latejava; outras, mal podia ser notada, e quando isto acontecia, a equipe ajustava o seletor para cima. Passado algum tempo, pediram que ele fechasse os olhos.

Depois de duas sessões de vinte minutos, Ron conseguia cantarolar uma melodia de boca fechada. Depois de quatro, voltou a cantar. No fim da semana, estava entoando "Old Man River" a plenos pulmões.

O mais notável era o fato de, depois de quase trinta anos de constantes sintomas de agravamento, a melhora de Ron ser tão rápida. Ele ainda tinha EM, mas agora seus circuitos cerebrais funcionavam muito melhor. Permaneceu no laboratório por duas semanas, trabalhando de segunda a sexta e praticando com o aparelho na boca, repousando e voltando a praticar. Fez seis sessões por dia na primeira semana — quatro no laboratório, duas em casa. Testes eletrônicos de voz evidenciaram uma evolução considerável, com um fluxo sonoro constante. Seus outros sintomas de EM também começaram a apresentar melhora. No dia em que se despediu, o sujeito que tinha chegado cambaleando com uma bengala fez uma demonstração de sapateado para a equipe.

Conversei com Ron duas semanas depois de sua volta para casa em Los Angeles. Ele tinha levado o aparelho para praticar e consolidar os ganhos. Agora que havia recuperado a voz, as palavras jorravam da sua boca — em algumas ocasiões, precisei pedir que falasse mais devagar, para entender tudo.

"Você pode imaginar como é voltar de repente a cantar de novo, depois de 28 anos sem cantar. O fato de eu conseguir levar uma melodia, ligando uma nota à outra, depois de quatro sessões de vinte minutos, era incrível, muito emocionante — mais que emocionante: eu simplesmente fiquei arrasado. Eles me diziam para cantarolar de boca fechada e vocalizar enquanto o objeto estivesse na boca. Aos poucos fui percebendo que minha voz estava ficando mais forte. No dia seguinte, Yuri disse: 'Você não precisa mais da bengala.' Nesse dia, eu me livrei dela. No terceiro dia, já conseguia ficar de pé sem ajuda, e de olhos fechados. Ao me despedir, estava cantando duas oitavas. Eu era baixo-barítono, e era capaz de cantar um mi grave para uma plateia, e quando fiz *Annie Get Your Gun* subia até fá sustenido. E... agora eu posso cantar muito alto! Cantei tão alto no laboratório que eles precisaram tampar os ouvidos. E agora quando saímos com o cachorro para caminhar à noite, eu ando tão depressa que minha mulher mal consegue me acompanhar."

Ele então acrescentou:

— Já se deu conta de que estamos conversando há uma hora?

— Não esperava que você fosse aparecer com uma voz mais jovem que a minha — comentei, finalmente. — Sua voz parece a de um homem décadas mais jovem.

Ele pensou por um momento.

— Talvez seja mesmo o caso — respondeu, rindo. — Não usava minha voz há trinta anos.

POR QUE A LÍNGUA É O CAMINHO REAL PARA O CÉREBRO

O PoNS está na minha boca enquanto escrevo essas palavras, pois a estimulação, além de promover a cura, aparentemente aumenta o foco, e eu quero conhecer seu potencial. Seus sinais atingem apenas 300 mícrons por baixo da superfície da minha língua, acionando os neurônios sensoriais que lá se encontram. (Um mícron é igual a 1 milésimo de milímetro.) O aparelho envia para os neurônios apenas o estímulo necessário para que disparem seus próprios sinais elétricos para o cérebro, como fariam se eu levasse comida à língua e a sentisse. A equipe trabalhou durante anos para usar essa ínfima estimulação elétrica com o objetivo de criar nos neurônios sensoriais um padrão de disparo que se aproximasse o máximo possível da maneira como eles respondem em reação ao toque, a 200 hertz, num ritmo de três sinais, uma pausa, três sinais.[1]

Mas por que estimular a língua?[2] Porque a língua, como descobriu a equipe, é um caminho real para a ativação de todo o cérebro humano. Ela é um dos órgãos mais sensíveis do corpo. "Quando os carnívoros começaram a se mover pela superfície da Terra", lembra Yuri, "os primeiros pontos de contato com a terra eram a língua e a ponta do nariz. Ambos têm a finalidade de explorar o ambiente — em contato direto. Muitos animais, dos insetos às girafas, usam muito a língua, e ela é capaz de movimentos de alta precisão, de modo que o cérebro desenvolveu uma forte ligação com ela." E os bebês humanos, na fase oral, tentam travar conhecimento com o mundo levando-o à boca, sentindo-o com a língua. Existem 48 tipos diferentes de receptores sensoriais na língua, quatorze apenas em sua ponta, para o tato, a dor, o paladar, e assim por diante. Esses receptores sensoriais transmitem sinais elétricos às fibras nervosas, e depois ao cérebro. Pela análise de Yuri, existem na ponta da língua entre 15 e 50 mil fibras nervosas, que produzem uma gigantesca pista de informações.[3] O aparelho fica nos dois terços anteriores da língua, que são inervados por dois nervos recebendo informações sensoriais dos receptores da língua. O primeiro, o nervo lingual,[4] serve para receber a sensação tátil; o segundo, um ramo do nervo facial, a sensação do paladar.

Esses nervos fazem parte do sistema nervoso craniano, que está diretamente ligado ao tronco cerebral, o qual se encontra 5 centímetros atrás da parte posterior da língua. O tronco cerebral é o local onde convergem os grandes nervos que entram e saem do cérebro. Está estreitamente ligado às áreas do processamento cerebral do movimento, da sensação, do humor, da cognição e do equilíbrio. Desse modo, os sinais elétricos que entram no tronco cerebral podem ativar simultaneamente boa parte do resto do cérebro. Escaneamentos cerebrais e estudos com eletroencefalograma feitos pela equipe de Madison em usuários do aparelho mostram que depois de 400 a 600 milissegundos as ondas cerebrais são estabilizadas e todas as partes do cérebro começam a reagir, disparando juntamente. Muitos problemas cerebrais têm origem porque as redes cerebrais não estão disparando juntas, ou porque algumas delas disparam de forma insuficiente. Muitas vezes, contudo, não sabemos exatamente quais os circuitos que estão com baixo desempenho, mesmo recorrendo ao escaneamento cerebral. Em virtude da plasticidade, cada cérebro é conectado com algumas diferenças em nível microscópico. Assim, quando o escaneamento cerebral mostra alguma lesão em determinada área de um paciente, não podemos ter 100% de certeza do que está acontecendo nessa área. "Mas a estimulação da língua", diz Yuri, "ativa todo o cérebro, e assim, mesmo que eu não consiga ver onde está a lesão, sei que o aparelho está ativando o cérebro por completo."

Depois de estimular o cérebro de um paciente, a equipe inventa exercícios para ajudar a pessoa a recuperar qualquer função que tenha sido perdida. O paciente sempre é convidado a usar o aparelho para estimular o cérebro enquanto faz o exercício adequado. Ron era incentivado a cantarolar de boca fechada; uma pessoa com problemas de equilíbrio ficaria de pé numa bola de equilíbrio de olhos fechados;

alguém com problemas para andar tentaria caminhar e depois correr numa esteira rolante.

Existe uma outra coisa intrigante a respeito da língua, de pouca importância para clínicos ocidentais, mas de grande interesse para Yuri Danilov, o integrante russo da equipe. Há milênios a língua tem sido fundamental para o diagnóstico na medicina chinesa e oriental, pois é um órgão interno que pode ser visto de fora do corpo.

Os chineses consideram que nossos corpos têm vias energéticas chamadas meridianos que conduzem uma energia chamada *chi* ou *qi*. Dois dos principais meridianos, o "vaso governador" e o "vaso central", encontram-se na língua.[5] Para melhorar o desempenho, praticantes das artes marciais, do tai chi e pessoas que fazem a meditação do qigong geralmente colocam a língua no céu da boca, para ligar esses dois canais energéticos. Os meridianos emergem na superfície da pele nos pontos de acupuntura. Os pontos de acupuntura usados na medicina chinesa não mudaram ao longo de milhares de anos, mas, como lembra Yuri, levantou-se recentemente a tese de que vários pontos estão na língua. Esses pontos na língua estão sendo usados atualmente em Hong Kong para tratar lesões traumáticas no cérebro, Parkinson, paralisia cerebral, derrame, problemas visuais e outros problemas neurológicos.[6] Os acupunturistas muitas vezes usam estimulação elétrica (eletroacupuntura) em vez de agulhas; é possível que o aparelho também funcione como uma forma de eletroacupuntura.

CONVERSANDO COM YURI, MITCH E KURT

Yuri Danilov tem 1,97 metro de altura, cabeça raspada e as maçãs do rosto pronunciadas de um mongol; é um homem enorme e forte. Nasceu em Irkutsk, uma das mais antigas cidades da Sibéria. Na infância, passou dez anos ao norte do círculo ártico, quando seus pais, geólogos polares, mudaram-se com a família para Norilsk, uma cidade-gulag construída por Stálin. Metade da população estivera no gulag, e 100 mil detentos foram enterrados por perto. Norilsk é a cidade industrial mais setentrional em todo o mundo, e tão fria que, quando alguém cospe, a saliva transforma-se em gelo ao atingir o solo. O recorde pessoal de Yuri em matéria de permanência ao ar livre foi numa temperatura inferior a 65 graus Celsius negativos, o ponto mais baixo do termômetro. No dia seguinte ao da sua formatura universitária, aos 22 anos, o Exército soviético mandou-o por dois anos para Murmansk, também ao norte do círculo ártico. Sua unidade participava eventualmente de manobras frente às forças da Otan no Ártico, logo acima da fronteira.

O interesse científico de Yuri pela medicina oriental começou cedo. Em sua infância e adolescência na Sibéria, "havia chineses por toda parte, muito chá e ervas chinesas, e usávamos remédios chineses e acupuntura na vida cotidiana". Na juventude, ele montou uma máquina elétrica para localizar pontos de acupuntura na pele, detectando alterações de atividade elétrica ocorridas sobre eles. Usava acupuntura para tratar suas dores de dente e dores de cabeça.

Yuri tornou-se um talentoso neurocientista, trabalhando no principal laboratório de neurociência visual do país, o famoso Instituto Pavlov de Fisiologia, integrante da Academia Soviética de Ciências. Formou-se em biofísica (o que hoje permite-lhe trabalhar com engenheiros) e concluiu um Ph.D. em neurociência no Instituto Pavlov. Sua área de maior especialização é a neurociência visual. Fez sua pesquisa sobre as propriedades neuroplásticas do sistema visual do cérebro muito antes de ser geralmente reconhecido que o cérebro é plástico. Por coincidência, o primeiro artigo que traduziu para o russo, em 1975, era do dr. Paul Bach-y-Rita, o homem que criou em Madison o laboratório onde ele trabalha hoje. Também se familiarizou com o emprego de estimulação elétrica para tratar problemas do sono e outros. As máquinas elétricas de sono, desconhecidas no Ocidente, eram usadas em centenas de clínicas em toda a URSS.

Quando começou a trabalhar no Instituto Pavlov, trabalhavam lá 2 mil pessoas, entre as quais quinhentos cientistas, e era um lugar de grande rigor intelectual. O caos econômico que se seguiu à transição do comunismo, porém, levou a trinta sucessivos cortes orçamentários, quase chegando a provocar o colapso da augusta instituição: não havia mais dinheiro para experiências, equipamentos, energia elétrica, animais de laboratório, remédios nem salários. No início da década de 1990, ele deixou o laboratório para uma viagem por dezesseis universidades norte-americanas, fazendo conferências sobre neuroplasticidade e trabalhando por breve período. Em seguida, ao retornar à Rússia, encontrou seu laboratório vazio. O equipamento que levara doze anos para construir, os animais com os quais trabalhava, o dinheiro para as experiências, tudo se fora.

Quando Yuri chegou aos Estados Unidos em 1992, não havia ninguém como ele. Ele era um neurocientista muito experiente, usando um longo rabo de cavalo e conhecendo muito bem práticas orientais do movimento como ioga, meditação, tai chi e artes marciais russas, inclusive o sistema aperfeiçoado pelas forças especiais russas e os guarda-costas de Stálin. Quinze anos depois, ele constataria que certos aspectos dessas práticas, associados ao PoNS, podiam ser extremamente úteis para ajudar pacientes neurológicos e com lesões cerebrais a "reprogramar" seu cérebro.

No laboratório de Madison, Yuri trabalha com pacientes, e à medida que vai descobrindo forças e fraquezas do aparelho, passa essas informações aos seus colegas de desenvolvimento, Mitch e Kurt.

Mitch é o engenheiro biomédico da equipe e seu coordenador de estudos. Atua como interface entre Yuri e outros clínicos que colaboram no projeto, além de lidar com os aspectos científicos e técnicos da pesquisa. Sua missão tem sido entender como conseguir que a informação atravesse a pele.

Ele também pratica artes marciais orientais, é faixa-preta de segundo grau, instrutor de taekwondo e pratica diariamente meditação de atenção plena. Participou da Guerra Fria pelo lado americano: quando os soviéticos lançaram o Sputnik, foi escolhido como uma das crianças americanas especialmente inteligentes orientadas para o estudo intensivo de matemática e ciências. Mais tarde, ele serviu na Marinha americana, monitorando comboios, submarinos, contratorpedeiros e comunicações russos. Mitch e Yuri têm um bom relacionamento, embora o californiano discreto e elegante Mitch, com sua fala mansa, e o muito direto Yuri do Ártico sejam como opostos polares se atraindo. Mitch vem aprendendo um pouco de russo desde a pós-graduação, quando começou a ler resumos de artigos que não estavam disponíveis em inglês.

Formado inicialmente como engenheiro elétrico de alta tecnologia, Mitch nunca estudou biologia. "Eu era meio arrogante", reconhece. "Qual a utilidade dessa ciência mole, com células e coisas molengas? Eu sou engenheiro! Vamos conquistar o mundo!" Depois que ele fraturou a coluna e ficou paralisado do umbigo para baixo num acidente de carro em 1981, essa atitude mudou. "Deitado numa cama de hospital, sem sentir as pernas, fiquei apavorado. Não sabia como os nervos funcionam." Ele então conseguiu com sua enfermeira um exemplar de *Gray's Anatomy*, que "se tornou minha Bíblia, despertando meu interesse pelas possíveis maneiras de aplicar meu conhecimento técnico de circuitos aos sistemas biológicos".

Em 1987, ele já estava totalmente recuperado e trabalhava no laboratório de Paul Bach-y-Rita. Paul gostava de pensar grande e tinha ideias muito avançadas, e a função de Mitch era aplicá-las. Sua primeira missão com Paul foi trabalhar num dos seus projetos de plasticidade sensorial, um preservativo para paraplégicos com lesões na medula espinhal e perda total das sensações penianas.[7] O preservativo tinha "sensores táteis de pressão" que detectavam fricção na relação sexual e transferiam o estímulo detectado a eletrodos que excitavam uma parte do corpo capaz de sentir. Essa estimulação, por sua vez, enviava sinais ao cérebro do homem. A expectativa era que pudesse ajudar os pacientes privados dos prazeres da relação sexual a se excitarem. E funcionou.

Kurt Kaczmarek, Ph.D., o terceiro membro da equipe, é engenheiro eletricista. Dos três, foi o que trabalhou durante mais tempo com o dr. Bach-y-Rita, a quem conheceu em 1983, quando ainda era estudante. Hoje, ele é um cientista sênior no departamento de engenharia biomédica da Universidade de Wisconsin. Magro, Kurt tem 50 e poucos anos, cabelos louro-escuros e um ar sério e consciencioso. Na infância, no norte de Chicago, ele gostava de desenhar, construir, consertar e aperfeiçoar equipamentos elétricos. Trabalhou durante anos numa loja de conserto de aparelhos de TV. Ainda hoje seu hobby é consertar velhos aparelhos eletrônicos.

Kurt passou 25 anos aprendendo a gerar sinais elétricos sintéticos capazes de transportar informações complexas a serem transmitidas aos receptores táteis da pele e em seguida levadas ao cérebro. Trabalhando com Bach-y-Rita, Mitch e toda a equipe, ele construiu um dispositivo que fornece informações visuais de uma câmera para a língua e em seguida para o cérebro, permitindo que cegos vissem (como relato em *O cérebro que se transforma*). Eles aprenderam a apresentar a informação na língua usando um conjunto de 144 eletrodos, e encontraram maneiras de coordenar a sequência de acionamento dos eletrodos em padrões ondulatórios. A equipe descobriu que alguns desses padrões induzem as pessoas ao sono,[8] como as máquinas russas do sono; outros as estimulam a ficar mais alertas, como ocorre quando as pessoas ingerem anfetaminas ou drogas como a Ritalina.*

---

* Os aparelhos de estimulação por eletroterapia craniana (ou CES, sigla em inglês de Cranial Electrotherapy Stimulation), como o aparelho Fisher Wallace ou o aparelho Alpha-Stim, aplicam a estimulação na cabeça. Constituem alterações das máquinas russas do sono, e o organismo do governo americano encarregado do controle de medicamentos, a Food and Drug Administration, propõe que sejam considerados seguros para tratamento de insônia, ansiedade e depressão. Estão no mercado desde 1991.

Kurt é o processador de cálculos da equipe e seu mais profundo pensador analítico. É um gênio quando se trata de tomar um conceito e traduzi-lo num equipamento físico capaz de funcionar. Provavelmente é o maior especialista mundial em estimulação elétrica para falar ao cérebro através da pele humana, processo a que dá o nome de "estimulação eletrotátil". Seu projeto de longo prazo consiste em usar tudo que aprendeu para desenvolver parâmetros protocolares para a fabricação de dispositivos eletrotáteis. Mas esse objetivo principal é constantemente interrompido agora que eles inventaram o PoNS, uma vez que ele está sempre ocupado em redesenhá-lo e aperfeiçoá-lo. "Não podemos esquecer", ressalva, "que as pessoas chegam aqui com uma bengala e saem sem ela."

A HISTÓRIA INICIAL DO APARELHO

Encostada na parede do pequeno gabinete de Yuri está a única bengala que eles guardaram, a primeira que foi deixada para trás nesse minúsculo laboratório. Pertencia a Cheryl Schiltz, que chegou ao laboratório depois de cinco anos de incapacitação e voltou para casa literalmente dançando. O gabinete de Yuri era usado anteriormente pelo fundador do grupo, o dr. Paul Bach-y-Rita. A história da recuperação de Cheryl e da percepção, por parte de Bach-y-Rita, de que o cérebro é plástico foi motivada por uma experiência de caráter muito pessoal, a qual relatei em detalhes em *O cérebro que se transforma*.

Em 1959, o pai de Paul, Pedro, então com 65 anos, teve um derrame que paralisou seu rosto e metade do corpo, impossibilitando-o de falar. Os médicos disseram ao irmão de Paul, George, que Pedro não tinha esperança de recuperação. Estudante de medicina, George ainda estava muito no início dos seus estudos para já ter aprendido a doutrina do cérebro inalterável. Começou então a tratar o pai sem ideias preconcebidas. Depois de dois anos de intensivos exercícios diários progressivos para o cérebro e os movimentos, Pedro obteve total recuperação. Quando ele morreu (escalando montanhas aos 72 anos!), Paul mandou fazer uma autópsia e descobriu que 97% dos nervos numa via essencial do seu tronco cerebral estavam destruídos. Paul teve uma epifania: os exercícios feitos por Pedro tinham reorganizado e reprogramado seu cérebro e construído novas áreas de processamento e conexões que funcionavam contornando a lesão causada pelo derrame. O que significava que até o cérebro de um homem velho era plástico.

A pesquisa de Paul estava voltada para o campo da visão. Uma de suas primeiras aplicações em matéria de neuroplasticidade foi o desenvolvimento de um aparelho para ajudar os cegos a ver. "A gente vê com o cérebro, e não com os olhos", dizia, argumentando que os olhos são apenas "uma porta para os dados"; o seu receptor, a retina, converte informações do espectro eletromagnético que nos cerca — no caso, a luz — em padrões de descarga elétrica, que são enviados pelos nervos. Não existem imagens no cérebro (assim como não há sons, cheiros nem sabores), apenas padrões de sinais eletroquímicos. Com base em análises comparativas da retina e da pele, Paul estabeleceu que a pele também é capaz de detectar imagens, como faz, por exemplo, quando ensinamos a letra A a uma criança desenhando-a em sua pele. Os receptores táteis da pele convertem essa informação em padrões de descarga elétrica, que logo são enviados ao cérebro.

Paul desenvolveu então um dispositivo consistindo numa câmera, que enviava imagens a um computador, que por sua vez as convertia em pixels (minúsculos pontos como os que formam a imagem numa tela de computador), enviando essa informação a uma pequena placa de eletrodos aplicada à língua — o protótipo do dispositivo que seria usado por Ron Husmann. Deu-lhe o nome de "dispositivo de visão tátil". Cada eletrodo funcionava como um pixel. Quando a pessoa voltava a câmera para uma imagem, alguns eletrodos disparavam minúsculos pulsos elétricos controlados para representar a luz, e um número pouco menor de pulsos para representar o cinza, enquanto outros ficavam desligados, para representar a escuridão. A mesma imagem que aparecia na frente da câmera era projetada na língua da pessoa. Paul e a equipe decidiram usar a língua como "porta de dados", por não ter nenhuma camada de pele morta e ser úmida, sendo assim um excelente condutor. E ela possuía tantos nervos que Paul achava que seria capaz de encaminhar uma imagem de alta resolução para o cérebro.

Voluntários que eram cegos de nascença e usaram o aparelho conseguiram, com algum treinamento, detectar objetos em movimento ou se aproximando; eram capazes de diferenciar o rosto de "Betty" e o de "Twiggy" e "viam" imagens complexas, como um vaso diante de um telefone. Um cego pôde usar o aparelho de visão tátil para detectar perspectiva e até jogar uma bola de basquete na cesta. Paul chamava esse processo de "substituição sensorial". Era um brilhante exemplo de plasticidade cerebral, porque os circuitos cerebrais que processavam o tato se reconfiguraram para ligar-se ao córtex visual.

Mas o aparelho de visão tátil não estava apenas proporcionando uma nova maneira de ajudar um cego a ver. Mostrava também que, em princípio, o cérebro pode ser reprogramado por uma experiência sensorial. Os sentidos proporcionavam caminhos diretos para reprogramar o cérebro.

Em janeiro de 2000, um dos membros da equipe, Mitch, contraiu uma infecção grave que afetou seu equilíbrio, deixando-o tonto e incapaz de ficar de pé. Ele se perguntou então se o aparelho da visão não poderia ser adaptado para problemas de equilíbrio. Paul concordou que talvez fosse possível. Em vez de usar uma câmera, eles usaram um acelerômetro, dispositivo semelhante a um giroscópio capaz de detectar movimentos e posição no espaço. Colocaram-no num chapéu que enviava informações de posição a um computador e o ligaram para alimentar o aparelho da língua, fornecendo a Mitch, o sujeito da experiência, informações sobre onde se encontrava no espaço. Se ele se inclinasse para a frente, os eletrodos forneciam-lhe uma leve estimulação, e ele tinha a sensação de bolhas de champanhe rolando para a frente em sua língua; caso se inclinasse para um lado, as bolhas iam para esse lado.

A primeira paciente foi Cheryl Schiltz.[9] Cinco anos antes, um antibiótico lesionara seu aparelho vestibular (o órgão do equilíbrio no ouvido) em 97,5%, deixando-a seriamente incapacitada. Ela ficava constantemente desorientada e precisava de apoio para manter-se ereta. Embora estivesse apenas com 30 e poucos anos, chegou ao laboratório com uma bengala.

Ao introduzir o aparelho na boca, Cheryl sentiu-se imediatamente orientada e calma. A informação na sua língua ia diretamente para áreas do tronco cerebral que processam o *tato*, abrindo em seguida caminho para uma outra parte do tronco cerebral, o núcleo vestibular, que processa o *equilíbrio*. Na primeira vez em que usou o aparelho, foi apenas por um minuto, e depois de retirá-lo ela continuava capaz de manter-se de pé por alguns segundos, sentindo-se muito bem. Da próxima vez, experimentou o aparelho durante dois minutos, e o efeito residual durou 40 segundos. O efeito residual aumentava com a prática, chegando a dias, depois meses, até que, depois de dois anos e meio de uso, ela não precisava mais do aparelho. Por causa do treinamento, o cérebro de Cheryl desenvolveu novos circuitos. Ela se curou completamente. O relato em *O cérebro que se transforma* terminava nesse ponto.

MAS A HISTÓRIA de Cheryl não acabava aí. Ela ficou tão emocionada com a recuperação que decidiu voltar à faculdade para tornar-se uma profissional da reabilitação. Fez sua residência no laboratório de Bach-y--Rita. Seu trabalho era treinar as pessoas a usar o aparelho que a ajudara. E ela jamais seria capaz de imaginar quem seria seu primeiro paciente. Logo depois que Cheryl ficou curada, recebi um terrível e-mail de Paul. Ele tivera uma notícia arrasadora. Vinha tossindo havia algum tempo, e, embora nunca tivesse fumado, recebeu um diagnóstico de câncer no pulmão com metástase no cérebro. Fez quimioterapia com cistaplina, o câncer recuou e ele pôde voltar ao trabalho. Mas, assim como um antibiótico acabara com o equilíbrio de Cheryl, a quimioterapia acabou com o de Paul. Coube a Cheryl treinar Paul a usar o aparelho para cuja invenção havia contribuído. Seu problema de equilíbrio foi curado e ele retornou ao trabalho. Mas em dezembro de 2005 escreveu-me que "o câncer voltou. [...] Estou com menos energia ainda!" Paul seguiu trabalhando até pouco antes de morrer, em novembro de 2006 — cerca de um ano antes de a neuroplasticidade finalmente alcançar reconhecimento generalizado.

TECIDO MORTO, TECIDO RUIDOSO E NOVAS IDEIAS SOBRE O APARELHO

Um dos últimos trabalhos publicados por Paul foi uma dissertação intitulada: "Seria possível restabelecer uma função com apenas 2% de tecido nervoso remanescente?"[10] No trabalho, ele fazia um levantamento sobre suas próprias investigações, além de literatura sobre seres humanos e animais, constatando uma interessante coincidência. Seu pai, Pedro, perdera 97% dos nervos que iam do córtex cerebral ao tronco cerebral e à medula espinhal. Os médicos haviam mostrado que 97,5% do aparelho vestibular de Cheryl tinha sido lesionado. Indicações de outras fontes também demonstravam que era possível restabelecer funções perdidas com apenas 2% de tecido nervoso remanescente. A teoria de Paul era que, no caso do seu pai, a reabilitação "aparentemente tinha desmascarado caminhos preexistentes que, antes da lesão, não tinham a mesma relação com as funções recuperadas". Esse desmascaramento explicava a reconexão neuroplástica.

Mas Paul, Yuri e a equipe achavam que as dificuldades de equilíbrio de Cheryl não decorriam apenas da perda de tecido funcional, mas também do fato de que seu sistema vestibular tornara-se muito ruidoso: os neurônios lesados estavam enviando sinais aleatórios e desorganizados que impediam a detecção de quaisquer sinais úteis dos eventuais pedaços remanescentes de tecido saudável. O aparelho de equilíbrio, que dava a Cheryl informações mais precisas sobre sua localização no espaço, reforçava os sinais dos neurônios saudáveis. Com o tempo, a neuroplasticidade cerebral reiterava esses circuitos, levando ao efeito residual.

Como vimos no capítulo 3, o conceito de cérebro "ruidoso", com baixa razão sinal-ruído, pode ser aplicado a muitas formas de lesão cerebral, pois os neurônios remanescentes porém lesionados não "se calam" necessariamente, podendo continuar a disparar descargas elétricas, apenas com velocidades e ritmos diferentes do normal. No cérebro, esses sinais aberrantes podem "bagunçar" o funcionamento dos neurônios saudáveis aos quais estão ligados, e que estão recebendo estímulos caóticos — a menos que o cérebro seja capaz de desativar os neurônios lesados. Em termos de engenharia, Cheryl tinha uma baixa razão sinal-ruído, o que significa que não era possível detectar em suas redes uma quantidade suficiente de sinais claros e fortes dentro do contexto de fundo dos outros sinais do cérebro — o ruído. Um cérebro ruidoso não é capaz de desempenhar suas funções normais, e logo para de fazê-lo. É quando se instaura o não uso adquirido.

Convidada a descrever como era a experiência de sentir o cérebro antes e depois de introduzir o aparelho, ela respondeu: "Eu tinha constantemente esse ruído na cabeça, e não era um ruído que eu pudesse ouvir, mas uma sensação de ruído. Se fosse possível ouvir confusão, seria assim. E o meu cérebro estava realmente muito, muito confuso, pois não sabia o que fazer. Eu ficava exausta com as tentativas de ficar de pé e ereta e ir do ponto A ao ponto B. É como se estivéssemos num quarto com 1 quintilhão de pessoas falando ao mesmo tempo. Era como eu sentia dentro da minha cabeça. Quando introduzia o aparelho na boca, aaah... era como se eu tivesse saído desse quarto, e estou de pé ao lado do oceano, e que tranquilidade, meu Deus! Que silêncio! Como me sinto bem! É como se eu tivesse voltado."

ENQUANTO ISSO, YURI, o neurocientista sobrevivente no grupo, ficava impressionado com várias coisas. Quando usava o aparelho, Cheryl parecia mergulhar em profundo estado meditativo (esse tipo de estado de relaxamento que acredito segue a neuromodulação e tanto ajuda na cura neuroplástica). Era uma surpresa. Por outro lado, ela e outros que procuravam o laboratório com problemas de equilíbrio começaram a notar muitas reações inesperadas mas bem-vindas ao usar o aparelho. Embora o objetivo fosse o restabelecimento do equilíbrio, eles constatavam melhoras no sono, na realização de ações simultâneas, na concentração, no foco, na movimentação e no estado de ânimo. O tratamento evidenciava benefícios em pacientes com diferentes problemas, como derrame e lesão cerebral traumática. Alguns pacientes de Parkinson que haviam procurado o laboratório por causa de dificuldades de equilíbrio também constataram que seus problemas de movimentação aparentemente diminuíam.

A hipótese de trabalho inicial da equipe era que o aparelho usado por Cheryl (que passou a ser chamado de Porta Cerebral) fornecia *informações* precisas ao cérebro sobre o lugar onde ela se encontrava, transmitidas pela estimulação das "bolhas de champanhe" em movimento, e que era essa informação que acalmava seu cérebro ruidoso, sobrepondo-se aos sinais imprecisos emitidos pelo tecido lesionado. A informação precisa estimulava os 2,5% de tecidos saudáveis nela remanescentes, exercitando-os e ajudando-os a estabelecer conexões mais intensas, além de possivelmente recrutar outras áreas do cérebro para também assumir o processamento do equilíbrio. A estimulação elétrica era um meio de transmitir essa valiosa informação.

Yuri teve uma ideia herética. Talvez a estimulação elétrica fosse responsável por uma parte significativa da cura. Se apenas a informação sobre onde ela se encontrava no espaço é que era curativa, pensou ele, por que então o problema de Cheryl não melhorava quando ela olhava para uma parede com linhas retas, ou quando seus ombros eram tocados com um dedo sempre que ela se inclinava para um lado? E por que o aparelho estava ajudando em tantos outros problemas cerebrais?

Ele passou a desconfiar que a própria estimulação energética estava ajudando — como faziam nas máquinas do sono russas, quando curavam insônia.[11] "Yuri começou a fazer campanha", conta Mitch, "em favor da ideia de que era a estimulação elétrica na língua que induzia as alterações." Mais ou menos nessa época, outro grupo de outro laboratório concebeu um estudo do aparelho, comparando usuários do dispositivo original com um grupo controle que recebia tratamento com uma versão que disparava sinais elétricos aleatórios, em vez de informação sobre a localização do sujeito no espaço, partindo do princípio de que a estimulação aleatória não forneceria informação útil. "Não!", protestou Yuri, "não será um bom controle [...] a estimulação elétrica por si mesma pode ajudar." E assim foi.

O que Yuri depreendia era que a estimulação elétrica, que *começava* nos receptores sensoriais da língua e enviava "impulsos" para equilibrar os neurônios no tronco cerebral, não parava por aí. Era evidente que os neurônios do sistema de equilíbrio do tronco cerebral estavam enviando impulsos por boa parte de todo o tronco cerebral e outras áreas do cérebro, ativando-as todas, inclusive aquelas que regulavam o sono, o humor, o movimento e as sensações. Essa hipótese foi confirmada quando um voluntário usou o aparelho enquanto seu cérebro inteiro era escaneado. Quase todo o cérebro se iluminou.

Esse resultado ajudava a entender de que maneira o aparelho ajudava em casos de outros problemas cerebrais ou incapacitações, especialmente quando Yuri associou seu uso, e a informação sobre o equilíbrio por ele proporcionada, aos exercícios e estimulações mentais e físicos adequadas. Talvez o dispositivo pudesse aliviar outros tipos de lesões cerebrais, e quem sabe até ajudar no aprendizado comum. Os colaboradores de Paul, tão ansiosos por levar adiante seu trabalho, de repente se deram conta de que talvez tivessem nas mãos um conceito e uma descoberta que poderiam conduzi-los a produzir um estimulador cerebral para muitas finalidades. Foi assim que criaram um novo dispositivo, o PoNS, que, em vez de fornecer informação sobre a localização espacial do usuário, simplesmente gerava estimulação constante.

Yuri conhecia três outros tipos de estimuladores que funcionavam como o PoNS, mandando estimulações muito fracas para o cérebro. Na estimulação do nervo vago (VNS, pela sigla em inglês), um eletrodo é bobinado em volta do nervo vago esquerdo (um nervo craniano próximo da artéria carótida, no pescoço), que envia estímulos ao núcleo do trato solitário do tronco cerebral, uma das áreas alvejadas pelo aparelho. Às vezes, o VNS funciona em casos de depressão, mas é necessária uma cirurgia para implantar um marca-passo no peito que dispare estímulos elétricos. Outro tipo, a estimulação cerebral profunda (DBS, em inglês), tem sido usado com certo êxito em pacientes com doença de Parkinson ou depressão, para alvejar os circuitos diretamente envolvidos. No caso do DBS, contudo, é necessária a implantação cirúrgica profunda de eletrodos no cérebro. Já o PoNS é muito simplesmente colocado na boca, como uma criança colocaria um pirulito.

Estava na hora de reunir pacientes com diferentes problemas de saúde para verificar se o novo dispositivo poderia ajudá-los.

II. TRÊS REPROGRAMAÇÕES: PARKINSON, DERRAME E ESCLEROSE MÚLTIPLA

DOENÇA DE PARKINSON

Anna Roschke sofre com doença de Parkinson há 23 anos. Está com 80 anos e notou os primeiros sintomas quando chegava na casa dos 60. Chegou ao Wisconsin para se tratar vindo da Alemanha, onde seus médicos haviam desistido de ajudá-la. Ela não conseguia andar, manter o equilíbrio, encher um copo de leite sem derramar nem controlar o próprio tremor. A fala era lenta e ela não era capaz de sustentar uma conversa. Seu filho, Victor Roschke, um biólogo molecular que desenvolve drogas para o combate ao câncer, disse: "Ela estava em muito má forma. O tremor era o pior sintoma. Os médicos estavam adaptando as doses dos remédios, e em certa medida a medicação mantinha a doença sob controle [...] mas eles disseram que àquela altura não tinham mais nada a fazer. Basicamente, ela não tinha mais alternativas." Anna tinha consciência de que durante certo tempo fora bem, para uma pessoa com diagnóstico precoce de uma doença progressiva, mas ainda sonhava em se tornar útil sendo capaz de fazer pequenas coisas importantes, como assar biscoitos para os netos. Mas estava congelada na imobilidade da doença de tal maneira que, na maioria dos dias, conseguia apenas sentar-se em frente a uma janela e olhar para fora, ou ver televisão.

A equipe tinha motivos para pensar que o aparelho poderia ajudar. O escaneamento cerebral dos pacientes com problemas de equilíbrio mostrara, para sua surpresa, que, quando os pacientes usavam o dispositivo, o globo pálido, uma parte do cérebro que se torna hiperativa na doença de Parkinson, se acendia.

Depois de duas semanas de uso do aparelho, Anna recuperou a capacidade de falar e caminhar, e seu tremor diminuíra. Não precisava mais de um andador, e "caminhava normalmente", conforme relata Victor. "Foi o resultado mais impressionante. Também notamos que houvera grande melhora na fala. Nossa impressão era de que, à parte o tremor, ela parecia uma pessoa normal."

Anna continuou usando o aparelho regularmente. Quando o filho voltou a visitá-la, ficou sabendo que sua mãe, aos 80 anos, fora encontrada de pé sobre a mesa da cozinha, pintando o teto com a meticulosidade típica de uma dona de casa. "Foi uma história incrível", ri ele, sabendo o quanto sua mãe gostava de ser ativa e útil. Considerando-se que seu equilíbrio e sua movimentação estavam muito comprometidos, "foi maravilhoso que ela pudesse fazer aquilo sem cair". Atualmente, a mãe vai ao parque durante o dia, movimenta-se com facilidade e rapidez e assa biscoitos para os netos.

Ela ainda tem doença de Parkinson, mas suas capacidades melhoraram tanto que não vive mais como se estivesse doente. "Eu não acreditava muito no aparelho", diz Victor, "porque sou um cientista, e só acredito em dados científicos. Mas quando vi os efeitos, especialmente em matéria de coordenação e cognição, pude constatar como essa técnica é impressionante".

DERRAME

Mary Gaines mora em Manhattan. É uma mulher encantadora de 54 anos, loura, de rosto corado e olhos grandes. Em 2007, era diretora da escola particular na qual trabalhava havia 22 anos. Americana criada na Europa, falava francês, italiano, um pouco de alemão e um pouquinho de flamengo. Antes mesmo de chegar aos 50, teve um grave derrame, causado pelo estouro de um vaso sanguíneo no cérebro. A coisa começou como uma série de "pequenos derrames". Primeiro, ela sentiu os braços e as pernas pesados; em seguida, começou a ver flashes de luz. Seu companheiro, Paul, levou-a ao hospital. "Eu estava dentro do aparelho de ressonância magnética do Hospital Presbiteriano de Nova York quando tive meu *grande* derrame", conta ela. Um clássico derrame do hemisfério esquerdo deixou-a com debilidade do lado direito e afetou sua linguagem: "Eu não conseguia falar, escrever, ler, tossir, fazer qualquer ruído. Fiquei muda."

Ela também veio a ter dificuldades para pensar, não conseguia filtrar informações sem importância, desenvolveu sobrecarga sensorial e não entendia as conversas, pois se sentia muito perturbada pelo ruído de fundo. Um cérebro saudável ajuda automaticamente a discernir quais informações merecem atenção. "Depois do meu derrame", contou Mary, "eu precisava acessar conscientemente cada som, cada sombra, praticamente cada cheiro para saber se era perigoso ou não." Seu processamento visual tornou-se tão lento que, como passageira num carro, era incapaz de entender os padrões do trânsito. "Eu estava sempre precisando correr atrás", disse ela. O fato de não saber o que era seguro e o que era perigoso deixava seu sistema nervoso em constante estado de luta ou fuga.

Ela não era capaz de fazer os mais simples movimentos e gestos, como ligar e desligar o fogão. As tarefas mais banais a deixavam exausta, e ela se isolou socialmente. Começou a frequentar diariamente o Hospital Helen Hayes para reabilitação da afasia (perda da fala) e da disartria (incapacidade de articular adequadamente os sons). "Eu ficava ouvindo as pessoas falarem, mas não entendia nem acompanhava o que estavam dizendo." Depois de seis meses de licença, ela tentou voltar ao trabalho, mas não conseguiu. "Achei que teria de conviver com aquilo."

Incapacitada, ela se esforçou para melhorar durante quatro anos e meio, mas a maioria de suas deficiências persistia. Foi então que ouviu falar do laboratório em Madison, onde morava sua irmã. Em janeiro de 2012, resolveu fazer lá uma experiência de duas semanas. Como tantos outros doentes de longa data, já tendo passado por tentativas de tratamentos tradicionais em hospitais de prestígio, ela era cética.

"No segundo dia no laboratório comecei a sentir uma mudança, mas não comentei com ninguém", contou-me ela, "pois meu sentimento era: 'Quero tanto que seja verdade que devo estar imaginando.' Mas quando saí para almoçar nesse segundo dia, era como se tivessem passado um pente no meu cérebro e não houvesse mais nenhum emaranhado." Seus problemas com o pensamento e a seleção dos estímulos desapareceram. A reação de luta ou fuga começou a ser desligada. De repente, ela havia recuperado a visão periférica e era novamente capaz de fazer o processamento visual em tempo real. "Eu conseguia distinguir o tráfego que vinha e o que ia", relatou ela. "No terceiro dia, minha energia voltara. E, meu Deus!, conseguia conversar com as pessoas do outro lado da mesa e ouvi-las perfeitamente. Fiquei esfuziante, feliz demais. Precisei me acalmar, pois não queria que achassem que estava maluca. Aquele aparelho tinha mudado minha vida."

Depois das duas semanas em Madison, ela levou o aparelho para casa, usando-o de três a cinco vezes por dia. Em março de 2012, já o utilizava em casa por dois meses. Fazendo apenas uma pausa eventual, ela me contou então: "Sei que ainda tenho trabalho pela frente, mas sinto que voltei a ser eu mesma. [...] Acho que o principal é que consigo fazer as coisas com 'fluidez', e as coisas voltaram a ser uma segunda natureza para mim. Agora, posso sentir prazer nas atividades diárias e no simples fato de estar viva." Antes, ela mal conseguia ler um artigo de jornal inteiro, e agora "posso ler o que quiser".

Embora a recuperação de Mary tenha mudado sua vida, não foi total: ela ainda tem enxaquecas toda semana. Voltou a ser capaz de executar mais de uma tarefa ao mesmo tempo, mas não por tanto tempo quanto antes; e ainda não recuperou toda a antiga rapidez. Inicialmente, achou que usaria o PoNS pela duração sugerida pela equipe, mas suspendeu seu uso depois de seis meses, ao se dar conta de que os avanços alcançados se mantinham sem a prática diária.

"Agora, pratico ioga, medito, caminho, limpo a casa, faço jardinagem e cozinho com entusiasmo. Meu maior prazer é a liberdade, e eu a desfruto cada segundo."

ESCLEROSE MÚLTIPLA

Diretor de pesquisa do departamento de fisioterapia do Centro Médico da Universidade de Nebraska, Max Kurz é um cientista com experiência em biomecânica e controle motor. Dirigiu o primeiro estudo com o aparelho fora do laboratório de Madison. Yuri, Mitch e Kurt precisavam saber se outros grupos seriam capazes de reproduzir os resultados obtidos em seu laboratório de Madison numa população diversificada de pacientes de EM. O estudo de Kurz incluiu tanto pessoas com casos de melhora ou reincidência de EM quanto pacientes com EM progressiva. Os oito voluntários compareceram à clínica durante duas semanas para treinamento duas vezes por dia, recebendo em seguida um aparelho a ser levado para casa e usado nas doze semanas seguintes. Em sua maioria, chegaram com a ajuda de bengalas, e, num dos casos, de um andador.

"As mudanças que observamos nos pacientes foram realmente notáveis", disse Kurz. "E ocorreram muito rapidamente, mais do que tínhamos visto até então na clínica." Os sete pacientes que haviam chegado com bengalas agora "eram capazes de andar mais rápido, por mais tempo, subir e descer escadas, sem precisar segurar no corrimão. O que nos pareceu extremamente convincente". Os voluntários não só melhoraram em matéria de equilíbrio e caminhada como também em outros sintomas de EM, indicando que estava ocorrendo um processo mais abrangente de cura. "Os pacientes estão relatando melhor controle da bexiga e mais facilidade para dormir", contou-me ele. "São coisas que não estamos tratando, mas que estão melhorando." Um paciente que estava preso a uma cadeira de rodas mostrou-se capaz de se transferir da cadeira para a cama, de rolar na cama, erguer-se sobre os joelhos, sentar-se sobre eles e se equilibrar de maneira independente. "São coisas que a gente simplesmente não vê acontecer nesse tipo de paciente", disse Kurz.

"Uma mulher apresentava muita agitação, além de tremores na cabeça e nos braços, e tudo isso se foi." Esses tremores não haviam melhorado com medicação alguma, no seu caso. "Quando ela chegou, seu andar era descoordenado", explicou Kurz. "Ela chegou com uma bengala, e se livrou dela. Agora era capaz de caminhar e, no fim do estudo, de correr. Em questão de duas semanas, foi capaz de pular corda. Uma loucura. Uma pessoa que tem problemas de equilíbrio, e, com o treinamento no aparelho, torna-se capaz de pular corda. Certas coisas são simplesmente inexplicáveis!"

A mulher a que ele se referia era Kim Kozelichki, que conseguiu deter seu declínio e depois melhorar radicalmente. Atleta muito ativa e jogadora de tênis, Kim entrou para a faculdade com uma bolsa de estudos conquistada graças ao esporte. Foi acometida de EM aos 26 anos, quando trabalhava como gerente. O início foi insidioso. Primeiro, ela começou sentindo formigamento nos pés, que então passou para as mãos. Em seguida, desenvolveu uma dor neuropática nos pés, nas mãos, no pescoço e nas costas. Passado algum tempo, a EM veio a afetar seu equilíbrio, de tal maneira que a todo momento ela tropeçava e batia contra paredes, tendo começado a arrastar a perna quando caminhava. Desenvolveu também visão dupla e tripla. Ao tentar jogar uma bola com a raquete na quadra de tênis, errava por 30 centímetros. Tocava piano, mas teve de largar. Os tremores na cabeça tornaram-se tão fortes que parecia sempre que ela estava sacudindo a cabeça para dizer não. Os joelhos começaram a convergir, e Kim acabou precisando de uma bengala; até que seu marido, Todd, detetive de homicídios, passou a empurrá-la numa cadeira de rodas para percursos mais longos. Sua fadiga e a incapacidade de pensar ou relembrar palavras, ou ainda de processar os acontecimentos em tempo real, eram tão graves que ela teve de largar o trabalho. Uma tomografia por ressonância magnética mostrou lesões de EM em todo o cérebro e na medula espinhal.

A enfermeira que auxiliava Kim recomendou que ela participasse do estudo do dr. Kurz. Os atletas e os músicos são geralmente bons pacientes, pois estão habituados a práticas progressivas. Dois dias depois de começar a usar o PoNS, relata Kim, "eu me equilibrava melhor, não tropeçava mais nas paredes, sentia-me mais forte. Voltei a me sentir normal — tão normal quanto possível com essa doença". Ao começar a trabalhar com o aparelho, ela era capaz de caminhar cerca de 1,5 quilômetro por hora numa esteira, agarrando-se nas barras laterais; passadas duas semanas, já percorria 4 quilômetros por hora. Fazendo uso do PoNS em casa, ela treinava durante duas sessões diárias de vinte minutos cada, uma para o equilíbrio, a outra enquanto caminhava e fazia as tarefas domésticas. Na quarta semana, já chegava a 5,5 quilômetros por hora sem usar as barras laterais. "Que liberdade!", exclamou ela. Depois de onze semanas, numa quadra de tênis, Todd atirava bolas na sua direção para ela devolver. "Ela acertava com tanta rapidez que eu tinha de me abaixar para desviar", conta ele.

Um ano mais tarde, ela agora está caminhando sem bengala e voltou a tocar piano. Não melhorou completamente — sua fadiga e os problemas cognitivos persistem, e desta forma ela ainda não foi capaz de voltar ao trabalho. Mas está muito mais funcional, sofrendo bem menos, e com esperança. Ela e Todd vão ao cinema, saem para comer, fazem caminhadas e desfrutam juntos da vida.

III. AS CERAMISTAS QUEBRADAS

JERI LAKE

Como o PoNS estava ajudando pessoas com Parkinson e EM — ambas doenças degenerativas e progressivas —, a equipe começou a se perguntar se também não ajudaria pessoas com lesões cerebrais. Divulgou então que pretendia trabalhar com pacientes de lesões cerebrais traumáticas que não melhoravam com abordagens convencionais.

Jeri Lake, uma enfermeira de 48 anos, saíra para andar de bicicleta num dia frio de fevereiro. "Eu estava indo para o trabalho, seis anos atrás", conta ela. "Havia um pouco de neve nas ruas. Mas eu sempre andei de bicicleta em qualquer clima. Parei num cruzamento e acionei os pedais para seguir em frente, mas um carro começou a vir na minha direção e, sem ligar a seta, fez uma curva à minha frente. Eu tive de parar de repente e a bicicleta voou. Não tenho a menor ideia do que aconteceu depois. O carro não me atingiu, mas eu fui parar do outro lado da rua, e meu capacete quebrou."

No fim de semana anterior [ao acidente], ela pedalara um percurso de 56 quilômetros, e depois fizera ginástica durante uma hora com o filho, preparando-se para a corrida de 800 quilômetros da qual ambos participavam todo verão. Mesmo quando não estava em treinamento intensivo, Jeri andava semanalmente 120 a 160 quilômetros de bicicleta, pois "assim é que eu limpava a mente". Ela é uma mulher pequena, cheia de vida e com os cabelos castanhos curtos; uma pessoa resistente e com muita energia que vem de uma família que se intitula "viciada em energia [...] o tipo de gente que não fica parada". Especializou-se em partos na enfermagem e era sócia de uma clínica em Champaign, Illinois, que fazia partos a qualquer hora da noite. Quando não estava trabalhando, criando os quatro filhos ou passando tempo com o marido, Steve Rayburn, professor de literatura especializado em Shakespeare, Jeri estava acampando e fazendo trilhas. Andava de bicicleta doze meses por ano.

Depois do acidente, ela conseguiu chegar de bicicleta ao trabalho, onde um colega ficou impressionado com seu estado e a levou a uma emergência. Jeri sentia náuseas, vomitava e não conseguia pensar com clareza. O capacete fora quebrado atrás da orelha direita, indicando um provável ponto de impacto nas áreas parietal e occipital. Havia escoriações no ombro direito e no quadril direito. O médico diagnosticou concussão, mandou-a para casa com alguns analgésicos e disse que repousasse. Era uma quarta-feira. E ela dormiu dias inteiros. No sábado, estava de plantão, mas o marido não queria que ela fosse trabalhar. Jeri, contudo, argumentou: "A gente não pode tirar o corpo fora em situações assim." E foi trabalhar.

"Quando as parteiras que estavam deixando o plantão começaram a me passar seus relatórios, nada fazia sentido", conta ela. "Eu simplesmente não entendia o que estavam dizendo e comecei a chorar. Durante todo aquele fim de semana, fiquei entre a reação de luta ou fuga, incrivelmente ansiosa."

Ela se tornara hipersensível a sons baixos. Não suportava comer por causa do barulho de pratos e talheres. E uma vez iniciada, essa reação de susto não parava: "Se alguém fazia qualquer som, eu dava um pulo e começava a me contrair e a chorar descontroladamente, e a única maneira de parar era adormecer." A luz a superestimulava de tal maneira que ela precisava se trancar num quarto escuro. Era como se o seu cérebro não fosse mais capaz de filtrar ruídos, movimentos, luz nem qualquer tipo de distração — e quando tentava, ela ficava com fortes dores de cabeça. Desempenhar várias tarefas ao mesmo tempo estava completamente fora de questão.

Jeri veio então a perder o controle muscular. Uma parte significativa da lesão ocorrera no lado direito do cérebro, que governa o movimento do corpo à esquerda. Jeri começou a deixar as coisas caírem, enfrentando dificuldades sobretudo com os músculos do lado esquerdo do corpo. "O braço e a perna esquerdos se contraíam, e eu tinha um tremor."

Na segunda-feira, ela estava com o rosto paralisado. Um dos sócios, temendo que estivesse ocorrendo um sangramento lento no cérebro, levou-a de novo à emergência. Embora fosse diagnosticada uma lesão cerebral traumática (LCT), ela sentia que não estava sendo levada a sério. "Os médicos disseram que meu rosto estava paralisado por causa de hiperventilação, mas eu sabia que não era isso, pois a paralisia começara antes de eu ficar agitada. Só que eles não ouviam. A enfermeira disse que eu ficaria incapacitada de fazer cálculos matemáticos mais complexos por seis meses, e o médico, que ia rezar para que eu me acalmasse. Meu marido disse que nunca tinha me visto com tanta raiva."

JERI COMEÇOU A ter problemas muito mais sérios do que a matemática. Num vertiginoso processo de degradação, ela perdeu várias funções cognitivas. Quando tentava falar, às vezes não saíam palavras, ou então ela ficava ofegante, ou olhava para a pia e a chamava de "sapato". Não tinha equilíbrio, caía para trás o tempo todo e não conseguia se controlar.

Sua visão ficou prejudicada. Não enxergava objetos à sua esquerda e começou a tropeçar nas coisas desse lado. Perdeu toda a percepção de profundidade, a sensação de que o mundo tem três dimensões. Andar de carro como passageira de repente tornou-se um horror para ela, pois não conseguia avaliar onde estavam os outros carros: "Eu gritava o tempo todo, pois achava que os carros iam nos atropelar. Parecia que estava tudo vindo para cima de nós." Para levar Jeri a algum lugar, a família cobria as janelas do carro com cortinas e a fazia deitar-se no banco traseiro de olhos fechados.

Ao caminhar, ela não tinha noção da posição do solo, pois não era capaz de sentir se estava numa inclinação, e a família precisava alertar "Para cima!" ou "Para baixo!", para que ela não tropeçasse. As formas desenhadas num tapete pareciam mover-se, assim como as letras de uma página. Como o sistema de alinhamento dos olhos não funcionava, ela não conseguia enxergar os objetos com foco e desenvolveu visão dupla (também conhecida como síndrome visual pós-traumática). Passou a usar óculos prismáticos, para ajudar com o problema, mas ainda assim não conseguia foco.

Aquela atleta e líder robusta com grande autocontrole estava a essa altura inconsolável, incapaz de regular os próprios sentidos, movimentos ou reações emocionais. Um obstetra do trabalho de Jeri, sabendo como ela era resistente, ficou alarmado com sua deterioração. Exortou-a a procurar um neurologista, que diagnosticou síndrome pós-concussão — em geral um estado mais grave que a concussão, pois significa que os sintomas são duradouros. Ele disse que ela precisava ficar em casa de repouso durante seis meses, o que ela fez.

Passados seis meses, um neuropsicólogo mostrou-lhe uma série de fotos de pessoas. Vendo repetidas vezes imagens dos mesmos rostos, Jeri não reconhecia as que já havia visto; perdera a capacidade de distinguir e identificar rostos humanos. O neuropsicólogo disse-lhe que nem pensasse em retornar ao trabalho durante um ano; depois desse período, voltariam a se encontrar para ver como ela estava.

Em casa, era como se o seu mundo estivesse caindo; ela não era capaz de fazer o jantar ou lavar a roupa, e se sentia como um fardo para o marido, que cuidava dela. Embora ele "nunca lhe deixasse na mão", parecia-lhe que ela não tinha mais um papel a desempenhar na família. "Eu sempre fora aquela mãe que juntava a garotada toda, gostava de barulho, funcionava maravilhosamente em meio ao caos e conhecia os amigos dos filhos. Agora mamãe era aquela coisa frágil. Bastava acontecer a menor coisinha, e ela ficava completamente paralisada, chorando, dormindo por mais uma semana inteira."

Passado aquele ano, Jeri voltou ao neuropsicólogo, que constatou que ela não fizera qualquer progresso. O profissional lhe disse: "Você está com uma lesão permanente no hemisfério direito, e a função executiva frontal está completamente prejudicada. Você não só não poderá voltar ao trabalho como profissional de saúde, como não poderá voltar para qualquer tipo de trabalho. Você é incapaz de funcionar. Quase sempre, a recuperação ocorre no primeiro ano, e você provavelmente conseguirá um pouco mais no segundo ano." Tudo devia ser programado, não para recuperar o seu cérebro, mas para aprender a conviver com seus problemas, ou "compensá-los", encontrando maneiras de contornar as limitações. "A mensagem era: 'Aceitar o que você tem'", conta ela. Nos meses seguintes, muitos clínicos haveriam de reiterar: seu estado era permanente.

A PALAVRA CONCUSSÃO muitas vezes é usada pelos médicos alternadamente com *lesão cerebral traumática (LCT) leve*. A maioria das pessoas com diagnóstico de LCT leve recupera o nível anterior de funcionamento cotidiano em três meses.[12] Mas só sabemos de fato se uma lesão é leve *a posteriori*, depois que os sintomas passam. Às vezes, mesmo quando se sentem melhor, os pacientes não "saem do buraco", especialmente quando sofrem concussões múltiplas, o que desencadeia um processo patogênico subjacente que acabará levando a problemas de longo prazo, como veremos. Quando os sintomas de concussão e LCT leve persistem além de três meses, o diagnóstico é revisto, passando a ser de "síndrome de pós-concussão" e LCT, como aconteceu com Jeri. Atualmente, a LCT é a maior causa de deficiência e de morte em pessoas jovens.[13]

Muitos acreditam que as concussões, por serem denominadas LCTs leves e ocorrerem de maneira quase rotineira nos esportes, não devem causar preocupação excessiva. Essas pessoas partem do princípio de que elas levam apenas a uma perturbação ou alteração temporária da função mental, e de que não houve nenhuma lesão grave, desde que o jogador seja capaz de dizer "estou me sentindo bem" e voltar a jogar. Mas estudos realizados recentemente pela NFL (sigla em inglês para Liga Nacional de Futebol Americano) com jogadores e outros atletas mostram que concussões reiteradas podem multiplicar por dezenove os índices de doença de Alzheimer precoce e de outros problemas de memória, síndromes neurológicas e depressão.[14] A ocorrência de múltiplas LCTs leves pode ocasionar um processo cerebral degenerativo conhecido como encefalopatia traumática crônica. Ele não ocorre apenas em jogadores de futebol, que sofrem muitas concussões. A pesquisadora Robin Green e seus colegas da Universidade de Toronto mostraram que às vezes os pacientes de LCT podem apresentar uma recuperação sintomática, tendo no entanto seu estado deteriorado com o tempo, provavelmente em virtude de um processo degenerativo no cérebro.[15]

Outro motivo que leva à negligência dos sintomas de concussão é que as tomografias computadorizadas ou os exames por ressonância magnética realizados nas emergências depois de uma lesão costumam apresentar resultado normal, mesmo havendo danos nos tecidos. Quando uma cabeça movimentando-se no espaço colide com um objeto, o cérebro em aceleração no seu interior repentinamente é desacelerado ao se chocar contra a parede interna do crânio. O que costuma acontecer então é que ele ricocheteia para trás e para cima, contra o lado oposto do crânio. Esses golpes podem fazer com que os neurônios liberem substâncias químicas e neurotransmissores, ocasionando inflamação excessiva, perturbação da transmissão dos sinais elétricos, lesão e morte de células cerebrais e depressão metabólica.

Os efeitos de uma concussão não se limitam ao ponto de impacto, assim como um golpe de martelo numa janela não quebra apenas a parte diretamente atingida; a intensa transferência de energia se irradia por todo o cérebro. Ela pode afetar não só o corpo celular dos neurônios como também os axônios que conectam os neurônios. A lesão axonal só pode ser vista com um novo tipo de escaneamento, chamado de imagem por tensores de difusão. Como os axônios ligam diferentes áreas cerebrais, as lesões por eles sofridas podem causar problemas em todas essas áreas, de tal maneira que muitas funções — sensoriais, motoras, cognitivas e emocionais — são afetadas, independentemente do local onde ocorreu o impacto inicial. E talvez isso ajude a entender por que pessoas que sofreram golpes em diferentes partes da cabeça podem ter sintomas estranhamente semelhantes.

JERI CONHECE KATHY

Um belo dia, a terapeuta da fala de Jeri disse-lhe: "Aconteceu uma coisa muito estranha. Uma mulher com uma lesão idêntica à sua acaba de se tornar minha paciente, e foi como se você estivesse entrando no meu consultório pela primeira vez de novo." A lesão cerebral da nova paciente era mais recente, e seu tratamento estava atrasado em cerca de um ano em relação ao de Jeri. A terapeuta aconselhou ambas as mulheres a se conhecerem para se apoiarem mutuamente, e foi o que elas fizeram.

Kathy Nicol-Smith, especializada em tecnologia médica, já na meia-idade, vivendo em Champaign, Illinois, voltava do trabalho quando seu carro foi atingido duas vezes. Primeiro por trás e, em seguida, como o motorista que a atingiu não conseguiu parar, seu carro se chocou novamente, de lado. Kathy bateu com a cabeça e sofreu uma lesão com efeito chicote. Desenvolveu amnésia. E, como Jeri, teve um diagnóstico de LCT, pois logo depois do acidente apresentou múltiplos sintomas, que não diminuíram com o tempo. Ela tinha dores de cabeça severas, dormia muito, ficava incomodada com a luz, precisando fechar os olhos durante o dia, não conseguia segurar objetos nem andar direito, enfrentava problemas de coordenação e equilíbrio, tinha dificuldade para falar e não era capaz de se localizar no espaço nem de distinguir mudanças na inclinação do solo. Tinha problemas de memória, de tal maneira que queimava tudo que cozinhava. Perdeu a visão tridimensional, e "tudo parecia chato", vindo também a desenvolver dupla visão: "Parecia que tinham posto vaselina nos meus óculos e estava tudo turvo." Não conseguia ouvir ou tampouco se concentrar, nem mesmo para ver televisão: "Meu cérebro não conseguia acompanhar nada."

Kathy teve outro problema terrível. Pouco depois do acidente, seu marido, que lhe dava todo o apoio, recebeu um diagnóstico de câncer no pâncreas. Quatro meses depois, faleceu.

Jeri e Kathy começaram a se encontrar periodicamente. Jeri conta: "Eu tentava animá-la, pois ela enfrentava muito mais problemas que eu, uma perda atrás da outra. Começamos a fazer aulas de cerâmica, para recuperar a coordenação olhos-mãos e fortalecer as mãos. Nós dizíamos que éramos as Ceramistas Quebradas, porque não eram os potes que estavam quebrados, mas sim as ceramistas." Ao mesmo tempo, Jeri pesquisava no Google tudo que podia sobre lesões cerebrais.

Em suas buscas na internet, Jeri tomou conhecimento do laboratório de Madison. Comentou isso com seu neurologista, o dr. Charles Davies, que também tratava Kathy. O dr. Davies fez contato então com Yuri. Depois de uma longa espera, veio um telefonema do laboratório, convidando Jeri e Kathy. Na data em questão, Jeri já havia marcado uma visita ao seu pai adoentado, de 87 anos, e não pôde suspendê-la, mas insistiu em que Kathy fosse sozinha. "Kathy foi e me telefonou dois dias depois. Deu para ouvir na sua voz... A mudança na voz dela — estava fluida, havia inflexões. Antes, ela falava como eu, com uma voz monótona e hesitante, destituída de tônus e sentimento. E agora, de repente, estava com aquela voz dizendo: 'Jeri, você precisa vir, é incrível', e eu entendi que algo realmente incrível tinha acontecido com ela."

Como Ron, Kathy tinha chegado de bengala e ia embora sem ela.

QUANDO JERI CHEGOU ao laboratório em setembro de 2010, acompanhada pelo marido, caminhava hesitantemente, com lentidão, mal balançando os braços quando sua figura frágil atravessava o saguão em direção ao laboratório. Usando os óculos prismáticos, aquela mulher outrora tão vigorosa parecia um camundongo assustado e deprimido, rígida da cintura para cima e vacilante da cintura para baixo. A posição ereta resulta de uma disputa entre duas forças igualmente ambiciosas e antigas. Uma delas é a posição bípede e perpendicular dos seres humanos, um dom conquistado ao longo de milhões de anos de evolução, que criaram o sistema muscular extensor da coluna vertebral e das costas, além dos controles neurais que nos mantêm eretos. A outra força, muito mais antiga, é a gravidade. Como vimos, o caminhar quase sempre é uma queda controlada para a frente, um processo complexo que requer feedback constante do tronco cerebral para não sair errado. Ao ver Jeri pela primeira vez, Mitch achou que seu cérebro era "como a mesa telefônica do *sketch* no qual Lily Tomlin fazia uma telefonista que perdia as estribeiras e simplesmente arrancava todas as conexões". O diagnóstico foi de LCT, com lesão axonal difusa.

A equipe fez filmes de Jeri antes e depois, e eu examinei cada detalhe. No vídeo da sua chegada, ela parece sempre a ponto de cair descontroladamente. Os pés parecem tão incertos como base de apoio, enquanto caminha, que ela perde o equilíbrio com frequência. Os braços de repente se projetam para o lado, a 45 graus, como se ela estivesse acionando duas asas, na tentativa desesperada de se estabilizar. A trepidação provocada por cada passo reflete-se na tensão do rosto. No momento em que ela tenta levantar um pé, é como se o dedão ficasse grudado no chão, e quando finalmente se solta, o calcanhar, em vez de dar continuidade ao movimento ascendente e ir para a frente, resvala para o lado, quase provocando sua queda, ou se interpondo no caminho do outro pé, dificultando assim sua postura e dando a impressão que ela vai desmoronar. A cada passo, o tornozelo começa a entortar. Para virar-se, ela precisa apoiar-se na parede em busca de estabilização, enquanto os pés se chocam. Quando olha para cima, ela cai para trás.

A equipe testou Jeri usando o Dynamic Gait Index, ou índice dinâmico de avaliação da postura, fazendo-a passar por um percurso padronizado de obstáculos. Ao se aproximar de uma caixa de sapatos por cima da qual teria de passar, ela parou. Virou-se completamente para o lado (como se quisesse contornar uma cerca da altura do quadril) e ainda assim quase não conseguiu ir adiante sem cair. Na descida de uma escada, ela ficava tão insegura que se agarrava ao corrimão com as mãos, dava um único passo, descansava, e em seguida dava outro. A equipe verificou seu equilíbrio colocando-a na "cabine telefônica trêmula", compartimento especialmente concebido com paredes e piso móveis que permitem medir com precisão o quociente de equilíbrio de um paciente.

Como tantos outros pacientes de lesões cerebrais traumáticas, Jeri tomava quatro remédios, como dizia, "simplesmente para ficar com a cabeça por cima da água". Alguns eram estimulantes, outros, calmantes. Tomava Ritalina pela manhã, "para ter energia suficiente para uma ou duas horas de afazeres"; a ansiedade era mantida sob controle graças a um antidepressivo; Ativan foi uma das muitas drogas que experimentou para dormir; e ela também tomava Relpax para enxaqueca. Seu caso era típico de um paciente com o sistema nervoso saindo de controle porque perdeu a capacidade de se regular.

No primeiro dia, Jeri chorou ao dizer a Yuri que os médicos lhe haviam dito que ela não melhoraria mais. Afinal, já haviam se passado mais de cinco anos e meio desde o acidente, sem qualquer melhora. Agora seu cérebro estava tão assoberbado pelos testes básicos aplicados por ele e Mitch que ela tinha muita dificuldade de acompanhar o que diziam e responder suas perguntas. Seu marido achava que ela não seria mais capaz de suportar nada naquele dia, e que talvez devesse levá-la para casa. Ela lembra que Yuri virou-se para Mitch e disse: "Não é o que eu esperava", ficando assustada com a possibilidade de que a mandassem embora.

Jeri introduziu o aparelho na boca, e Yuri deu-lhe instruções precisas. Ela devia ficar de pé, perfeitamente ereta, para que o pescoço não se contraísse e a circulação sanguínea para o tronco cerebral não fosse impedida. Ele verificou a posição do seu quadril, reclamou dos joelhos e mediu a distância entre os ombros e a cabeça. Pediu então que ficasse de pé, com o aparelho sobre a língua, por vinte minutos, de olhos fechados. O que a deixou assustada, pois sempre caía quando não conseguia ver, e não podia acreditar que fosse capaz de ficar de pé todo aquele tempo.

Ele ligou o aparelho e ela fechou os olhos. Quando ela vacilava, alguém da equipe a tocava no braço ou no ombro, para lhe dar a sensação do ponto onde se encontrava no espaço — pois o PoNS, ao contrário do aparelho usado por Cheryl, não indicava sua posição no espaço. Sua mente começou a se acalmar, o que geralmente acontece após cerca de treze minutos de utilização do aparelho, e ela se deu conta de que a equipe não a tocava mais quando oscilava. Em seguida, para sua surpresa, eles disseram, ao completarem vinte minutos: "Acabou o tempo."

Jeri retirou o aparelho e começou a caminhar quase normalmente e sem problemas de equilíbrio. Voltando-se para a esquerda ao deixar o compartimento, ela se deu conta, chocada, de que era capaz de olhar sem esforço sobre o ombro sem cair. No filme, Jeri grita: "Acabei de virar a cabeça", e seu marido começa a chorar. Sua voz é normal, modulada, cantante, animada. Ela é capaz de formar palavras com clareza — a disartria tinha desaparecido. Os músculos antigravidade estão funcionando e ela se mantém ereta como um ponto de exclamação, o peito estufado e movimentando-se com elegância.

Até que ela começa a parecer terrivelmente confusa. Será possível que essa mudança tenha ocorrido tão rapidamente? Será que cinco anos e meio de incapacitação podem ser revertidos com tanta rapidez? Com o passar dos minutos, ela se dá conta de que, sim, a situação se reverteu. "Eu só penso em sair e começar a correr!", diz ela. E dois dias depois ela de fato estava correndo numa esteira.

"Foi incrível", diz Jeri. "Eles me trouxeram de volta à vida — em apenas 24 horas eu tinha alcançado lugares que nunca mais achava que pudesse visitar. Superava meus sonhos mais delirantes. Eu voltei tanto a me sentir a pessoa que sempre fora durante os 48 anos anteriores ao acidente que ficava difícil lembrar que devia pegar leve e descansar, pois precisava formar novos caminhos neurais. Quando fui para o Wisconsin, eu dormia onze ou doze horas por noite e tirava uma soneca de uma ou duas horas durante o dia, e nunca tinha energia nenhuma. Naquela primeira noite, dormi oito horas, acordei bem disposta às 6h30 da manhã e estava perfeitamente descansada. Pela primeira vez em muitos anos, sentia que meu cérebro acordava junto com meu corpo."

Ao se levantar naquela manhã, ela olhou pela janela. "Não achei que estava gritando, mas estava. Meu marido saiu correndo do chuveiro e eu disse: 'Veja só aquele lago! A margem não é apenas uma linha! Há muitas árvores, e por trás das árvores, outras ainda, o que significa que deve haver uma alameda entre elas!' Eu não tinha me dado conta de que o meu mundo perdera a profundidade, até que voltei a perceber as dimensões. Antes, era como se eu estivesse olhando a *imagem* de um lago. E agora tinha o meu próprio filme 3D! E voltei a reconhecer as pessoas pelo rosto." A maioria dessas mudanças ocorreu nas primeiras 48 horas, e em questão de dois dias ela percebeu que não precisava mais usar os óculos prismáticos.

Cinco dias depois, Jeri voltou a atravessar o saguão no qual fizera seu primeiro teste de caminhada, para uma reavaliação. Agora ela se mostrava ligeira, caminhava com rapidez, sem nenhum problema, orgulhosa e sorridente, a parte superior da coluna e o torso fluidos, balançando os braços alegremente, voltando a ser a atleta elegante que sempre fora. Ao se aproximar da caixa de sapatos, não diminuiu a velocidade nem prestou muita atenção, simplesmente passou por cima dela. Ondulou e se contorceu pela corrida de obstáculos, subiu e desceu as escadas sem se segurar no corrimão. Ficou de pé sobre uma perna. Até que se saiu em direção das colinas próximas, e correu subindo e descendo como uma criança.

Ela voltou para casa depois de uma semana em Madison e começou a praticar com o aparelho portátil que a equipe lhe entregou, em seis sessões diárias de vinte minutos. "Minha velocidade cognitiva", comentou ela, referindo-se à sua capacidade de pensar, perceber e tomar decisões, "tornava-se mais rápida a cada dia, a névoa no cérebro desapareceu e eu fiquei espantada com a facilidade com que atravessava o dia. Tinha tanta energia que nem sabia o que fazer com ela!" Não demorou e ela entrou num carro para ser levada por Steve a uma visita à neta, Eva. Como seu acidente ocorrera antes do nascimento da menina, privando-a da capacidade de reconhecer rostos, ela comentou: "Era como se eu a estivesse vendo pela primeira vez."

Seguiram-se então "três meses gloriosos". Agora, Jeri estava certa de que poderia voltar a trabalhar. Com base em sua experiência com Cheryl, Yuri queria que ela passasse um ano e meio usando o aparelho.

Kathy, que fora a Madison algumas semanas antes de Jeri e também teve uma melhora espetacular, estava de volta à sua casa em Champaign. Usava igualmente o aparelho seis vezes por dia para estimular o crescimento neuroplástico. Durante duas sessões diárias de vinte minutos cada, ela o usava de pé, na ponta dos pés, sobre uma esteira, ou sobre um dos pés apenas, para fortalecer os circuitos cerebrais do equilíbrio. Fazia mais duas sessões caminhando numa esteira para melhorar o movimento e duas ainda enquanto meditava, para acalmar o ruído no cérebro. Os resultados que obteve foram incríveis. Desapareceram quase todos os sintomas. Ela voltou a ler pelo prazer da leitura e não tinha dificuldade de encontrar palavras. A dupla visão e a visão bidimensional se foram, e os problemas de equilíbrio melhoraram. Ela era capaz de realizar mais de uma atividade simultaneamente — preparando, por exemplo, uma refeição para doze pessoas no dia de Ação de Graças.

Passados três meses, o marido de Jeri, Steve, levou as duas Ceramistas Quebradas a Madison, para novos testes e verificação de que estavam usando adequadamente o aparelho. Yuri explicou-lhes que seus cérebros tinham aquietado a ativação dos ruídos e começado a formar novas conexões neuroplásticas, mas ainda não haviam se curado completamente. Como Cheryl fez antes deles, eles precisariam agora consolidar o efeito residual ao longo do tempo.

RECAÍDA

No dia 27 de dezembro de 2010, a caminho do laboratório para a avaliação, Jeri, Kathy e Steve estavam parados num sinal vermelho na University Avenue, bem em frente ao laboratório, quando um carro atrás colidiu com o deles a toda velocidade. O veículo deles sofreu perda total. Quando os policiais chegaram, o motorista do carro que os atingiu admitiu que não sabia se o sinal estava verde ou vermelho porque na hora estava procurando o celular.

"Senti a dor de uma punhalada bem na base do crânio", contou Jeri, "e Steve disse que eu comentei: 'Acho que estou ferida.' Na hora, Kathy estava com o PoNS na boca! Era exatamente o tipo de acidente que tinha provocado sua lesão cerebral inicial, e eu comecei a tentar ajudá-la a acalmar a respiração. Fomos levadas a uma emergência."

Voltaram todos os problemas de equilíbrio, identificação de palavras, tontura e necessidade de longos períodos de sono que Kathy enfrentava antes. Nos dias seguintes, os sintomas de Jeri se agravaram: a fala regrediu e ela voltou a ter problemas para encontrar palavras, perdeu seu equilíbrio, ela não conseguia mais correr, a visão dupla retornou e ela perdeu a percepção de profundidade. O sono deteriorou-se tanto que ela acordava cansada e sem energia. A dificuldade de pensar também voltou. Mas o pior era que as dores de cabeça tinham retornado depois de três meses sem um só episódio, e ela teve a pior enxaqueca da sua vida. Em janeiro de 2011, os sintomas pioraram tanto que ela foi mandada para uma emergência, pois os médicos temiam que ela tivesse novamente algum sangramento cerebral. Mas não era o caso. Essa recaída, contudo, era típica do que acontece quando pessoas com uma LCT parcialmente curada voltam a se machucar.

Yuri disse a Jeri e Kathy que teriam de começar tudo de novo. Precisavam usar o aparelho seis a sete vezes por dia durante vinte minutos, enquanto meditavam. Qualquer tipo de exercício, mental ou físico, seria estressante demais para seus cérebros vulneráveis.

Todo laboratório de neuroplasticidade deveria ter um psiquiatra em sua equipe para ocasiões como essa. É evidente que a maioria dos pacientes com lesões cerebrais ou doenças neurológicas enfrentam dificuldades cognitivas, emocionais e motivacionais. E como poderia ser diferente, se seus cérebros não estão funcionando? Felizmente, no laboratório de Madison, Kathy e Jeri contavam com a irônica mas meiga Alla Subbotin, outra imigrante soviética. Agora elas descobririam como aquela equipe russo-americana poderia estimulá-las e motivá--las, com seus cérebros lesionados duas vezes, a emergir desse novo desastre. "Alla é maravilhosa, uma bênção divina, minha treinadora, e eu preciso dela", contou Kathy. "Tranquila, gente boa, mas ela exige que a gente faça o que precisa fazer. Puxa, como eles são rigorosos! E Yuri é a pessoa mais cruel e mais adorável do mundo. Ele ficou muito preocupado comigo e com a Jeri."

Kathy prosseguiu: "Sabe como é, eles nunca desistem da gente. Eles vivem para ver a gente viver. Naquele lugar, acontecem mágicas para pessoas como eu. Yuri quer que a gente consiga. E nos faz sentir mal quando não fazemos as coisas direito. Mas também é quem nos dá o abraço mais apertado quando estamos chorando, e fica tão emocionado, dizendo 'Puxa, Kathy!', porque é muito empolgante quando a gente recupera nossa vida. É um trabalho muito duro, e eles avisam que será assim. Eles são ao mesmo tempo treinadores e líderes de torcida. Mas a gente precisa querer muito mesmo."

Jeri teve um progresso constante. No fim de fevereiro, depois de horas de meditação usando o aparelho, ela foi autorizada a começar aos poucos a exercitar outras funções, como caminhar com o PoNS na boca ou usá-lo enquanto lia e-mails. "Em março, meu progresso avançava num ritmo inacreditável. Eu me sentia ótima", contou-me. Ela voltou a correr e a fazer percursos de 60 quilômetros de bicicleta. Voltara a funcionar tão bem quanto antes do segundo acidente.

No início de maio, voltei a conversar com Jeri. Ela estava esfuziante. "Meu filho se casou este fim de semana. Sábado à noite, fiquei das 19h às 24h cumprimentando convidados e dançando com todo mundo. Oito meses atrás, eu nem teria podido comparecer à festa do meu filho, teria de ser levada para casa para dormir." Então ela se calou. "Vou chorar. Simplesmente não há palavras para dizer como me sinto."

Jeri ainda tem alguns problemas. As concussões múltiplas geralmente são mais difíceis de tratar. Ela ainda se cansa com mais facilidade que antes das lesões cerebrais. Mas completou 610 quilômetros do seu percurso a bicicleta de 800 e recuperou sua carteira de habilitação, além de trabalhar em tempo parcial como voluntária e de se formar para administrar testes neuropsicológicos em pacientes de LCT.

Kathy também melhorou, caminhando 5 quilômetros por dia, e perdeu os 22 quilos ganhos em virtude do sedentarismo. Dorme bem, tem clareza cognitiva e já não sofre tão terrivelmente com ruídos ou sensações, embora observe que, se exercer mais de uma atividade, muitas vezes precisa tirar uma soneca, podendo sentir-se sobrecarregada de informações, o que sem dúvida é uma limitação: "Mas não é mais como antes, quando meu cérebro literalmente se apagava. Agora, recuperei minha vida." Ela ainda precisa usar o aparelho diariamente, mas apenas com a metade da frequência anterior. Um efeito residual vem-se acumulando. Ainda é muito cedo para dizer se o uso constante, durante uns dois anos, poderá levar a um efeito residual comparável ao vivenciado por Cheryl — que deixou completamente de precisar do aparelho. Mas Cheryl precisou de dois anos e meio, e Kathy e Jeri sofreram *duas* lesões cerebrais, e não apenas uma.

Kathy continuou em contato com Jeri. "E claro que continuo fazendo potes de cerâmica", acrescenta.

IV. COMO O CÉREBRO SE EQUILIBRA — DANDO-SE UMA MÃOZINHA

UMA MULHER COM PERDA DE TECIDO NO TRONCO CEREBRAL

Hoje a equipe de Madison trabalha com Sue Voiles. Sue perdeu parte do tronco cerebral, e o desafio com ela consiste em verificar se o tecido remanescente pode ser treinado para fazer o que o tecido perdido fazia. Embora tenha apenas 44 anos, ela chegou ao laboratório de andador.

Quando Sue tinha 35 anos, sua caligrafia e seu equilíbrio começaram misteriosamente a piorar. Um escaneamento cerebral mostrou que ela tinha uma malformação cavernosa rara no cérebro — um aglomerado de vasos sanguíneos anormais —, e um deles tinha começado a vazar. Nove anos depois, um neurocirurgião disse-lhe que se ela não fizesse uma cirurgia, muito em breve, poderia morrer; mas ele também a alertou que, com a cirurgia, havia um risco real de que ela ficasse incapacitada, e, na melhor das hipóteses, o resultado poderia não ser perfeito. Sue era professora, com dois filhos para criar, e optou pela cirurgia. Estou olhando para as imagens da ressonância magnética funcional do seu cérebro e vejo que uma colherada do tecido cerebral foi removida de uma área normalmente muito mais espessa que um dedão do pé. Sua vida foi salva, mas ela não era mais capaz de andar normalmente nem de controlar o rosto, o equilíbrio, a fala e a visão.

No laboratório, acompanho enquanto Yuri e Mitch passam a manhã submetendo Sue a testes para avaliar seu funcionamento básico. Eles examinam seu equilíbrio colocando-a na "cabine telefônica trêmula" para ver quanto tempo consegue manter-se de pé. Em seguida, testam sua caminhada, usando o percurso padronizado de obstáculos. Colocam-na numa máquina de imagens por ressonância magnética funcional para observar a atividade cerebral enquanto ela assiste a um vídeo de realidade virtual que faz com que sinta estar perdendo o equilíbrio.[16] Filmam a maneira como sustenta a cabeça, sorri e acompanha objetos com os olhos — ações controladas pelos nervos cranianos.

Yuri incumbe então Sue de sua primeira tarefa: manter-se de pé, parada com o aparelho na boca durante vinte minutos, e se equilibrar. As luzes do ambiente são diminuídas para criar uma calma meditativa. Ele liga o aparelho. O primeiro objetivo é reprogramar seu cérebro e desligar os circuitos ruidosos, através da neuromodulação. Ela rapidamente se acalma, seu rosto se relaxa e o equilíbrio melhora.

Yuri não dá trégua com a sua postura porque quer que a energia flua adequadamente, para que ela entre num estado meditativo enquanto está de pé. Ela precisa manter-se ereta como se uma cordinha puxasse suavemente sua cabeça para o alto; os ombros estão soltos, para que o pescoço não entorte e assim não impeça a passagem do fluxo sanguíneo para o tronco cerebral. Ela deve respirar com o diafragma, buscar pontos de tensão no corpo e tentar relaxar. Os joelhos não devem estar travados e os quadris precisam estar alinhados. Quatro mil anos de práticas orientais determinaram a melhor postura para o relaxamento meditativo, que, segundo constatou Yuri, ajuda a deixar o sistema nervoso no estado desejável para extrair o maior benefício do aparelho.

No dia seguinte, Sue vai para a esteira. Começa com 800 metros por hora. Gradualmente, Yuri eleva o ritmo para 2,5 quilômetros e depois mais rápido ainda — isto para uma mulher que um dia antes dependia de um andador. Neste momento, ela dirige a Yuri um olhar de quem implora clemência.

— Você precisa ficar exausta. É o meu trabalho — diz ele.

— Estou com dor nas costas, Yuri — retruca ela, tirando o aparelho da boca para falar.

— Se não estiver com dor nem cansada, é porque não estamos trabalhando direito.

Vendo que ela sai da postura correta, ele comenta:

— Isso não está bom.

Ela está esbaforida, e seu rosto diz: *Estou tentando de verdade*.

— Você quer desonestidade? — pergunta ele, verbalmente e erguendo as mãos e as sobrancelhas, sem querer saber de paparicações.

Ele está impaciente por ajudar. Conforme explica, essa abordagem neuroplástica exige que ela tenha um papel muito ativo, concentrando-se em cada movimento. Ele a retira da esteira para mostrar como andar com mais movimento do quadril. Como costuma acontecer com a maioria das pessoas que recorrem a andadores, sua postura foi neuroplasticamente alterada por ele, e ela se inclina para a frente.

"Neste momento seu corpo é um grande bloco. Você precisa aprender a movimentar o corpo por partes", diz ele. "Imagine que a coisa mais preciosa é sua cabeça, e aprenda a movimentar a parte inferior do corpo sem movimentar a superior." Ele mostra como ela deve assumir uma posição semelhante à do tai chi, para infundir vida em seu corpo enrijecido.

"Ela tem todos os movimentos normais, mas eles não são unificados!", conta-me ele. "Quando vemos alguns movimentos de estabilidade, é porque é possível. Um dos três passos que ela dá é normal, o que significa que ela é capaz de dar passos normais. Meu papel é desafiá-la constantemente. Tornar a coisa mais difícil."

— EXCELENTE! — berra ele para ela, na esteira.

"O fato é que preciso ser duro", comenta comigo, então. "Quando sou bonzinho, todo mundo começa a piorar. De modo que preciso ser durão. Arrastando; ela está se arrastando. Não eleva os calcanhares o suficiente. Eu então altero o ângulo." Ele aumenta a elevação da máquina e berra sobre o seu ruído:

— Não quero saber de ninguém se arrastando! Levante os joelhos, Sue! Nada de se arrastar! Passos mais largos! Pousando o pé com suavidade!

A compensação do tecido perdido por Sue será um processo lento, muito mais lento que o processo rápido pelo qual Ron Husmann conseguiu recuperar a voz. Ron podia recorrer a algum tecido saudável, que simplesmente não estava funcionando corretamente. Mas Sue perdeu tecido e assim terá de reprogramar outras áreas cerebrais para que assumam, e isso levará muito mais tempo. E só o tempo dirá se ela poderá abandonar o andador uma vez por todas.

Até que chega ao fim sua sessão na esteira.

— Você hoje foi um bom rato de laboratório — diz ele.

— Puxa, obrigada — consegue responder ela, com um sorriso radiante.

A TEORIA DE YURI: MODO DE FUNCIONAMENTO

Na medicina ocidental, tendemos a acreditar que cada doença segue um curso diferente, e assim o tratamento deve ser diferente para cada uma delas. Pergunto então a Yuri como o aparelho é útil em sintomas de doenças tão variadas quanto EM, Parkinson, LCT e dor crônica.

"Não existe nada mais prático que uma boa teoria", responde ele, repetindo o lema da Academia Soviética de Ciências. Yuri acredita que o aparelho funciona disparando o sistema de autocorreção e autorregulação do cérebro, que lhe permite alcançar a "homeostase". Como já mencionei, a palavra *homeostase* foi introduzida na medicina ocidental pelo fisiologista francês Claude Bernard, no século XIX, para se referir à capacidade dos sistemas vivos de se regularem e ao seu ambiente interno, mantendo um estado estável no corpo, não obstante as muitas influências externas e internas que tendem a perturbar esse estado. Desse modo, a homeostase reage a influências que poderiam levar o sistema a se desviar do estado ideal no qual evoluiu para seu melhor funcionamento. A título de exemplo, os seres humanos tendem a ter uma temperatura de 37 graus Celsius, e é nesse estado que nosso corpo funciona melhor. Se nos aquecermos muito, nosso organismo tentará retornar a essa temperatura; se não conseguir, podemos morrer. Muitos órgãos contribuem para nossa homeostase: o fígado, os rins, a pele e o sistema nervoso.

As redes neurais têm seus próprios mecanismos homeostáticos, que podem ser mais bem entendidos quando nos damos conta de que diferentes redes neurais desempenham funções diferentes. No sistema nervoso central, os *neurônios do sistema motor* são os neurônios da rede que costumam transmitir a informação do cérebro para os músculos, para que possamos nos movimentar. Os *neurônios sensoriais* são os que processam a informação sensorial fornecida por determinada parte do corpo. Os neurônios motores e sensoriais são chamados *neurônios primários*, em ambos os casos envolvendo a transmissão de informação por sinais elétricos.

Outro grupo é composto de *interneurônios*. Sua principal tarefa é modular ou regular o disparo dos neurônios vizinhos. Os interneurônios podem desempenhar uma função reguladora semelhante à homeostase, para garantir que os sinais que alcançam outros neurônios estejam no nível ideal e cheguem no momento ideal, para poderem ser úteis, sem sobrecarregar nem subestimular os outros neurônios.[17]

"Um bom exemplo da maneira como os interneurônios funcionam são os fotorreceptores da retina", explica Yuri. A variedade de quantidades de luz que nossos fotorreceptores têm de processar é gigantesca, da pequena quantidade de luz num ambiente escuro à de uma praia ensolarada. A luz é medida por uma unidade chamada *lux*. Numa sala de estar em frente ao aparelho de televisão a luz é de cerca de 15 lux. Numa praia ensolarada, num dia de verão, a luz pode chegar a 150 mil lux. Os fotorreceptores individuais do olho humano não evoluíram no sentido de poder processar uma gama tão grande, mas podem se adaptar a ele com a ajuda dos interneurônios.[18]

Quando o sinal recebido por um neurônio sensorial é muito baixo para ser detectado, seu interneurônio excita o neurônio, para que ele possa ser ativado mais facilmente, amplificando o sinal recebido. Quando o sinal recebido no neurônio sensorial é alto demais, seu interneurônio pode inibir a ativação do neurônio sensorial, tornando-o menos sensível ao sinal. Os interneurônios também ajudam a tornar os sinais mais precisos e claros.[19] Em última análise, os interneurônios e suas redes enviam sinais aos pequenos músculos ao redor das pupilas, adaptando seu tamanho para captação de mais ou menos luz, de acordo com o necessário. (Assim, quando as pupilas mudam de tamanho, temos uma demonstração visual do feedback do interneurônio em ação.) Mas não são só as pupilas que se adaptam para manter a homeostase. Isso também acontece com boa parte da rede de interneurônios.

As DOENÇAS DO cérebro frequentemente afetam os interneurônios. Em certas doenças cerebrais, as células continuam vivas, mas não são mais capazes de produzir a quantidade certa de determinado neurotransmissor. Em outras, como no caso de um derrame ou de uma lesão cerebral, as células morrem. Qualquer das duas situações pode perturbar a capacidade do sistema de interneurônios de ajudar o resto do cérebro a restabelecer a homeostase. Os sinais podem ser baixos demais, levando o cérebro a perder informações importantes. Ou então podem ser altos demais, disseminando-se por áreas muito extensas da rede cerebral, estimulando neurônios que não deveriam estar sendo afetados. (Foi o que vimos quando Jeri tornou-se hipersensível ao som, à luz e ao movimento.) Ou então os sinais podem ter durações excessivas e não ser mais distinguidos dos que se seguem, tornando-se todos eles borrados e mais uma vez tornado o sistema ruidoso. Às vezes os circuitos tornam-se tão hipersensíveis que não são desligados (como acontece com muitas síndromes de dor crônica: o menor movimento pode desencadear uma sensação dolorosa que dura horas ou dias).* Em última análise, quando

---

* Outro exemplo de sinais que se tornam excessivamente altos ocorre numa síndrome de dor crônica chamada neuralgia do trigêmeo. Muitas vezes ela começa quando um nervo craniano que inerva o rosto, chamado nervo do trigêmeo, é pressionado por um vaso sanguíneo ou pinçado, provocando dor aguda numa área pequena. Com o tempo, sendo reiteradamente pressionado, o nervo torna-se hipersensível; os sinais tornam-se altos demais e se disseminam por toda a rede cerebral, de tal maneira que o menor movimento do rosto pode causar dores excruciantes em todo ele. O aparelho não corrige a dor aguda, mas pode eventualmente fazer retroceder de maneira dramática a disseminação dessa dor e impedir sua transformação em dor crônica em todo o rosto, dando alívio imediato, presumivelmente ao ativar o sistema de interneurônios e assim impedir a disseminação da dor.

permanecem altos demais por um longo tempo, os sinais saturam as redes. Uma vez "saturada", a rede perde informações e não é capaz de fazer distinções, pois não consegue acompanhar todos os sinais que chegam na sua direção. (Talvez isso esteja relacionado à incrível fadiga que quase todos esses pacientes sentem, ajudando a entender o grande esforço necessário para as menores tarefas, assim como a sensação de que o cérebro está sobrecarregado.)

Quando a homeostase é perturbada, o equilíbrio entre inibição e excitação também é comprometido, e o sistema não é mais capaz de regular uma ampla gama de estímulos, de tal maneira que os pacientes ficam à mercê dos sinais recebidos. Podem sentir incômodo com uma quantidade pequena de luz, como a de uma lanterna acesa na escuridão, precisando cobrir os olhos. Muitas vezes relatam episódios de confusão e hipersensibilidade a certos estímulos, mas nenhuma diante de outros. Quando isso acontece nos circuitos motores, eles têm controle apenas limitado dos músculos.

A hipótese de Yuri é que o aparelho de PoNS funciona em tantos tipos diferentes de doenças porque ativa os mecanismos gerais de regulação homeostática das redes nervosas. A ênfase dada por ele ao uso da homeostase cerebral como um novo método de autocura é inigualada.

Ele acredita que o aparelho envia impulsos elétricos — sinais — ao sistema de interneurônios, elicitando disparos em interneurônios incapazes de produzi-los por conta própria, devido à doença. Isso permite que uma rede que perdeu a capacidade de regular o equilíbrio entre excitação e inibição seja recuperada.

OUTRA MARAVILHA DO laboratório de Madison é que, depois de tratar duzentas pessoas, a equipe não constatou nenhum efeito colateral. (Yuri testou inicialmente o PoNS durante horas em si mesmo, para ver se viria a apresentar efeitos colaterais, e continuou a usar o aparelho de meia a uma hora diariamente, para se certificar de que, se ocorrerem, será ele próprio a cobaia, e não seus pacientes.) "Nesses doze anos de pesquisa, constatamos apenas resultados positivos *ou nada*", diz ele. Essa constatação — resultados positivos que restabelecem o funcionamento normal do cérebro, ou nada — é coerente com a ideia de que o aparelho faz com que a rede se corrija por meio da homeostase.

"Quando injetamos 1 milhão de impulsos suplementares na rede, damos início a um processo de autorregulação e autocura", diz Yuri. "O tronco cerebral é a encruzilhada entre o cérebro e a medula espinhal, as vias do cerebelo e múltiplos nervos cranianos. Nós mandamos milhões de impulsos a uma área do cérebro que está ligada a *tudo*. É a parte do cérebro com maior densidade de diferentes estruturas, e metade delas é responsável pelo sistema nervoso autônomo autorregulador e outras fontes de regulação homeostática."

Alvejar o tronco cerebral e seus interneurônios, portanto, é uma maneira de alvejar a regulação homeostática de boa parte do corpo, inclusive os mecanismos homeostáticos que regulam os sentidos inervados pelos nervos cranianos (como o equilíbrio e certos aspectos da visão), que entraram em colapso em Cheryl, e o nervo craniano, que, quando pinçado, dá origem à síndrome de dor crônica conhecida como neuralgia do trigêmeo. O tronco cerebral é onde se encontram os controles do gigantesco sistema nervoso autônomo (o sistema simpático de luta ou fuga e o sistema parassimpático tranquilizador). Assim, é onde são regulados os batimentos cardíacos, a pressão sanguínea e a respiração. O nervo vago, que inerva e regula o trato gastrointestinal e a digestão, encontra-se no tronco cerebral; sua estimulação ativa o sistema parassimpático e acalma a pessoa. O tronco cerebral também hospeda o sistema de ativação reticular (SAR), que regula nosso nível de vigília, influencia o ciclo sono-vigília e também pode energizar o resto do cérebro (ver detalhes no capítulo 3). A estimulação do vago e do SAR, na opinião de Yuri, é o motivo pelo qual a maioria dos pacientes que usa o aparelho passou a dormir melhor à noite e a se manter mais desperta durante o dia.*

Os controles da voz e da deglutição (que Ron se esforçava por controlar) encontram-se na parte inferior do tronco cerebral, numa área chamada medula. Assim, visar o tronco cerebral é visar o centro da autorregulação do corpo.

O tronco cerebral (e seu vizinho, o cerebelo) tem ligações com outras áreas importantes do cérebro que governam o movimento (motivo pelo qual o aparelho pode ser útil em pacientes de Parkinson, EM e derrame), funções cognitivas superiores (e por essa razão os pacientes melhoram a concentração, o foco e a capacidade de ações múltiplas) e também os centros do humor.

Segundo Yuri, num paciente com lesão no córtex motor, a rede motora emite menor quantidade de impulsos em determinadas áreas. Para que a pessoa se movimente bem, é necessário que o cérebro receba constante feedback dos músculos e dos membros, para "saber" onde se encontra no espaço e adaptar os movimentos segundo a necessidade. Essas "alças sensorimotoras" formam circuitos integrados. Num cérebro lesionado, acredita Yuri, o fluxo de impulsos nas alças sensorimotoras que vão e voltam do corpo ao cérebro é desequilibrado, dessincronizado, perturbado ou insuficiente. Em vez de receber, digamos, uma rajada de cem impulsos em 100 milissegundos para se movimentar, um músculo receberá apenas dez impulsos nesse mesmo período, de modo que não

---

* A estimulação vagal pelo aparelho também pode explicar melhoras em casos de doença de Parkinson. Recentes avanços na compreensão do Parkinson, graças ao trabalho do neurocientista Heiko Braak, mostram que ele pode originar-se num elemento patogênico no estômago, entrando nos nervos do trato gastrointestinal que chegam ao nervo vago e em seguida passam ao tronco cerebral e aos mesmos núcleos estimulados pelo PoNS. Essa teoria também justifica por que pacientes de Parkinson apresentam tantos sintomas autônomos e gastrointestinais que não se explicam pela teoria habitual, que localiza a doença nos gânglios basais. Ver C. H. Hawkes et al., "Review: Parkinson's Disease: A Dual-Hit Hypothesis", *Neuropathology and Neurobiology* 33 (2007): 599-614; H. Braak et al., "Staging of Brain Pathology Related to Sporadic Parkinson's Disease", *Neurobiology of Aging* 24 (2003): 197-211.

consegue contrair-se adequadamente, pois a contração torna-se lenta e fraca. Antes do tratamento de Jeri, a equipe registrou o número de impulsos provenientes do cérebro que chegavam a seus músculos; constatou que, em vez de chegarem numa breve e rápida rajada, eles levavam muito mais tempo. Além disso, raciocina Yuri, como são muito poucos impulsos por segundo no sistema, o estímulo sensorial do músculo de volta ao circuito será baixo, chegando lentamente, de modo que tanto as partes motoras quanto as sensoriais do circuito conduzirão uma quantidade muito pequena de impulsos por segundo. Numa tal situação, o paciente tem dificuldade de se beneficiar da fisioterapia.

Entretanto, se durante a fisioterapia o aparelho puder disparar mais cem impulsos para o circuito afetado — sensorial, motor ou ambos —, um movimento controlado poderá ser iniciado. Desta forma, após Jeri ter usado o aparelho, novos testes nos seus músculos mostraram que impulsos do cérebro chegavam em quantidade adequada e no tempo certo.

À medida que os impulsos progridem em direção à parte motora do circuito, o membro movimenta-se mais, acionando por sua vez a parte sensorial do sistema, que registra com mais clareza o movimento do membro e envia mais impulsos de volta aos neurônios do sistema motor, à guisa de feedback. Assim, instale-se um círculo virtuoso.

Os resultados melhoram muitos sintomas diferentes por outra razão ainda, que pode parecer surpreendente aos clínicos acostumados a pensar no cérebro nos termos do localizacionismo rígido: a ideia de que as funções mentais são desempenhadas invariavelmente em módulos integrados em áreas muito localizadas. Segundo esse modelo, se várias funções mentais forem lesadas, será necessária uma intervenção diferente para cada uma.

A maioria das funções mentais, todavia, não ocorre em localizações isoladas, mas em redes amplamente distribuídas. Até uma função básica, como dobrar um dedo para pressionar uma tecla no computador, ativa áreas dos lobos frontais (envolvidos no planejamento do movimento), áreas do córtex motor pouco mais atrás (responsáveis pelos movimentos individuais), áreas profundas no centro do cérebro (envolvidas na combinação automática de movimentos, pois o dedo que pressiona movimenta-se para a frente, depois desce sobre a tecla e em seguida volta para cima) e os nervos periféricos — tudo isso apenas para um simples movimento. Essas imensas redes são chamadas de sistemas funcionais. Até o mais simples gesto precisa do apoio de um gigantesco sistema funcional.

Segundo Yuri, caso ocorra lesão em determinada parte de um sistema funcional necessária para o movimento — digamos que uma pessoa sofra um derrame no córtex motor —, os efeitos não ficarão limitados ao córtex motor. Como ele está conectado ou "em rede" com muitas outras áreas do cérebro, *toda a rede funcional* subjacente ao movimento será afetada, e em certa medida os sinais serão enfraquecidos em toda a extensão desta rede. Em outras palavras, o tecido morto do córtex motor terá impacto no tecido vivo ao qual está conectado, e todos os componentes do sistema irão tornar-se mais fracos. Esta questão não tem sido suficientemente enfatizada na abordagem atual não holística e localizacionista dos problemas cerebrais, voltando-se exclusivamente para o tecido morto e deixando de fora os efeitos nos tecidos vivos adjacentes, um ponto enfatizado na teoria das arritmias cerebrais.

Diariamente, porém, os clínicos veem lesões sendo irradiadas por redes inteiras. Pacientes de DP, derrame, EM e LCT apresentam frequentemente problemas de equilíbrio, movimento e sono, além de dificuldades ligadas ao pensamento e ao humor, embora tenham doenças diferentes que afetam inicialmente partes distintas do cérebro. Os pacientes de Parkinson que perdem o equilíbrio muitas vezes se assemelham a pacientes de EM com problemas de equilíbrio, embora a localização inicial da doença primária seja diferente; a doença rapidamente passa a afetar redes com amplas distribuições de maneira secundária, interferindo em toda uma série de funções.

A genialidade da abordagem da equipe de Madison está em associar a estimulação elétrica da rede a exercícios de reabilitação para despertar *todo o sistema funcional*. Quase todos os pacientes do laboratório fazem exercícios que aplacam o ruído sensorial e estimulam o equilíbrio, o movimento motor e a sensação de movimento, além de exercícios mentais, independentemente de apresentarem Parkinson, EM, derrame, LCT ou algum outro problema cerebral.

Existem outros métodos bem-sucedidos de estimulação do cérebro, como a estimulação magnética transcraniana (descrita detalhadamente em *O cérebro que se transforma*) e a estimulação cerebral profunda (*deep brain stimulation*, DBS), mas o PoNS pode oferecer vantagens em muitas situações. A estimulação magnética transcraniana usa um aparelho não invasivo contendo uma bobina de campos magnéticos que vão mudando; instalado fora da cabeça, ele ativa uma área cerebral de 3 centímetros, mas não necessariamente as redes funcionais relevantes. O DBS, usado em alguns casos de doença de Parkinson, de fato ativa as regiões relevantes, mas requer uma cirurgia cerebral invasiva para implantar os eletrodos. Yuri, Mitch e Kurt demonstraram, usando escaneamento cerebral, que podem estimular uma área alvejada pelo DBS em casos de Parkinson, o globo pálido, usando o PoNS não invasivo — sendo este um dos motivos prováveis pelos quais conseguiram ajudar Anna, que tinha DP.

Para Yuri, a melhor maneira de ativar as redes funcionais relevantes é fazê-lo de maneira natural, levando a pessoa a exercer uma atividade (como exercícios de equilíbrio, no caso de pessoas com problemas de equilíbrio) que normalmente ativariam essa mesma rede, enquanto complementa-se ao mesmo tempo com uma rajada adicional de súbitos aumentos.

Com o PoNS, a única estimulação elétrica artificial ocorre na superfície da língua; ela ativa neurônios sensoriais a 300 mícrons de profundidade, que em seguida enviam seus sinais naturais normais pelos nervos cranianos até o tronco cerebral e daí para toda a rede funcional. Assim, depois da estimulação elétrica artificial de dose baixa na língua, *todos os neurônios da rede são estimulados pelos neurônios da cadeia*, e não pela eletricidade do aparelho, de tal maneira que os neurônios passam seus sinais, como fariam normalmente, para os próximos neurônios da rede. De acordo com o argumento de Yuri, essa infusão extra de impulsos é útil, porque, como vimos, certas redes afetadas pela doença parecem produzir impulsos nervosos naturais insuficientes para funcionar de maneira adequada. As redes neuronais que não são usadas se atrofiam ou são encampadas para outras atividades mentais. Com a maior circulação de estímulos na rede funcional, ela volta a se tornar ativa, os processos neuroplásticos de crescimento são iniciados, e as sinapses são preservadas e se multiplicam. Toda essa atividade é facilitada pela introdução de impulsos que modulam, reequilibram e otimizam o sistema, permitindo que os pacientes se exercitem mais facilmente e assim redespertem seus circuitos atrofiados.

QUATRO TIPOS DE MUDANÇA PLÁSTICA

Com base no trabalho com duzentos pacientes e no que sabemos sobre o desenrolar temporal das mudanças plásticas, Yuri considera ter observado quatro tipos de mudanças plásticas com o PoNS.

O primeiro deles é a reação que ocorre em questão de minutos, como no caso em que a voz de Ron melhorou ou o equilíbrio de Jeri foi restabelecido. Os pacientes começam a respirar diferente por volta dos treze minutos decorridos, embora eles mesmos raramente observem a mudança. Em seguida, existe uma janela temporal de duas horas após o uso do aparelho no qual obtêm benefícios especiais com qualquer tipo de exercício cognitivo ou físico que venham a fazer. Essas mudanças rápidas são produto do que Yuri chama de "neuroplasticidade funcional". São tão rápidas assim porque retificam um desequilíbrio fisiológico nos sistemas de excitação-inibição que provoca os sintomas. A "disfonia espasmódica" de Ron foi causada pela ativação constante dos nervos lesionados dos seus músculos vocais. Ao ativar a homeostase e inibir esses neurônios hiperativos, o PoNS reverteu facilmente a disfonia. A movimentação ocular de Sue, agitada há muitos anos, estabilizou-se em questão de minutos, e sua simetria facial melhorou. Esse tipo de mudança plástica afeta os *sintomas*.

O segundo tipo de mudança plástica é a *neuroplasticidade sináptica*. A prática de exercícios com uso do PoNS durante vários dias ou até semanas promove novas e mais duradouras conexões sinápticas entre os neurônios. Yuri acredita que também pode aumentar o tamanho das sinapses e o número de receptores, fortalecendo o sinal elétrico e aumentando a eficácia de condução ao longo do axônio. Ron precisou de vários dias para abrir mão da bengala, e Jeri, de cinco para começar a correr de novo. Entre as mudanças mais comuns nos primeiros dias estão a melhora do sono, da articulação da fala, do equilíbrio e da caminhada. Esse tipo de mudança plástica começa a modificar a patologia subjacente da rede.

A terceira categoria de plasticidade é a *neuroplasticidade neuronal*, assim chamada por Yuri porque não envolve mudanças apenas na sinapse, mas em todo o neurônio. Ela ocorre aproximadamente após um mês ou mais de ativação do circuito. De acordo com a literatura científica, a ativação constante dos neurônios ao longo de 28 dias permite-lhes começar a produzir novas proteínas e estruturas internas. Jeri levou dois meses para voltar a andar de bicicleta e quatro para que sua visão voltasse a ser completamente normal; depois do segundo acidente, em dezembro, sua visão deteriorou-se, e foram necessários quatro meses para que o optometrista retirasse o prisma da sua receita. Kathy levou cerca de noventa dias para recuperar a normalidade da fala; Anna, que tinha Parkinson, precisou de três meses de uso do aparelho para superar o tremor na mão direita, e de seis para superar o da esquerda.

O quarto tipo de plasticidade é a *neuroplasticidade sistêmica*, que leva muitos meses ou vários anos para ocorrer. Nessa etapa, o paciente não precisa mais do aparelho. Ela só ocorre depois da estabilização de todas as mudanças plásticas anteriores, com a consolidação das novas redes; o sistema está funcionando e se autocorrigindo plenamente — sem o aparelho. Depois de usar o aparelho durante seis meses, Cheryl notou que seu efeito residual durava o dia inteiro, todos os dias, e parou de usá-lo. Mas quatro semanas depois de parar, todos os sintomas originais voltaram, o que significava que as novas mudanças neuroplásticas ainda não haviam se estabilizado. Ela então retornou com o uso do aparelho durante um ano e parou pela segunda vez. Desta vez, ficou bem durante quatro meses, e então voltou a piorar aos poucos. Só após o ter usado por cerca de dois anos e meio ela constatou que estava curada e não voltou a ter recaída ao abandoná-lo de novo. Alcançara a mudança "neuroplástica sistêmica". Dispunha agora de novas redes autossustentáveis, além de algumas redes recuperadas. Yuri costuma falar na necessidade de se usar o aparelho durante cerca de dois anos sem interrupção para construir um efeito residual estável em casos de lesões cerebrais não progressivas.

Ele imagina que o aparelho também deve alcançar seus resultados pelo estímulo às células-tronco neuronais (células bebês no cérebro e suas precursoras, as células progenitoras neurais), que podem ajudar a remendar os circuitos lesionados. Foram encontradas células-tronco numa cavidade cheia de fluido do cérebro, bem ao lado da ponte do tronco cerebral, chamada quarto ventrículo. Essas novas células também contribuiriam para a saúde celular geral.*

---

* Tanto os lasers de baixa intensidade (ver capítulo 4) quanto o PoNS levam energia ao cérebro, mas geralmente atuam em níveis biológicos diferentes. Ao passar pelo crânio, a luz de laser de baixo nível banha todas as *células individuais* no seu caminho, tendo efeito sobre elas individualmente. A luz desbloqueia a inflamação crônica e energiza preferencialmente tecidos lesados. De modo que, até onde sabemos, a luz de laser atua sobretudo na saúde neural e celular *geral* de toda uma região do cérebro. Em contraste, o PoNS atua nas redes funcionais já existentes que estão "conectadas" e inter-relacionadas. Desse modo, contribui para a melhora sobretudo das *funções específicas de rede* dos neurônios. Como o PoNS e os lasers de baixa intensidade atuam em níveis diferentes do cérebro, certas pessoas beneficiam-se de ambos, como pude constatar. Quando um problema envolve inflamação — como em casos de lesão cerebral, pós-cirurgia, derrame, meningite, possivelmente EM e alguns tipos de depressão —, pode fazer sentido experimentar primeiro os lasers de baixo nível, para normalizar o ambiente celular do cérebro, e em seguida o PoNS, para normalizar a rede.
Dito isto, eu de fato acredito que também ocorre uma certa correção homeostática com os lasers. A hipersensibilidade de Gaby aos sons melhorou drasticamente, por exemplo, o que representa um efeito homeostático. Isso pode ter ocorrido espontaneamente após a recuperação das células lesadas, pois no momento da terapia com laser ela praticava todo tipo de exercícios de reabilitação mental e física para ativar suas redes. É possível que a luz tenha ativado sistemas lesados de interneurônios no seu caminho, curando-os e assim permitindo que neuromodulassem sistemas funcionais danificados.

No caso do PoNS, podemos dividir a intervenção nas etapas de cura que propus. A *neuroestimulação* gera melhor homeostase, ou *neuromodulação*, que por sua vez equilibra a rede. A neuromodulação diminui rapidamente a hipersensibilidade dos pacientes, aparentemente reprogramando o sistema de ativação reticular do tronco cerebral que regula o nível de excitação, restabelecendo assim um ciclo normal de sono. Isto leva a um *neurorrelaxamento*, o que permite que os circuitos repousem e recuperem energia. A constante *neuroestimulação*, associada à energia recuperada pelos pacientes, permite-lhes acionar circuitos dormentes mediante exercícios mentais e físicos, o que agora já se torna cada vez mais possível. Só quando a homeostase é corrigida e o cérebro é modulado, tendo repousado e readquirido energia suficiente para restabelecer os ritmos cerebrais, o paciente pode superar o não uso adquirido, que, segundo acredito, é instaurado na maioria dos casos de lesões e doenças cerebrais. Os pacientes finalmente estão prontos para o aprendizado e a *neurodiferenciação*. Todas essas fases combinadas propiciam o nível ideal de mudança neuroplástica.

A duração do uso do aparelho por determinada pessoa dependerá da doença ou dos sintomas. Para tratar uma doença progressiva, como os tipos progressivos de EM ou Parkinson, será necessário o uso de longo prazo, talvez até pelo resto da vida, pois a doença causa novas lesões diariamente. Como costuma dizer Yuri, "a EM não descansa". Os pacientes de doenças progressivas constatam que, quando interrompem o programa antes da consolidação das conexões (por exemplo, porque precisam viajar e deixar o aparelho em casa), os progressos podem ser interrompidos ou seus sintomas podem voltar a se manifestar. Ron Husmann, o cantor que tinha EM — uma doença inflamatória autoimune —, desenvolveu artrite grave, que também tem componentes inflamatórios; teve de se submeter a várias operações para substituir as articulações do joelho e do ombro. Assoberbado com todas essas cirurgias e tendo de apoiar a esposa na sua própria cirurgia, ele não encontrava muito tempo para usar o PoNS, e sua voz regrediu. O aparelho contribuiu para melhorar seus *sintomas* enquanto o usava, reprogramando as redes ruidosas, mas, como não estavam sendo tratados a *patologia* inflamatória subjacente e os fatores *patogênicos* (que causavam a inflamação associada à EM), o cérebro voltou ao estado ruidoso porque ele não conseguia usar o PoNS. Por isso é importante, sempre que possível, cuidar da saúde celular *geral* do cérebro, além das questões *específicas* de conexão.*

Ainda não estão completamente claros os motivos pelos quais o PoNS permite melhorar certos sintomas, mas não outros. Nos casos de redes ruidosas, os efeitos são dramáticos e rápidos. Jeri, Kathy, Mary e Ron tiveram melhoras notáveis em sintomas incapacitantes instaurados há muito tempo. Não estou afirmando ainda que o aparelho elimina de maneira geral a doença progressiva subjacente, como tampouco o fazem as medicações atualmente disponíveis. O que o PoNS faz é eliminar muitos sintomas incapacitantes que não são eliminados pela medicação, e isto sem qualquer efeito colateral conhecido. Ele também nos ensina que muitas das piores doenças e lesões neurológicas não progridem apenas porque a doença subjacente avançou, mas porque a doença original comprometeu suficientemente o sistema nervoso da pessoa para a instauração de "ruídos" e do não uso adquirido.

O romancista corrosivo Norman Mailer escreveu em *Advertisements for Myself*: "A cada momento da vida estamos crescendo para mais ou recuando para menos. Estamos sempre vivendo um pouco mais ou morrendo um pouquinho."[20] Desconfio que algo assim acontece no cérebro. A ausência de atividade saudável numa rede nervosa ruidosa não leva apenas a rede a se tornar dormente, provocando desintegração e caos. (Além disso, as redes ruidosas, por serem disfuncionais, provavelmente não podem ser encampadas por outras funções mentais, como acontece numa rede cerebral saudável.) O lado bom é que, se somos capazes de restabelecer a homeostase em redes neurais ruidosas,

---

* As abordagens da EM baseadas na alteração da dieta ou na remoção de toxinas do organismo constituem tentativas de tratar problemas celulares *gerais* que podem causar inflamação em todo o corpo.

também podemos retardar a progressão de sintomas que consideramos implacavelmente progressivos.

Em problemas que não são progressivos, parece possível acumular um efeito residual com o tempo, de tal maneira que o aparelho deixa de ser necessário. Nos casos de doenças progressivas, contudo, ele pode ser necessário por longos períodos, ou por toda a vida — ainda é cedo para dizê-lo. (E algumas doenças que não considerávamos progressivas, na verdade o são, como pudemos constatar recentemente no caso de certas concussões.) Outros casos são como o da Sue Voiles, que teve uma enorme proporção do tronco cerebral removida para salvar sua vida. A melhora de Sue tem sido lenta. Seu equilíbrio melhorou, e ela agora é capaz de se manter de pé sem ajuda — notou recentemente na igreja que não precisa apoiar-se no banco. Mas ainda precisa do andador para se mover, embora recentemente, para sua própria surpresa, tenha saído para a garagem sem usá-lo. Outra ex-atleta, Sue também vem usando o aparelho diariamente há quase dois anos.

NOVAS FRONTEIRAS

"Você não imagina o caos que está isto aqui", diz Yuri, exasperado com o crescente volume de trabalho, "porque cada paciente apresenta alguma novidade!" A equipe está constatando que o aparelho funciona em problemas que eles jamais imaginariam, e então são obrigados a pesquisar a respeito de todos eles. Não é tão fácil assim dispor de um corretor de homeostase do tronco cerebral que funciona para todas as finalidades.

Depois de publicar seu estudo-piloto sobre a EM e estando ainda em andamento o estudo equivalente de Omaha, eles se encaminham para um estudo sobre derrame, Parkinson e LCT.[21] As Forças Armadas americanas iniciaram recentemente um estudo com soldados acometidos de LCT que utilizam o aparelho; um segundo estudo em Omaha avalia sua utilidade em crianças com lesões cerebrais contraídas após neurocirurgia de câncer cerebral; em Vancouver, está para ser iniciado um estudo usando o aparelho em casos de lesão na medula espinhal; e na Rússia existem grupos que estudam sua utilização em casos da doença de Parkinson, derrame, paralisia cerebral, zumbido auditivo e perda auditiva. A equipe constatou melhoras anedóticas em pessoas com enxaquecas relacionadas a distúrbios do equilíbrio, nistagmo (movimento rápido e involuntário do globo ocular), lesão cerebral após quimioterapia, dor neuropática (inclusive neuralgia do trigêmeo), distonia, oscilopsia (distúrbio visual no qual os objetos parecem oscilar), disfagia (dificuldade de deglutição), ataxia espinocerebelar (uma doença progressiva na qual o cerebelo se degrada e o paciente perde o controle dos movimentos), síndrome de *Mal de Debarquement* (na qual a pessoa sente enjoo no mar e, depois de desembarcar, constata a persistência de uma sensação de movimento) e problemas de equilíbrio em geral. Eles consideram que o aparelho pode melhorar o funcionamento em casos de distúrbio do espectro autístico (no qual o cerebelo costuma ser afetado, destacando-se problemas de equilíbrio e integração sensorial), neuropatia, epilepsia, tremor essencial, paralisia cerebral, distúrbios do sono, certos distúrbios do aprendizado, possivelmente doenças neurodegenerativas que não Parkinson, entre elas Alzheimer, e perda de equilíbrio relacionada à idade.

Isto não significa que os inventores consideram que o aparelho é uma panaceia. Mas um dispositivo capaz de ressintonizar redes cerebrais dessincronizadas — ou melhor, ajudá-las a se ressintonizar — e em seguida reforçar neuroplasticamente circuitos homeostáticos vitais, de fato pode ser aplicado de maneira muito ampla. O aparelho pode ser particularmente eficaz em casos de EM porque também desativa a inflamação crônica, um efeito da eletricidade no cérebro que só recentemente foi descoberto. Os cientistas descobriram um *reflexo neuroinflamatório* que se aloja no nervo vago (diretamente estimulado pelo PoNS), e recentemente passaram a usar a estimulação elétrica do vago para curar artrite reumatoide — doença autoimune, como a EM — num homem que em vão experimentara todas as medicações possíveis. O reflexo neuroinflamatório e a maneira como atua para desligar quase imediatamente um sistema imunológico hiperativado são questões analisadas em detalhes nas notas ao fim deste livro.[22]

CERTOS MÉDICOS AINDA se mostram céticos a respeito do aparelho de PoNS devido a sua aparente ausência de especificidade — o fato de ser capaz de afetar tantos sistemas cerebrais e corporais. Nos últimos séculos, os médicos ocidentais vêm tentando entender o corpo fracionando-o em elementos cada vez menores — órgãos, depois células, e então genes, moléculas e assim por diante —, acreditando que, quanto menor a unidade, maior probabilidade terá de conter a explicação de doenças e possibilidades de cura. Na neurologia, essa abordagem levou a uma aparente vitória dos químicos e geneticistas sobre os eletrofisiologistas, que em geral lidam com gigantescas ondas de atividade disseminadas por todo o cérebro. Isto levou à crença de que cada doença pode ser mais bem tratada com um elemento químico único ou um projétil mágico alvejando o defeito microscópico.

Um aparelho que aparentemente estimula uma gigantesca rede do sistema homeostático de autorregulação do próprio cérebro pode parecer difuso demais para de fato ser útil em casos de doenças cerebrais. Preferimos que nossas doenças tenham um endereço discreto. Assim, a ideia de que uma intervenção multiuso ajudando amplas redes a se reequilibrarem é imediatamente descartada como charlatanismo ou placebo. Há milênios se defrontam os vitalistas, que acreditam que o corpo funciona como um todo e deve ser encarado como um todo, e os materialistas-localizacionistas, segundo os quais a doença é um problema que atinge uma parte. E os localizacionistas levam a melhor no momento, mas na verdade ambas as escolas fizeram importantes descobertas. O aparelho, embora mobilize uma parte tão grande do cérebro, afinal, vem a ser produto de uma análise muito focalizada das especificidades e frequências às quais reagem entidades muito pequenas — receptores, neurônios e sinapses da língua.

Mas o fato é que ele se utiliza desses métodos e ideias científicos perfeitamente ocidentais para induzir o corpo a se ajudar de uma maneira holística e muito oriental, mobilizando a homeostase e estimulando a autorregulação como parte do processo de cura. Nesse aspecto, parece uma maneira perfeitamente natural de aproveitar a ciência para curar. Pois a autorregulação homeostática não é apenas uma das muitas coisas que os seres vivos fazem. Preservando a ordem no caos, a autorregulação é a essência da vida. É o que distingue o menor ser vivo, em seu frágil envoltório, do inóspito caos inanimado que o cerca. E é o que nos distingue, na medida em que somos animados, do caos que nos espera quando perdemos essa capacidade de manter a ordem. Nosso corpo volta ao caos e se torna inanimado. Desse modo, a autorregulação — a cura pelo encontro da homeostase — é tão bem-vinda, tão familiar e tão atraente, por não se tratar de algo que possamos apenas fazer algumas vezes; ela é, enquanto estivermos saudáveis e vivos, o que estamos sempre fazendo.

8

Uma ponte sonora

A conexão especial entre a música e o cérebro

Sócrates: E assim, eu disse, Glauco, a formação musical é um instrumento mais poderoso que qualquer outro, pois o ritmo e a harmonia abrem caminho até os lugares mais íntimos da alma, a eles se vinculam poderosamente.

Platão, *A República*[1]

I. UM MENINO DISLÉXICO REVERTE SUA DESGRAÇA

Um belo dia, na primavera de 2008, recebi um telefonema de uma desconhecida, falando a respeito de Paul Madaule, o homem que salvara seu filho. Aos 3 anos, o menino, aqui chamado de "Simon", evidenciava sinais perturbadores. Não atendia pelo nome nem respondia; se alguém lhe jogasse uma bola, ele não jogava de volta. Demorou para engatinhar e andar, era desajeitado e apresentava um desenvolvimento atrasado.

A mãe, aqui chamada de "Natalie", disse-me que o psicólogo ao qual o havia levado considerou que ele *poderia* apresentar o espectro autístico. Outro clínico disse que ele evidenciava "sintomas de natureza autista", mas Natalie duvidava do diagnóstico. O terapeuta ocupacional sugeriu que a mãe o levasse a Paul Madaule.

Madaule disse que Simon apresentava os sintomas "periféricos" do autismo; concordou que o menino tinha sérios problemas de desenvolvimento, mas Simon não apresentava aquele que alguns consideram o sintoma principal do autismo: a incapacidade de imaginar o que acontece na mente de outras pessoas. Natalie contou-me que o trabalho com Madaule mudou completamente o seu filho. Até então reservado, ele passou a iniciar interações com outras pessoas, seus movimentos e sua fala tornaram-se fluidos e ele "teve sua primeira conversa de verdade comigo desde que nasceu".

Mas as técnicas de Madaule eram tão inusitadas, confessou ela, que quando se referia a ele em conversa com outros médicos e pais de crianças com problemas semelhantes, ninguém aparentemente acreditava em sua história: mostravam-se céticos ou não apresentavam qualquer interesse pela maneira como um menino com sintomas semelhantes aos do autismo os havia superado.

Quando lhe perguntei o que exatamente Madaule fazia, percebi que ela se preparava para me relatar algo que sabia parecer absolutamente absurdo. Contou-me que Madaule usava música — em geral Mozart, mas modificado de uma maneira estranha, juntamente com gravações alteradas da própria voz dela — para reprogramar o cérebro do seu filho. O método melhorara radicalmente sua capacidade não só de ouvir e se relacionar, como também de efetuar pela primeira vez muitas atividades mentais que nada tinham a ver com o som. Era a medicina musical: o uso da energia sonora para lançar uma ponte até o cérebro, para falar sua língua.

Hoje, cinco anos depois, conta Natalie, seu filho é "o primeiro da turma em termos acadêmicos, tem mais amigos do que consigo programar em seu calendário, evidenciando bom gênio, afabilidade e uma enorme consciência das relações sociais". Seus problemas motores se foram, ele participa de competições de natação, joga futebol e críquete e ganhou medalha de ouro no caratê. "O trabalho de Paul e sua equipe mudou nossas vidas de muitas maneiras, profundamente. Não sei o que eu teria feito se não o tivesse encontrado." Ela hesitou um pouco e acabou dizendo: "Nem gosto de pensar nisso."

PAUL MADAULE, SEGUNDO vim a descobrir, morava na minha rua em Toronto, numa velha casa vitoriana da década de 1880, escondida por trás de uma cerca distante da calçada de uma alameda, cercada por um jardim do tamanho de um pequeno parque. Comprara a propriedade quando era uma pensão decadente, malconservada e infestada de cupins, com canos de esgoto a céu aberto; o terreno era usado como depósito de lixo. Instalou-se num dos quartos e, sempre que um inquilino se mudava, reconstruía e recuperava o espaço com a ajuda de um amigo. Com o dinheiro que recebia dos outros inquilinos, conseguiu reformar todo o prédio, quarto por quarto. Ao longo dos anos e com a assistência de sua mulher, Lyn, reavivou também o terreno baldio, cultivando-o num paraíso escondido. Madaule tinha um jeito muito seu de recuperar tesouros que ninguém conseguiria recuperar — fosse no seu trabalho com as crianças ou na vida pessoal.

Francês bem-apessoado de cabelos negros, Madaule tem enormes olhos castanhos cheios de empatia, traços simétricos gauleses e ossos faciais que sugerem a aparência de um artista mediterrâneo. É um clínico sensível, humilde e discreto (características essenciais para quem ajuda crianças hipersensíveis com distúrbios do desenvolvimento). Sua maneira suave, comedida e não mecânica de se movimentar surte um efeito calmante em qualquer ambiente. Apesar da presença marcante, ele não domina nem chama a atenção para si mesmo. Depois de passar algum tempo na sua presença, sentimos a qualidade e o alcance da sua atenção, que de fato pode ser considerada o foco de um artista. Ainda quando está nos observando, não nos sentimos perturbados nem assoberbados, e sim impregnados por sua humanidade. Mas o mais impressionante nele é o efeito calmante de sua voz bela, firme e sonora.

Só que nem sempre foi assim.

Paul nasceu com um devastador distúrbio de aprendizado em 1949, em Castres, pequena cidade isolada do sul da França, época e lugar que não evidenciavam grande compreensão dos problemas cerebrais das crianças. Seus pais levaram-no a todos os tipos de especialistas existentes no país na década de 1960: psicólogos, psiquiatras e *ortofonistas* — fonoaudiólogos —, pois ele só era capaz de murmurar numa tonalidade monótona. Precisava sempre pedir que as pessoas repetissem o que haviam dito (muito embora os testes convencionais de audição indicassem que seus ouvidos funcionavam bem). Repetiu quatro anos na escola (e, acrescenta, passou em alguns apesar de não merecer). O diagnóstico era "dislexia", palavra que ele não era capaz de pronunciar nem de entender, usada para se referir ao distúrbio de aprendizado mais comum, envolvendo dificuldades no aprendizado da leitura. Como muitos outros disléxicos, Paul trocava as letras *b* e *d*, *p* e *q*, assim como os algarismos 6 e 9 ao escrevê-los.

Mas sua dislexia não afetava apenas a leitura. Ele caminhava, no seu próprio dizer, como um pato. Esbarrava em postes por causa do reduzido senso de orientação espacial e da distração. Como tantas outras crianças com distúrbios de aprendizado, era alvo da zombaria dos colegas e até dos professores, por sua falta de jeito; o próprio professor de educação física entrava na onda, chamando-o de *une oie grasse* — um ganso gordo. Assim ele recebia as boas-vindas ao mundo da dislexia.

Tenho à minha frente um pequeno livreto cor de pêssego, de 10 por 12 centímetros, com o título *Carnet de Notes Hebdomadaires, Petit Séminaire de Castres*, que era o boletim semanal de notas de Paul no primeiro ano do segundo ciclo. No fim de cada semana, o professor anotava sua nota em cada uma das matérias numa coluna, seguida de sua posição na turma durante aquela semana. Percorrendo seu histórico, duas coisas parecem evidentes. Ele sempre era aprovado em conduta e esforço. E sempre era reprovado em todas as matérias — raramente chegando perto de passar. Na primeira semana, Matemática, 1/20; Francês, 3/20; Espanhol, 4/20; Inglês, 8/20. A caderneta também apresenta sua colocação na turma: ele era o 25º dos 25 alunos, ocupando o último lugar em todas as semanas do ano. O pior para ele era o terrível sentimento de derrota quando tinha de levar o boletim para os pais assinarem. Como costuma acontecer com muitas crianças com distúrbio de aprendizado, os pais, sem entender o que acontecia, achavam-no preguiçoso, de modo que cada um daqueles episódios era insuportável, resultando em gritaria, portas que se batiam, acusações e choro; escreveria ele mais tarde: "Era um inferno para todo mundo."

Paul cresceu torturado pela insegurança, que se agravava a cada ano que se atrasava mais na escola. Ele se perguntava se poderia pelo menos ir para uma escola profissionalizante, mas era tão desajeitado que sequer conseguia usar uma chave de fenda. Em situações sociais, embora pensasse com rapidez, não conseguia encontrar as palavras ou gaguejava. Na adolescência, fechava-se no quarto e ouvia as mesmas canções sem parar, horas a fio. A única forma de expressão que lhe dava prazer era desenhar, e ele adorava a arte dos mestres modernos.

Paul foi reprovado nesse primeiro ano, tendo fracassado em cada uma das matérias. Como tinha sido reprovado quatro vezes sucessivamente, sendo já três anos mais velho que os colegas de turma, não pôde fazer as provas de novo. Acabou, então, desistindo de vez.

UM ENCONTRO FORTUITO NA ABADIA D'EN CALCAT

De repente, aos 18 anos, ele estava isolado, sem escola nem emprego. Com muito tempo livre, costumava visitar um mosteiro beneditino, a cerca de 16 quilômetros de bicicleta de sua casa. Sentia-se atraído pela presença de artistas no local, na esperança de que talvez pudesse tornar-se um deles, sendo a arte a única atividade que ele podia imaginar praticar. Na abadia, a *Abbaye d'En Calcat*, encontrava paz. Um belo dia, o padre Marie, um monge que se interessara por Paul, disse-lhe que um médico estava visitando o mosteiro e por acaso fizera uma palestra sobre dislexia. Segundo o padre, os sintomas descritos pelo médico eram muito parecidos com os de Paul.

Esse médico, o dr. Alfred Tomatis, fora chamado ao mosteiro para consultar em circunstâncias peculiares. A maioria dos monges tinha adoecido, com exaustão e sintomas que ninguém conseguia explicar. Setenta dos noventa monges, até então homens robustos, acostumados a quatro horas de sono, mostravam-se agora apáticos o dia inteiro, largados em seus quartos. Médicos sucessivos haviam sido chamados ao local, cada um com suas recomendações. Alguns aconselhavam mais sono, mas quanto mais os monges dormiam, mais cansados ficavam. Especialistas em digestão recomendaram que eles — vegetarianos desde o século XII — passassem a comer carne. Pioraram ainda mais.

O último médico a visitá-los foi Tomatis, o que parecia absurdo, pois ele era otorrinolaringologista, especialista em ouvidos, nariz e garganta. Mas era conhecido como um gênio do diagnóstico e se interessava pela medicina mente-corpo. Tomatis montou seus equipamentos numa sala do mosteiro e treinou um dos monges a aplicar testes nos colegas doentes. Também concordou em examinar Paul, que, no entanto, teria de ser avaliado primeiro.

Quando Paul chegou à sala do monge, ela estava cheia de máquinas eletrônicas, parecendo próprias para testes de audição. Recebendo seus fones de ouvido, ele foi instruído a erguer a mão direita com a máxima rapidez possível ao ouvir um bipe no ouvido direito, e a levantar a esquerda se o bipe fosse no ouvido esquerdo. Em seguida, ouvia pares de bipes, sendo instruído a dizer ao monge qual dos sons era mais alto e qual era mais baixo. Para Paul, parecia tudo muito semelhante aos testes de audição que já havia feito.

Mas Tomatis não estava fazendo testes de audição. Eram testes de *escuta*. Ele encarava a audição como uma experiência passiva envolvendo o ouvido; a "escuta" era ativa, envolvendo o que o cérebro era capaz de extrair e decodificar do que passava pelos ouvidos. No fim do teste, o monge entregou alguns gráficos a Paul e disse-lhe que fosse ao encontro do médico no parque do mosteiro.

"Tomatis", disse o dr. Tomatis, apresentando-se. Ele tinha 47 anos e uma postura bem ereta, desenvolvida durante anos de prática de ioga; um peitoral amplo e expandido, a cabeça raspada (rara naquela época) e estranhas orelhas pontudas. Era uma figura intimidante. Mas quando falava sua voz era calma, suave e receptiva, num murmúrio tranquilizador. Tinha nos olhos um brilho que fazia Paul sentir um interesse sincero. Sua voz, comentaria Paul, era do tipo *"qui vous met en confiance* — que inspira confiança em si mesmo, confiante o suficiente para confiar no outro, de modo que eu me sentia à vontade imediatamente".

Depois de examinar os resultados do teste, o dr. Tomatis levou Paul para uma caminhada pelo parque, fazendo-lhe muitas perguntas sobre arte, a vida em casa, sua sexualidade, sua religião, seus sonhos e esperanças. Tratou de todos os temas, exceto as grandes dificuldades de Paul no colégio. Discordava livremente dele, mas sempre fazendo-o sentir que suas opiniões importavam.

Finalmente, Tomatis explicou a Paul o significado dos sintomas que vinha enfrentando a vida inteira — suas *"petites misères"*, seus probleminhas incômodos, de uma maneira que lhe permitiu entender pela primeira vez suas dificuldades de ler e se expressar, sua extrema timidez, os acessos de raiva, a ansiedade, a falta de jeito, a insônia e o medo do futuro. Explicou também de que maneira esses problemas todos encaixavam, o que parecia incrível, considerando-se que havia testado apenas sua escuta. Paul pensou: "É a primeira pessoa que realmente falou *comigo*; os outros falavam com alguém que estavam vendo." Tomatis convidou Paul a se tratar em sua clínica em Paris, e então pediu, inexplicavelmente, que levasse uma gravação da voz de sua mãe.

Em Paris, no consultório de Tomatis, Paul foi mais uma vez convidado a usar fones de ouvido e informado de que o tratamento começaria com escuta diária durante várias semanas. Inicialmente, ele ouvia apenas ruídos estridentes e indecifráveis de estática, com fragmentos de um Mozart infinitesimal, eletronicamente manipulado. Tomatis disse-lhe que podia fazer o que quisesse enquanto ouvia, e ele optou por desenhar e pintar. Toda semana, aproximadamente, ele recebia outro teste de escuta e em seguida se encontrava com Tomatis.

Os dias se passaram, e aos poucos ele foi identificando palavras isoladas por trás dos sons estridentes. As palavras pareciam distantes, de um outro mundo. E então podia aparecer uma frase ou até mesmo uma sentença. Semanas depois de iniciada a experiência, ele notou que sua escuta estava melhorando — já conseguia entender melhor os sons — e os sintomas começavam a recuar. Certo dia, ele se deu conta de repente de que todo aquele tempo, em algumas das gravações estridentes, estava ouvindo a voz de sua mãe.

Passadas quatro semanas, ele era outra pessoa. Seriam necessários anos de estudo para entender como essa transformação ocorrera: de que maneira a "mera" energia — a energia e a informação das ondas sonoras — o tinha ajudado a reprogramar o cérebro.

UMA BREVE HISTÓRIA DO JOVEM ALFRED TOMATIS

Alfred Tomatis nasceu na França no fim de dezembro de 1919, prematuro de dois meses e meio, pesando pouco menos de 1,3 quilo. Hoje em dia, os médicos se orgulham da capacidade de manter vivos os bebês prematuros. Mas o prematuro tem a tarefa árdua de sobreviver, projetando-se do protegido paraíso natural do útero quente e aquoso para um mundo exterior de estrondosa confusão — de incubadoras artificiais, ruídos de máquinas e luzes hospitalares, com reluzentes tubos de metais sendo introduzidos e retirados do seu frágil corpinho. No caso de Tomatis, tudo aconteceu dois meses e meio antes que o seu cérebro estivesse suficientemente desenvolvido para processar, filtrar e abrandar todas essas sensações invasivas. O relógio de desenvolvimento da natureza é preciso, e muitas funções sensoriais atingem o estado de prontidão para a realidade externa duas semanas antes da data em média esperada para o parto. Mas o ouvido é uma exceção: suas partes alcançam o pleno tamanho e se tornam operacionais no meio da gravidez.

"Tenho uma intuição inabalável", escreveu Tomatis, "de que meu trabalho e minhas especulações estão profundamente ligados às condições e acontecimentos, sentimentos e sensações, pensamentos conscientes e subconsciente, necessidades básicas e desejos secretos que cercaram minha chegada ao mundo e deixaram uma marca indelével na minha primeira infância."[2] As circunstâncias do nascimento prematuro de Tomatis haveriam de persegui-lo a vida inteira. Seu pai, Umberto Dante, de Piemonte, na Itália, com 20 anos à época do nascimento de Alfred, era um carismático cantor de ópera e viria a se tornar uma das melhores vozes da Europa; sua mãe era uma adolescente. Tomatis escreveu:

> Minha chegada ao mundo aparentemente não era esperada, muito menos desejada, por minha mãe, então com 16 anos. [...] O nascimento criava problemas para todos da família, ao que parece, e eles certamente estavam ansiosos por se livrar daquele bebê inesperado o mais rapidamente possível, sem muito barulho. Notáveis esforços de compressão foram usados para impedir que a gravidez fosse notada; os espartilhos daquela época, tão fortemente amarrados com barbatanas inflexíveis, ajudaram muito.[3]

Tomatis passou a acreditar que essas tentativas de ocultar a gravidez provocaram o parto prematuro, deixando-o com uma estranhíssima tendência pós-traumática.

Aparentemente, a compressão também influenciou minha necessidade, nos primeiros quarenta anos de vida, de usar sempre roupas apertadas, com um cinto que me cortava ao meio, e apertado igualmente em sapatos acanhados. À noite, eu só conseguia dormir debaixo de oito cobertores. Embora não sentisse frio, precisava dessa pressão do mundo ao meu redor para reproduzir as condições vitais que experimentara no útero da minha mãe.

Pode parecer um sintoma idiossincraticamente neurótico, mas não é totalmente desconhecido em pessoas que nasceram de forma prematura ou com espectro autístico. A escritora Temple Grandin, ela própria autista, constatou que se acalmava com pressão profunda em seu corpo, e inventou uma "máquina de apertar"[4] para se tranquilizar. Embora Tomatis não fosse autista, compreendia certas ânsias mais atípicas que as pessoas autistas e prematuras costumam vivenciar. Mas depois que entendeu finalmente a origem de sua ânsia por pressão, perdeu a necessidade.

Tomatis achava que sua comunicação com a mãe "nunca foi fácil. Todas as minhas tentativas de intimidade eram rechaçadas".[5] A família vivia em Nice, embora o pai de Tomatis, como cantor, costumasse viajar durante seis meses por ano. Desde que nasceu, o pequeno Alfred vivia sempre doente, com problemas digestivos. O médico que foi vê-lo não entendia os sintomas, mas disse: "Preciso encontrar a resposta." Alfred ficou tão tocado com isto que resolveu tornar-se médico.

O jovem Alfred idealizava o pai, Umberto, mas à distância, pois estava ausente com frequência. Certo dia, Umberto disse ao filho: "Pensei muito no assunto, meu menino. Se realmente quiser tornar-se médico — e um bom médico —, precisa ir para Paris. Não conhecemos ninguém lá, de modo que você terá de se virar sozinho, mas vai aprender o que é a vida, e isto certamente será útil para você."[6]

Alfred tinha apenas 11 anos, mas, achando que o plano agradaria ao pai, foi. Ficou internado numa escola, vivendo anos de grande solidão. Depois de alguns fracassos escolares, notou que absorvia melhor as lições se as lesse em voz alta. Estudava com afinco, deitando-se tarde e despertando às 4h da manhã, imitando, nesse sentido, o temperamento e os hábitos de trabalho do pai. Costumava trabalhar ouvindo Mozart.

No terceiro ano escolar, conquistou praticamente todos os prêmios acadêmicos da sua turma. No colegial, seu professor era o filósofo Jean-Paul Sartre. Alfred concluiu então dois certificados em ciências, terminando em primeiro lugar em ambos, um deles na Sorbonne. No momento em que entrava para a faculdade de medicina, teve início a Segunda Guerra Mundial, e ele foi alistado. No início da guerra, toda a sua unidade foi feita prisioneira pelos alemães e italianos. Ele participou de uma fuga bem-sucedida e entrou para a Resistência francesa, como mensageiro. De dia, ajudava um médico num campo de trabalhos forçados. Depois que os Aliados desembarcaram na Normandia, ele foi destacado para a Força Aérea Francesa e começou a estudar medicina dos ouvidos, do nariz e da garganta (ORL, ou otorrinolaringologia), ainda sob a influência do pai, que tanto amava a música e os sons.

A PRIMEIRA LEI DE TOMATIS

O jovem Tomatis evidenciara seu brilhantismo acadêmico e uma intransigente ética do trabalho; nesse novo período, começou a demonstrar genialidade. Ao terminar a guerra, formou-se em medicina e passou a trabalhar como consultor das forças aéreas, onde fez importantes observações usando um audiômetro, aparelho que apontava que os operários de fábricas de aviões ficavam surdos em determinada altura do seu espectro auditivo, a 4 mil hertz. Ele foi um dos primeiros a demonstrar os riscos para a saúde dos tipos de trabalho envolvendo ruído. Notou também que a surdez provocada por máquinas a jato, disparos de armas de fogo e explosões levava a problemas psicológicos e motores. Aparentemente, o ouvido tinha uma relação com o corpo que ainda não tinha sido observada.

Mais ou menos no mesmo período, nessa clínica médica, começou a tratar cantores de ópera, muitas vezes amigos do pai com problemas de controle da voz. Na época, os cantores procuravam os otorrinolaringologistas, pois a opinião médica ortodoxa considerava que seus problemas ocorriam por exigirem demais da voz, lesando as cordas vocais, que fazem parte da laringe. O tratamento convencional consistia em administrar estricnina (um veneno) para retesar os músculos das cordas vocais. Quando um dos mais famosos barítonos europeus, informado de que suas cordas vocais tinham sido estiradas e estavam afrouxadas, foi encaminhado a Tomatis, este decidiu aplicar o mesmo teste que vinha aplicando aos trabalhadores da indústria aeronáutica — e descobriu uma perda auditiva semelhante, na faixa dos 4 mil hertz. Tomatis começou a desconfiar que a teoria consagrada de que a laringe era o órgão essencial para o canto estava equivocada; esse órgão, como ele viria a demonstrar, era o ouvido.

Passou então a testar o volume do som produzido pelos cantores de ópera no seu consultório, usando um aparelho para medir em decibéis. Em geral, cantando com força moderada, os cantores produziam 80 a 90 decibéis. Com toda força, podiam chegar a 130 ou 140 decibéis. Ele calculou que, como seu equipamento sonoro, a uma distância de 1 metro do cantor, detectava 130 decibéis, o volume no interior do crânio do cantor, afetando diretamente o ouvido, seria de 150 decibéis. (Comparativamente, o volume de um jato Caravelle francês — padrão sonoro que ele havia medido na força aérea — era de 132 decibéis.) Em determinadas frequências, em virtude da intensidade sonora produzida na cabeça deles, os cantores estavam se tornando surdos; cantavam mal porque ouviam mal.

No fim da década de 1940, Tomatis continuou investindo contra o senso comum segundo o qual a laringe é o órgão essencial do canto. Demonstrou que, ao contrário do que se costumava afirmar, os cantores com vozes graves não tinham laringes maiores que os de vozes mais agudas. Os seres humanos não são constituídos como órgãos de tubo, nos quais os tubos mais largos produzem sons mais graves. Os tenores mais bem-dotados cantam em frequências que variam de 800 a 4 mil hertz, mas também os barítonos e os baixos; a única diferença é que os barítonos e os baixos podem descer a notas mais graves, pois são capazes de ouvi-las. Ele resumia tudo dizendo, de maneira provocadora: "Cantamos com os ouvidos" — afirmação que provocava hilaridade.

Mas quando os cientistas da Sorbonne apresentaram seus estudos à Academia Nacional de Medicina e à Academia Francesa de Ciências, concluíram que "a voz só pode conter as frequências que o ouvido é capaz de ouvir". Essa ideia passou a ser conhecida como "o efeito Tomatis", tornando-se assim a primeira das suas leis.

Seu projeto seguinte foi descobrir a diferença entre as "boas" e as "más" vozes no canto (sendo "boas" as dos cantores mais reputados na época). Ele construiu um aparelho — batizando-o de analisador sônico — capaz de apresentar uma imagem de todas as diferentes frequências na voz de uma pessoa. Usando tal dispositivo em cantores, fez descobertas que lançaram as bases da cura de crianças com deficiências.

Esse projeto teve início de maneira inusitada. Enquanto trabalhava com cantores de ópera, Tomatis reunia todas as gravações que encontrava — velhos cilindros de cera de fonógrafos para gramofone, discos e gravações originais — do mais famoso cantor de ópera do mundo, Enrico Caruso, que morrera em 1921. Estudou-os detalhadamente com seu analisador sônico, esperando constatar que a voz de Caruso cantando fosse tão alta quanto a voz humana falada, que pode gerar sons de até 15 mil hertz. Para sua surpresa, Tomatis constatou que a voz de Caruso chegava apenas a 8 mil hertz. (Mais tarde, viria a constatar que a maioria das vozes de bons cantores chega a apenas 7 mil.) A voz de Caruso passara por dois períodos. O primeiro durou de 1896 a 1902, quando era de alta qualidade; o segundo foi o período "espetacularmente belo", de 1903 até o declínio de sua saúde, quando se mostrou ainda melhor. Tomatis constatou que no segundo período sua voz era objetivamente *menos rica* em frequências, e com *todas* as frequências sonoras abaixo de 2 mil hertz. No segundo período, deduziu ele, Caruso era incapaz de ouvir bem as frequências baixas.

Novas pesquisas demonstraram que, no início de 1902, Caruso sofrera uma intervenção cirúrgica no lado direito do rosto, que provavelmente afetou suas trompas de Eustáquio (responsáveis por ligar o ouvido médio à parte posterior da garganta). Tomatis notara que as pessoas com trompas de Eustáquio bloqueadas apresentavam a mesma queda de frequências que Caruso. Ele concluiu que a operação deixara Caruso parcialmente surdo, de tal maneira que, ironicamente, só era capaz de ouvir sons em sua nova tessitura, tornando-se assim incapaz de produzir os sons de menor qualidade abaixo dela.[7] "Era como se Caruso", escreveu Tomatis, "tivesse se beneficiado de uma espécie de filtro que lhe permitia ouvir sons essenciais de alta frequência, ricos em harmônicos, em contraste com os sons fundamentais de baixas frequências."[8] Incapaz de ouvir e portanto de produzir sons mais graves (que em geral interferem na percepção dos mais agudos), o cantor tinha uma percepção mais rica de seus harmônicos muito agudos. Tomatis costumava brincar que Caruso estava condenado a cantar lindamente, e não podia fazer nada a respeito.

A SEGUNDA E A TERCEIRA LEIS DE TOMATIS

Em seguida, Tomatis inventou um outro instrumento para ajudar os cantores com problemas na voz. Deu-lhe o nome de Ouvido Eletrônico, e ele viria a se tornar a base dos seus tratamentos. Consistia num microfone, uma espécie de sistema de amplificadores e filtros para bloquear certas frequências e enfatizar outras e fones de ouvido. O artista cantava ou falava no microfone e ouvia a própria voz filtrada pelos fones de ouvido.

Avaliando cantores com problemas vocais, ele constatava que não ouviam bem as frequências altas. Preparou então os filtros no Ouvido Eletrônico para que pudessem *ouvir-se com os ouvidos de Caruso* — vale dizer, com as frequências baixas bloqueadas —, o que lhes permitiria ouvir melhor os sons agudos. Cantando na máquina de Tomatis, os cantores tinham suas vozes radicalmente melhoradas. O que o levou a formular sua segunda lei: "Se dermos ao ouvido comprometido a possibilidade de ouvir corretamente as frequências perdidas ou comprometidas, elas serão imediata e inconscientemente restabelecidas na emissão vocal." Simplificando: a escuta "consertada" pode curar a voz. Ele fazia com que os cantores treinassem várias horas por dia ao longo de várias semanas, ouvindo-se com os "ouvidos de Caruso". Com o treinamento, sua nova capacidade de ouvir e cantar bem perdurava mesmo depois que paravam de usar o aparelho. E assim ele formulou sua terceira lei, a Lei da Retenção, segundo a qual o treinamento do ouvido pela exposição às frequências adequadas pode ter um efeito *permanente* na escuta (e, portanto, no cérebro) e na voz. Tomatis sabia que se tratava de uma forma de treinamento cerebral: "O aparelho sensorial que conhecemos como ouvido é simplesmente um atributo externo do córtex cerebral."[9] (No capítulo 7, referi-me a esse efeito permanente do treinamento no cérebro como efeito residual; ele resulta do disparo sincronizado e da conectividade dos neurônios, gerando mudanças duradouras no cérebro.)

Tomatis também fez observações sobre o efeito energizante da boa escuta. Notou que quando usava o Ouvido Eletrônico, especialmente em cantores com vozes imperfeitas, "todos, sem exceção, sentiam maior bem-estar. Mesmo pessoas que não eram cantores me confidenciavam em muitos casos que sentiam como se estivessem cantando".[10] Quando desbloqueavam suas frequências mais altas, os clientes estufavam o peito como se fossem cantores de ópera. Ficavam mais eretos, respiravam mais profundamente, sentiam mais energia e vitalidade e se escutavam melhor — tudo de maneira perfeitamente involuntária. Com o bloqueio das frequências mais altas, eles falavam com uma voz sem vida nem energia, ficavam moles e a voz tornava-se difícil de suportar, monótona e até cansativa para o ouvinte.

Tomatis observou ainda que o ouvido está intimamente ligado não só ao equilíbrio como também à postura. Existe uma evidente *postura de escuta*, observada com frequência quando as pessoas ouvem música clássica: na maioria delas, o ouvido direito fica um pouco projetado para a frente, assim como a cabeça. Essa postura de escuta, ele observou, está ligada ao tônus global do corpo: a pessoa parece ágil e alerta. Assim como os neurônios nunca se desligam completamente, da mesma forma, numa pessoa saudável, os músculos relaxados nunca estão totalmente frouxos. Tomatis sustentava que o estímulo proveniente do ouvido tem um impacto na verticalidade e no tônus de todo o corpo — e, como se sabe, certos tipos de música fazem com que as pessoas tenham vontade de *se levantar* para dançar. Sua observação de que a boa escuta é energizante parecia indicar que as frequências mais altas energizam o cérebro, o que ele resumiu com a afirmação de que "o ouvido é uma bateria para o cérebro".

O ZOOM AUDITIVO

Tomatis fazia descobertas num ritmo febril. Notou que quando os voluntários ouviam com o Ouvido Eletrônico, com uma filtragem que lhes permitia ouvir como se fossem Caruso, pronunciavam a letra *r* com perceptível sotaque napolitano. Sabendo que Caruso era de Nápoles, Tomatis teve uma ideia. Talvez os sotaques também fossem decorrência das frequências ouvidas. Procedendo a testes, ele logo constatou que os franceses, por exemplo, ouvem em duas faixas, 100 a 300 hertz e 1 mil a 2 mil hertz. Os anglófonos britânicos ouvem numa faixa mais alta, de 2 mil a 12 mil hertz, o que dificulta para os franceses o aprendizado do inglês na Inglaterra. Mas o inglês norte-americano envolve frequências de 800 a 3 mil hertz, uma faixa mais próxima do ouvido francês, facilitando o aprendizado para os franceses.

Logo Tomatis estaria em condições de ajudar pessoas a aprender uma segunda língua utilizando os filtros que refletiam as frequências de um falante local. Esses "ouvidos diferentes", afirmava, provavelmente decorriam de "geografias acústicas" diferentes. O fato de um falante ter sido criado numa floresta, numa planície aberta, nas montanhas ou à beira-mar tem um impacto considerável nos sons que ouve, pois certas frequências são abafadas ou amplificadas por diferenças ambientais. Quando sintonizava os filtros do Ouvido Eletrônico no "ouvido britânico" e os aplicava a crianças francesas estudando inglês britânico, seu inglês melhorava, e, não se sabe por quê, as notas em outras matérias também melhoravam. Desse modo, Tomatis voltou cada vez mais sua atenção para a relação entre esses "diferentes ouvidos" e a linguagem, o aprendizado e os problemas graves de aprendizado.

Podemos considerar que sua descoberta mais importante foi a de que o ouvido não é um órgão passivo, sendo dotado de algo equivalente a uma lente de zoom, que lhe permite focalizar determinados ruídos e filtrar outros. Ele deu a isso o nome de zoom auditivo. Ao entrar numa festa, uma pessoa ouve inicialmente uma mistura de ruídos, até que focaliza com o zoom determinadas conversas, cada uma delas ocorrendo em frequências sonoras ligeiramente diferentes. Quando uma pessoa mobiliza conscientemente a intenção de ouvir certa conversa, a escuta, de um ponto de vista fisiológico, nunca é passiva, pois dois músculos no interior do ouvido médio permitem-lhe focalizar frequências específicas e a protegem de sons altos repentinos. Na maioria das pessoas, quase sempre, essa adaptação muscular, que torna possível o zoom auditivo, ocorre automática e inconscientemente. Quando ocorrem sons altos, o zoom os bloqueia de maneira reflexa. Mas às vezes o zoom pode ser parcialmente controlado de maneira consciente, como por exemplo quando tentamos sintonizar com uma conversa importante num ambiente muito ruidoso ou aprender uma segunda língua.

O primeiro dos dois músculos é o estapédio. Quando se tensiona, ele aumenta a percepção e a discriminação dos sons de média e alta frequência da linguagem, abafando ao mesmo tempo os sons mais graves que se sobrepujam às frequências mais altas, o que permite ao ouvinte extrair do ambiente os sons de fala. O segundo músculo é o tensor do tímpano, que altera a tensão da membrana timpânica (o tímpano). Ele complementa o estapédio e, quando se tensiona, diminui a percepção dos sons de baixa frequência em ruído de fundo. Esses dois músculos do ouvido médio se contraem quando falamos, para que não causemos lesões no ouvido com o som de nossa própria voz. Isto não acontece apenas com cantores de ópera; uma criança gritando produz um som quase tão alto quanto o da passagem de um trem.[11] Tomatis observou também que, quando esses músculos não funcionam bem, por estarem fracos, como acontece com muitas crianças, recebem excesso de frequências baixas (e portanto excesso de ruído de fundo), além de uma escassez das frequências mais altas da fala.

Esses músculos do ouvido médio, sintonizados com a fala, são regulados pelo cérebro.[12] Como demonstram estudos realizados pelo neurocientista Jonathan Fritz e seus colegas da Universidade de Maryland, quando determinadas frequências contêm informação importante (numa experiência, poderia ser um som indicando que logo haverá um choque), as áreas do mapa cerebral dessas frequências no córtex auditivo crescem em questão de minutos, para melhor sintonizá-las.[13] Quando as frequências param, as áreas do mapa cerebral podem retornar ao tamanho anterior ou, às vezes, persistir. Desse modo, o zoom auditivo tem um componente neuroplástico.

Muitas crianças que tiveram infecções auditivas crônicas têm hipotonia (generalizado tônus muscular baixo) dos músculos do ouvido. É comum em crianças com atrasos de desenvolvimento a hipotonia *em todo o corpo*. Esse generalizado tônus muscular baixo também afeta os músculos auditivos, de tal maneira que não conseguem focar frequências sonoras específicas. Assim, ouvem apenas ruídos *indiferenciados*, sons abafados ou excesso de sons ao mesmo tempo, e seus córtex auditivos nunca recebem sinais claros e não conseguem desenvolver-se normalmente. Foi o que aconteceu com Paul: como só ouvia sons abafados, só conseguia murmurar, e seus mapas cerebrais auditivos eram maldiferenciados. Muitas crianças com espectro autístico também têm problemas com o zoom auditivo.

Tomatis deu-se conta de que podia usar o Ouvido Eletrônico para exercitar o zoom auditivo manipulando sons. Como tratava-se de pessoas com mapas auditivos indiferenciados, ele tocava frequências sonoras que alternadamente estimulavam e relaxavam os músculos auditivos frouxos e os circuitos cerebrais envolvidos, para treiná-los. As pessoas que ouviam sua música modificada eram treinadas a produzir mapas cerebrais mais diferenciados, e com eles podiam começar a diferenciar a fala do ruído de fundo.

FALANDO POR UM DOS LADOS DA BOCA

Tomatis ainda fez uma outra importante descoberta clínica — algo que está diante de nós a cada dia, mas que nunca vemos. Ele descobriu que quase todo ser humano fala basicamente por um lado da boca. As pessoas com boa capacidade auditiva em sua esmagadora maioria falam pelo lado *direito* da boca, e o som de sua fala entra pelo ouvido direito. O ouvido direito e seus circuitos também são importantes para o canto. Todos os cantores profissionais bem-sucedidos examinados por Tomatis — com uma exceção — eram "destros de ouvido"; quando ele projetava ruído em seu ouvido direito, para que não ouvissem vozes desse lado, a voz cantante deteriorava.

O hemisfério esquerdo é a área em que a maioria das pessoas — sejam destras ou canhotas — processa elementos verbais importantes da fala. Mas cada hemisfério cerebral recebe a maior parte dos estímulos sonoros do ouvido do lado *oposto* do corpo.* Assim, a maior parte das fibras nervosas que abastecem o hemisfério esquerdo provém do ouvido direito. Para a grande maioria das pessoas, desse modo, o caminho

---

* Segundo Tomatis, o ouvido direito envia três quintos das fibras do seu nervo auditivo para o hemisfério esquerdo, e dois quintos vão para o hemisfério direito. Da mesma forma, o ouvido esquerdo envia três quintos de suas fibras nervosas para o hemisfério direito e dois quintos para o esquerdo.

neuronal mais rápido e direto para a área da linguagem no hemisfério esquerdo é através do ouvido direito. Existem algumas poucas exceções, em certas pessoas canhotas.*

No dia em que Tomatis e Paul se conheceram, caminhando perto do mosteiro, Tomatis percebeu que havia mais animação no lado esquerdo do rosto de Paul, e mais movimento do lado esquerdo dos lábios e da boca quando ele falava, e também que seu lado esquerdo — e o ouvido desse mesmo lado — se inclinava para a frente durante a conversa. Esse comportamento significava que Paulo ouvia a fala com o ouvido esquerdo. Os sinais sonoros precisavam percorrer um desvio pelo caminho ao redor, menos eficaz, para chegar à área da linguagem no hemisfério esquerdo: tinham de passar do ouvido esquerdo para o hemisfério direito,[14] *e em seguida retornar pelo meio do cérebro*, para chegar ao hemisfério esquerdo. O atraso daí resultante, de cerca de 4 décimos de segundo,[15] contribuía para a incapacidade de Paul de processar a fala dos outros em tempo real, causando uma defasagem temporal sempre que tentava expressar pensamentos com palavras, contribuindo para sua tendência a perder a linha de raciocínio. Isto ocorre porque, com o tempo, o fato de alguém falar pelo lado esquerdo da boca e ouvir com o ouvido esquerdo pode levar à desorganização num cérebro em desenvolvimento, contribuir para distúrbios de aprendizado que parecem sem relação com a escuta e provocar balbuciamento e gagueira.

---

* Certas pessoas canhotas que falam bem, como o ex-presidente norte-americano Bill Clinton, usam os dois lados da boca para falar, o que significa que ouvem da mesma forma em ambos os lados. Dentre os destros saudáveis, 95% processam elementos fundamentais da linguagem verbal no hemisfério esquerdo; os 5% restantes os processam no direito. Dos canhotos, 70% processam aspectos fundamentais da linguagem verbal no hemisfério esquerdo; 15%, no direito; e os outros 15%, bilateralmente. Como apenas 10% das pessoas são canhotas, a esmagadora maioria processa as atividades da linguagem do lado esquerdo. No caso do pequeno número de canhotos que têm a área relevante da fala no hemisfério direito, os praticantes modernos do método Tomatis não treinam a escuta do ouvido direito. Ver S. P. Springer e G. Deutsch, *Left Brain Right Brain: Perspectives from Cognitive Neuroscience* (Nova York: W. H. Freeman, 1999), p. 22.

A maioria das pessoas faz certas atividades com o hemisfério direito, e outras, com o esquerdo. Por exemplo, a maioria dos destros escreve com a mão direita, usa um bastão de beisebol do lado direito e usa a mão direita para atividades que exigem força, coordenação e controle. Sua mão direita é dominante, sendo controlada pelo hemisfério esquerdo. Mas Paul, segundo observou Tomatis, usava a mão esquerda para certas atividades, e a direita, para outras, padrão conhecido como dominância mista, característica de pessoas com dislexia que são ouvintes do ouvido esquerdo, o que pode indicar um problema cerebral, conforme Tomatis desconfiava. Em virtude de sua dominância mista, Paul não era capaz de diferenciar áreas cerebrais para a mão direita e a esquerda ou de usar as mãos para diferentes tarefas simultaneamente, como tocar violão. Essa dominância mista contribuiu para sua trapalheira geral, para a dificuldade de escrever à mão, afetando inclusive o funcionamento ocular durante a leitura. Em vez de ler da esquerda para a direita de maneira sistemática, com frequência seus olhos se voltavam para o meio de uma sentença ou saltavam pela página. Para transformar Paul num leitor do olho direito e corrigir sua dominância mista, Tomatis preparou o Ouvido Eletrônico para estimular seu olho direito e seus circuitos, diminuindo o volume para a esquerda.

Paul não tinha apenas a questão da leitura lenta. Tomatis percebeu que muitas vezes era incapaz de captar o que as pessoas diziam, pois ouvia *demais nas frequências baixas* e insuficientemente nas mais altas. Os motivos eram vários: primeiro, era evidente que Paul tinha tônus muscular baixo em todo o corpo, o que levava a uma postura ruim, falta de jeito e aversão a movimentos rápidos. Essa hipotonia corporal afetava e enfraquecia os músculos auditivos de Paul e seu zoom auditivo, incapacitando-o assim a diferenciar as frequências da fala humana. Em segundo lugar, Paul ouvia sobretudo com o ouvido esquerdo. Tomatis constatara que o ouvido direito e seu circuito cerebral ouvem em geral mais das altas frequências da fala que o esquerdo. Desse modo, Paul geralmente ouvia mais ruído de fundo e zumbido do que fala clara.

Como o ouvido direito e seu córtex auditivo processam normalmente as frequências altas, o estímulo ao lado direito também treinou o cérebro de Paul a processar mais claramente a fala.

TREINANDO O CÉREBRO PELO ESTÍMULO DO OUVIDO

Tomatis dividiu seu programa de escuta em duas fases. A primeira, a fase passiva, geralmente dura quinze dias. É chamada passiva porque o cliente precisa apenas ouvir a música alterada, sem se concentrar nela. (Na verdade, é até melhor que não preste muita atenção à música, pois essa atividade pode desencadear os velhos hábitos de escuta que o terapeuta está tentando superar.)

A música de Mozart em geral é modificada com os filtros enfatizando frequências altas, de modo que frequentemente tem uma sonoridade sibilante. No caso de crianças e adolescentes, a voz da mãe, filtrada para acentuar as frequências mais altas, também é adicionada. Nas primeiras etapas da escuta, a voz da mãe é filtrada de tal maneira que fica muito difícil identificá-la, soando mais como um assobio estridente, de outro mundo. Quando o som materno não está disponível, basta a música. (Na fase passiva, o microfone preso ao Ouvido Eletrônico não é usado. A criança simplesmente ouve a música ou a voz da mãe através dos fones de ouvido.)

O Ouvido Eletrônico, definido por Tomatis como um "estimulador da escuta adequada", compõe-se de dois canais de áudio. Um dos canais fornece ao cliente música filtrada para enfatizar frequências agudas mais altas e tirar a ênfase das frequências mais baixas. (As frequências mais altas são as frequências da fala humana.) O canal das frequências baixas reproduz a audição de um ouvido de escuta ruim, com baixa tonicidade muscular. Quando esse canal é tocado para pessoas com problemas auditivos, seus músculos do ouvido "relaxam", e elas replicam seus hábitos de escuta mais frequentes. O filtro está sempre oscilando entre o canal de alta frequência e o de baixa frequência, servindo o volume da música para desencadear essa alternância entre os canais. Quando o volume está baixo, o canal de baixa frequência é ouvido; quando ele chega a tantos decibéis, o canal de alta frequência entra em ação. Toda vez que ele passa para o canal de alta frequência, os músculos auditivos e a escuta de alta frequência são exercitados; quando ele retorna à frequência mais baixa, os músculos e os neurônios relacionados a essas frequências podem repousar. Tais ciclos de exercícios constituem a fase passiva do treinamento da escuta.

Essa alternância entre um canal e outro, desencadeada pela mudança de volume da música (chamado de comutação pelos engenheiros eletrônicos) confere um senso de novidade à escuta, e a novidade é uma forma poderosa de mobilizar a plasticidade do cérebro. Uma nova experiência sensorial desperta os processadores de atenção do cérebro, sendo mais fácil o estabelecimento de novas conexões entre os neurônios. Ela secreta dopamina (e outros elementos químicos cerebrais) para consolidar as conexões entre os neurônios que registraram o acontecimento. Essa transação é a maneira que o cérebro tem de dizer: "Guarde esta!" Com o passar dos anos, Tomatis tratou de se certificar de que a comutação, ou alternância, *não* fosse previsível, pois a surpresa é fundamental para a mudança cerebral. Constatou que fitas pré-gravadas sem alterações aleatórias não eram igualmente eficazes.

A fase passiva termina quando a filtragem, que vai diminuindo com o passar do tempo, é completamente eliminada da música de Mozart e da voz da mãe.

Em geral, um período de descanso de quatro a seis semanas é observado entre o a fim da fase passiva e o início da fase ativa, para que o paciente possa consolidar, integrar e praticar seus ganhos de escuta. Nessa fase do treinamento de Paul, ele ouvia melhor e com menos esforço. Todos os professores e tutores anteriores lhe haviam dito que ele precisava se esforçar mais. Agora que seu cérebro recebia a informação adequada, ele descobriu que não precisava se esforçar mais para se sair melhor, pois havia "fluxo" na sua escuta.

Ao terminar a fase passiva, Tomatis surpreendeu Paul com a sugestão de que fosse à Inglaterra, em vez de voltar para casa. Disse-lhe que era para poder aprender inglês — missão realmente desafiadora para uma pessoa com problemas auditivos. Tomatis orquestrou muito bem a aventura de Paul, para que pudesse testar suas novas habilidades longe de Castres, o ambiente que lhe fora tão prejudicial. Paul ficou exultante, mas também intrigado. Duas vezes ele já tentara aprender inglês na Inglaterra, fracassando e desistindo. Mas agora, ao viajar, ele conseguiu se fazer entender, relacionar-se com as pessoas e desfrutar da Londres da década de 1960. "Tudo parecia surpreendentemente fácil, até a língua inglesa",[17] escreveu.

Quando Paul voltou, a surpresa seguinte de Tomatis, com o objetivo de reforçar a ideia de um novo começo, foi sugerir que ele se matriculasse num internato perto de Paris, embora Paul nem tivesse conseguido chegar ao fim do primeiro ano do segundo ciclo. Ele ficou intimidado, mas Tomatis insistiu em que adotasse como meta obter o diploma do segundo ciclo — necessário para admissão na universidade — dentro de dois anos, garantindo-lhe mais uma vez que teria êxito caso se esforçasse tanto no colégio quanto se esforçara no treinamento da escuta e no período em que se divertiu na Inglaterra. Frequentando um colégio perto de Paris, ele poderia dar continuidade à fase seguinte do tratamento, voltada para suas dificuldades de se expressar.

VEIO ENTÃO A fase ativa. Para aprender a se expressar melhor na fala, Paul, usando fones de ouvido, falava no microfone e ouvia a própria voz através do Ouvido Eletrônico. Como seu processamento auditivo tinha melhorado muito, ele agora era capaz pela primeira vez de realmente *escutar* a própria voz, usando-a para melhorar seu processamento auditivo — e para se energizar. Começou a pronunciar as palavras com toda atenção, movimentando os lábios e outros músculos e ao mesmo tempo sentindo as vibrações que ocorriam a partir dos lábios, da garganta, dos ossos faciais e outros enquanto falava. Ao pronunciar diferentes palavras, desenvolveu uma consciência proprioceptiva mais plenamente diferenciada — a consciência da posição exata dos lábios, da língua e de outras partes do corpo. Como numa aula de Feldenkrais, ele estava usando a consciência para diferenciar os mapas cerebrais.

Tomatis passou então a estimular Paul, que murmurava e falava em tom monótono, a cantarolar, pronunciar vogais e repetir frases para melhorar seu fluxo da fala. Embora um fonoaudiólogo pudesse ter feito esse trabalho, Paul o fazia utilizando o Ouvido Eletrônico, com feedback filtrado pelos fones de ouvido. Isto enriqueceu as frequências médias e altas da sua voz, tornando-a mais vibrante, mais forte, mais expressiva e rica em timbres. Influenciado por sua prática de ioga, Tomatis treinou Paul a se sentar de forma ereta e respirar adequadamente. E um belo dia, para sua surpresa, seu pupilo entrou numa livraria e se deu conta, enquanto folheava um livro para ver as imagens, que na verdade o estava lendo e entendendo.

Para melhorar a leitura, a escrita e a soletração de Paul, Tomatis pediu-lhe que lesse em voz alta, ao mesmo tempo que seguia as palavras com o olhar e ouvia pelo Ouvido Eletrônico. Para reforçar os caminhos neuronais recém-criados, Paul também lia em voz alta sem o Ouvido Eletrônico durante meia hora por dia, fechando o punho da mão direita para fingir que era um microfone. Esta técnica simples fazia o som projetar-se de volta do punho de Paul para seu ouvido direito, reforçando a escuta do lado direito e a dominância das frequências mais altas.

No internato, apesar do medo, Paul fez amigos rapidamente e não se sentia mais isolado. Nos fins de semana, ia de ônibus para Paris trabalhar sua capacidade de escuta. Nesse primeiro ano, passou nos testes para a carteira de habilitação como motorista — o primeiro teste em que era aprovado em sua vida. No decorrer do ano escolar, ele constatou que a escola deixava de ser algo impossível para se tornar apenas difícil. Fazia diariamente os deveres de casa passados por Tomatis, lendo em voz alta. Descortinando-se finalmente o mundo das palavras, ele percebeu que nas horas vagas deixava de desenhar e passava a escrever poesia. Sentindo-se humilhado por ainda estar no colegial aos 20 anos, ele se dedicou com afinco e passou no exame, no qual a maioria dos alunos franceses são reprovados na primeira tentativa. Tomatis então perguntou-lhe quais eram seus planos agora. Paul respondeu que sua nova meta era ajudar outras pessoas, exatamente como fora ajudado: queria tornar-se psicólogo e estudar com Tomatis.

Teve início um longo aprendizado, e Paul passou a morar na casa de Tomatis (onde este tinha seu consultório) entre os 20 e os 23 anos. Diariamente, o quarto de Paul transformava-se em consultório de psicologia; à noite, era onde dormia. Paul entrou para a universidade e ajudava na clínica de Tomatis, aprendendo a filtrar música, registrar vozes maternas e auxiliar pacientes com dificuldades de aprendizado. Viria com o tempo a se tornar um dos membros mais experientes da equipe de Tomatis. O médico então integrou Paul a sua vida pessoal, convidando-o a jantar com a família e os convidados — cantores de ópera, músicos, artistas, cientistas, psicanalistas, filósofos e personalidades religiosas de todo o mundo —, fazendo com que, em comparação, a faculdade parecesse algo enfadonho. Paul formou-se em psicologia pela Universidade de Paris, na prestigiosa Sorbonne, e obteve sua licenciatura em 1972.

A primeira missão a ele atribuída por Tomatis foi abrir um centro de escuta em Montpellier, no sul da França, e depois mais outro na África do Sul. Quando Tomatis teve um ataque cardíaco em 1976, Paul voltou a Paris para ajudar no treinamento de praticantes do método e ensinar ao lado do mestre. Juntos, eles viajaram pela Europa e o Canadá. Além disso, Tomatis escreveu nesse período *La nuit utérine* [A noite uterina], um livro sobre as origens pré-natais do desenvolvimento da linguagem humana e os circuitos cerebrais envolvidos na escuta. Embora a neuroplasticidade ainda não fosse aceita na neurociência, Tomatis começou a declarar: "*Le cerveau est malléable*" — o cérebro é maleável.

Paul, que na infância mal conseguia comunicar-se, agora fazia conferências em várias línguas, eloquente tanto no inglês quanto no francês. Com seu novo "ouvido", rapidamente aprendeu espanhol. O menino que antigamente mal conseguia organizar-se ajudou a montar trinta centros no México, na América Central, na Europa, na África do Sul, nos Estados Unidos e no Canadá. Entre 1979 e 1982, Tomatis passou a viver em Toronto seis meses por ano, ajudando a montar o Centro de Escuta da cidade, tendo como codiretores Paul e o psicólogo Tim Gilmor. Paul sentiu-se bem em Toronto e se estabeleceu na cidade, onde levaria a novos patamares o que aprendeu na França, prestando assistência em alguns dos casos mais desafiadores de desenvolvimento cerebral interrompido.

II. A VOZ DA MÃE

NASCENDO NO MEIO DA ESCADA

Uma advogada britânica de 34 anos, a quem darei o nome de "Liz", foi acordada por uma pontada. Com apenas 29 semanas de gravidez, ela entrava prematuramente em trabalho de parto. Em questão de segundos, seu marido estava telefonando para a ambulância. Ela tentou descer as escadas, mas no meio do caminho a cabeça do bebê projetou-se para fora. Conseguindo afinal chegar ao andar de baixo, ela própria o trouxe à luz. O parto durou quinze minutos. O bebê estava com hipotermia — muito frio, de um cinza-azulado — e pequeno demais para respirar sozinho. Ela achou que ia perdê-lo. Os dois foram levados de ambulância para o hospital, onde ele foi posto num respirador. No dia seguinte, os pais foram informados de que o bebê não sobreviveria àquela noite. Ficaram de vigília junto à incubadora.

Mas ele sobreviveu, ainda que as crianças que nascem tão prematuramente tenham grande probabilidade de enfrentar muitas complicações. "Will", como vou chamá-lo, sofrera privação de oxigênio, o que pode provocar lesão cerebral. Mais de 60% dos dois primeiros anos de sua vida foram passados no hospital. Aos 3 meses, ele foi operado de uma hérnia, e então não conseguia mais urinar, precisando de uma nova operação. Desenvolveu convulsões, que levaram a duas internações por suspeita de meningite. Perdeu um rim, por causa de infecções. Contraiu pneumonia e gripe suína. Tomava antibióticos permanentemente (uma enorme sobrecarga para o trato gastrointestinal, pois esse tipo de medicamento mata os organismos saudáveis necessários para a digestão). No lugar da venturosa paz do útero, do sono suave e dos beijos sem fim da primeira infância, Will sofria constante desconforto, invasões ao seu corpo e escaramuças com a morte, enquanto seus pais observavam impotentes.

WILL TORNOU-SE UM bebê inquieto, acordando sempre por volta de 1h da manhã e permanecendo acordado durante quatro a cinco horas por noite, inconsolável. Liz e seu marido, "Frederick", passaram dois anos e meio dormindo apenas duas a três horas por noite. Will não gostava da comida nem mesmo de qualquer textura na boca, ou de qualquer substância úmida nas mãos. Batia os braços, como fazem muitas crianças com distúrbios de desenvolvimento. Passava a maior parte do dia debaixo de uma mesa ou de um sofá, esforçando-se por sentir pressão na parte intermediária do corpo. Quando ia para a cama, sentia a mesma peculiar necessidade do peso de cobertores que era sentida por Tomatis.

O desenvolvimento da linguagem de Will foi atrasado. Sua primeira palavra foi "Dada" (papai) aos 10 meses, mas não a empregava para identificar o pai. Ficava cinco minutos repetindo a palavra. Aos quinze meses, tinha um punhado de palavras no seu vocabulário, mas não as utilizava para se comunicar — e sim para fazer "ruídos". Parecia surdo, pois não atendia pelo nome. Não engatinhava nem andava. Mas os pais percebiam que, apesar dos problemas, assim que ficava aliviado de todos os tormentos, ele era um bebê afetuoso.

Aos 15 meses, os médicos de Will disseram que ele devia tomar a vacina de sarampo, caxumba e rubéola; considerando-se a debilidade do seu sistema imunológico, se alguém tinha probabilidade de contrair essas doenças, era ele mesmo. Três semanas depois, ele teve uma febre de 40 graus e ficou inconsciente. Os médicos da emergência suspeitaram de meningite. Porém, quando tentavam inserir uma agulha intravenosa, ele recobrou a consciência. Debateu-se tanto que foram necessárias oito pessoas durante meia hora para controlá-lo. Liz olhou bem nos seus olhos enquanto ele era dominado. Para ela, eles diziam: "Por que deixa que façam isso comigo?"

Depois desse episódio, adquiriu verdadeiro horror a agulhas e qualquer tipo de coibição.

NESSE MOMENTO, ELE parou de falar. A partir dos 16 meses, Will não pronunciou uma única palavra. Sua personalidade mudou — ele se voltou sobre si mesmo. Era difícil saber qual dos muitos problemas provocara seu silêncio. "Aos 18 meses", conta Liz, "ele não brincava com nenhum brinquedo. Parecia absolutamente autista. Virava um carrinho de cabeça para baixo e fazia girarem as rodas — mas nunca brincava de carrinho mesmo. Mostrava-se obsessivo muito além do que era compreensível, abrindo e fechando cada porta durante horas seguidas." Ele corria em torno dos móveis, como se estivesse tentando ver a frente, os lados e a parte traseira ao mesmo tempo. Botava uma folha de papel sobre a mesa e girava ao seu redor. Fora do seu ambiente habitual, num shopping center, era incapaz de processar todos os novos estímulos. Na pracinha, não brincava no escorrega nem no balanço. Limitava-se a correr para baixo e para cima ao longo da cerca.

Will não era capaz de ler as necessidades do próprio corpo, não sabia se estava com fome ou com sede, nunca se dirigia ao armário para pegar comida nem tentava beber algo. Andava na ponta dos pés, ação que se costuma observar em crianças com problemas de desenvolvimento — a persistência de um reflexo "plantar" primitivo. (O reflexo plantar ocorre quando um médico golpeia a planta do pé e o dedão da pessoa volta-se para cima de maneira reflexa; está presente em crianças muito pequenas. Normalmente deve desaparecer, mas quando isto não acontece, indica algum problema cerebral.) Ele se mostrava tão descoordenado em virtude da baixa tonicidade muscular que não conseguia segurar um lápis ou uma colher.

Incapaz de falar, mas em sofrimento por tanto tempo, ele possuía um jeito terrível de descarregar as emoções. Quando tinha um ataque de fúria, mordia a própria mão ou os braços, e, em virtude do tônus muscular excepcionalmente baixo, era capaz de inclinar-se para a frente e morder a própria barriga, sangrando. Depois, "ficava mais calmo, como se fosse uma liberação", conta Liz. "Olhando os vídeos daquela época, o sofrimento em seus olhos é inacreditável."

A família foi encaminhada a uma especialista em desenvolvimento. "Minha vida mudou para sempre", diz Liz, "pois ouvi de uma pediatra muito experiente que ele tinha *comprometimento cognitivo muito grave, em decorrência de lesão cerebral*, e tinha a idade mental de um bebê de 6 meses, embora já tivesse 2 anos e 2 meses. A médica passou uma hora com Will. Apresentou-lhe um conjunto de utensílios para chá e pediu-lhe que fizesse chá. Ele se limitou a empilhar as xícaras, derrubando-as em seguida. Ela também aplicou nele o teste britânico de autismo, que não evidenciou sinais do transtorno. Disse ainda que ele *não* melhoraria, e que, ao chegar aos 13 anos, provavelmente teria a idade mental de uma criança de 2 anos."

Liz questionava a forma como os médicos se mostravam tão seguros do prognóstico de Will, ganhando fama de "mãe neurótica" junto às equipes do Serviço Nacional de Saúde. Lia incansavelmente sobre bebês prematuros e, em janeiro de 2011, encontrou relatos sobre crianças que pareciam com Will num livro de Sally Goddard Blythe intitulado *Reflexes, Learning and Behavior* [Reflexos, aprendizado e comportamento]. Liz enviou uma longa descrição de Will ao Instituto de Psicologia Neurofisiológica dirigido por Goddard, e Peter Blythe, o neuropsicólogo que fundara o instituto, entrou em contato com ela, pedindo que levasse filmes de Will desde o nascimento. Liz perguntou-lhe se havia na Inglaterra alguém que pudesse ajudá-los, "e ele respondeu: 'Não. Só um homem pode ajudar Will. E esse homem está em Toronto.'"

"Chegamos ao Canadá. Eram dias de neve intensa em março", conta Liz. Will estava com quase 3 anos e não dizia uma palavra havia dezoito meses. Não conseguia dormir, caminhava nas pontas dos pés, estava constantemente frustrado e em perpétua movimentação.

Paul Madaule examinou-o e ficou convencido de que seus problemas eram basicamente neurológicos, em sua maioria ligados ao sistema de equilíbrio (o aparelho do ouvido, apresentado no capítulo 7) e à maneira como se relacionava com as áreas cerebrais relevantes que processam o equilíbrio.

Tomatis enfatizara que os ouvidos têm duas funções diferentes. A cóclea, ou "ouvido de ouvir", como Tomatis a chamava, processa o som audível. Detecta o espectro sonoro de 20 a 20 mil hertz. O aparelho vestibular, ou "ouvido do corpo", na expressão de Tomatis, normalmente detecta frequências inferiores a 20 hertz. As pessoas vivenciam o espectro mais baixo dessas vibrações, 16 hertz ou mais lento ainda, como sendo "rítmico", pois elas são suficientemente lentas para que o ouvinte perceba *os intervalos* entre as ondas individuais. Essas frequências muitas vezes induzem a certo movimento corporal.

Tomatis chamava o aparelho vestibular de "ouvido do corpo" porque os canais semicirculares no seu interior funcionam como uma bússola para o nosso organismo, detectando sua posição no espaço tridimensional e a maneira como ele é afetado pela gravidade. Um canal detecta o movimento no plano horizontal, outro, no plano vertical, e um terceiro quando estamos nos movendo para a frente ou para trás. Os canais contêm pequenos pelos banhados num fluido. Quando movimentamos a cabeça, o fluido agita os pelos, que mandam um sinal ao nosso cérebro, informando que aumentamos a velocidade em determinada direção. Os sinais provenientes do aparelho vestibular viajam por um nervo até um aglomerado de neurônios no tronco cerebral, os chamados núcleos vestibulares, que processam os sinais e enviam comandos aos músculos para que se adaptem, assim preservando o equilíbrio. O "ouvido do corpo" permite que os bebês deixem a posição eminentemente horizontal de criaturas que engatinham com grande cabeça para se porem eretos sobre pés estreitos, e para caminhar sem cair.

Os especialistas ingleses haviam presumido que o motivo que levava Will a correr em torno dos móveis e outros objetos era que não conseguia vê-los em três dimensões, dando assim uma volta em torno deles para detectar sua profundidade. Paul tinha opinião diferente. Achava que o cérebro de Will tinha "fome" de estímulo vestibular, em virtude de um problema dessa ordem. Correndo em torno dos objetos, ele tentava estimular seu sentido do equilíbrio, que normalmente absorve estímulos dos canais semicirculares do ouvido, das plantas dos pés e dos olhos, todos eles elementos que fornecem importantes estímulos sensoriais para a orientação espacial.

Normalmente, quando uma criança volta a cabeça para olhar alguma coisa enquanto caminha, seu sentido vestibular informa-lhe que é ela mesma que se movimenta, e não aquilo que está olhando. Mas quando Will movia a cabeça, achava aquilo para onde estava olhando que se movimentava, o que o deixava fascinado e energizado, de tal maneira que era capaz de se movimentar durante horas sem se cansar. E como tinha um problema vestibular, sentia instabilidade no corpo e tinha sempre a sensação de que estava num barco balançando, sempre em movimento, e, como seu mundo se movimentava, ele também tinha de se mover.

Um dos motivos pelos quais Will queria objetos pesados sobre o corpo era o fato de não ser capaz de dizer onde seu corpo se encontrava *no espaço*, consequência da deficiência da função vestibular. O sistema de equilíbrio dá à pessoa a sensação de estar em solo firme, aterrada e presa, tão necessária para um estável e resolvido senso de si mesmo. As crianças nascidas prematuramente são privadas do tempo normalmente proporcionado pela natureza para se sentirem protegidas no conforto do útero; nascem antes de o cérebro ser capaz de filtrar as sensações desnecessárias, e assim sentem-se agredidas pelos estímulos. Paul acreditava que Will queria sentir pressão sobre o corpo na tentativa de absorver todas as sensações e experiências como parte de um *self* único — uma maneira de "se integrar". As enfermeiras que trabalham com bebês prematuros muitas vezes os envolvem fortemente em cobertores, o que os acalma. Will estava se aconchegando sozinho.

A comunicação não verbal de duas vias dizia a Paul que o menino era capaz de entender que as outras pessoas tinham uma mente; essa constatação significava, pela definição comum, que Will não era autista. Mas ele tinha o que Paul chamava de "sintomas periféricos de autismo", como caminhar na ponta dos pés e hipersensibilidade. Dez semanas de prematuridade, seguidas de dois anos brutalmente traumáticos, tinham levado ao que Paul chamava de "passos em falso no desenvolvimento". E Will sofria "do desconforto e do medo decorrentes de estar perto da morte, que os adultos podem verbalizar, mas não as crianças, embora estou convencido de que têm um impacto em crianças pequenas". A impressão de Paul era que o diagnóstico britânico estava certo dentro dos seus limites — partes do cérebro de Will de fato podiam ser "irreparáveis" —, mas deixava de lado a possibilidade de que talvez não tivesse se desenvolvido normalmente por não ter recebido os estímulos necessários, no momento necessário, para despertar um desenvolvimento normal. Paul não tinha como saber quais sintomas de Will decorriam da morte de células cerebrais, e quais derivavam de atrasos globais no desenvolvimento. Entretanto, como sabia que o cérebro é neuroplástico, sua abordagem era esta: "Vamos estimular o cérebro de Will e ver o que acontece."

Os PRIMEIROS QUINZE dias do tratamento de Will foram dedicados à fase passiva. Durante uma hora e meia, ele ouvia Mozart pelos fones de ouvido, assim como a voz da mãe lendo versinhos infantis, em ambos os casos com filtragem. Em seguida, Paul tocava para ele cantos gregorianos sem filtragem, entoados por um coro de vozes masculinas. Essas frequências gregorianas destinavam-se a deixá-lo relaxado, após intensa estimulação sonora. O ritmo do canto combinava com a respiração e os batimentos cardíacos de um ouvinte calmo e relaxado. Para Liz, era como se Will quase imediatamente soubesse que esse processo o estava ajudando. A cada manhã ele parecia mais ansioso que na véspera para sair do seu carrinho, subir os degraus, abrir a porta e começar.

Paul disse a Liz que Will podia dormir muito enquanto ouvia música, e foi o que aconteceu. Previu também que, pelo fim da primeira semana, ele provavelmente começaria a dormir melhor. Na sexta noite, Will dormiu a noite inteira pela primeira vez na vida.

"Foi absolutamente inacreditável", conta Liz, chorando. "Quando alguém diz que uma coisa assim vai acontecer — e que vai mudar a vida do seu filho —, a gente fica esperando mesmo."

Na primeira vez em que Will ouviu a voz altamente filtrada da mãe — tão filtrada que Liz não foi capaz de reconhecê-la —, começou a olhar mais para ela e a se conectar mais profundamente com ela. Queria mais interação, sentando perto dela e tentando participar de suas atividades, ou então puxando-a para si. Cedeu um pouco a sua frustração e a sua raiva em relação a ela. "Era como se ele soubesse que era eu", conta Liz. Mas isto não deixava de ser intrigante, pois afinal de contas ele ouvira sua voz sem filtragem a vida inteira. Embora as crianças não identifiquem conscientemente a voz da mãe com um som de assobio, Paul e sua equipe constantemente veem crianças que não demonstravam capacidade de conexão, ou apenas de maneira limitada e ambivalente, abraçarem espontaneamente a mãe pela primeira vez, estabelecendo contato visual e evidenciando sinais de ternura. Crianças imperativas tornam-se mais calmas; crianças muito comportadinhas começam a extravasar de uma maneira animada e saudável; e, na maioria dos casos, tornam-se melhores ouvintes e falantes. Paul escreveu: "É como se o som filtrado da voz da mãe aumentasse o desejo da criança de nascer para um mundo no qual o som e a linguagem são um meio de comunicação."[18] Certas crianças autistas começam balbuciando. Em seguida, por alguns dias, gritam sons agudos, e então começam a falar e a fazer contato visual. Adultos que fazem o treinamento com a voz da mãe podem sentir-se menos tensos, dormir melhor, expressar mais emoções (tanto agradáveis quanto desagradáveis) e tornar-se mais energizados.

Paul também fez uma previsão sobre a linguagem de Will. Segundo Liz, "ele foi muito específico e disse: 'Vão ocorrer mudanças de linguagem no quarto dia.'" E no quarto dia Will disse sua primeira palavra. Ele estava no chão, ouvindo música filtrada, e falou "*lion*" enquanto colocava a imagem de um leão num quebra-cabeça. Era a primeira palavra que ele usava em contexto. No dia seguinte, colocando o número 8 num quebra-cabeça, ele disse "*eight*". Pronunciava uma nova palavra a cada dia, sempre enquanto ouvia música filtrada. No último dia em Toronto, Darlah Dunford, uma das terapeutas de Will, colocou-o num balanço e disse: "Um, dois e três!", empurrando-o várias vezes. Ficou repetindo "Um, dois..." mas sem soltar o balanço até que ele dissesse a última palavra. Ele completou a frase, dizendo "Três!", e ela o empurrou.

Passados quinze dias, Will já sabia dez palavras, usava-as em contexto, dormia a noite inteira e pela primeira vez brincava de maneira adequada com os brinquedos. Não se movimentava mais o tempo todo. E parou de morder a própria barriga até sangrar.

A voz da mãe desempenha um papel especial no tratamento de crianças prematuras — trata-se de um dos aspectos mais estranhos da técnica de Paul, mas que ficou parecendo ainda mais estranho quando Tomatis desenvolveu-o pela primeira vez. Sabe-se hoje que um feto é capaz de reconhecer a voz da mãe, mas quando Tomatis afirmou pela primeira vez que um feto em maturação — enroscado no útero, curiosamente, na forma de um ouvido — era capaz de ouvir sons e reconhecer a voz da mãe, as escolas de medicina ensinavam que os fetos e até os recém-nascidos não eram capazes de ter consciência. O argumento — que ainda era invocado rotineiramente na década de 1980 — era que o sistema nervoso do bebê ainda não estaria completo. O bebê ainda por nascer não passaria de um girino totalmente desprovido de inteligência.

No início da década de 1980, alguns cientistas (e especialmente o psiquiatra Thomas Verny, de Toronto) reuniram estudos provando que o feto tem experiências no útero. Até então, só algumas mães (acreditando que fazia sentido cantar para seus fetos) e uns poucos psicanalistas (entre eles D. W. Winnicott)[19] sustentavam que o bebê ainda por nascer tinha percepção e sentimentos. Freud e Otto Rank, que acreditavam que o nascimento pode ser traumático, concordavam com tais ideias. Tomatis leu a respeito da percepção dos bebês no útero num trabalho do neurologista neonatal André Thomas, que demonstrou que os recém-nascidos, cercados por adultos conversando, voltam-se apenas para a voz da mãe. Tomatis escreveu que isso deve indicar o reconhecimento "da única voz da qual ele ou ela tinha consciência ainda no estágio fetal".[20]

"Minha própria experiência como bebê prematuro muitas vezes despertava e orientava minha *libido sciendi*,"[21] ou o desejo de conhecer, escreveu Tomatis. Na década de 1950, ansioso por entender melhor as origens da escuta, ele se perguntava como seria se um bebê ouvisse a voz da mãe no útero — dentro do corpo dela. Para descobri-lo, construiu um útero artificial e o encheu de fluido, para replicar os sons do ambiente intrauterino. Equipou o "útero" com microfones à prova d'água, e do seu interior tocava gravações sonoras feitas na barriga de mulheres grávidas. Escutando-as, ele ouvia sons profundamente relaxantes: dos intestinos, o borbulhar de fluidos, semelhante ao de um regato; o ritmo da respiração da mãe, indo e vindo como ondas; seus batimentos cardíacos; e, à distância, os sons fracos de sua voz. Ele encarava o nascimento prematuro como um trauma emocional enfrentado pelo bebê em parte por causa da súbita perda de todos esses sons. Sugeriu que a voz da mãe fosse transmitida para as incubadoras, para acalmar os bebês prematuros, prática que foi adotada em certas partes da Europa. E, para ajudar pessoas que enfrentavam problemas auditivos desde a primeira infância, começou a usar a voz materna no Ouvido Eletrônico, filtrada de maneira a soar como no útero.

Em 1964, os cientistas haviam demonstrado que o tímpano e os ossos internos do ouvido já atingem o tamanho da *idade adulta* na metade da gravidez;[22] que nessa idade o nervo acústico já amadureceu, podendo conduzir sinais; e que o lobo temporal, que processa o som, também já está praticamente funcionando. Mais adiante, ultrassons 3D e métodos de monitoramento de ondas cardíacas e cerebrais no feto demonstraram que os bebês ainda não nascidos reagem a vozes. Estudos recentes confirmam que o feto é capaz de diferençar a voz da mãe de outras vozes. Barbara Kisilevsky e seus colegas, trabalhando com sessenta mães grávidas (em média com 38,2 semanas de gestação), tocaram uma gravação da voz de cada uma delas, 10 centímetros acima do abdômen.[23] Ficou constatado que os batimentos cardíacos do feto aumentavam, mas não quando tocavam vozes de estranhos. Estudos recentes corroboraram a descoberta de André Thomas de que os recém-nascidos preferem a voz da mãe à de estranhos,[24] dando preferência também a histórias lidas para eles pelas mães nas seis últimas semanas de gravidez, em comparação com novas histórias.[25] Imediatamente depois do nascimento, os recém-nascidos são capazes de distinguir a "língua materna" — a linguagem que a mãe falava enquanto estavam no útero —[26] de outra linguagem, e os recém-nascidos dispõem de redes neurais sensíveis à fala nativa antes do nascimento.[27]

Tomatis acreditava que todas as crianças ainda por nascer, ao longo dos quatro meses e meio em que seus ouvidos funcionam no útero, ficam "apegadas" à única voz que ouvem murmurando uma linguagem que não entendem. Havia quem argumentasse: "Mas o contato entre uma criança e a mãe não é basicamente de natureza física?" E ele respondia: "A linguagem também tem uma dimensão física. Ao provocar vibrações no ar circundante, ela se torna uma espécie de braço invisível através do qual 'tocamos' a pessoa que nos ouve, em todos os sentidos da palavra."[28]

Paul explica da seguinte maneira: "Não nos relacionamos diretamente com as pessoas, mas através da nossa voz. *Ela é um meio.* O cérebro é um usuário de ferramentas, e a voz é uma ferramenta." A criança no útero ouve muitos sons de frequências baixas (como os batimentos cardíacos e a respiração), e então a voz da mãe, que tem frequências baixas mas também as frequências altas da fala, surge ocasionalmente nesse ambiente.[16]

Paul prossegue: "Podemos imaginar a criança no útero fazendo uma primeira tentativa de se 'conectar' com o som mais agradável da voz da mãe. Mas ao contrário do rádio, por exemplo, a voz nem sempre está 'ligada', e o feto não é capaz de controlá-la. Tem de esperar que apareça para desfrutar dela. Surge assim a primeira motivação para voltar-se para fora. Segue-se a primeira gratificação — o prazer de ouvir de novo esse som. Esse silencioso 'diálogo' inicial dá origem à escuta. [...] Muitas mães percebem e reagem à silenciosa busca de diálogo com o filho no útero. Cantam repetidas vezes a mesma canção. [...] A criança no útero não entende o significado das mensagens enviadas pela voz da mãe. O que 'entende' é a carga emocional dessas mensagens."[29]

WILL REAGIU PROFUNDAMENTE à terapia da escuta: dormia melhor, falava, estabelecia ligações emocionais mais estreitas e se mostrava capaz de regular as próprias emoções. A essa altura, havia concluído os quinze dias da fase passiva. Paul disse que Will precisaria de seis semanas para que seu cérebro consolidasse os ganhos. O seu desenvolvimento teria prosseguimento, mas, à medida que começasse a se comunicar pela primeira vez, também viria a desenvolver novas frustrações. Paradoxalmente, essa mudança seria um sinal de progresso.

Quando a família voltou à Grã-Bretanha, Will continuou a se desenvolver. Chegou a 22 palavras, seu sono agora era "fantástico", seu apetite melhorou e muitos dos sintomas inusitados desapareceram. Ele não sentia mais necessidade de acumular peso sobre o corpo, correr ao redor das mesas, ver objetos de diferentes ângulos, nem abrir e fechar portas. Brinquedos com os quais nunca brincara passaram a ser usados adequadamente.

Seis semanas depois, em maio de 2011, eles retornaram a Toronto para uma segunda visita de quinze dias, dando início à fase ativa. Will voltou a ouvir música filtrada, mas também sua própria voz filtrada enquanto falava ou cantava. Ao longo desse período, seu vocabulário aumentou, ele passou a se comunicar melhor e ficou mais calmo. Como já era capaz de expressar seus pensamentos e emoções, não se enfurecia nem se mordia quando frustrado, e agora Liz podia argumentar com ele. Progrediu para brincadeiras e jogos de personificação, e sua imaginação floresceu. A estimulação sonora havia despertado seu cérebro de tal maneira que pela primeira vez ele desenvolveu o sentido do olfato.

Como Paul previra, contudo, também se mostrava frustrado com frequência. Dois ou três dias depois de iniciada a segunda fase do tratamento, tendo começado a se comunicar, ele subitamente passou a manifestar intensa contrariedade e a ter ataques de fúria quando os pais não o entendiam imediatamente. Após saborear a comunicação, ele queria o máximo possível. Até que, passado um mês, a frustração diminuiu com a mesma rapidez com que surgira.

"Paul disse que até o Natal ele estaria falando frases", conta Frederick, "e foi o que ele fez, literalmente, uma semana antes do Natal."

Paul desenvolvera um Ouvido Eletrônico portátil, chamado LiFT (de Listening Fitness Trainer, ou Treinador de Acuidade Auditiva), e entregou um exemplar a Liz, para que levasse de volta para casa na Inglaterra. Paul mantinha-se em contato por Skype, alterando o programa de Will conforme as necessidades. No fim de 2012, terapeutas da fala e da linguagem na Inglaterra declararam que a linguagem, a fala e a compreensão de Will eram adequadas à sua idade, então de 4 anos. Em questão de dezoito meses, com ajuda de Paul, ele percorrera mais de quatro anos de desenvolvimento da linguagem, pois na verdade, aos 4, lia e compreendia no nível de uma criança de 6 anos. Frederick ficou encantado no dia em que Will leu a palavra *cientista*, pensando: "Dois anos atrás, ele nem era capaz de falar!" Em setembro, a consultora pediátrica britânica desculpou-se, dizendo que tinha "se equivocado completamente", reconhecendo que o progresso de Will a deixava absolutamente perplexa e que a partir de então passaria a encaminhar outras crianças como ele para a terapia da escuta.

A AVALIAÇÃO INICIAL da consultora pediátrica — de que Will não progrediria — certamente se originava na doutrina do cérebro inalterável, tal como a aprendera e ainda era aplicada nos casos de bebês prematuros. Embora muitas vidas prematuras sejam salvas, estatísticas de longo prazo indicam que entre 25 e 50% desses bebês (que não passaram pela terapia da escuta) têm deficiências cognitivas e de aprendizado, problemas de atenção, dificuldades de interação social — e muitas vezes paralisia cerebral. O ponto de vista dos médicos tradicionais tem sido de que esses déficits catastróficos só podem ser causados pela morte de células cerebrais.

Mas um estudo realizado em 2013 por Justin Dean e Stephen Back mostra que, mesmo quando enfrentam uma catástrofe tão mortal quanto falta de oxigenação cerebral, as células cerebrais dos fetos de carneiros não necessariamente morrem, embora tal ocorrência possa diminuir o número de ramificações neurais e de conexões sinápticas entre neurônios. Esses fetos privados de oxigênio apresentam volume cerebral menor que o normal, que no entanto *não* é causado pela perda global de neurônios. O menor volume cerebral é causado na verdade pela falta de conexões entre os neurônios. Os neurônios têm menor quantidade de ramificações dendríticas para receber sinais de outros neurônios, e os ramos de que dispõem são mais curtos, havendo menor número de sinapses entre eles.[30] Os neurônios não tinham amadurecido adequadamente. Dean e seus colegas concluíram: "Nossas descobertas questionam a concepção atual de que as deficiências cognitivas e de aprendizado em prematuros sobreviventes decorrem principalmente de lesões cerebrais irreversíveis resultantes de degeneração neuronal."[31]

Mesmo sem privação de oxigênio, a prematuridade contribui para um menor número de conexões entre os neurônios porque o aumento rápido das ramificações fetais dos neurônios fetais ocorre geralmente no último terço da gravidez — o período em que a maioria dos bebês prematuros é expelida do útero. O problema é que os médicos tradicionais não são treinados para usar a atividade mental ou a estimulação sensorial para "enganchar" neurônios desconectados e ajudá-los a amadurecer, treinamento que tiraria vantagem do fato de que "neurônios que disparam juntos se conectam entre eles". Foi necessário o trabalho de especialistas como Alfred Tomatis e Paul Madaule para encontrar maneiras de estimular os neurônios a disparar juntos e se conectar, pois a experiência cotidiana — que não faltava a Will — é insuficiente para tal. Antes de ser capaz de fazer uso da experiência cotidiana para amadurecer, ele teve de percorrer os passos que descrevi: nos primeiros dias, precisava da necessária *neuroestimulação*, que acionava as partes do seu cérebro responsáveis por *neuromodular* a excitação. Ele recebeu a neuroestimulação e começou a dormir bem. Esse estado de *neurorrelaxamento* permitiu-lhe acumular energia, de tal maneira que logo estaria dando enormes saltos no desenvolvimento da linguagem e na discriminação sensorial, um indício de *neurodiferenciação*.

Estamos em junho de 2013, e Will voltou ao Centro da Escuta para sua terceira visita. Estamos na sala sensorial, cheia de balanços, redes e brinquedos de diferentes texturas. Will ouve música filtrada com os fones de ouvido por cima da espessa cabeleira loura. Tem bochechas róseas e é um encantador e desconcertante tagarela.

— Olá! — vai logo dizendo-me com grande cordialidade, e fazendo bom contato visual. Darlah está de pé junto a um espelho no chão, segurando um tubo de loção, e pergunta a Will:

— Quantos esguichos fazemos?

— Sete! — diz ele alegremente. — Posso patinar nele?

— Sim — responde Darlah, ajudando-o a tirar as meias e lançando sete esguichos no espelho. Will põe-se de pé na superfície escorregadia e movimenta os pés sobre ela. Cai, acha muita graça e brinca com a loção, espalhada por todo o seu corpo. É exatamente aquele mesmo menino que não tolerava texturas melosas ou grudentas. Ele se levanta e começa a correr.

Will está aprendendo a integrar os estímulos sensoriais, o movimento motor, o equilíbrio e a coordenação. O fato de que tinha dificuldade de integrar estímulos sensoriais podia ser visto por sua hipersensibilidade ao som e às sensações táteis, por sua necessidade constante de movimento e pela falta de coordenação.

Quando Paul trabalha com crianças incapazes de falar ou com fala imatura ou atrasada, muitas vezes constata que fazê-las movimentar-se num balanço enquanto usam o Ouvido Eletrônico estimula sua fala, evidenciando a interação entre o aparelho vestibular e a cóclea. Ele observou que o movimento naturalmente induz à fala, e as mães, sacudindo os bebês no colo, estão estimulando seu sistema vestibular, abrindo caminho para a fala.

Tomatis enfatizava que temos duas maneiras de assimilar o som. Primeiro, o *ar* conduz ondas sonoras pelo canal auditivo até a cóclea; é a chamada condução aérea. Depois, as ondas sonoras vibram diretamente contra os *ossos* do crânio, que conduzem o som até a cóclea e o aparelho vestibular. É a chamada condução óssea. Tomatis constatou que era mais fácil influenciar o aparelho vestibular através da condução óssea porque ela conduz frequências mais baixas particularmente bem. Foi assim que introduziu um pequeno dispositivo vibratório nos fones do Ouvido Eletrônico, diretamente encostados no crânio. Desse modo, os fones de ouvido de Will estavam equipados com um vibrador de condução óssea. Seu impacto no seu sistema vestibular acarretou uma diminuição radical de sua necessidade de "se movimentar" quando olhava para objetos, pois já não estava mais carente de estimulação vestibular. A estimulação do seu aparelho vestibular disfuncional (que o fazia sentir-se como se estivesse sempre se movimentando) resolveu o problema, permitindo que se sentisse cada vez mais à vontade no próprio corpo, menos desajeitado e mais aterrado.

O Centro da Escuta usava medidas objetivas para acompanhar o funcionamento vestibular de Will. Quando uma pessoa com um aparelho vestibular saudável senta-se numa cadeira giratória que então é rapidamente rotacionada e repentinamente parada, seus olhos se voltam rápida e abruptamente, muitas vezes, na direção oposta à rotação. Esse reflexo normal, conhecido como nistagmo pós-rotatório,[32] é um sinal de que o aparelho vestibular está detectando movimento corpóreo e enviando sinais aos olhos para reajustar a direção do olhar. Mas muitas crianças com atrasos no desenvolvimento ou com espectro autístico não têm nistagmo pós-rotatório. Quando Darlah girou Will pela primeira vez e o parou de repente, seus olhos permaneceram parados. Mas há cerca de dois dias, quando voltou a fazê-lo, o menino disse: "Estou me sentindo estranho", e seus olhos evidenciaram nistagmo pela primeira vez — sinal de que seu aparelho vestibular entrava em funcionamento. Quando ela pediu que ele explicasse o que era "sentir-se estranho", constataram que estava tonto, uma nova experiência para ele.

Pouco antes de sua mais recente visita, Will teve de se submeter a uma cirurgia para retirada de adenoides. Como cada operação desencadeia os traumas não resolvidos de cirurgias anteriores, Will regrediu um pouco em seu comportamento e suas capacidades.

— Ontem — conta Liz — ele tropeçou, caiu e me perguntou: 'Por que você deixou que eu caísse?"

— Quando alguma coisa dá errado, ele põe a culpa na mãe. Nunca põe a culpa em mim — acrescenta Frederick, intrigado.

— Ouço isto o tempo todo — diz Paul. — Do ponto de vista da criança em sofrimento, a mãe é a causa de todas as suas dores. Aquela que me deu a vida também me dá todos os problemas da vida. O que faz com que as mães se sintam, indevidamente, muito culpadas. Fazemos o possível para impedi-lo, com aconselhamento, mas uma outra maneira de acalmar essa criança é usar a voz dela, a voz da mãe, que pode ser muito relaxante nessa situação.

Para resolver o problema, Paul tocou para Will a gravação da voz de Liz, o que rapidamente o acalmou. Eis a força retificadora da voz filtrada, soando exatamente como soava no santuário do útero, antes de se iniciarem os problemas da sua vida.

Dois dias depois, é o aniversário de 5 anos de Will no Centro da Escuta. Ele não está apenas falando: seu vocabulário tornou-se decididamente sofisticado. Quando Darlah aparece com duas sacolas de presentes — brinquedos aos quais ele se afeiçoou na sala sensorial —, ele comenta:

— Puxa vida, não esperava *tudo isso*! — E dá um forte abraço em Paul. Bebe então um pouco da água do filtro e vai descartar o copo. Vendo duas cestas de lixo lado a lado, lê em voz alta os dizeres numa delas: — Copos recicláveis aqui.

Chega a hora do bolo, e ele acha graça.

— Hip, hip, urra! — grita com seu sotaque inglês de menininho, começando a dançar. — É um bolo branco! — exclama, soprando as velas. — Vamos distribuir para todo mundo? — pergunta a Liz, sutilmente induzindo-a a começar a cortar o bolo.

Liz comenta:

— Na noite passada, ele perguntou: "Mamãe, de manhã eu terei crescido?" E eu respondi: "Bem, só olhando no espelho." Foi o que ele fez, dizendo: "Olha só, meu pescoço aumentou!"

Hoje ele é um menino feliz — faz piadas e brincadeiras —, e embora Liz, Frederick, Paul e eu conversemos sobre a eventual necessidade de trabalhar para superar os terríveis traumas dos primeiros anos de vida — episódios nunca mencionados por ele —, por enquanto, se ninguém tentar coibi-lo fisicamente, ele evidencia o mais agradável, extrovertido e afável dos temperamentos, cheio de afeto.

Will está frequentando uma escola pública normal.

Muito feliz por ele, Paul inclina-se na minha direção e comenta:

— Reconheço que a neuroplasticidade é a capacidade do cérebro de mudar a qualquer momento, em qualquer idade. Mas quando temos a oportunidade de usá-la precocemente, como no caso de Will, podemos fazer muito mais coisas. Se ele tivesse esperado mais dez anos, teria ficado muito danificado. Poderíamos ajudá-lo então, mas estaríamos lidando com uma criança que enfrentara anos de luta, completamente perdida nos seus sentidos, incapaz de formar uma frase, incapaz de expressar sentimentos e necessidades, e todas essas experiências ter-se-iam acumulado, deixando-o trancado em si mesma.

Liz, Frederick, Will e sua irmãzinha voltam hoje à noite para a Inglaterra. Lá, a família ampliada de Will mostra-se incrédula.

— Eles não conseguem entender — conta Liz — que Will tenha ouvido Mozart filtrado, canto gregoriano e a voz da mãe, e isso tenha mudado sua vida. É simplesmente surreal.

— Para nós, foi como um milagre — intervém Frederik. — Mas é tudo verdade. Todos os especialistas e consultores, exceto Peter Blythe, diziam que ele sofrera lesões cerebrais e teria um ano e meio de idade mental pelo resto da vida. E a maioria das pessoas aceitava. Mas ela — e ele aponta o dedo trêmulo para Liz, que segura a filhinha de 1 ano de idade — não acreditava.

Olho então para Liz, fazendo pular a filhinha saudável no colo. Ela tem cabelos loiros e olhos muito sinceros; está usando uma calça jeans estilosamente rasgada e, apenas por este momento, chega a parecer uma mãe como outra qualquer, numa festa alegre e perfeitamente comum para o aniversário de 5 anos de seu filho.

III. RECONSTRUIR O CÉREBRO DE BAIXO PARA CIMA

AUTISMO, DÉFICIT DE ATENÇÃO E DISTÚRBIO DO PROCESSAMENTO SENSORIAL

Durante mais de cem anos, a maioria dos neurocientistas considerava que o cérebro tinha uma "parte de cima" e uma "parte de baixo". Embora a maioria dos cientistas não estivesse de acordo sobre a localização da linha separando uma da outra, quase todos concordavam que a parte frontal da fina camada exterior do cérebro, chamada córtex frontal, era "o superior". Considerava-se que essa área cortical frontal processava os atributos humanos "superiores", como a capacidade de raciocinar, planejar, controlar impulsos, concentrar-se por longos períodos, usar o pensamento abstrato, tomar decisões e imaginar o que os outros estão pensando e sentindo. A ideia firmou-se inicialmente porque lesões nessas regiões superiores geravam problemas com todas essas funções mentais.

Como muitos distúrbios psiquiátricos da infância afetam essas capacidades "superiores", os tratamentos desses problemas destinavam-se às estruturas corticais frontais. Mas esses tratamentos não são particularmente eficazes. Em geral, empenham-se em controlar ou diminuir os sintomas, e nenhum deles cura o cérebro ou elimina definitivamente os problemas. Neste capítulo, adoto uma abordagem diferente, mostrando que a terapia sonora funciona inicialmente de baixo para cima; que é capaz de reprogramar melhor o cérebro; e que esses resultados muitas vezes são permanentes.

Um dos motivos pelos quais a terapia sonora não tem ganho mais atenção é que a estrutura do cérebro na qual tem maior impacto — o cérebro subcortical — ainda não foi muito bem entendida. Ela é "sub" porque fica por baixo da fina camada superior do cérebro, o córtex. É, portanto, anatomicamente inferior, ou mais próxima da base.

Infelizmente, o cérebro subcortical às vezes também foi considerado muito menos sofisticado do que realmente é. Os motivos são vários. Em primeiro lugar, por se encontrar numa parte mais interna do cérebro, o cérebro subcortical era de difícil acesso com as tecnologias disponíveis durante a maior parte do século XX. Desse modo, era difícil observar e avaliar plenamente o seu papel. Além disso, o cérebro subcortical é a única estrutura cerebral que existe em muitos animais mais simples, e como esses animais não têm as capacidades "sofisticadas" de pensamento dos seres humanos, presumia-se que o cérebro subcortical é um cérebro mais simples. Com o processo evolutivo, desenvolveu-se uma fina camada exterior no córtex, cercando o subcórtex, e se considerava que ela fora "acrescida" ao cérebro subcortical. Como esses animais mais recentemente evoluídos, dotados de córtex, pareciam mais inteligentes, presumiu-se que sua inteligência superior provinha do córtex, a máxima realização evolutiva. Os seres humanos são os que têm maior córtex. Em virtude do localizacionismo rígido da época, partia-se do princípio de que todas as capacidades superiores do pensamento ocorreriam exclusivamente no córtex. Se uma pessoa tivesse dificuldade no desempenho de alguma atividade complexa do pensamento, a causa devia estar no córtex.

A falácia desse raciocínio está na suposição de que, ao se desenvolver uma nova estrutura na evolução, ela era simplesmente acrescida à estrutura anterior, passando a funcionar independentemente dela. Mas, na verdade, ao surgir uma nova estrutura, as mais antigas se adaptavam; a presença de uma nova estrutura modificava as antigas, passando o velho e o novo a *funcionarem juntos*, holisticamente. Estudos realizados recentemente em animais e seres humanos comprovaram este fenômeno de forma magnífica: eles demonstram que, com a evolução do córtex e o aumento do seu tamanho, as estruturas subcorticais cresceram maciçamente, modificando-se.[33] Mais uma vez, a lição é que a [teoria da] localização, embora seja instrutiva, pode ser levada longe demais, e muitas vezes o é. Nossa visão corticocêntrica não levava suficientemente em conta as contribuições do cérebro subcortical. Sua relevância é demonstrada pelo fato de que, ao ser estimulado por sons, tal estimulação pode levar a uma melhora impressionante das capacidades mentais "superiores" de crianças com os distúrbios psiquiátricos comuns da infância.

RECUPERAÇÃO DE AUTISTAS

Certos observadores poderiam pensar que os muitos e diferentes problemas de desenvolvimento de Will significavam que ele tinha autismo. Mas ele não sofria do que muitos clínicos hoje consideram a principal característica clínica do autismo, a incapacidade de entender que as outras pessoas têm sua mente gerando pouquíssimo interesse em se relacionar com os outros. Will, por mais problemático que fosse, sempre procurava ligar-se aos outros. Em certas crianças, a falta de interesse em fazer conexão com os demais torna-se particularmente óbvia quando tal interesse se manifesta no início da vida, e se perde em seguida.

Jordan Rosen era uma criança saudável e inteligente que parecia se desenvolver de maneira perfeitamente normal, como seus dois irmãos. A única preocupação dos pais, não muito grande, era que, num período em que a maioria das crianças dispõe de um vocabulário de meia dúzia de palavras simples, ele ainda estava na fase do balbucio. Talvez fosse uma coincidência, mas aos 18 meses, uma semana depois de ser vacinado, ele contraiu uma séria gastroenterite. Passou então a se eximir de qualquer contato visual com as pessoas, deixou de atender pelo nome e parecia ter perdido a capacidade de entender expressões faciais. Também parou de brincar e perdeu a capacidade de se conectar emocionalmente com os outros. Sua mãe, Darlene, notou que aparentemente ele não entendia que as outras pessoas tinham mente e sentimentos, tratando-as como se fossem objetos. Um pouco mais crescido, se quisesse beber, ele puxava a mão da mãe na direção da geladeira, como se sua mão fosse uma ferramenta para abrir portas. Passou a se mostrar distante, e quando estava num cômodo com os pais, agia como se não houvesse mais ninguém ali. Ao ouvir determinadas canções, corria pela casa tapando os ouvidos com as mãos, gritando. Mostrava-se enfurecido, descontrolado e inconsolável;[34] batia com a cabeça no chão, na parede e contra Darlene, o dia inteiro. Vez por outra, era expulso da creche por morder os colegas. Quando os médicos não acreditavam na duração e na violência de seus ataques de fúria, Darlene os filmava. Aos 3 anos, ele ainda não tinha uma linguagem, a terapia da fala não ajudava e os médicos diziam que ele talvez nunca viesse a falar. Um pediatra do desenvolvimento e um psiquiatra infantil especializado em autismo, filiado ao Instituto Clarke de Psiquiatria de Toronto, diagnosticaram autismo.

Um dos médicos escreveu: "Jordan tem graves deficiências na comunicação verbal e não verbal e nas interações sociais recíprocas." São sintomas essenciais do autismo. Ele também apresentava "um repertório evidentemente restrito de atividades e interesses, além de certos comportamentos obsessivos", o que significava que fazia a mesma coisa repetidas vezes, sem parar, e não muito mais que isso — outra característica fundamental do autismo. Por diversas vezes, Jordan juntava e alinhava blocos de brinquedo ou talheres. Tornou-se tão obcecado com certos vídeos que a mãe teve de comprar um segundo aparelho para rebobinar o que acabara de ver, pois começava a gritar se seu favorito não estivesse sendo reproduzido constantemente.

Os pais foram informados de que nada poderia ser feito, e de que talvez tivessem de interná-lo definitivamente. Examinando fotos suas antes dos 18 meses, eu via uma criança feliz com um brilho nos olhos; em todas as imagens posteriores, o olhar era vazio ou temeroso.

Um grupo de apoio a pais de crianças autistas reforçou a mensagem de desesperança. Alguém mencionou o Centro da Escuta de Paul, mas só para descartá-lo como um castelo de cartas. "E assim eu resolvi investigar", conta Darlene, uma mulher decidida. Afinal, seu filho não ouvia nem falava e, como muitas crianças autistas, mostrava-se hipersensível às sensações, quase sempre sonoras.[35]

Aos 3 anos, Jordan começou a trabalhar com Paul, que constatou que o menino não tinha realmente uma linguagem: usava as poucas "palavras" do seu repertório como ruídos, fora de contexto, sem a intenção de se comunicar. Depois da terapia da escuta, inclusive com a voz materna, começou a falar, e seu comportamento normalizou-se. Passou então a galgar novos patamares de seis em seis meses, ao longo de vários anos. Veio afinal a fazer amizades, frequentou uma escola normal, formou-se com louvor e foi para a universidade em Halifax.

Em dezembro de 2013, encontrei-me com Jordan para ver o que lhe acontecera a longo prazo. Paul não o via desde o último período de tratamento, em meados da década de 1990. Hoje, Jordan é um bem-apessoado e articulado jovem de 23 anos. Seus olhos brilham, e ele brinca comigo, provocador. Um rapaz encantador. Formou-se recentemente em administração, com pós-graduação em globalização. Contou-me que, para ele, a universidade "foi o melhor período. Conhecer pessoas de lugares e culturas diferentes — mas principalmente pelas festas". Ele sorri. Seus relacionamentos significam muito para ele, conta-me, e está sempre em contato com o círculo de amigos de Halifax, tendo conquistado novos desde que voltou para Toronto. "E também mantenho minha família por perto", acrescenta. Sua linguagem é bem desenvolvida, adequada e sutilmente espirituosa.

Jordan trabalha com logística, levando produtos de um país a outro, e lida com pessoas de todos os tipos, do mundo inteiro. Seu trabalho exige diplomacia e habilidade com as pessoas. Pergunto se ele tem de lidar com "pessoas difíceis". Ele explica que, quando precisa fazer alguma crítica, cuida de preservar a autoestima da pessoa, fazendo também algum cumprimento. No trato com alguém particularmente difícil, ele procura primeiro encontrar uma maneira gentil de lidar com a pessoa. "Você sempre pode ficar aborrecido como último recurso." Isto vindo de um menino que estava permanentemente dando com a cabeça na parede — literalmente. Parece evidente que ele sabe tudo sobre o que ocorre na mente alheia.

O Centro da Escuta representou o único tratamento a que Jordan se submeteu por seu autismo, à parte a terapia da fala, que não o ajudou. Aos 16 anos, ele escreveu um poema com os seguintes versos:

> Os médicos disseram que eu era autista
> E era como se eu fechasse minha mente numa concha
> Disseram que não havia solução
> Senão trancar-me numa instituição.

Em vez disso, Jordan tornou-se mais um entre o crescente número de crianças que passaram por melhoras transformadoras em seu autismo. Em seu caso, a palavra *cura* seria adequada. Paul não afirma operar tais maravilhas com todas as crianças autistas, mas constata que a maioria dos pacientes autistas que em sua opinião podem beneficiar-se com a terapia da escuta de fato melhoram significativamente, embora muitos continuem com vestígios do transtorno.*

---

* Paul Madaule constatou que a terapia da escuta pode ajudar cerca de dois terços das crianças com autismo encaminhadas ao Centro da Escuta. "Ajudar" significa melhoras que vão de um resultado equivalente ao de Jordan (que não é frequente) a um como o de Timothy (mais comum), ou mesmo uma melhora mais modesta porém muito bem-vinda que permite que a criança faça melhor uso das terapias existentes e participe mais na escola, na vida social e familiar, de tal maneira que se mostra muito mais controlada, autoconsciente e independente. No geral, quanto menor for a criança autista quando inicia a terapia, melhor. Os "incentivos" anuais dos novos patamares de conquista são de grande ajuda, e muitas vezes as próprias crianças pedem para voltar ao centro, dizendo, como fez uma delas: "Preciso da música de novo, para acalmar por dentro."

Um menino que chamarei aqui de "Timothy" representa um caso mais característico. Fez enormes progressos, mas ainda tem alguns vestígios de autismo. Como Jordan, ele inicialmente era saudável de maneira geral, mas aos 8 meses teve uma involução autista. Seu desenvolvimento inicial mental, emocional e de linguagem era normal, e regrediu. Ele parecia desinteressar-se pelas relações com outras pessoas: parou de falar e de atender pelo nome, de fazer contato visual, de brincar normalmente e começou a ter acessos de fúria. Ao se aproximar dos 3 anos, estava preso no seu mundo, e sua mãe, "Sandra", junto com seu marido, sentiam horrivelmente a perda do filho: "Queremos apenas nos relacionar com ele." Timothy apresentava todos os sintomas básicos do autismo e recebeu de vários médicos especializados o diagnóstico de autismo severo. Sandra contou-me que ela e o marido foram informados de que "ele não teria uma vida normal, nunca frequentaria uma escola normal, nem poderia preparar-se para um emprego".

No Centro da Escuta, Timothy imediatamente se estabilizou. No primeiro dia do programa, cessou o movimento constante; no segundo, dormiu por dez horas, o mais longo período desde a regressão autista. No terceiro dia, sua mãe contou-me: "Ele parecia uma outra pessoa. Meu marido chega em casa e Timothy foi abraçá-lo pela primeira vez desde que o perdemos para o autismo." O progresso do menino foi lento e constante, estendendo-se por alguns anos. Ele se consultava uma vez por ano com Paul, por dez horas de escuta e trabalho com a expressividade da fala, e também para ajudá-lo a lidar com as novas questões que surgiam a cada etapa do crescimento, especialmente na puberdade. A terapia da escuta não consiste apenas em prender uma pessoa a uma máquina, mas exige um terapeuta como Paul, que entende como fazer contato com a mente e o coração de alguém com problemas de autismo ou outras dificuldades de aprendizado.

Timothy evoluiu da necessidade de assistentes educacionais na turma para a possibilidade de cuidar de si mesmo. Aos 17 anos, tirava as notas máximas, inclusive em inglês — um feito incrível para um menino que perdera a fala. Tem um amigo fixo e já começa a se tornar mais independente da família. Passou de um grau severo para um grau moderado de autismo, e está a ponto de se formar num colégio normal com os colegas e de conseguir um emprego. Os pais, que queriam apenas "ter uma relação com ele", chegaram lá.

Embora se considere que o autismo é incurável, a médica Martha Herbert, Ph.D., neurologista pediátrica, pesquisadora na Faculdade de Medicina de Harvard e autora de *The Autism Revolution* [A revolução do autismo], também documenta casos de crianças com o transtorno que mudaram completamente suas vidas com os avanços conquistados. "Durante décadas, a maioria dos médicos dizia aos pais que o autismo era um problema genético no cérebro dos filhos", escreve ela, "e que [...] deviam se acostumar com a ideia de que os problemas dos seus bebês estariam presentes pelo resto da vida."[36] Mas a pesquisadora demonstra que o autismo muitas vezes é um *processo dinâmico. Não é apenas genético, não é apenas um problema cerebral, não* é causado por um único motivo *nem sempre* está fora do alcance de qualquer tentativa de ajuda, especialmente se a terapia é iniciada quando a criança é muito pequena.

Em certos casos, o autismo está presente já no nascimento ou logo depois; mas no "autismo regressivo", o desenvolvimento mental da criança parece perfeitamente normal no início, até que, geralmente entre o segundo e o terceiro ano de vida, os sintomas apareçam.

Os índices de incidência do autismo estão disparando. Cinquenta anos atrás, uma em cada 5 mil pessoas tinha autismo. Em 2008, o Centro de Controle de Doenças registrava um índice de um para 88. Em 2010, aumentou para um para 68 (e um para 42 no caso dos meninos). Embora esse aumento possa ser causado em parte pela maior consciência atual entre os médicos, que passaram a diagnosticá-lo com mais frequência, muitos clínicos que o tratam acreditam que há um crescimento no número de crianças que desenvolvem o distúrbio. O que certamente vem acontecendo com excessiva rapidez para ser explicado por fatores genéticos, que levam gerações para se manifestar. Conforme observa Herbert: "Centenas de genes atualmente são associados ao autismo. Em sua maioria, não têm grande efeito. Na maior parte dos casos, provavelmente geram uma leve vulnerabilidade. [...] Até os genes que provocam autismo de maneira muito acentuada [...] afetam apenas uma parte de um percentual do número total de pessoas com autismo [...] e algumas pessoas com esse gene não apresentam o transtorno."[37]

Os genes podem representar um risco de autismo para uma criança, mas fatores ambientais são necessários geralmente para transformar esse risco numa doença. Muitos desses fatores estão relacionados ao sistema imunológico na infância, fazendo-o liberar anticorpos e produzir uma inflamação crônica que afeta o cérebro. Muitas crianças autistas têm anormalidades no sistema imunológico e sistemas imunológicos hiperativos.[38] Apresentam altos índices de infecções gastrointestinais e inflamação, sensibilidade a alimentos (frequentemente grãos, glúten, laticínios e açúcar), asma (que envolve inflamação) e inflamação da pele. Sabe-se que as drogas anti-inflamatórias diminuem os sintomas do autismo. É verdade que existem também fatores não inflamatórios, como deficiências químicas, mas o fato é que a inflamação vem surgindo como um elemento decisivo.[39] Herbert dá muitos exemplos de crianças que tiveram melhoras radicais quando a inflamação foi tratada. Caleb, um menino que apresentava muitos sinais de inflamação e muitas infecções, desenvolveu autismo regressivo, mas seu transtorno desapareceu aos 3 anos, quando a mãe eliminou o glúten da sua dieta.

Outro fator de estresse são as toxinas, que também podem irritar o cérebro e causar inflamação. Hoje em dia, os bebês estão expostos a toxinas no próprio útero e nascem pré-poluídos. Após o parto, as crianças têm em média duzentos grandes elementos químicos tóxicos no sangue do cordão umbilical, inclusive alguns que foram banidos há trinta anos.[40] Muitos são neurotoxinas diretas. Por serem estranhos ao corpo, os elementos químicos tóxicos provocam reações imunes.

NO CÉREBRO INFLAMADO, OS NEURÔNIOS NÃO SE CONECTAM

O autismo não é apenas, como se pensava, uma doença cerebral. Herbert mostra que é a expressão de *uma doença de todo o corpo* que também afeta a saúde cerebral. A inflamação crônica no organismo humano pode ter impacto em todos os órgãos, inclusive no cérebro. Em 2005, uma equipe da Faculdade de Medicina da Universidade Johns Hopkins mostrou que os cérebros autistas estão frequentemente inflamados. Autópsias constataram inflamação no córtex (a camada externa do cérebro) e nos axônios cerebrais; a inflamação era "particularmente impressionante no cerebelo"[41] — área subcortical com estreita ligação com o sistema vestibular (que é alvejado pela terapia sonora). Cabe lembrar, como vimos nos capítulos 4 e 5, que o cerebelo opera o ajuste fino do pensamento e do movimento; ele também é estimulado por novas versões da terapia sonora.

Desde 2008, cinco estudos demonstraram que um número significativo de crianças autistas apresenta anticorpos provenientes das mães e que atingiram suas células cerebrais quando ainda estavam no útero.[42] Um desses estudos constatou que 23% das mães de crianças autistas tinham esses anticorpos.[43] Em comparação, apenas 1% das mães de crianças sem autismo tinham os mesmos anticorpos. Os cientistas não entendem o que desencadeia os anticorpos, mas é provável que a mãe tivesse sido exposta a uma infecção ou a uma toxina que alterou o *seu* sistema imunológico. Quando esse tipo de anticorpo era injetado em macacas grávidas, os filhotes evidenciavam comportamentos semelhantes aos de crianças autistas.[44] Os meninos e meninas que desenvolvem o transtorno também têm altos níveis de anticorpos no sangue.[45] (A questão de se as vacinas, destinadas a provocar a produção de anticorpos, podem gerar inflamações problemáticas num *subgrupo* de crianças é polêmica, sendo tratada nas notas do fim do livro.)[46] A teoria de Herbert é que todos esses fatores de estresse e inflamação afetam o cérebro e lesionam os neurônios.*

A inflamação crônica perturba os circuitos neurais em desenvolvimento.[47] Exames de escaneamento cerebral mostram que muitas redes neurais de crianças autistas são "insuficientemente conectadas",[48] e que os neurônios na parte frontal do cérebro (que têm a ver com metas e intenções) são insuficientemente conectados aos neurônios da parte posterior (que processam as sensações).[49] Outras áreas cerebrais evidenciam "excesso de conectividade",[50] problema que pode levar a convulsões, também comuns em crianças autistas. Conectividade insuficiente e excessiva combinadas podem tornar difícil para o cérebro sincronizar suas atividades entre as áreas. Em suma, o autismo é produto de fatores genéticos de risco e de muitos gatilhos ambientais, que às vezes podem afetar a criança antes do nascimento, às vezes depois, destacando-se reações imunológicas e inflamatórias. Juntos, esses fatores sobrecarregam o cérebro em desenvolvimento, de tal maneira que os neurônios não se conectam adequadamente e não são capazes de se comunicar bem uns com os outros.

---

* A teoria de Herbert é que, quando "exigências são feitas a todo o corpo por uma combinação de má alimentação, toxinas, bactérias e estresse, provavelmente com vulnerabilidades genéticas envolvidas na mistura", o sistema de suporte do cérebro é sobrecarregado. Herbert e Weintraub, *The Autism Revolution* (Nova York: Ballantine Books), p. 119. A inflamação causa muito desperdício. O cérebro, como o resto do corpo, precisa sempre descartar dejetos e células mortas, para então reconstruir nutrientes e com eles reabastecer os neurônios. As células gliais do cérebro desempenham essa função. Quando são sobrecarregadas, incham e não são mais capazes de apoiar adequadamente seus neurônios; o suprimento do corpo aos neurônios diminui, e suas mitocôndrias (os geradores de energia da célula, discutidos no capítulo 4) sofrem estresse. Com o tempo, alguns neurônios, não sendo mais devidamente apoiados pelas células gliais, começam a "ficar ociosos" e deixam de desempenhar suas funções normais de sinalização. Como já enfatizei, uma vez disfuncionais ou lesionados, os neurônios continuam a disparar, produzindo "ruído", ou então ficam superexcitados ou desregulados. Quando o sistema glial ou neuronal é sobrecarregado, frisa Herbert, um elemento químico do cérebro, o glutamato, que normalmente excita os neurônios, é liberado em grandes quantidades. Isto contribui para que os neurônios se tornem excessivamente excitáveis, podendo levar a hipersensibilidades e, nos meus termos, a um cérebro ruidoso.

Os neurocientistas têm feito recentemente novas descobertas sobre "questões de conexão" no autismo, o que ajuda a entender de que maneira a escuta é afetada nessa condição. Em julho de 2013, cientistas da Universidade de Stanford liderados por Daniel A. Abrams e Vinod Menon mostraram que, em crianças autistas, a área do córtex auditivo que processa a voz humana está insuficientemente conectada ao centro subcortical de recompensa no cérebro.[51] Quando alguém desempenha uma tarefa, o centro de recompensa dispara e libera dopamina, provocando uma sensação de bem-estar e reforçando a motivação para repetir a tarefa. O estudo, que usa uma tomografia especial por ressonância magnética para mostrar conexões entre áreas do cérebro, constatou que as áreas da fala no hemisfério esquerdo (responsável por processar as partes mais simbólicas da fala) e as áreas da fala no hemisfério direito (que processa os componentes musicais e emocionais da fala chamados prosódia) estavam insuficientemente conectados com o centro de recompensa. Resultado? Uma criança incapaz de conectar as áreas cerebrais que processam a voz ao centro de recompensa é incapaz de vivenciar a fala como algo prazeroso.

COMO A TERAPIA DA ESCUTA AJUDA NO AUTISMO

Essa perda do prazer da fala, creio eu, tem um impacto devastador na capacidade de qualquer criança de se vincular aos pais ou qualquer outra pessoa. Leo Kanner, que descreveu o autismo pela primeira vez em 1943, notou que essas crianças pareciam indiferentes à voz humana e não faziam qualquer tentativa de falar; um dos pacientes "não evidenciava qualquer mudança de expressão quando alguém lhe dirigia a palavra".[52] Hoje já está mais claro que a voz desempenha um papel no vínculo entre pais e filhos, e essa diferença tem implicações nesse vínculo. Um estudo realizado em 2010 revelou que, quando uma criança não autista sofre algum estresse, e em seguida ouve a voz da mãe, ocorre a secreção de ocitocina no seu cérebro.[53] A ocitocina é um elemento químico do cérebro que induz à calma, à cordialidade e aumenta os sentimentos de ternura e confiança, permitindo o estabelecimento de vínculos entre pais e filhos. As vozes dos pais acalmam a criança e promovem o desenvolvimento da comunicação. Mas os níveis de ocitocina são consideravelmente mais baixos nas pessoas com autismo.[54] (A causa dessa diminuição do nível de ocitocina ainda não foi compreendida, mas desconfio que muitas vezes ela é secundária: como logo relatarei, em muitas crianças, isso pode ser resultado de sensibilidades auditivas que tornam a escuta dolorosa, levando a uma conexão insuficiente entre as áreas auditivas e o centro de recompensa do cérebro.) Seja qual for a causa, não ocorre nenhum "vínculo vocal", para cunhar uma expressão.

Embora muitas crianças autistas se mostrem indiferentes ao prazer da voz, elas não são indiferentes ao som. Em sua maioria, são hipersensíveis aos sons, motivo pelo qual tantas vezes cobrem os ouvidos em sinal de grande sofrimento, o que faz com que seu sistema nervoso entre no modo de luta ou fuga. Para entender por que ocorre essa reação e como a música pode ajudar a estabelecer vínculos entre a mãe e um filho autista, gostaria de enfatizar alguns pontos-chave a respeito da evolução.

O neurocientista Stephen Porges demonstrou que determinados espectros de frequência sonora estão ligados ao nosso senso de segurança ou perigo. Cada espécie tem diferentes predadores, e os sons produzidos por esses predadores acionam a reação de luta ou fuga da presa. Existe um vínculo direto entre o córtex auditivo e os sistemas de ameaça no cérebro, motivo pelo qual um barulho inesperado e assustador pode provocar ansiedade imensa e imediata. As espécies também evoluíram para se comunicar usando frequências sonoras não audíveis para os seus predadores. (Os répteis, que durante milhões de anos tiveram como presas mamíferos de tamanho médio, como os seres humanos, são incapazes de detectar as frequências da fala humana.)

Quando as pessoas se sentem seguras, o sistema nervoso parassimpático *desliga* a reação de luta ou fuga. Como demonstrou Porges brilhantemente, o sistema parassimpático também *liga* um "sistema de vinculação social",[55] além dos músculos do ouvido médio, permitindo que as pessoas ouçam os outros, se comuniquem com eles e criam vínculos. O sistema parassimpático ajuda-nos a nos conectar com os outros precisamente porque regula as áreas do cérebro que controlam os músculos do ouvido médio, usados para sintonizar com as frequências mais altas da voz humana, e que também acionam os músculos usados para a expressão vocal e facial. Estar no "modo parassimpático" é estar calmo, controlado *e* conectado.

Tomatis mostrou que muitas crianças com autismo, distúrbios de aprendizado e atrasos da fala e da linguagem — e também as que tiveram muitas infecções no ouvido — não conseguem sintonizar com as frequências da fala humana porque não são capazes de usar os músculos do ouvido médio para amortecer as frequências mais baixas. Quando as frequências mais baixas estão a todo volume, mascaram os sons mais agudos da fala, deixando as crianças autistas hipersensíveis aos sons, especialmente sons contínuos, como o de aspiradores e alarmes. Nos seres humanos, os sons de baixa frequência também provocam ansiedade porque nos lembram dos predadores. Castigadas pelo som, essas crianças permanecem no modo de luta ou fuga, não sendo capazes de acionar seu sistema de vinculação social. O treinamento do circuito que controla os músculos do ouvido médio pode diminuir a hipersensibilidade e aumentar a vinculação social (como dizia Tomatis), para que a ligação com os outros se torne prazerosa.*

---

* Porges assinala que é possível saber quando as crianças são hipersensíveis ao som olhando para elas. O "nervo facial", que regula o músculo do ouvido médio, o estapédio, também regula os músculos que levantam as pálpebras e controlam a expressão facial. Quando nos interessamos pelo que uma pessoa diz, nossos músculos do ouvido médio se contraem, permitindo-nos sintonizar com as frequências da fala dessa pessoa e manter as pálpebras bem abertas. Nós demonstramos interesse. Lendo as expressões faciais, um professor experiente pode ver se um aluno está ouvindo na sala de aula ou se a lição encontra ouvidos moucos. Em muitas crianças autistas, esse circuito não funciona, de modo que elas parecem indiferentes: seus músculos faciais estão flácidos e inexpressivos.

As descobertas de Porges, Tomatis e outros, na minha avaliação, significam que está na hora de repensar a teoria de que a principal característica do autismo é a incapacidade de empatia e de apreender a existência de outras mentes. Pode não ser sempre o caso. As crianças constantemente castigadas por suas sensações e em permanente estado de luta ou fuga não são capazes de acionar nem de desenvolver seus sistemas de vinculação social ou de ter consciência de outras mentes. Sua incapacidade de ter consciência de outras mentes muitas vezes pode ser secundária aos problemas de processamento sensorial do cérebro. Como argumenta Paul, o objetivo dos nossos sistemas sensoriais é "ao mesmo tempo *fazer contato* com o mundo e *proteger-nos* do mundo das sensações. Mas quando alguém é demasiado sensível, desenvolve mecanismos para isolar-se do mundo."

DISTÚRBIOS DE APRENDIZADO, VINCULAÇÃO SOCIAL E DEPRESSÃO

Um dos alunos de Tomatis era um médico cético a respeito da possibilidade de o som corrigir problemas de aprendizado. Essa atitude mudou quando a vida de sua própria filha estava em questão. Ron Minson era chefe do Departamento de Psiquiatria do Centro Médico Presbiteriano, em Denver, e do Centro de Ciências Comportamentais no Centro Médico de Mercy, onde ensinava antes de abrir uma clínica particular.

Depois de perderem um bebê para a síndrome da morte súbita infantil (SMSI), ele e a mulher, Nancy, adotaram uma criança adorável, Erica. Menina feliz, na primeira série ela tinha dificuldade de pronunciar letras, invertendo-as, e não era capaz de soletrar nem de fazer cálculos matemáticos. Sua voz era monótona, ela lutava por compreender os outros e não entendia se estavam brincando, zangados ou sendo insistentes. Foi reprovada no primeiro ano e, com o passar de cada ano escolar, tinha a experiência constante do fracasso.

Um perspicaz colega de Ron achou que ela podia ter dislexia, e eles experimentaram todas as abordagens convencionais — professores particulares, patologistas da fala e da linguagem e educadores especializados —, mas sem resultado. Estimulantes da família da Ritalina, para melhorar sua atenção, serviam apenas para fazê-la sentir-se "agitada". Erica tornou-se uma adolescente brigona, mal-humorada, deprimida e rebelde. Os testes psicológicos indicaram que "ela vivia a maior parte do tempo num mundo de fantasia, caracterizado por pensamento mágico". Os antidepressivos geravam efeitos colaterais que a faziam sentir-se ainda pior que deprimida. No colegial, sua leitura ainda estava no nível da quinta série, e ela resistia a todas as tentativas dos pais de ajudá-la. A escola então desistiu dela, e ao chegar ao penúltimo ano do ensino médio ela estava tão desesperada que largou o colégio e começou a trabalhar como arrumadeira, num lava-carros e numa lanchonete, sendo no entanto constantemente demitida por mau comportamento ou por faltar várias vezes. Aos 18 anos, quando os colegas já estavam preocupados com as médias das notas e voltados para a faculdade, ela não via como encarar o futuro e levar adiante a vida. Como tantos jovens com distúrbios de aprendizado, desistiu de si mesma. Tornou-se suicida. Ron era um psiquiatra competente, mas aparentemente não conseguia nada com a pessoa que mais queria ajudar.

Certo dia, aos 19 anos, Erica entrou numa banheira de água quente com uma lâmina de barbear para cortar os pulsos. Foi quando seu gato entrou no banheiro, pulou na borda da banheira e começou a lamber seu ombro. Erica então mudou de ideia.

Mais ou menos nessa época, outro colega de Ron compareceu a uma conferência e ouviu Paul Madaule relatar como fora ajudado por Tomatis. Ron conta que "ignorou totalmente" porque parecia absurdo demais. Com a piora da depressão de Erica, contudo, ele fez uma pesquisa sobre Tomatis e descobriu o único estudo sobre o tema em inglês, "The Dyslexified World" [O mundo dislexificado], de Paul Madaule. "Ao lê-lo, comecei a chorar", conta Ron. "Percebi que finalmente tinha uma ideia do que significava estar preso nesse mundo."

"The Dyslexified World" (ou "L'univers dyslexié", no título original de Paul) foi escrito quando ele tinha apenas 48 anos, mas é ainda hoje um dos mais notáveis estudos sobre um tema clínico que tive a oportunidade de ler. Uma obra-prima clínica, sem exageros. A psiquiatria não dá muita atenção aos distúrbios do aprendizado. *The Diagnostic and Statistical Manual of Psychiatry* [Manual Diagnóstico e Estatístico de Psiquiatria] (DSM-IV-TR) apresenta apenas categorias empobrecidas, com títulos como "distúrbio de leitura". Para atender aos critérios, a pessoa deve ser incapaz de ler, na avaliação de testes padronizados, dando a entender que a dislexia é apenas um problema acadêmico.

O estudo de Paul acabava com essa concepção. Começa ele:

> Aos olhos de muitos, pode parecer que a dislexia existe apenas nas salas de aula, já que é o rótulo aplicado à criança com problemas de leitura. [...] Meu objetivo aqui é focalizar o próprio jovem disléxico, a pessoa oculta por trás do fenômeno conhecido como "dislexia", precisamente porque a criança disléxica vive com esse distúrbio o tempo todo: no recreio, em casa, com os amigos, sozinha, dormindo e em seus sonhos. O disléxico é disléxico cada segundo de sua vida. [...] A criança disléxica é difícil de apreender, pois não tem controle de si mesma. Desorienta os outros porque ela própria é desorientada. Na verdade, ela projeta nos outros o seu mundo interior, que descreveremos como "dislexificado".[56]

Paul descreve em seguida a maneira como os psicoterapeutas muitas vezes se sentem impotentes com adolescentes disléxicos, incapazes de lidar com eles, e como os próprios disléxicos pareciam estar "desempenhando um papel, sem ideia clara do que queriam", e o fato de que "uma relação direta e aberta com eles muitas vezes era impossível". Ali estava uma explicação de como um professor e um sistema escolar, tão úteis sob outros aspectos, podem ignorar as necessidades de um menino ou uma menina; como os parentes tantas vezes se mostram perdidos; e como um sistema de diagnóstico podia, pela vacuidade de sua descrição da dislexia, praticamente ignorar essa condição. A dislexia deixava desorientados todos os envolvidos.

Até os professores mais conscienciosos acabavam "dislexificados" por esses jovens disléxicos, ficando "desorientados", "desanimados" e atribuindo a eles todos os tipos de vícios, etiquetando-os como "preguiçosos, ociosos, burros, grosseiros, desatentos, 'sem noção' e má influência para os outros". E "como esses alunos transmitem seu mal-estar aos que os cercam, muitas vezes servem de bodes expiatórios para os colegas".

Paul comparava a condição do disléxico a alguém que visita um país estrangeiro, no qual a linguagem é sempre estranha:

> O estrangeiro sabe o que quer dizer, mas só é capaz de expressá-lo de maneira incompleta ou imperfeita. O vocabulário inadequado e as frases malconstruídas que utiliza para expressar seus pensamentos são apenas aproximações. A nuance é impossível. [...] [Ele] age com base em sua compreensão parcial, e não no significado verdadeiro das palavras da outra pessoa. [...] O esforço de busca das palavras adequadas e a tentativa de entender o que os outros estão dizendo requer tanta concentração que o estrangeiro logo perde o fio das ideias e rapidamente se sente cansado e desanimado.

Sua autoconfiança fica abalada; ele receia ambientes novos; sente-se cronicamente saudoso de seu ambiente, sem saber por quê, e acaba desistindo.

A essa altura, a dissertação apresentava algo novo: embora a dislexia supostamente diga respeito a um problema com as palavras,

> muitos disléxicos vivem com um sentimento praticamente constante de mal-estar no próprio corpo, esse instrumento que não conseguem controlar nem dominar. [...] Os disléxicos são dislexificados em todo o corpo. Muitas vezes mostram-se desajeitados nos movimentos físicos, parecendo tolhidos ou coibidos em seus corpos. [...] Não sabem o que fazer com as pernas e os braços, e particularmente com as mãos. Sua postura, seja curvada ou tensa, carece de flexibilidade e naturalidade.

O efeito psicológico de tudo isso é o desejo de escapar para um lugar "onde a linguagem não seja necessária". "Para o disléxico, contudo, não há uma terra natal para onde voltar." Com os colegas de turma ele não é capaz de sustentar uma conversa rápida e inteligente. De férias, o disléxico não tem prazer na socialização com outras crianças, nos jogos e esportes. Para fugir à realidade, retira-se para um mundo imaginário de sonhos, devaneios, fantasia e abstrações. Imaturo, torna-se um adolescente vulnerável ao álcool e às drogas. Pode resvalar para movimentos marginais, cair nas mãos de mercadores de sonhos, artistas trapaceiros e manipuladores. Diante de todos esses problemas, o disléxico rapidamente torna-se neurótico ou profundamente deprimido e suicida. Os psicoterapeutas, explicava Paul, não sabem muito bem como lidar com os disléxicos porque sua principal ferramenta é a comunicação verbal. O disléxico não é capaz de traduzir sua incapacidade em linguagem; sem ter como resolver o problema, a introspecção serve apenas para reabrir velhas feridas.

Em 1989, Ron disse a Erica que tinha ouvido falar de um programa envolvendo música que poderia ajudá-la, e acrescentou que participaria com ela ao longo de todo o tratamento. Levou-a ao Centro da Escuta e Aprendizado do Som em Phoenix, dirigido por Billie Thompson, instituição que Paul visitara com frequência, contribuindo com o seu desenvolvimento. Embora Erica fosse gravemente suicida, um psiquiatra considerou que não precisava ser hospitalizada se o pai estivesse constantemente a seu lado. "Assim permanecemos juntos", conta Ron, "no hotel, nas três semanas seguintes, pela duração das quinze sessões de escuta. Minha esperança era que ela aprendesse a ler e superasse a dislexia, e que *eventualmente* sua depressão acabasse desaparecendo."

Para sua surpresa, a terrível depressão desapareceu quase *imediatamente*. Ela deixou de dormir o dia inteiro. Sua energia mental e física começou a florescer em quatro ou cinco dias, e ela ficou mais animada. A maior diferença era que imediatamente tornou-se capaz de expressar o que estava pensando e sentindo. (Nos meus termos, a neuroestimulação dos centros que energizam o cérebro, o sistema de ativação reticular, levou a uma neuromodulação do ciclo de sono e vigília e ao neurorrelaxamento, que resultou em sua reenergização.) Agora ela conseguia controlar o humor, aprender e diferenciar. A etapa de neurorrelaxamento também envolveu a ativação do seu sistema parassimpático, que acionou a vinculação social. Ela agora também era capaz de se relacionar com os outros. Ron observou como Erica estava articulada; nunca a ouvira falar de maneira tão direta. Impressionado e feliz com a velocidade das mudanças e sua nova abertura, ele perguntou certa noite no hotel por que ela resistira às anteriores tentativas dos pais de ajudá-la. Ela respondeu: 'Tudo que vocês faziam com as terapias me mostrava o que eu não era capaz de fazer. E então desisti. Eu sentia como se devesse estar em outro planeta, e que aqui não fosse o meu lugar. Só queria morrer.'

"Ouvindo-a falar de toda aquela angústia", contou-me Ron, "de como não sentia nenhuma esperança, eu respondi: 'Erica, sinto muito. Realmente sinto. Eu simplesmente não sabia.' E ela: 'Tudo bem, papai, você não entendia.'"

Relatando aquela conversa ocorrida tantos anos antes, Ron começou a chorar. "Ainda hoje eu sinto. Queria tanto ajudar minha filha, e me sentia impotente, assustado e com raiva porque ela não tentava. Simplesmente não entendia. Quando fiquei sabendo o quanto ela se sentia infeliz por dentro e que minhas tentativas de ajudá-la só serviam para piorar, ficamos mais unidos que nunca."

ERICA MOSTRA-SE TÃO franca quanto o pai. "Eu era uma criança muito raivosa. Quando me machucava, não chorava, ficava com raiva. Achava que não estava no meu lugar em lugar nenhum." Ela contou-me que realmente esteve perto de se suicidar. Mas agora sua voz, outrora monótona, é rica, calorosa, cheia de energia, encantadora e expressiva. Ela se lembra daqueles dias decisivos em que usou os fones de ouvido pela primeira vez e ouviu a música estridente. "Depois de uns dois dias, eu já era capaz de sentar para conversar com papai no hotel e dizer o que estava sentindo." Ela disse ao pai que pela primeira vez sentia que era ouvida, e que nunca antes se sentira tão ligada a um ser humano.

Seria tentador considerar que a mudança de Erica foi provocada pela constatação do quanto era amada pelo pai, como ficava evidente em sua disposição de acompanhá-la na terapia. Mas isto não faria justiça ao que de fato aconteceu. Erica disse-me que sempre se sentira "100% amada pelos pais", mesmo nos piores períodos. Em muitas ocasiões anteriores ela e o pai tinham tentado em vão estabelecer um vínculo: "Antes, eu sentia como se ele estivesse falando para mim, e não comigo, porque o meu cérebro não registrava os sons como os das outras pessoas. Eu simplesmente não entendia. Depois de Tomatis, passei a entender o que ele dizia. Depois de três ou quatro dias em Phoenix, acordei me sentindo melhor, mais animada, com mais energia. Um belo dia, fui capaz de somar a conta do almoço vendo-a de cabeça para baixo. E a matemática sempre fora o mais difícil, junto com a soletração."

Depois da fase ativa, sua confiança disparou. Ela conseguiu seu primeiro emprego fixo como recepcionista num salão de cabeleireiro e logo chegaria a gerente. Conquistou o diploma do ensino médio por correspondência. Acabaria conseguindo emprego num banco, no qual permaneceu por quinze anos, administrando diariamente milhões de dólares. Há anos vem mantendo empregos estáveis. Atualmente, lê com voracidade, e o único aspecto remanescente da dislexia é que ela às vezes, quando se sente cansada, inverte as letras.

Totalmente inesperada para Ron foi uma mudança em seu próprio padrão de sono. Agora ele conseguia ficar bem desperto depois de apenas quatro ou cinco horas de sono, sentindo-se renovado. Percebeu que estava mais relaxado e mais em contato com as próprias emoções. E que adquiriu uma nova capacidade de liberar mágoas reprimidas. Um nódulo de tensão alojado no estômago há trinta anos desapareceu. Seria possível argumentar que essa onda de bem-estar resultava do alívio de um pai que via o sofrimento da filha chegar ao fim, mas era mais que alívio, pois as mudanças duraram décadas. Tudo a que ele assistiu com Erica, escreveria mais tarde, "ia de encontro a toda a minha experiência clínica de psiquiatra. E, ainda por cima, sem nenhuma medicação".[57] Ron Minson começou a aprender francês e foi para a Europa estudar com Tomatis.

TRANSTORNO DO DÉFICIT DE ATENÇÃO E TRANSTORNO DO DÉFICIT DE ATENÇÃO COM HIPERATIVIDADE

Ao retornar, Ron Minson verificou que podia livrar centenas de pessoas de antidepressivos e estimulantes como Ritalina, usados para tratar transtorno do déficit de atenção (TDA), aplicando, no lugar dessas, a terapia sonora. Ele e sua esposa, Kate O'Brien, logo desenvolveram uma versão do equipamento de Tomatis, semelhante ao LiFT de Paul, sendo portátil e pequeno o suficiente para caber no cinto de uma pessoa. A partir da sugestão de um colega, Randall Redfield, o casal começou a integrar movimento, equilíbrio e exercícios visuais ao programa de escuta, para que o paciente pudesse processar ao mesmo tempo os estímulos de diferentes sistemas sensoriais, estimulando ainda mais o cérebro. Eles deram ao programa o nome de Sistemas Integrados de Escuta (Integrated Listening Systems, ou iLs).

Ron informa que ao longo dos anos ajudou 80% de seus clientes com TDA a melhorar e nunca mais precisar de medicação, que sempre traz efeitos colaterais. Dentre as pessoas com transtorno do déficit de atenção com hiperatividade (TDAH), distúrbio que deixa o indivíduo muito dispersivo *e* impulsivo e hiperativo, cerca de metade melhora. As demais são ajudadas com um tratamento neuroplástico chamado neurofeedback (descrito no apêndice 3).*

A terapia sonora funciona nos casos de TDA por vários motivos. Como assinala Paul, um bom "limiar de atenção"[58] auditiva é em grande parte a capacidade de ouvir bem por um longo tempo, sem se deixar distrair por estímulos externos novos e irrelevantes; a concentração, diz ele, é "a capacidade de isolar informações parasitárias para 'ouvir--se pensando'".[59] Cerca de 50% das crianças que tratou apresentam transtorno do déficit de atenção, embora muitas possam *também* ter dificuldades de processamento auditivo, problemas de distúrbios do aprendizado e hipersensibilidade ao som, condições que dificultam ainda mais prestar atenção. Em textos psiquiátricos, esses distúrbios sempre são apresentados separadamente, mas no mundo real muitas vezes se apresentam juntos.

"Gregory", um menino com um caso clássico de TDAH que vinha de condições de extrema privação, foi ajudado com o iLs. Seus pais biológicos eram um casal sem teto, viciado em hidrocloreto de metanfetamina, e a mãe bebia vodca durante a gravidez. Gregory foi entregue aos cuidados do Estado e depois adotado por uma mulher que chamarei de "Chloe" e seu marido. Quando Gregory completou 3 anos, Chloe notou que ele era hiperativo. "Ele era impulsivo. Não reconhecia o espaço pessoal dos outros. Se se encontrasse com uma criança, ficava grudado no seu rosto, falando muito alto, e ia de encontro a portas, batia com a cabeça nas mesas, vivia com os olhos roxos, sofrendo acidente após acidente." Também fazia coisas arriscadas, mostrava-se inquieto, não conseguia

---

* Muitas crianças são equivocadamente consideradas portadoras de TDA ou TDAH em sala de aula. Entre elas estão crianças com traumas psicológicos que são emocionalmente preocupadas; crianças muito brincalhonas; ou muito criativas e inteligentes que se entediam; ou as subexercitadas, especialmente meninos que precisam de mais "brincadeiras brutas" para aprender a controlar os impulsos; crianças também com transtorno de processamento sensorial (examinado adiante); as que sofrem de algum distúrbio de processamento auditivo; ou ainda de "pseudo TDA", causado por excesso de tempo usando computadores, como relatado em *O cérebro que se transforma*.

ficar sentado no assento da escola e perturbava os outros. Vomitava respostas às perguntas antes mesmo de serem concluídas, interrompia os outros e não sabia brincar tranquilamente. Quando ele fez 4 anos, seu professor queixava-se diariamente de que "Gregory está fora de controle". Ele apresentava sintomas de dispersão, não ouvia os outros, não levava ao fim o que começava, pois algo mais atraía sua atenção, e estava sempre perdendo as coisas. Tinha todos os sintomas comportamentais da TDAH e foi diagnosticado por vários médicos, especialistas no transtorno. Receitavam-lhe o estimulante Adderall.

Mas Chloe estava relutante em dar medicação estimulante a uma criança que estava com o cérebro em desenvolvimento. Há indicações de que a administração de Ritalina a animais muito jovens leva a sintomas semelhantes à depressão a longo prazo.[60] Como esses remédios não treinam o foco da criança, os problemas voltam quando são suspensos.

Chloe resolveu então buscar alternativas. Ficou sabendo do Kids Kount, um centro de tratamento para crianças com problemas de desenvolvimento de todos os tipos. Fundado pela patologista Andrea Pointer, especializada em questões de fala e linguagem, juntamente com a terapeuta ocupacional Shannon Morris, o Kids Kount tratou duzentas crianças com o iLs. Gregory foi submetido ao iLs duas vezes por semana durante três meses. Seu TDAH melhorou. O tratamento de escuta era adaptado aos seus problemas. Primeiro ele era exposto a frequências baixas e à condução óssea, para auxiliar o aparelho vestibular, acalmá-lo e "aterrá-lo", ligando seu sistema nervoso parassimpático.

"O fato de serem adicionados movimento, equilíbrio e os componentes visuais do iLs enquanto ele escutava fazia uma enorme diferença em sua capacidade de prestar atenção", diz Pointer. "O movimento gera dopamina, que é fundamental para a motivação e a atenção.[61] Estávamos, portanto, proporcionando-lhe uma reação química natural em vez da provocada pela medicação."

Perguntei a Chloe o que ela notou. "A calma! Acho que o que vimos foi a calma, depois de cerca de duas semanas e meia. A principal diferença era sua capacidade de ficar calmamente sentado na sala de aula, de ouvir, seguir instruções. Era impressionante. O efeito global é uma impulsividade muito menor. Parar para pensar no que vai fazer antes de fazê-lo."

Conseguir que Gregory fizesse o iLs não foi a única mudança operada por Chloe. Ela notou que ele tinha uma extraordinária sensibilidade a alimentos com glúten e açúcar: "Dar açúcar ao meu filho é como lhe dar crack." Ele ficava mais hiperativo. Um estudo realizado em Harvard em 2013 mostra que alimentos com teor muito alto de açúcar — em geral, alimentos processados —[62] de fato acionam uma parte do cérebro que é afetada pelo crack e pela cocaína. Ele precisava abster-se de consumir açúcar, para melhorar a saúde celular geral do cérebro, mas também precisava do iLs para estimular e treinar os circuitos da atenção.

"A diferença no meu filho usando o iLs, e cuidando do que ele come, é da noite para o dia", diz Chloe. Era fácil distinguir entre a ajuda que ele recebia do iLs e as mudanças na dieta. Quando a dieta era suspensa, o recuo era quase imediato. As melhoras proporcionadas pelo iLs eram lentas e seguras, e quanto mais Gregory o usava, mais tempo podia passar sem uso regular. Hoje, se ele treina diariamente, e então deixa de usar o iLs, o efeito residual — a calma — permanecerá uns quatro dias antes que comecem a voltar os velhos comportamentos.

Chloe comenta que "as anotações que chegam da escola dizem agora: 'Gregory teve outro excelente dia!'"

NOVAS CONTRIBUIÇÕES SOBRE O FUNCIONAMENTO DA TERAPIA DO SOM

Uma das contribuições mais importantes de Ron Minson foi atualizar as teorias de Alfred Tomatis e esclarecer certas confusões sobre o funcionamento da terapia do som, especialmente no que diz respeito à atenção. A maioria dos neurocientistas tem encarado a atenção como uma "função cortical superior", o que significa que é processada na fina camada externa do cérebro. Há muito se sabe que os lobos frontais — no "topo" do cérebro — ajudam a estabelecer metas, manter-se no rumo e desenvolver tipos mais abstratos de pensamento; eles são necessários para manter a atenção. Os neurocientistas partiam do princípio de que as dificuldades de concentração eram causadas por problemas no lobo frontal. Esse pressuposto era corroborado pelo fato de que, nos escaneamentos cerebrais, as pessoas com TDAH apresentam lobos frontais menores que as pessoas mais atentas.[63]

A confusão que Minson ajudou a solucionar é esta. Os sinais da terapia sonora não vão diretamente para os lobos frontais, mas às diferentes áreas subcorticais, por baixo do córtex, envolvidas no processamento dos estímulos sensoriais. Como, então, podem melhorar a atenção?

A terapia do som pode corrigir problemas de atenção estimulando todas as áreas subcorticais ilustradas na figura a seguir.

Todas essas áreas subcorticais apontadas na figura são estimuladas inicialmente pela terapia sonora, especialmente quando é associada ao movimento. Recentes estudos de escaneamento cerebral mostraram que pessoas com TDAH também têm menor volume cerebral no cerebelo (que, cabe lembrar, é responsável pelo ajuste fino do *controle do tempo* dos pensamentos e movimentos, assim como do equilíbrio). Com o agravamento do TDAH, o cerebelo diminui mais ainda. Contudo, o cerebelo aumenta quando o paciente melhora.[64] As crianças com TDA que não conseguem esperar sua vez ou respondem sem pensar às vezes têm dificuldade de *controlar o tempo* de seus atos. A terapia da escuta inventada por Tomatis e o iLs influenciam o cerebelo, além de terem um enorme impacto no sistema vestibular, que está ligado a ele. O acréscimo de exercícios de equilíbrio, através do iLs, estimula ainda mais o cerebelo.

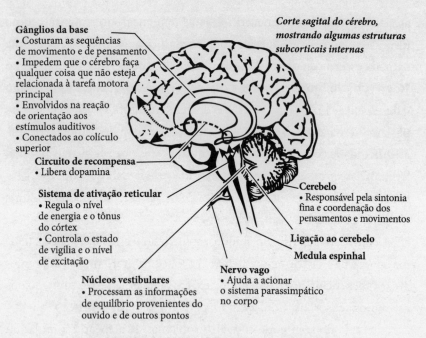

Regiões do cérebro subcortical moduladas pela terapia do som em casos de TDA e TDAH

A música utilizada na terapia do som aciona e fortalece a conexão entre áreas do cérebro que processam a recompensa positiva (que nos dá uma sensação de prazer quando fazemos algo) e a ínsula, uma área cortical do cérebro envolvida no ato de *prestar atenção*. Isto só foi demonstrado em 2005, pelos neurocientistas Vinod Menon e Daniel Levitin, usando imagens por ressonância magnética funcional.[65]

O estímulo do sistema vestibular com a terapia da música e do movimento faz com que ele envie sinais a outra área subcortical, os gânglios basais, que também fazem parte do circuito da atenção. As pessoas com TDAH têm menores gânglios da base.[66] Normalmente, esses gânglios contribuem para manter o foco de atenção, impedindo o cérebro de fazer qualquer coisa que não esteja relacionada à tarefa principal.[67] Prestar atenção a alguma coisa exige a inibição da tentação de voltá-la para outra. Por outro lado, quando os gânglios da base são insuficientemente ativos, as pessoas tendem a pular antes de olhar,[68] o que pode evidenciar-se na forma de hiperatividade e dispersão.

Existe um vínculo direto entre o ouvido e o nervo vago. A terapia do som, como explicam Minson e Pointer, estimula o nervo vago, que inerva o canal auditivo e a membrana timpânica. Stephen Porges demonstrou que o sistema vagal tem muitas ramificações.[69] Já vimos que ele aciona o sistema nervoso parassimpático, para acalmar a pessoa. Isto é particularmente importante em crianças com distúrbios de atenção e outros problemas de desenvolvimento, pois com frequência se mostram muito ansiosas e em reações de luta ou fuga. Mas existe um outro aspecto do sistema vagal, chamado de "vago esperto" por Porges; ele permite que a pessoa preste uma atenção focada, comunique-se e se prepare para aprender. O estímulo do vago com o tipo adequado de terapia do som pode deixar a pessoa num estado de calma focada, como sabem muitos que gostam de música.

Outra área subcortical estimulada pela música é o sistema de ativação reticular (ver capítulo 3). *Reticular* significa "em forma de rede" ou "semelhante a uma rede", e seus neurônios têm curtas conexões uns com os outros, de modo que realmente parecem uma rede. Esse sistema de ativação está alojado no tronco cerebral. Recebe estímulos de todos os sentidos e processa informações para determinar o grau de vigília ou de excitação e de atenção que uma pessoa precisa. Quando um despertador soa de manhã, faz com que o sistema de ativação desperte o córtex. Quando acionado no modo "alto", o sistema de ativação desperta uma pessoa insuficientemente estimulada — como acontece com muitas pessoas com TDA, frequentemente num estado sonhador. Isso energiza o córtex de baixo para cima.

As áreas subcorticais do cérebro são as primeiras a receber sinais do ouvido. Nas pessoas que têm problemas subcorticais e são incapazes de administrar as sensações, o córtex auditivo não recebe os sinais nítidos e fortes de que precisa para exercer sua função. Mas, segundo Minson, elas podem compensar, em certa medida, caso se esforcem muito mais para prestar atenção. (Já vimos antes esse tipo de utilização do córtex desempenhando atividades subcorticais: John Pepper usava os lobos frontais para fazer o trabalho dos gânglios da base, quando exercitava sua técnica da caminhada consciente.) O problema é que esse processo é exaustivo. Ron resume da seguinte maneira: "Se a organização subcortical é insuficiente, é necessário usar todos os recursos corticais para desempenhar essas funções subcorticais. Ao nos voltarmos para o subcórtex, o que estamos fazendo é melhorar a organização cerebral de baixo para cima." Essa prodigiosa descoberta não se aplica apenas a pessoas com TDA e TDAH, mas a muitas crianças com distúrbios de aprendizado e problemas sensoriais, assim como às do espectro autístico, pois todas elas enfrentam problemas subcorticais.

O NÃO TRANSTORNO: TRANSTORNO DE PROCESSAMENTO SENSORIAL

"Tammy", como vou chamá-la, tinha apenas 1 mês quando passou a se mostrar extremamente difícil, recusando o aleitamento no peito. Nas raras ocasiões em que tentava alimentar-se, tinha ânsias de vômito, dificuldade de engolir e começava a se asfixiar. Chorava constantemente, nunca adormecia depois da amamentação, era incapaz de tirar uma soneca e jamais ficava calma. Não ganhava peso e não suportava ser tocada.

Os pediatras de Tammy chegaram apressadamente à conclusão de que ela devia ter refluxo, o que significa que, ao engolir, em vez de a comida passar do estômago para os intestinos, misturava-se ao suco gástrico e voltava a subir pelo esôfago, causando acidez. Ela era medicada, mas os remédios não surtiam efeito, e a menina acabou sendo hospitalizada e submetida a muitos testes invasivos. Um tubo com uma minúscula tesoura foi introduzido por sua boca e pelo trato digestivo; o médico removeu pedaços do seu esôfago, do estômago e do intestino delgado.

Nada anormal era acusado nos exames. Os médicos então inseriram um tubo nasogástrico por seu nariz até o estômago, mas o tubo causava muito mal-estar. Tammy reagia violentamente. O gastrenterologista disse a sua mãe: "Se ela não aguentar o tubo nem puder ser alimentada com mamadeira, a única alternativa será implantar cirurgicamente um tubo pelo abdômen até o estômago." A cirurgia foi marcada.

Na verdade, Tammy tinha transtorno de processamento sensorial (TPS), e não um problema gastrointestinal. Essas crianças sentem muitas sensações com excessiva intensidade (como se lhes faltasse um controle de volume para as sensações que recebem), e o cérebro torna-se incapaz de integrar as sensações de sentidos diferentes. Muitas crianças com problemas de alimentação, inclusive certos bebês extremamente sujeitos a cólicas, têm na verdade problemas de processamento sensorial, o que as torna enjoadas para comer. Tais problemas sensoriais foram perfeitamente resumidos no conto "A queda da casa de Usher" (1839), de Edgar Allan Poe, cujo narrador relata a maneira como essa condição foi descrita por Roderick Usher:

> Ele [Roderick] expôs longamente sua visão da natureza de sua doença. Disse que se tratava de um problema constitucional e de família. [...] Ele padecia fortemente de uma hipersensibilidade mórbida dos sentidos; só o mais insípido alimento era suportável; ele só era capaz de usar trajes de determinada textura; os perfumes de todas as flores eram opressivos; seus olhos eram torturados pela mais leve luminosidade; e somente sonoridades especiais, de instrumentos de cordas, não lhe inspiravam horror.

Note-se que Roderick tolerava certas *sonoridades especiais*, questão à qual voltaremos.

Um dos motivos que levaram os médicos de Tammy a errar no seu diagnóstico é que um problema sensorial produz sintomas subjetivos — e os bebês não têm palavras para transmitir suas experiências. Os problemas sensoriais manifestam-se como problemas na alimentação porque a alimentação significa absorver não só alimentos, mas também *informação sensorial*. Primeiro o bebê vê o seio, bem grande, uma sensação visual; em seguida, sente o cheiro muito específico do corpo lactante da mãe; com o tato, sente o mamilo intumescido na boca e o seio na bochecha; em seguida, a textura do leite; e finalmente, seu sabor adocicado, sentindo o calor do leite em direção ao estômago. O bebê tem de processar todas essas sensações simultaneamente, com um cérebro em desenvolvimento que realize essa complexa integração pela primeira vez! Após a ingestão, o misterioso fluido provoca satisfação, contrações gastrointestinais e súbitas cãibras quando se acumulam gases como uma bola de pressão interna, expandindo-se para dentro e permitindo alívio apenas quando liberada para fora.

Uma criança com transtorno de processamento sensorial vivencia todas essas sensações como um bombardeio esmagador de dentro e de fora. Em 1979, em seu clássico trabalho de descrição dos problemas de integração sensorial, Jean Ayres escreveu: "Podemos encarar as sensações como 'alimento para o cérebro';[70] elas fornecem o conhecimento necessário para orientar o corpo e a mente. [...] Os alimentos nutrem o nosso corpo, mas para isto precisam ser digeridos. [...] Porém, sem processamentos sensoriais bem organizados, as sensações não podem ser digeridas para alimentar o cérebro." Para usar a linguagem de Paul Madaule, o processamento sensorial mal-organizado não é capaz de *proteger-nos* adequadamente do mundo.

Agora imaginemos a experiência de uma criança hipersensível — que não tolera mamar no peito da mãe — sendo enviada a um hospital e submetida a muitos procedimentos cirúrgicos, invadida com agulhas e tubos. Assim como Tammy, uma criança hipersensível acometida de TPS pode ser submetida a mais exames que uma criança com reais problemas gastrointestinais, pois os exames sempre darão resultado negativo na criança com TPS, levando a mais exames ainda. Poderia haver algum resultado mais macabro, aterrorizante e traumatizante para uma criança tão sensível?

E, no entanto, os médicos de Tammy não pensaram nisso, pois infelizmente esse diagnóstico muito real não foi incluído nos manuais de diagnósticos psiquiátricos ou médicos.

Tammy estava com 7 meses quando iniciou seu tratamento em Denver, no STAR Center da dra. Lucy Miller. STAR é o acrônimo em inglês de Terapias e Pesquisas Sensoriais (Sensory Therapies and Research). Trabalhando com Ron Minson, a clínica tratou-a inicialmente em vinte sessões de trabalho com som, com muita condução óssea e terapia ocupacional tradicional usando movimentos e sensações, como por exemplo escovar sua pele para dar-lhe estimulação tátil ou comprimir suavemente suas articulações, para que ela tivesse melhor senso da localização espacial dos membros. Três vezes por semana ela ouvia a música do iLs enquanto se movimentava num pequeno balanço de lycra. Esperava-se que com essa "dieta sensorial" adequada de som, movimento e estímulos de equilíbrio controlados, Tammy aprendesse a integrá-los. A integração sensorial de estímulos sensoriais simultâneos ocorre no colículo superior, um aglomerado de neurônios no tronco cerebral.

Ela nunca gostara de se balançar, "mas com os fones de ouvido seu corpo relaxava, e ela sentava e olhava para nós calmamente", diz a mãe. "Muitas vezes, adormecia, o que era incrível, pois ela nunca caiu no sono com facilidade."

Sua mãe acrescentou: "Em duas semanas e meia, observamos uma melhora espetacular." A alimentação de Tammy tornou-se mais frequente, e seu comportamento mudou. Ela começou a se controlar e ficar calma. Agora, está na primeira série. "Hoje em dia, ela é uma gracinha. Tammy é extrovertida, fofinha, inteligente e avançada na leitura em relação a sua série. Sua melhora tem sido radical e duradoura. Aceita uma ampla variedade de alimentos, e as texturas aparentemente não são problema. Ela se sente bem na própria pele." Ao crescer, Tammy não será como o superexcitado, rude e isolado Roderick Usher de Poe. Até onde sei, ela é a mais jovem pessoa em todo o mundo a ter passado por uma terapia neuroplástica.

IV. RESOLVENDO O MISTÉRIO NA ABADIA

COMO A MÚSICA NOS DÁ ÂNIMO E ENERGIA

Uma coisa ainda ficou por resolver: a questão dos monges langorosos da abadia d'En Calcat, cuja misteriosa doença levou Alfred Tomatis ao mosteiro nas mesmas semanas em que, aos 18 anos, Paul Madaule buscava algum alívio por lá. Ao chegar, Tomatis encontrou setenta homens desanimados, ou, segundo ele, "caídos em suas celas como esponjas molhadas".[71] Ao examiná-los, constatou que a causa não era um surto infeccioso, mas um acontecimento teológico. O Concílio Vaticano II, realizado entre 1962 e 1965, estabelecera novas maneiras para a Igreja reagir às mudanças do mundo moderno. A direção do mosteiro acabara de ser assumida por um jovem e rigoroso abade que, embora o Vaticano II não proibisse o canto gregoriano, decidiu que o cantochão entoado pelos monges diariamente das 6 às 8h da manhã não tinha utilidade alguma, acabando com sua prática. Seguiu-se um colapso nervoso coletivo.

Os monges com frequência fazem voto de silêncio; agora, com a suspensão do canto, não recebiam estímulos da voz humana, nem dos irmãos nem de si mesmos. Não tinham fome de carne, vitaminas ou sono, mas da energia sonora. Tomatis restabeleceu o canto, constatando então que muitos estavam deprimidos demais para cantar. Foi assim que, em junho de 1967, convidou-os a cantar no Ouvido Eletrônico e ouvir suas próprias vozes, por um filtro adaptado para enfatizar as frequências mais altas e energizantes da fala. A postura em queda mudou quase imediatamente, e eles passaram a se posicionar de maneira mais ereta. Em novembro, quase todos estavam restabelecidos, e eles voltaram reenergizados a seu ritmo de trabalho beneditino de longos dias atarefados e apenas algumas poucas horas de sono à noite. Tomatis comentou que os beneditinos "cantavam para se 'recarregar', mas não se haviam dado conta do que estavam fazendo".[72]

Em muitas tradições, sabe-se que os cânticos energizam o cantor. O próprio Tomatis praticava canto, para manter-se avivado ao longo do dia. "Certos sons são tão bons quanto duas xícaras de café", dizia. Era um sujeito tão energizado que dormia apenas quatro horas por noite.[73]

Assim como certas vozes energizam e "carregam" tanto aquele que fala quanto o que houve, deixando-os mais alertas, outras vozes "descarregam" ou sugam a energia de quem as produz — ou ouve. (Certos professores que poderiam ser estimulantes têm vozes monótonas que induzem os alunos ao sono por produzirem sons enervantes, em virtude de seus próprios problemas de escuta.)

Para que um cântico seja eficaz, o cantor deve emitir frequências altas, que estimulam a cóclea, que possui muitos receptores para essas frequências. Quando entoados adequadamente, os cânticos budistas tibetanos do "om" — normalmente percebido como um som baixo e profundo — produzem na verdade muitos sons harmônicos, motivo pelo qual parecem tão ricos. "São as frequências altas", explica Paul, "que dão vida ao som. Alguém pode ter uma voz grave mas vívida [...] rica em harmônicos de frequência alta. Ou então ter uma voz aguda mas estreita e pobre em harmônicos, o que não soa de maneira agradável. Qualquer um pode emitir um 'om' grave, mas ele será raso e sem sabor sem os agudos." Um monge pode levar décadas para aperfeiçoar esse som, tão cheio de harmônicos [sons mais agudos] que na verdade vem a ser um acorde. Um monge solitário, ouvindo-se cantar num mosteiro ressonante de pedra ou numa igreja medieval com uma abóbada que amplifica as frequências mais altas de sua voz, poderia perfeitamente estar sentado dentro de um gigantesco Ouvido Eletrônico, pois o efeito é o mesmo.

O CANTO GREGORIANO não energiza apenas: também acalma o espírito, motivo pelo qual Paul muitas vezes termina com ele as sessões de escuta dos seus clientes. A música gregoriana que ele toca é modificada para rapidamente alternar entre enfatizar as frequências mais altas e as mais baixas, de tal modo que também tem um efeito de treinamento do sistema do ouvido médio; mas ainda assim o cântico cobre todo o espectro sonoro, o que reforça seu efeito calmante e de aterramento.

Muitas vezes o ritmo do cântico corresponde à respiração de uma pessoa calma e sem estresse, exercendo um efeito calmante imediato — provavelmente por carreamento. O carreamento é um processo em que uma frequência rítmica influencia outra, até que se sincronizam, aproximam-se da sincronização ou exercem forte influência uma sobre a outra — assim como, na água, as ondas se influenciam reciprocamente quando se cruzam.*

Estudos de escaneamento cerebral mostram que, quando o cérebro é estimulado por música, seus neurônios começam a ser acionados em perfeita sincronia com ela, carreando com a música ouvida. Isto acontece porque o cérebro evoluiu no sentido de se voltar para o mundo exterior, e o ouvido funciona como um transdutor. Os transdutores transformam a energia de uma forma em outra. Por exemplo, um alto-falante transforma a energia elétrica em som. A cóclea no interior do nosso ouvido transforma padrões de energia sonora do mundo externo em padrões de energia elétrica que podem ser usados internamente pelo cérebro. Embora a forma da energia mude, a informação carreada pelos padrões das ondas muitas vezes é preservada.

---

* O carreamento foi descoberto em 1665 pelo físico holandês Christiaan Huygens, que também foi o primeiro cientista a postular que a luz é constituída de ondas. Ele observou que dois pêndulos oscilantes montados juntos — fora de sincronia —, com o tempo, começam a balançar de maneira sincronizada, num fenômeno a que ele deu o nome de "estranha simpatia". Isso ocorre porque pêndulos em movimento geram ondas de vibração que se influenciam reciprocamente. Da mesma forma, fazer soar um diapasão perto de outro da mesma frequência fará com que o segundo comece a vibrar — emitindo um som —, ainda que os dois não se toquem, pois, ao vibrar, um dos diapasões cria ondas de pressão no ar, um meio capaz de conduzir essas ondas.

Como os neurônios disparam em uníssono com a música, *a música é uma maneira de alterar os ritmos do cérebro.* Uma especialista em neuroplasticidade do som, a dra. Nina Kraus, da Northwestern University, e seus colegas de laboratório registraram as ondas sonoras emitidas por uma serenata de Mozart. Também fixaram um sensor elétrico no couro cabeludo de uma pessoa, para registrar suas ondas cerebrais enquanto ouvia a peça de Mozart.[74] (As ondas cerebrais são as ondas elétricas geradas por milhões de neurônios acionados juntos.) Em seguida, voltaram a reproduzir os padrões das ondas cerebrais sendo disparadas. Incrivelmente, constataram que as ondas sonoras da peça de Mozart e as ondas cerebrais por elas acionadas tinham o mesmo aspecto. Verificaram inclusive que as ondas cerebrais no tronco cerebral soavam da mesma maneira que a música que as havia gerado!*

Os neurônios podem ser carreados por toda uma série de estímulos não elétricos, entre eles a luz e o som; esses efeitos podem ser demonstrados usando um EEG. Muitos tipos de estimulação sensorial podem alterar radicalmente a frequência das ondas cerebrais. Por exemplo, num cérebro hiperexcitável, como em certos casos de epilepsia fotossensível, luzes estroboscópicas (piscando cerca de dez vezes por segundo) podem fazer com que grandes quantidades de neurônios disparem de maneira sincrônica; a vítima pode ter uma convulsão, perder a consciência e começar a se contorcer descontroladamente. A música também pode provocar convulsões.**

---

* É possível ouvir e ver o cérebro reagindo à música no site do laboratório, em <www.soc.northwestern.edu/brainvolts/demonstration.php>. Kraus e seus colegas puderam ouvir o "som" das ondas cerebrais registrando-as num eletroencefalograma (EEG), que utiliza sensores elétricos fixados no couro cabeludo para medir as ondas elétricas geradas pelo cérebro, em seguida amplificando-as. Posteriormente, fizeram novas amostras da gravação das ondas no EEG num arquivo .wav (muito semelhante aos arquivos usados para ouvir música nos aparelhos de MP3 ou no iTunes).
** Oliver Sacks relata o caso, encontrado na literatura científica, de um homem que tinha convulsão toda noite às 20h59. Verificou-se que era causada pelo som dos sinos da igreja que antecediam o noticiário da BBC, às 21h. Nenhum outro caso som provocava a convulsão, apenas os sons daquela frequência específica. O. Sacks, *Musiophilia: Tales of Music and the Brain* (Nova York: Alfred A. Knopf, 2007, p. 24).

O carreamento é tão evocativo que, quando uma pessoa é ligada a um aparelho de EEG e convidada a ouvir um ritmo de valsa a 2,4 batidas por segundo, a frequência dominante das suas ondas cerebrais chega no máximo a 2,4 batidas por segundo.[75] Não surpreende que nos movimentemos ao ritmo de uma canção — boa parte do cérebro, inclusive o córtex motor, é carreada para essa batida. Mas o carreamento também ocorre entre pessoas. Quando músicos tocam juntos, suas ondas cerebrais dominantes começam a carrear umas com as outras. Em 2009, o psicólogo Ulman Lindenberger e seus colegas ligaram nove duplas de guitarristas a aparelhos de EEG enquanto tocavam jazz juntos.[76] As ondas cerebrais de cada dupla começaram a carrear juntas, para sincronizar suas frequências dominantes de disparo neuronais. Certamente tem a ver com o que os músicos chamam de "entrar num ritmo". Mas o estudo também mostrou que o carreamento não corria apenas entre eles. Diferentes regiões do cérebro de cada músico também se sincronizavam, de tal maneira que, globalmente, muito mais regiões do cérebro evidenciavam a frequência dominante. Não era apenas que os músicos estivessem tocando num conjunto; os conjuntos coordenados dos neurônios no cérebro de cada músico tocavam junto com os conjuntos de neurônios do cérebro dos outros músicos.

Como muitos transtornos cerebrais são causados quando o cérebro perde seu ritmo e dispara de maneira "disrítmica", a terapia musical revela-se particularmente promissora nesses estados. Os ritmos da medicina musical podem representar uma maneira não invasiva de fazer com que o cérebro volte "no ritmo". Kraus e outros mostraram que as áreas subcorticais do cérebro, anteriormente consideradas não plásticas, são na verdade bastante neuroplásticas.[77]

Diferentes ritmos de atividade neural correspondem a diferentes estados mentais. Quando uma pessoa está dormindo, por exemplo, o ritmo dominante — ou seja, as ondas cerebrais de maior amplitude — registrado num EEG é o que dispara de uma a três ondas por segundo (ou 1 a 3 hertz). Quando uma pessoa está acordada e num estado calmo e focado, a frequência das ondas cerebrais é mais rápida, em torno de 12 a 15 hertz; quando se concentra num problema, as ondas de 15 a 18 hertz passam a dominar; e quando ela se concentra num problema e está ansiosa, as ondas sobem para 20 hertz. Normalmente, nossos ritmos cerebrais são estabelecidos por uma série de fatores: as estimulações externas, nosso nível de excitação e nossas intenções conscientes (digamos, voltar a atenção para um problema ou ir dormir). Existem no cérebro múltiplos "marca-passos" que, como um regente, controlam o tempo desses ritmos. Com o treinamento neuroplástico, contudo, podemos desenvolver algum controle sobre os ritmos do nosso cérebro. O neurofeedback (ver apêndice 3) treina uma pessoa cujos ritmos cerebrais estejam descontrolados a controlá-los. É, portanto, excelente para indivíduos com problemas de atenção ou de sono, ou geralmente para um cérebro ruidoso.

Mas não é uma terapia do som. Uma abordagem que assim pode ser considerada, focalizando diretamente no ritmo, chama-se Metrônomo Interativo, e pude testemunhar resultados notáveis com ela. O cérebro tem o seu relógio ou o seu cronômetro interno, que sai do ritmo em certas crianças. No caso desses meninos ou meninas, seus relógios andam depressa demais, e eles se tornam "precocemente reativos" aos estímulos sensoriais. Interrompem as outras pessoas, parecem impulsivos, irritáveis ou sem consideração, mas na realidade seus problemas têm a ver com a noção de tempo. Outras crianças podem parecer desmotivadas e "lentas", social e intelectualmente, mas também aqui o problema tem a ver com o tempo — um relógio interno que toca devagar demais. O treinamento desse relógio — aprendendo a ouvir e reagir aos sons — para que fique "no ritmo" pode ser transformador para a vida delas. De uma hora para outra, essas crianças parecem mais atentas e presentes.

"O OUVIDO É uma bateria para o cérebro" era um dos aforismos usados por Tomatis para sintetizar sua capacidade de "recarregar" o córtex. Ele tentava explicar de que maneira isso seria possível, usando a ciência de sua época, e atuava majoritariamente no terreno da especulação. No modelo que proponho, a neuroestimulação de música terapêutica reprograma o sistema de ativação reticular, e é por isso que as pessoas muitas vezes dormem nas primeiras fases da escuta, antes de emergir reenergizadas. Mas outro motivo pelo qual a música é capaz de elevar o ânimo, como Daniel Levitin e Vinod Menon demonstraram, é que ela aciona o centro de recompensa do cérebro, o que aumenta a produção de dopamina, que por sua vez aumenta as sensações de prazer e a motivação. Segundo Levitin: "Os aspectos de recompensa e reforço do ato de ouvir música parecem [...] ser mediados por níveis crescentes de dopamina. [...] As atuais teorias neuropsicológicas associam emoções e estados de ânimo positivos a níveis mais altos de dopamina, um dos motivos pelos quais muitos dos novos antidepressivos agem no sistema dopaminérgico. Com toda evidência, a música é uma maneira de melhorar o ânimo das pessoas."[78]

Levanto aqui a hipótese de que outro motivo de a estimulação sonora levantar o ânimo de pessoas com problemas cerebrais está no fato de muito frequentemente elas apresentarem uma ativação neuronal dessincronizada através uma série de regiões mal conectadas (como vimos, por exemplo, no caso do autismo). A meu ver, um cérebro dessincronizado é um cérebro ruidoso, disparando sinais aleatórios, sempre desperdiçando energia; trata-se de um órgão hiperativo que rende pouco, exaurindo a pessoa. A música volta a sincronizar o cérebro pelo carreamento e faz com que os neurônios sejam acionados juntos, de tal maneira que o cérebro se torna muito mais eficiente.

ALFRED TOMATIS, QUE também praticava ioga, acreditava que a boa escuta, a fala e estar energizado têm todos uma relação íntima com a postura ereta. Quando as pessoas se sentem energizadas, geralmente assumem uma postura mais ereta: estufam o peito, permitindo-se respirar mais profundamente. Também constatamos esse movimento de verticalização nos animais; os cães, quando excitados, se empertigam, parecendo mais eretos. Também podem levantar as orelhas, numa postura de escuta ativa.

Os efeitos geralmente estimulantes da música na postura são visíveis nas crianças com síndrome de Down, que nasceram com baixa tonicidade muscular e receberam diagnóstico de "bebês moles". O tônus baixo contribui para uma postura ruim e também para dificuldades na fala e até uma tendência a babar. Treinando seus circuitos cerebrais para beneficiar os músculos hipotônicos do ouvido médio e usando a escuta passiva, Paul ajudou muitas crianças com síndrome de Down não só a melhorar a escuta como a desenvolver melhor a tonicidade muscular em todo o corpo, melhorando assim a postura e portanto também a respiração — o que lhes permite levar mais oxigênio ao cérebro. Elas passam a babar menos ou completamente, e sua fala melhora. Todos esses efeitos proporcionam um melhor foco e as deixam mais alertas e visivelmente animadas.

Kim Barthel, uma especialista no tratamento da síndrome do alcoolismo fetal — transtorno infantil caracterizado por lesão cerebral e retardo mental, causado quando a mãe abusa de álcool durante a gravidez —, usa um método de música gravada modificada chamado Escuta Terapêutica, inspirado em Tomatis. Ele ajudou essas crianças a melhorar sua energia, o nível de estimulação, o processamento da linguagem, a memória, a atenção e a sensibilidade auditiva.

Num caso digno de nota, usando os efeitos estimulantes da música, Tomatis ajudou um menino cujo hemisfério esquerdo fora totalmente removido pelo famoso neurocirurgião Wilder Penfield, para acabar com convulsões epilépticas que representavam risco de vida. Depois da operação, o menino mal conseguia falar e ficou com o lado direito do corpo paralisado. Ao completar 13 anos, foi levado ao consultório de Tomatis. Não obstante anos de fonoaudiologia, o menino falava muito lentamente, com grande dificuldade, e seu limiar de atenção era tão curto que comprometia o desempenho escolar. Tomatis colocou o Ouvido Eletrônico no menino e estimulou seu único hemisfério com som. "Algumas semanas depois da música", escreveu Tomatis, "a atividade do lado direito do seu corpo tornara-se eficiente, ficando permanentemente estabelecida. A fala recuperou suas qualidades de timbre e ritmo. O menino agora expressava-se normalmente, com uma voz bem modulada, contrastando fortemente com a voz monótona e sem vida que apresentava no início do tratamento. [...] Nosso paciente tornara-se calmo, aberto e alegre."[79] Tomatis acreditava que a terapia do som despertara o hemisfério remanescente.

O som pode às vezes ajudar pessoas com lesões cerebrais traumáticas severas, que em geral estão cronicamente cansadas, a se reenergizar e recuperar as capacidades mentais perdidas. Um mulher de 29 anos, que aqui chamarei de "Mirabelle", dirigia seu carro descendo uma montanha perto de Denver. Ao fazer a volta por baixo de um viaduto, uma carreta de dezoito rodas, descendo em alta velocidade, perdeu os freios, voou do elevado e caiu em cima do seu carro, causando grave lesão cerebral traumática. Ela ficou incapacitada e perdeu o emprego. Depois de experimentar todas as abordagens e medicações convencionais, ainda sofria de déficits cognitivos e hipersensibilidade. Não conseguia mais ler, tinha uma memória péssima, dores de cabeça, depressão e, acima de tudo, fadiga permanente. Mirabelle relata: "Meu neurologista disse que os primeiros três meses da minha recuperação seriam a parte crucial, e que depois disso não haveria nenhuma melhora significativa." Quatro anos transcorreram sem nenhum progresso. Por sorte, ela assistiu a uma conferência de Ron Minson. Ele constatara que pacientes de lesão cerebral, como as crianças com transtorno de desenvolvimento, apresentam problemas de energia, sono, atenção, sensoriais e cognitivos. No primeiro mês de uso do iLs, Mirabelle dormia na maior parte do tempo em que ouvia música, mas em questão de um mês voltou a se energizar e suas capacidades cognitivas retornaram. Pôde frequentar a universidade, voltar a estudar ciências e ser aceita em um curso extremamente competitivo de patologia da fala e da linguagem.

Inevitavelmente, vem a pergunta: "Por que Mozart?"

Certos praticantes do método usam outros compositores e formas musicais, mas a maioria dos adeptos do método Tomatis insistem em Mozart, especialmente em composições com violinos, pois é o instrumento mais rico nas frequências mais altas, capaz de produzir sonoridades continuamente agradáveis ao ouvido. Tomatis também preferia composições da fase mais jovem de Mozart, mais simples em sua estrutura e mais adequadas a crianças. "No início", explica Paul, "Tomatis não usava apenas Mozart. Estava usando Paganini, Vivaldi, Telemann, Haydn. Mas aos poucos, por seleção natural, acabamos apenas com Mozart. Aparentemente, ele funcionava com todo mundo, e tinha o efeito de ao mesmo tempo recarregar e estimular e, por outro lado, relaxar e acalmar. O que, para mim, significa que os regulava."

Paul continua: "Mais que qualquer outro compositor, Mozart abria caminho, preparava o sistema nervoso, preparava o cérebro — conectava o cérebro — e lhe proporcionava os ritmos, as melodias, o fluxo e o movimento necessários para a aquisição da linguagem. O próprio Mozart começou a tocar música muito jovem, e aos 5 anos já criava composições surpreendentemente sofisticadas. Tinha programado a linguagem da música no seu cérebro tão cedo que ela não foi muito influenciada pelos ritmos da sua própria língua, o alemão. Para Tomatis, era este o motivo de a música de Mozart ser tão universal. Não tem a marca muito forte de uma língua específica, como Ravel tem uma marca francesa, e Vivaldi, uma marca italiana. É uma música que vai além de ritmos culturais ou linguísticos."

Mozart, prossegue Paul, "é o melhor material pré-linguístico que encontramos. Não tem nada a ver com a tentativa de tornar as crianças mais inteligentes, como pensam alguns. Tem a ver com o uso da prosódia — a parte musical da linguagem e seu fluxo emocional — a se manifestar mais facilmente. Por isto Mozart é uma mãe tão boa! Pois a voz da mãe faz a mesma coisa, só é mais personalizada. Mozart é mais universal, para todas as idades, raças, grupos sociais, como demonstraram estudos etnomusicais."*

TOMATIS ESTAVA TÃO na frente dos colegas médicos que frequentemente era apresentado como um charlatão que desonrava a profissão praticando "atos não médicos" apenas com som. Seus pares atônitos insistiam que um médico não pode curar um problema cerebral passando sons pelos ouvidos. Longe de se deixar intimidar, ele devolvia um Tomaticismo, dizendo que na verdade o cérebro não passava de um apêndice do ouvido, e não o contrário. E, tecnicamente, estava perfeitamente certo: o aparelho vestibular primitivo (o estatocisto) de fato desenvolveu-se nos animais muito antes do cérebro.

Alfred Tomatis morreu no dia de Natal, em 2001. Não assistiu à verdadeira explosão na compreensão do cérebro subcortical que testemunhamos hoje, e que ajuda a entender de que maneira alcançou seus resultados espantosos. Talvez, seus colegas céticos tampouco devessem ser julgados muito duramente. A incredulidade associada a "tratamentos com música instrumental" pode decorrer do nosso hábito de associar música à beleza e ao lazer, e doença à dor e ao sofrimento. Certamente também está relacionada ao caráter único da música enquanto forma artística: como escreveu Eduard Hanslick em 1854, em *Do belo musical*, a música instrumental é a única arte na qual forma e conteúdo não se

---

* O Mozart modificado usado por Tomatis, Paul, o iLs e outros ao longo do tempo em terapias individualizadas deve ser distinguido das alegações feitas nas mídia na década de 1990 de que as mães podiam elevar o QI dos filhos fazendo-os ouvir brevemente Mozart sem filtragem. Esta afirmação baseava-se num estudo que não fora feito com mães e bebês, mas com universitários que ouviam Mozart durante dez minutos por dia e melhoraram seu QI em testes de raciocínio espacial — efeito que durava apenas dez a quinze minutos! À parte o oba-oba, diferentes estudos realizados por Gottfried Schlaug, Christo Pantev, Laurel Trainor, Sylvain Moreno e Glenn Schellenberg mostraram que o treinamento musical contínuo, como aprender a tocar um instrumento, pode promover alterações cerebrais, melhorar a capacitação verbal e matemática, e até aumentar modestamente o QI.

distinguem. Nunca podemos afirmar com total certeza "sobre o que" é uma determinada frase musical, pois a "ideia musical" (como Hanslick se refere à melodia e ao ritmo) não é "sobre" nada. Um quadro de Manet representando um piquenique é *sobre* o piquenique. A beleza da música instrumental não parece advir de fora, mas de dentro.

E, no entanto, apesar de absolutamente intangível, essa arte invisível alcança lugares no coração e na mente que nada mais pode tocar. É de fato um remédio muito misterioso, especialmente para os que precisam de explicações concretas do funcionamento das coisas, numa cultura que frequentemente favorece o visual em detrimento do acústico, e na qual é necessário "ver para crer". O que se ouve muitas vezes é suspeito; a voz é transitória; as pessoas referem-se com desdém aos "boatos" e zombam: "Falar é fácil." O som existe momentaneamente no éter, ao passo que, para muitos, "o real", as "verdades" e as "provas cabais" são o que pode ser visto física e concretamente. Gostamos de provas visíveis, como as da geometria, que literalmente demonstram sua verdade de maneira pictórica.

E ainda assim, independentemente da cultura em que nascemos, todos começamos a vida no escuro, e é nele que passamos pelo mais substancial crescimento. Temos nosso primeiro contato com a existência fechados nas vibrações dos batimentos cardíacos de nossa mãe, no ritmo da sua respiração e na música de sua voz, sua melodia e seu ritmo, mesmo sem sabermos o significado de suas palavras. Os anseios assim gerados permanecem conosco para sempre.

Posfácio

Desde a publicação da edição deste livro em capa dura no início de 2015, viajei a quatro continentes para apresentar suas ideias e aprender novas técnicas neuroplásticas clínicas, inclusive para casos de lesões cerebrais traumáticas, lesões da medula espinhal, derrame, distonia, doença de Parkinson e distúrbios de aprendizado, entre outros que aqui descreverei.

Mas, primeiro, gostaria de tratar daquela que talvez seja a pergunta mais frequente com que me deparo: "Se a neuroplasticidade hoje é aceita na neurociência, por que as abordagens clínicas que fazem uso dela não estão mais disseminadas nem integradas às correntes centrais da medicina?"

A resposta está em parte no fato de que, naturalmente, os tratamentos não podem ser ao mesmo tempo *verdadeiramente* de vanguarda e já parte das correntes centrais da medicina. Num nível mais profundo, contudo, no contexto da neurociência, a expressão "neuroplasticidade" não se refere apenas a uma área de ponta da pesquisa; o próprio conceito de "cérebro neuroplástico" representa uma mudança revolucionária em nossa compreensão básica da maneira como o cérebro funciona. Como qualquer ideia revolucionária, ele desafia o modelo que vem a substituir e, portanto, enfrenta obstáculos, que levarão tempo para ser superados. Na verdade, a partir do momento em que Michele Vincenzo Malacarne

(1744-1816) realizou suas primeiras experiências demonstrando a plasticidade, foram necessários cerca de duzentos anos para se chegar a uma generalizada aceitação na neurociência, e agora será necessário superar obstáculos na medicina e no atendimento de saúde.

A visão da ciência e da medicina exposta aos estudantes nos manuais é que os avanços ocorrem pelo constante acúmulo de conhecimento, mas essa visão, como demonstrou Thomas Kuhn, o grande historiador das revoluções científicas, tende a obscurecer as tensões e diferenças no campo científico, apresentando-o como um todo unificado. Kuhl detalha de maneira brilhante o modo como a ciência muitas vezes procede por grandes surtos. Sustenta que uma teoria científica e as leis e práticas relacionadas a ela vêm a constituir o que ele chama de "paradigma". Nenhum paradigma é perfeito na descrição da maneira como o mundo é, e assim, com o tempo, certas insuficiências do paradigma tornam-se aparentes e ocorre uma revolução científica, sendo o paradigma atual substituído por um novo. Durante a revolução, verifica-se grande tensão entre os defensores do velho paradigma e os proponentes do novo.

Kuhn mostra que, quando uma revolução científica está ocorrendo, livros empenhados em descrever o novo paradigma muitas vezes são endereçados a qualquer um que se interesse. Tendem a ser escritos com clareza e livres de jargão, como *A origem das espécies*, de Darwin. Mas, uma vez integrada a revolução às correntes centrais, surgem cientistas de um novo tipo. Estes trabalham em problemas e enigmas no *interior* do novo paradigma herdado. Em geral, não escrevem livros, mas artigos para publicações científicas, e, como se comunicam basicamente entre eles, vai surgindo um jargão especializado, de tal maneira que até colegas de campos correlatos não são capazes de entendê-los com facilidade. Com o tempo, o novo paradigma transforma-se num novo *status quo*. As atividades cotidianas dos cientistas que defendem o novo *status quo* configuram o que Kuhn chama de "ciência normal". A ciência normal parte do princípio de que agora, finalmente, a comunidade científica "sabe como o mundo é", e os cientistas "defendem esse pressuposto, se necessário a um custo alto. A ciência normal [...] muitas vezes abafa novidades fundamentais, pois são necessariamente subversivas de seus compromissos básicos".[1]

O físico e biólogo de sistemas Bruce West, Ph.D. (diretor científico da Diretoria de Matemática e Ciências da Informação do Departamento de Pesquisas do Exército, tendo trabalhado durante muitos anos com Jonas Salk, vencedor do Prêmio Nobel), classificou os diferentes tipos de cientistas em seu livro *Where Medicine Went Wrong* [Onde a medicina deu errado].[2] Vêm primeiro os *saltadores*, como Einstein e Newton, que criam novos paradigmas e saltam à frente dos demais. (Na formulação de Schopenhauer: "O talento atinge um alvo que os outros não alcançam. O gênio atinge um alvo que ninguém vê.") Mas a maior parte da atividade científica tem a ver com a ciência normal, trabalhando no contexto de paradigmas, e é conduzida pelos três tipos restantes. Há os *rastejadores*, que investigam possíveis descobertas em áreas previstas no modelo existente, mas ainda não estabelecidas. Há os *dorminhocos*, em geral professores, que "basicamente transmitem à geração seguinte o que eles e outros aprenderam", dedicando-se a organizar e classificar o conhecimento, "sem mais participar de pesquisas que façam a ciência avançar". E há finalmente os *zeladores*, que refinam e refazem experiências com fenômenos já bem conhecidos, trabalham com minúcias do paradigma existente e, "como grupo, avançam todas as objeções a novas teorias e explicam de maneira extraordinariamente detalhada por que determinada experiência deve estar equivocada". São os "zeladores do *status quo*".

Zeladores, dorminhocos e rastejadores investem sua vida no paradigma existente e muitas vezes conquistam *status* social a partir do *status* intelectual. Embora os zeladores possam servir à ciência apresentando boas objeções ao novo paradigma, são movidos pelo desejo de defender o atual paradigma, e não, basicamente, pela busca da verdade. Versões dos tipos definidos por West também podem ser encontradas na medicina, influenciando a maneira como as inovações são recebidas.

ÀS VEZES PODE ser difícil para pessoas sem treinamento médico entender em que grau o paradigma do cérebro inalterável veio a permear a prática médica. Ele influenciou as ideias de várias gerações sobre patologia e degeneração cerebral, diagnóstico e prognóstico, determinando os tratamentos a serem reembolsados pelos seguros, além dos estudos a serem financiados pelos principais organismos.

Do ponto de vista clínico, a ideia de que o cérebro não pode mudar ou se curar tende a se perpetuar. Se, a um paciente que sofreu um derrame, um clínico diz que poderá fazer avanços bem pequenos por cerca de seis meses (enquanto a inchação e as alterações químicas no cérebro ainda estiverem se desfazendo), mas vai "estagnar" e interromper sua melhora depois disso, o paciente, aquiescendo, não se esforçará por melhorar, não vendo mais sentido em novas terapias. Já danificados, seus circuitos provavelmente vão-se atrofiar ainda mais, pois o cérebro perde faculdades quando não é usado. Desse modo, o prognóstico negativo do clínico não pode deixar de se concretizar.

Durante as pesquisas para este livro, pude constatar o contrário: médicos lidando com pacientes que *de fato* melhoravam, e observei toda uma série de reações dos clínicos ligados às tendências centrais da medicina ante as melhoras geradas pelo trabalho dos neuroplásticos. A maioria desses médicos manifestava grande surpresa e alegria pela melhora do paciente — estimulando-o — e uma profunda curiosidade quanto à maneira como o conseguira. Começavam a encaminhar outros pacientes para o neuroplástico que fora tão útil. Com perturbadora frequência, no entanto, eu ficava sabendo por certos pacientes que seus clínicos mostravam-se indiferentes ou descrentes, alguns poucos parecendo até contrariados à simples ideia dessas melhoras. Lembro-me de um médico "zelador" que prontamente deduziu que o diagnóstico inicial devia estar errado — muito embora (e ele se mostrou surpreso ao ser lembrado) ele próprio o tivesse feito e documentado amplamente. Lembro também do médico que disse a uma paciente que nada mais poderia ser feito por ela. Meses depois, essa paciente voltou ao consultório muito procurado, informando que tinha melhorado graças a uma nova abordagem. Foi de novo examinada por seu médico cético, usando medidas objetivas, que confirmaram que ela havia de fato melhorado radicalmente. O médico pareceu quase interessado, mas seu olhar bateu no relógio e, sabendo que a sala de espera estava cheia, passou ao caso seguinte sem sequer perguntar à paciente de saída o que a tinha curado. Como se não pudesse acreditar no que acabava de constatar simplesmente por saber que "teoricamente" não seria possível.

OUTRO OBSTÁCULO A uma aceitação mais generalizada dessas novas abordagens está no emprego equivocado de estatísticas e na subestimação da importância dos históricos de casos clínicos nas descobertas neurológicas e psiquiátricas.

Sempre que são relatados históricos de casos de importantes avanços inesperados, não dá outra; alguém imediatamente vai protestar: "Anedota, mera anedota! Onde estão os estudos randomizados controlados?!" Esta crítica confunde históricos de casos com anedotas. Existe na literatura médica uma consagrada distinção entre anedota e histórico de caso. Uma anedota é definida como um breve relatório interessante, não raro em algumas poucas sentenças apenas. As anedotas carecem de detalhamento, mais ou menos como os sujeitos de estudos de grupo, a cujo respeito ficamos sabendo muito pouco, à parte os resultados em algumas mensurações. Os históricos de casos muitas vezes contêm centenas de observações a respeito de um paciente. São a única instância de relato médico na qual vemos, senão todo o paciente, pelo menos o suficiente para formar ideia sobre um ser humano vivo. Como afirmou Oliver Sacks, em neurologia "todo tipo de generalização se torna possível ao lidar com populações [estudos de grupo] — mas também são necessários o concreto, o particular, o pessoal, sendo impossível transmitir a natureza e o impacto de qualquer condição neurológica *sem* examinar e descrever a vida de pacientes individuais".[3] Não é possível entender uma pessoa com doença cerebral descrevendo-a aos pedaços. Ela precisa tornar-se novamente um todo, e não apenas porque o todo seja a soma das partes, mas porque, no trato com seres humanos, o todo é sempre *mais* que a soma das partes. Donde a necessidade dos históricos de casos.

Nem mesmo os mais breves casos ilustrativos expostos neste livro são "meras anedotas" escolhidas por apresentarem um interesse secundário; são anomalias profundamente embaraçosas para a doutrina do cérebro inalterável. Uma "anomalia", segundo Kuhn, é uma observação que não faz sentido no contexto de um paradigma científico existente. As revoluções científicas e os grandes avanços médicos muitas vezes começam quando alguém identifica uma anomalia. O modelo ptolomaico do universo, que ainda prevalecia na época de Galileu, sustentava que o Sol, os planetas e todos os corpos celestes orbitavam em torno da Terra. Quando Galileu constatou que Vênus tem fases (como a nossa Lua) que só podiam ser explicadas caso se partisse do pressuposto de que Vênus girava em torno do Sol, esta observação era uma *anomalia* que refutava o ponto de vista então aceito.

Quando uma pessoa é informada por um clínico de uma importante instituição médica de que nunca mais vai melhorar, e, apesar disso, ela melhora, isto também representa uma anomalia. Seu significado não é numérico, residindo na capacidade de levar clínicos conscientes a reexaminar suas premissas básicas. Na formulação do grande neurocientista e neurologista V. S. Ramachandran: "Imagine que eu leve um porco à sua sala de estar e diga que ele fala. Você poderia dizer: 'É mesmo? Pois então me mostre.' Eu então faço um aceno e o porco começa a falar. Você poderia retrucar: 'Meu Deus! Que incrível!' Mas provavelmente não diria: 'Ora, é apenas *um* porco. Mostre-me alguns outros e talvez eu acredite.'"[4]

Neste livro, uso principalmente três tipos de provas para ilustrar a tese central — de que é possível às vezes conseguir a melhora de um cérebro lesado ou doente se se entender que existem diferentes etapas de cura neuroplástica: históricos de casos detalhados, ciência básica (para mostrar como funcionam esses tratamentos) e, quando possível, estudos de grupo dessas abordagens. Em certos casos, como a literatura científica sobre a terapia da luz, ou a relação entre os exercícios e o cérebro, existem milhares de estudos; em outros, muito menos. O confronto dessas três fontes de conhecimento é necessário na sustentação de uma argumentação sólida, para mostrar que a cura pelo cérebro é possível. As três fontes são necessárias, pois cada uma tem seus aspectos fortes e fracos.

O histórico de caso é um método consagrado em psiquiatria, neurologia e neuropsicologia por ser capaz de revelar importantes detalhes concretos ignorados nos estudos de grupo, com seus resultados por média e outras estatísticas abstratas. Os resultados têm sido extraordinários. Explica Ramachandran: "Considero justificável dizer que, em neurologia, a maioria das descobertas importantes e consagradas pelo tempo na verdade se baseava inicialmente em estudos e demonstrações de casos isolados." Com Phineas Gage, o ferroviário que teve os lobos frontais atravessados por uma haste de metal numa explosão, aprendemos sobre a função desses lobos. Gage sobreviveu à lesão, mas já não era uma pessoa estável, cortês e trabalhadeira, tornando-se um indivíduo imprevisível, mentiroso e impulsivo. Ficamos sabendo, assim, que os lobos frontais têm a ver com o autocontrole, o estabelecimento de metas e a sua consecução. Com o paciente identificado como HM, aprendemos sobre a memória. HM tinha uma epilepsia renitente, e por isso duas partes do seu cérebro chamadas hipocampos foram retiradas. Após a cirurgia, ele perdeu a memória de curto prazo (embora preservasse a de longo prazo). Aprendemos mais sobre a memória com HM do que em décadas de estudos de grupo. O próprio Ramachandran, trabalhando com alguns poucos casos, respondeu ao enigma do membro fantasma — o fato de pessoas que perdem determinado membro continuarem sentindo sua presença, inclusive com dor — e descobriu como curá-lo em certos casos.

Nos históricos de casos são feitas centenas de observações sobre poucas pessoas. Nos estudos randomizados controlados (RCT, na sigla em inglês) e outros estudos de grupo, são feitas poucas observações sobre muitas pessoas — uma população. Os RCTs revelam-se superiores aos históricos de casos em tipos específicos de situações, por exemplo, quando um funcionário da saúde pública precisa saber o número de pessoas com pneumonia que podem ser ajudadas com penicilina, em comparação com outra droga nova (digamos, 60% com penicilina e 30% com a nova droga). O RCT nos informa sobre o percentual de pessoas com probabilidade de se beneficiar da ajuda numa determinada população. Mas não é capaz de dizer a um clínico com um paciente doente aquilo realmente decisivo que ele precisa saber: "A penicilina será capaz de ajudar o paciente que tenho aqui diante de mim?"

Os RCTs têm seus limites. As tentativas de replicá-los muitas vezes fracassam. O médico John Ioannidis e seus colegas demonstraram que 35% das conclusões dos melhores RCTs não podem ser replicadas, o mesmo acontecendo com a maioria dos estudos de grupo publicados sobre ciências da vida, naquela a que a importante publicação científica *Nature* se refere hoje como "a crise da réplica".[5] A segurança oferecida pelos números é menor do que desejaríamos.

O pressuposto por trás dos estudos de grupo e dos RCTs é que cada pessoa participante tem a *mesma* condição que a seguinte, sendo relativamente insignificante qualquer outra variação entre as pessoas do grupo. Mas, muitas vezes, não é o que acontece no caso dos problemas cerebrais. Duas lesões cerebrais podem parecer idênticas se não forem examinadas de perto. Mas só podem ser consideradas idênticas como seriam consideradas idênticas duas cidades bombardeadas vistas de uma altura de 10 quilômetros. Ambas parecem um monte de escombros. Vistas de perto, uma das cidades perdeu o porto, o mercado e a estação ferroviária, e a outra, sua rede elétrica, a escola e o hospital. De modo idêntico, duas lesões cerebrais não têm impacto exatamente nas mesmas áreas do cérebro. Os clínicos experientes também sabem que não tratam simplesmente "o distúrbio". Tratam "a pessoa que apresenta o distúrbio". Antes de ocorrer a lesão cerebral, determinado paciente podia contar com muitos fatores de proteção: um QI elevado, o fato de ser consciencioso, de se exercitar com regularidade, de não beber nem ingerir drogas e de não ter problemas cardiovasculares nem anteriores lesões na cabeça. O segundo paciente tinha QI mais baixo, um distúrbio de aprendizado, era impulsivo, alcoólatra, fumava, usava cocaína, gostava de esportes radicais e sofrera algumas concussões. Um médico que chegue à conclusão de que ambos tinham "lesões cerebrais moderadas", considerando que têm o mesmo prognóstico, é clinicamente ingênuo.

A UMA PESSOA que insiste na ideia de que o cérebro é capaz de se curar "parece boa demais para ser verdade", podemos apenas responder: "Claro que parece, se você aceitar o paradigma do cérebro inalterável." Esses críticos muitas vezes querem parecer céticos, mas não são céticos o suficiente a respeito do paradigma que lhes foi ensinado. Infelizmente, também há por trás dessa reação a alegação de que o fato de se documentarem casos de melhoras inesperadas redunda em estimular falsas expectativas. Para aqueles que acreditam no paradigma do cérebro fixo, qualquer expectativa é falsa, tratando-se da recuperação de um problema cerebral. Assim, não hesitam em desestimular pacientes e clínicos de explorar esses tratamentos, embora pouco saibam a respeito.

Como deixo claro no prefácio, dar esperança onde não havia nenhuma não significa dizer que em toda condição pode haver ajuda; dizer que o cérebro *pode* ser curado obviamente não significa dizer que ele *sempre* o poderá. O que de fato sustento é que o cérebro se parece mais com a pele, os ossos, o fígado e outros órgãos capazes de se curar do que imaginávamos. Mas ponderar que a pele pode se curar não significa que ela possa se recuperar de qualquer queimadura. Nenhum tratamento é capaz de ajudar todo mundo.

Minha tese é que podemos aprender muito procedendo a uma "engenharia reversa" da maneira como as pessoas mencionadas neste livro melhoraram apesar de terem ouvido que isto não seria possível. (O documentário realizado sobre este livro, a ser lançado em 2016, permitirá aos leitores ver e ouvir muitas dessas pessoas e chegar a suas próprias conclusões.) Um dos motivos para classificar as etapas da cura neuroplástica é que nem todas as intervenções neuroplásticas funcionam para todos os distúrbios. Mas agora podemos tentar identificar o estágio de cura que foi interrompido e procurar ajudar o cérebro a retomar o processo curativo. Quanto a saber exatamente quantas pessoas em determinada população podem ser ajudadas por abordagens desse tipo, é ainda muito cedo neste novo campo. Mas não é cedo demais para observar a seguinte transformação. Em neurologia, até muito recentemente, no caso de certos estados, o niilismo prevalecia a ponto de o princípio ser sempre "diagnóstico e adeus". O especialista era convocado para diagnosticar o distúrbio e dar a má notícia ao paciente, e, como este era incurável, os dois nunca mais voltavam a se encontrar. O empolgante nesta nova era é que em muitas dessas condições podemos experimentar toda uma série de abordagens. Agora, às vezes, é possível dizer até logo, voltaremos a nos ver.

Àqueles que se preocupam apenas em não levantar falsas esperanças, digo então que gostaria que só tivéssemos de nos preocupar com as falsas esperanças. Como escrevi anteriormente, também precisamos nos preocupar com o falso desespero, um problema sem nome. E embora as falsas esperanças e o falso desespero sejam como gêmeos do mal, ambos capazes de causar danos, não são gêmeos idênticos. O mal causado pelas falsas esperanças é conhecido e sério, mas muitas vezes *transitório*, pois, no caso dos problemas cerebrais, se o tratamento for ineficaz, o paciente é rapidamente trazido de volta à cruel realidade. Mas se o paciente tiver um problema que poderia ter sido melhorado com uma dessas novas abordagens, o dano causado pelo fato de um clínico dizer-lhe equivocadamente que nada há a ser feito pode condenar essa pessoa a uma perda *permanente* do que poderia ter sido uma vida mais plena.

Considerando-se a complexidade do cérebro e dos problemas cerebrais, bem como a tremenda variação causada pela genética e pela maneira como as diferentes experiências de vida moldam o nosso cérebro neuroplástico de um jeito único, sempre haverá certo grau de incerteza quanto ao prognóstico de um indivíduo. Precisamente quando existe incerteza a respeito de questões importantes, como o resultado de uma doença, é que nossas emoções e nossas atitudes de fundo emocional têm maior probabilidade de prevalecer, e nós oscilamos, como observava o filósofo Spinoza, entre esperança e medo (e eu acrescentaria desespero). Esta tendência — este contágio emocional — pode afetar igualmente clínicos, pesquisadores e neuroplásticos, além, naturalmente, dos pacientes e suas famílias. Tudo pode oscilar entre sua convicção de que um tratamento vai ser eficaz e o desespero de que não vale a pena tentar.

Por esses motivos, existe muitas vezes a tentação de declarar antecipadamente a um paciente: "Isto certamente vai ajudá-lo" ou "Isto definitivamente não vai ajudá-lo". O excesso de investimento de um clínico nos seus próprios remédios — o que ficou conhecido como *furor therapeuticus* — pode ser tão embotador quanto o niilismo neurológico. O que em geral o paciente precisa não é de um defensor de determinado tratamento, mas de alguém disposto a se mostrar agnóstico quando as questões são incertas, e também incansável na exploração das alternativas disponíveis.

Felizmente, basta em geral que o clínico exponha ao paciente o raciocínio por trás da técnica que está sendo proposta, acrescentando (se se achar possível que ajude): "Acho que vale a pena tentar, mas não há garantias." Uma declaração assim muitas vezes é suficiente para mobilizar uma pessoa que já ouviu "não vale a pena tentar nada".

Quero agora descrever sucintamente algumas maneiras novas de iniciar ou desbloquear alguns ou todos os estágios da cura neuroplástica, a cujo respeito comecei a aprender nas minhas viagens.

As lesões da medula espinhal são uma especialidade da Neuroworx, ambulatório perto de Salt Lake City, Utah, onde o obstetra Dale Hull e o fisioterapeuta Jan Black estão estendendo princípios neuroplásticos ao tratamento da medula. Quando o dr. Hull tinha 44 anos, quebrou o pescoço dando um salto-mortal para trás num trampolim, ficando tetraplégico e, vale dizer, totalmente paralisado e sem sensações do pescoço para baixo, perdendo também o controle da bexiga e dos intestinos. As vítimas desse tipo de lesão são informadas de que não poderão se recuperar e precisarão de cuidados 24 horas por dia pelo resto da vida.

Hoje, o dr. Hull, depois de trabalhar durante três anos e meio com Jan Black (familiarizado com o método Feldenkrais), caminha e recuperou quase todos os movimentos de braços e pernas, embora ainda apresente ausência de sensações, dores e alguma disfunção da bexiga e do intestino. O não uso adquirido afeta a medula espinhal, e assim o Neuroworx prescreve exercícios individualizados intensivos em doses muito mais altas que as fornecidas pela maioria dos hospitais. O trabalho realizado por Hull e Black está de acordo com as etapas da cura neuroplástica, usando a neuroestimulação e a neuromodulação para corrigir desequilíbrios na medula espinhal lesada e "ruidosa". Não existem duas lesões espinhais idênticas, nem todo mundo progride como o dr. Hull, mas a maioria dos pacientes vai muito mais longe do que com o tratamento convencional, e o Neuroworx já ajudou outros clientes quadriplégicos a aprender a andar.

As DISTONIAS SÃO distúrbios do movimento que dão origem a movimentos involuntários, espasmos (contrações musculares prolongadas), tremores e posturas anormais que afetam meio milhão de norte-americanos. Também são muito comuns em casos de doença de Parkinson, derrame e paralisia cerebral. Joaquin Farias, Ph.D. (obtido numa faculdade de medicina, tendo-se formado também em reabilitação neuropsicológica e medicina do esporte), desenvolveu uma terapia neuroplástica para distonia e correlatos distúrbios neurológicos do movimento. Vivendo atualmente em Toronto, ele nasceu em Cartagena, Espanha, onde se tornou um precoce músico profissional, tocando flauta, piano e cravo. Aos 21 anos, começou a encontrar dificuldades no controle da pressão dos dedos ao tocar os instrumentos. Tinha uma distonia "focal", que muitas vezes representa o fim da carreira para os músicos. Farias foi informado de que seu distúrbio era de fundo genético e incurável. Mas encontrou uma maneira de se curar e ainda viria a ajudar quinhentas pessoas, entre elas cirurgiões, médicos, neurologistas, profissionais de saúde e mais de trezentos músicos.

As distonias assumem muitas formas. Certas pessoas pestanejam e têm tremores nas pálpebras de maneira frequente, dramática, incapacitante e incontrolável, um tipo de distonia conhecido como "blefaroespasmo". Em pacientes com retrocolo, uma distonia cervical, a cabeça perigosa e involuntariamente se inclina para trás. Quando as distonias afetam a laringe, tornam difícil a fala. As distonias generalizadas podem envolver todo o corpo: braços, pernas, abdômen, laringe e pálpebras. As distonias ainda não foram muito esclarecidas, embora se alegue com frequência que têm origem química ou genética. Apesar disso, o site do Instituto Nacional de Distúrbios Neurológicos e Derrame afirma que "não existem medicamentos para prevenir a distonia ou retardar seu avanço". Os tratamentos com frequência são sintomáticos, drásticos e invasivos: implante de eletrodos no cérebro, corte de músculos e até, em pacientes com blefaroespasmo, grampeamento das pálpebras ao osso, para não piscarem. Na maioria das vezes, é injetado Botox para debilitar os músculos afetados, que assim deixam de se contrair.

Farias desenvolveu para certo número de distonias tratamentos não invasivos que redundam em melhoras fantásticas e em geral permanentes. Ele sustenta que ocorre nas distonias um "choque" que afeta o córtex pré-frontal do cérebro, uma área que, nos adultos, controla e modula nossos reflexos primitivos (às vezes chamados reflexos neonatais), que são produzidos no subcórtex. Um músico ou um cirurgião, por exemplo, faz um movimento que desencadeia na mão um reflexo primitivo inadequado, o que por sua vez impossibilita o desempenho do movimento pretendido. Enquanto isso, os circuitos adequados permanecem inativos.

Os recém-nascidos apresentam reflexos "primitivos" bem conhecidos que ocorrem automaticamente, em certas situações, mas que vão desaparecendo à medida que crescem. Por exemplo, o reflexo tônico assimétrico do pescoço (às vezes chamado "reflexo do esgrimista") e ocorre quando um bebê é deitado de costas. Ele estica um braço para o lado e olha para ele, ao mesmo tempo levando o outro braço em direção ao ouvido. Os reflexos primitivos são reações rápidas. Um bebê, sentindo que está caindo dos braços da mãe, rapidamente estende a mão para se agarrar ao seu corpo. Para que isto seja feito rapidamente, o sistema nervoso baixa o tônus de quaisquer músculos "antagônicos" que pudessem opor-se ao reflexo.

Farias constatou que cada distonia, observada de perto, é uma expressão de um dos reflexos primitivos que os clínicos acreditavam normalmente desaparecer com a idade. Distonias em diferentes partes do corpo liberam diferentes reflexos primitivos de modo repetido, reforçando neuroplasticamente o padrão. As distonias também neutralizam a capacidade de uma pessoa de sentir adequadamente os movimentos. Farias pôde fazer essas perspicazes observações em parte por ter treinamento em artes marciais orientais, ioga e qigong, tendo sido influenciado pelo trabalho de Feldenkrais.

Ele desenvolveu muitas técnicas para bloquear um reflexo problemático.[6] Podia bloqueá-lo estimulando os músculos antagônicos, ou um movimento ou reflexo mais adequado, desativando de maneira competitiva o reflexo primitivo inadequado. Ele neutraliza os reflexos com técnicas manuais ou com música. E ensina o paciente a fazer o mesmo. Alguns dos seus casos mais importantes podem ser vistos em seu site: fariastechnique.com.

Farias começou a trabalhar com pacientes com Parkinson, que muitas vezes apresentam tremores e distonias. Em apenas duas sessões, vi uma paciente com Parkinson há décadas dispensar o andador. Constatei como o trabalho de Farias rapidamente diminuiu o seu tremor e várias distonias que a mulher apresentava na perna e no abdômen, usando apenas a abordagem manual. Isto demonstra que certos sintomas de Parkinson nem sempre são resultado direto da baixa dopamina, podendo ser reações disfuncionais reversíveis do cérebro. Essa paciente ainda tem trabalho pela frente, mas dois meses depois da primeira sessão disse-me: "Posso decair por causa da minha doença, mas tive dois meses ótimos caminhando." Minha esperança é que, à medida que consiga caminhar mais rapidamente, sejam acionados os fatores de crescimento neurotrófico no seu cérebro, como aconteceu com John Pepper.

Farias também observou que de certa forma o trauma psicológico está relacionado à distonia. Isto *não* significa que as distonias sejam sintomas psicossomáticos ou histéricos. Os traumas psicológicos podem desencadear reações em todo o cérebro, neutralizando certos circuitos e acionando outros. Por exemplo, Farias deu-se conta de que um cliente com uma distonia que o fazia olhar para um lado estava revivendo o reflexo do pescoço assimétrico, no qual os bebês voltam a cabeça para um lado. Enquanto Farias trabalhava com ele, o homem lembrou de repente que fora agredido, e que, durante a agressão, automaticamente voltara o rosto para o outro lado. De maneira geral, Farias acredita que traumas mentais e físicos podem provocar um "choque cerebral" que desativa a função pré-frontal, que regula esse reflexo primitivo, dando assim origem à distonia (que eu diria ser uma forma de neuromodulação pobre) e sendo com o tempo neuroplasticamente reforçada, agravando-se. Farias desfaz essa neuroestimulação de áreas cerebrais que estão "em choque" e sofrendo de não uso adquirido. Em seguida, o paciente é mandado para casa para praticar e refinar os movimentos adequados, a fim de dar ensejo à neurodiferenciação.*

---

* Colaborando com neurologistas na Espanha e em outros países, Farias acompanhou mais de cem pacientes em tomografias cerebrais. Mas a tomografia de um desses pacientes foi decisiva para suas teorias, pois examinava o cérebro cortical *e* subcortical. Imagens por ressonância magnética funcional (fMRI, na sigla em inglês) anteriores e posteriores mostraram que, embora a distonia estivesse presente, as áreas corticais pré-frontais estavam em hipofuncionamento, e o cerebelo (uma área subcortical que muitas vezes não se considera relacionada à distonia) mostrava-se hiperativo. Com o treinamento, o córtex pré-frontal voltou a ser acionado e o funcionamento cerebelar normalizou-se. Essas constatações levaram Farias a considerar que se verifica uma espécie de "choque" que neutraliza os lobos pré-frontais, que normalmente inibem os reflexos primitivos, fazendo com que estes ressurjam. Essas tomografias precisam ser repetidas em outros pacientes. Ainda não sabemos que percentual das distonias é suscetível de melhora, mas dentre as centenas de pessoas com as quais Farias trabalhou, sabemos hoje que muitas dispõem de uma base neuroplástica e podem ter melhoras.

Os problemas decorrentes da persistência de reflexos primitivos também podem exacerbar os distúrbios de aprendizado e sensoriais, o DDA, o autismo, as lesões cerebrais e os atrasos de desenvolvimento. Algumas técnicas foram desenvolvidas por clínicos na Austrália, na Rússia, nos Estados Unidos e na Grã-Bretanha para neutralizar os reflexos primitivos persistentes em certos estados infantis.

Como vimos, as concussões e lesões cerebrais traumáticas podem revelar-se reativas a certas abordagens neuroplásticas. A Cognitive FX é uma clínica em Provo, Utah, que usa técnicas eficazes no tratamento de ambas as condições, com base numa abordagem desenvolvida pelo neurocientista Mark Allen, Ph.D., e a neuropsicóloga clínica Alina Fong, Ph.D. Seus primeiros grandes êxitos ocorreram com estrelas do futebol americano como Tom Brady e outros atletas. Hoje, eles também ajudam muitas outras espécies de pacientes. O tratamento leva apenas uma semana — uma abordagem de tipo intensivo.

Allen e Fong fazem um mapeamento de imagens por ressonância magnética funcional, ao qual deram o nome de Imagiologia Neurocognitiva Funcional (fNCI, na sigla em inglês). Um escaneamento convencional com imagens por ressonância magnética funcional mostra as áreas do cérebro que estão ativas quando uma pessoa desempenha determinada tarefa mental, mas não ajuda a localizar com precisão as áreas que não estão funcionando adequadamente em casos de concussão ou lesão cerebral traumática. Existem muitos estudos de imagens por ressonância magnética funcional de cérebros "normais", mas nenhum mediu sistematicamente o que é "normal" em termos quantitativos. A primeira grande contribuição original de Allen e Fong consistiu em dar a um grande número de pacientes específicos — pessoas sem histórico de problemas psiquiátricos, de abuso de drogas ou neurológicos — seis testes neuropsicológicos amplamente validados durante um mapeamento de imagens por ressonância magnética funcional. Embora fossem usados apenas seis testes, cada um deles avaliava muitas funções mentais diferentes. (Por exemplo, um teste lógico pode avaliar a leitura, a memória e o pensamento abstrato.) Esses testes permitiram a Allen e Fong desenvolver uma imagem baseada em dados de como se apresenta um cérebro "normal" durante a realização dos testes. Em seguida, eles examinaram pessoas com concussões e lesões cerebrais traumáticas. Usando sua nova técnica de escaneamento por fNCI, constataram que 99% dos indivíduos testados evidenciavam anomalias em áreas precisas do cérebro. Como as formas convencionais de escaneamento são de uso limitado na maioria dos casos de concussão, a fNCI representa um grande avanço.

Allen e Fong também descobriram que, quando indivíduos com lesões cerebrais encontram dificuldade no desempenho de tarefas cognitivas cotidianas, algumas áreas do cérebro estão hipoativas (inativas ou inertes), ao passo que outras estão hiperativas. Constataram que as áreas hiperativas trabalham mais intensamente — de maneira excessiva — para tomar o lugar ou compensar as áreas que não estão funcionando adequadamente, de modo que o paciente com facilidade se exaure e fica exposto a erros e dores de cabeça.

Cabe lembrar que o cérebro muitas vezes tem várias maneiras de desempenhar uma única função cognitiva. Quando se dirige a um endereço desconhecido, uma pessoa pode recorrer a um mapa (envolvendo processamento visual-espacial no cérebro) ou tentar se localizar por marcos geográficos (o que envolve reconhecimento visual-formal). Se um sistema estiver lesado, o outro pode tomar a frente e compensar. Pessoas com casos de lesão cerebral, confusão mental após quimioterapia, derrame, distúrbio de déficit de atenção, distúrbio de aprendizado e distúrbio de movimento recorrem a essas compensações.

O conhecimento de quais são exatamente as áreas de desempenho insuficiente permite a Allen e Fong usar exercícios cerebrais, de movimento, equilíbrio, visão e outros para visar exatamente as áreas de funcionamento insuficiente, evitando superestimular aquelas que já estão em hiperfuncionamento (o que serviria apenas para agravar as coisas).

Mapeamentos por imagem realizados no fim da semana intensiva mostram que áreas até então em hipofuncionamento são ativadas em níveis normais, ao passo que as áreas em hiperfuncionamento são desativadas e não precisam mais funcionar tão intensamente. Na maioria dos casos de concussão, as fNCIs são normalizadas, coincidindo com notáveis melhoras clínicas.

Essa abordagem baseada na fNCI é uma demonstração maravilhosa da neuromodulação. Esses pacientes inicialmente evidenciam não uso adquirido em circuitos semidormentes que estão em hipofuncionamento. Recebem então neuroestimulação adequadamente direcionada, que aciona circuitos dormentes, aliviando as áreas em hiperfuncionamento e eximindo-as de trabalhar tão intensamente. O cérebro então é neuromodulado. O sono em geral melhora (sinal de neurorrelaxamento). Os eletroencefalogramas realizados antes do tratamento frequentemente mostram um cérebro desregulado e ruidoso, que reage ao treinamento das ondas cerebrais.

Os exercícios cerebrais usados por Allen e Fong foram desenvolvidos pelo neurocientista Michael Merzenich, Ph.D., e colegas, tendo ficado conhecidos como BrainHQ. A sequência do BrainHQ abarca toda uma série de funções mentais importantes. Um estudo com adultos idosos normais realizado em diferentes centros do Instituto Nacional de Saúde mostrou que uma série curta de exercícios de BrainHQ gerava melhoras que duravam dez anos e se generalizavam de maneira útil na vida cotidiana —[7] o teste crucial de quaisquer benefícios dos exercícios cerebrais.

Como no caso dos demais tratamentos mencionados neste livro, a eficácia da abordagem da Cognitive FX não pode ser atribuída exclusivamente à tecnologia. Cada tratamento é clinicamente moldado às necessidades individuais do cliente. Remeti à clínica certo número de pacientes com lesão cerebral traumática, num dos casos remontando à primeira infância. Quase todos tiveram melhora. Em março de 2015, conheci uma atleta de 16 anos que sofrera três concussões com testemunhas, a mais recente cinco meses antes. Ela ficou com uma síndrome de pós-concussão (ou lesão cerebral traumática), com constantes dores de cabeça, problemas de equilíbrio, falta de foco, problemas de memória, fadiga, hipersensibilidade ao som, incapacidade de realizar múltiplas tarefas simultaneamente e depressão. Ao fim da sua semana na Cognitive FX, disse-me: "Isto me ajudou a ter minha vida de volta. Tenho a sensação de ter voltado a ser o meu eu normal." Seu ânimo melhorou, as dores de cabeça desapareceram e o foco e a cognição também melhoraram. O mapeamento inicial por fNCI mostrava áreas de hipoativação e hiperativação. Após o tratamento, todas as áreas foram normalizadas. A maioria dos pacientes com sintomas equivalentes aos dela mostram melhoras semelhantes. Pacientes com lesões cerebrais traumáticas mais severas não se saem tão bem. Além disso, certos pacientes com sintomas cognitivos causados por esclerose múltipla, paralisia cerebral, derrame e certos distúrbios de aprendizado também tiveram melhora.

Exercícios cerebrais de alta qualidade continuam a ser desenvolvidos. Cellfield é um programa de informática para tratar dislexia, desenvolvido na Austrália pelo inventor Dimitri Caplygin. Funciona pela neuroestimulação intensiva das redes cerebrais que processam os aspectos visuais e auditivos da leitura. Em média, os alunos disléxicos que se adaptam ao perfil do programa avançam o equivalente a dois níveis de ensino em sua leitura ao longo das dez horas do programa, que está disponível em versões inglesa e francesa. Outra abordagem de exercício cerebral desenvolveu-se a partir da tradição inaugurada pelo recém-falecido psicólogo do desenvolvimento israelense Reuven Feuerstein, Ph.D. Donalee Markus, Ph.D., aluna de Feuerstein, desenvolveu seus próprios exercícios para pessoas com distúrbios de aprendizado e lesões cerebrais traumáticas e também o programa de pensamento crítico da Nasa. Trabalha com casos individuais, desenvolvendo um programa de exercícios para cada caso. Seu trabalho é descrito num dos mais perspicazes relatos pessoais de casos de lesão cerebral traumática seguidos de recuperação, intitulado *The Ghost in My Brain* [O fantasma no meu cérebro], de Clark Elliott, professor de inteligência artificial na DePaul University em Chicago. Seus exercícios cerebrais foram decisivos para a recuperação do professor Elliott.

A OPTOMETRIA TAMBÉM pode ser usada para recondicionar o cérebro. Na maioria das vezes, a lesão cerebral traumática distorce o processamento visual de alguma forma (como vimos no caso de Jeri Lake), e Donalee Markus trabalha com uma optometrista admiravelmente inovadora, a Dra. Deborah Zelinsky, na Mind-Eye Connection, que aplica as mais avançadas descobertas da neurociência ao seu campo. A retina não tem apenas dois tipos de células, bastonetes e cones fotossensíveis, mas vários tipos, cada um deles com diferentes funções.[8] Visitei a Dra. Zelinsky ao norte de Chicago, e ela me mostrou como é capaz de usar lentes óticas para alterar a filtragem sensorial, direcionando a luz para diferentes células retinianas e circuitos cerebrais. Isto pode influenciar a atividade no tronco cerebral e no hipotálamo (que, como vimos no Capítulo 4, está ligado ao olho) para regular melhor a química corporal, a integração sensorial e até parte do processamento auditivo. A Dra. Zelinsky também desempenhou papel decisivo na recuperação do professor Elliott, e frequentemente trabalha com pacientes com distúrbios de aprendizado e cognitivos, além de lesões cerebrais traumáticas.

GOSTARIA DE CONCLUIR descrevendo duas outras técnicas correlatas que podem ajudar certos pacientes com lesões cerebrais traumáticas. A osteopatia e a terapia craniana de origem francesa são abordagens manuais que podem envolver movimentos suaves realizados pelo profissional na cabeça do paciente. Funcionam aparentemente de quatro maneiras. Primeiro, em quase todas as lesões decorrentes de pancada na cabeça, ocorre algum trauma no pescoço, no qual elas são de ajuda. Em segundo lugar, como veremos ao discutir a repadronização de matriz no apêndice 2, as lesões ocasionadas por impacto forte muitas vezes envolvem alterações na distribuição de energia na cabeça (às vezes denominadas "cistos energéticos"), que podem ser resolvidas com esses tratamentos. Em terceiro lugar, eles podem acionar o sistema parassimpático e neuromodular o sistema nervoso. Em quarto lugar, essas abordagens muitas vezes são de grande ajuda no alívio de problemas do tecido mole que bloqueiam a circulação normal e a drenagem de resíduos cerebrais. Essas abordagens podem complementar as outras da lesão cerebral traumática neste livro e nos apêndices. Embora não sejam novas, são mencionadas aqui porque, em 2015, se descobriu que o cérebro de fato dispõe de um sistema linfático,[9] adjacente ao crânio, de modo que só agora entendemos de que maneira essas abordagens manuais poderiam ser de ajuda de uma quinta forma, promovendo melhor circulação linfática no cérebro e restaurando a saúde celular geral dos neurônios e da glia, e assim contribuindo para a desintoxicação do cérebro.

Embora dispusesse às vezes de até oito anos para investigar as abordagens constantes do corpo principal do livro e dos apêndices, e menos de um ano para explorar as que acabo de descrever, constato que elas também podem ser explicadas em termos das etapas da cura neuroplástica. O fato de representarem apenas uma pequena seleção das muitas abordagens novas com que me deparei nesse breve período parece indicar que estamos em meio a um grande momento transformador da ciência da cura: o surgimento de um novo campo, que poderíamos chamar de "neuroplasticidade clínica".

Norman Doidge
Toronto, Canadá
Janeiro de 2016

Apêndice 1

Abordagem geral para lesão cerebral traumática e problemas cerebrais

Neste livro, algumas vezes liguei determinado distúrbio ou doença a determinado tratamento. Mas em regra a abordagem adequada consiste em levar em consideração o paciente com o distúrbio e o estágio, ou em geral estágios de cura neuroplástica que seriam mais bem enfatizados no caso dessa pessoa. Por exemplo, relatei muitas abordagens diferentes de derrames e de lesões cerebrais ao longo deste livro. Apenas no caso das lesões na cabeça, revelou-se que os lasers de baixa intensidade, o PoNS e a terapia do som eram úteis para certos pacientes. As duas abordagens descritas nos apêndices 2 e 3, sobre repadronização de matriz e neurofeedback, também podem ajudar pessoas com lesões cerebrais traumáticas. No futuro desse novo campo, não poderemos deixar de aprender a combinar abordagens neuroplásticas e de outras naturezas para ativar todas as etapas da cura neuroplástica de uma maneira específica às necessidades individuais de uma pessoa — como a associação de exercícios físicos e mentais e estimulação elétrica com o PoNS, descritos no Capítulo 7. No capítulo 4, a reabilitação de Gaby integrava exercícios (tai chi, que também tem um componente mental) e terapia da luz. A pesquisadora Robin Green mostrou que a combinação de estimulação cognitiva e estimulação física e social contém a diminuição do cérebro depois de lesões traumáticas em certos pacientes.[1] Outros trabalhos preliminares realizados por ela e seus colegas dão a entender que pode haver lugar para exercícios cerebrais no tratamento das lesões traumáticas, com base nos que foram desenvolvidos por Michael Merzenich. O grupo de Edward Taub usava biofeedback, seguido de Terapia de Contenção Induzida, para tratar uma tetraplégica com paralisia total, em consequência de uma lesão na medula espinhal. Da mesma forma, crianças com distúrbios de desenvolvimento podem beneficiar-se de muitas abordagens: terapia da escuta, trabalho de Feldenkrais, neurofeedback e psicoterapia. Como a inflamação desempenha um papel tão importante no cérebro autista e essas crianças são hipersensíveis, é possível que os lasers de baixa intensidade e o PoNS as ajudem. Sempre que um paciente com problemas cognitivos apresenta uma reação parcial a determinada abordagem neuroplástica, é útil contemplar a possibilidade de acrescentar uma outra, para ver se ajuda. Também penso em termos de melhorar sempre que possível a saúde geral do cérebro. Um EEG quantitativo (QEEG) é um teste capaz de indicar se o paciente tem "cérebro ruidoso". Esse estudo muitas vezes é feito por praticantes de neurofeedback avançado, devendo ser interpretado por um especialista que tenha feito contato com o paciente, não se limitando a processar a informação numa máquina.

Os casos de recuperação que relatei usavam equipamentos concebidos por especialistas que fizeram importantes contribuições nesse campo, e não cópias ou imitações. Mas os resultados foram possíveis graças a clínicos insubstituíveis, com ampla experiência. A família de tratamentos que apresento aqui constitui uma nova disciplina clínica com muitas ferramentas à sua disposição. O que é ótimo, pois nem tudo funciona para todo mundo, é claro. Idealmente, é melhor trabalhar com um profissional de saúde experiente que entenda o estado do paciente e, em caso de necessidade de diferentes abordagens, seja capaz de orientá-lo na escolha da primeira opção a ser experimentada. Em matéria de reprogramação cerebral, é necessário ter paciência, e às vezes os avanços são cumulativos, sendo necessário ponderar bem antes de abandonar uma das técnicas. Sabendo, contudo, que os neuroplásticos que levaram anos para dominar determinada abordagem nem sempre estão familiarizados com outras.

Outros tratamentos e técnicas de treinamento neuroplásticos para casos de derrame, dores, problemas de aprendizado, declínio mental e diversos problemas cerebrais e distúrbios psiquiátricos são relatados em *O cérebro que se transforma*. Os leitores em busca de abordagens neuroplásticas para si mesmos ou seus entes queridos podem ter interesse em examinar ambos os livros, que fornecem em conjunto uma descrição mais completa das aplicações da neuroplasticidade. Mais informações podem ser encontradas no meu website, normandoidge.com.

Apêndice 2

Repadronização de matriz em casos de lesão cerebral traumática

A repadronização de matriz é uma forma de tratamento desenvolvida por um clínico canadense extremamente criativo, o dr. George Roth. Esse procedimento pode ser de grande ajuda para certas pessoas com LCT e outras lesões cerebrais, mesmo como *primeira* intervenção, antes de tentar algum dos outros métodos discutidos neste livro. Ela pode às vezes eliminar problemas que se interpõem à cura neuroplástica espontânea do próprio cérebro. Às vezes, parece suficiente para ajudar na melhora de uma pessoa com lesão cerebral traumática persistente; em outras ocasiões, funciona bem combinada com diferentes abordagens.

George Roth, especialista em medicina naturopática, quiropata e estudioso da osteopatia francesa, fez algumas importantes descobertas clínicas sobre a maneira como a energia se transfere para a cabeça, causando lesões cerebrais traumáticas.

Toda pancada na cabeça envolve uma transferência de energia para o corpo. Ao ocorrer a pancada, a força se dissipa pelo corpo, o cérebro e o crânio. A pessoa nem precisa ter contato direto com um objeto para que ocorra a transferência de energia. As ondas de choque da explosão de uma bomba transferem energia suficiente para lesar o coração e o cérebro.[1] Em acidentes de carro, essas transferências de energia afetam não só a pele e os ossos, mas também os órgãos cheios de fluidos do corpo.

Estudos realizados com ossos e outros tecidos mostram que, quando absorvem a energia associada a essas pancadas, são alteradas tanto sua estrutura quanto a maneira como conduzem a energia elétrica. Uma estrutura cuja condutividade elétrica é alterada quando se altera sua forma é uma estrutura piezoelétrica. (Em grego, *piezo* significa "eu pressiono", estando relacionado ao conceito de "pressão".) Segundo Roth, quando a cabeça absorve uma quantidade maciça de energia numa lesão, as alterações piezoelétricas podem modificar o ambiente elétrico do cérebro, de modo que a capacidade dos neurônios de conduzir sinais é prejudicada. Em termos elétricos, os tecidos ao redor do cérebro, especialmente os ossos e os tecidos conjuntivos, deixam de ser bons condutores de eletricidade e passam a resistir e a bloquear seu fluxo. O que, segundo Roth, dá origem a muitos sintomas de lesão cerebral.

Sabemos desde a década de 1840 que a administração de corrente elétrica ou campos magnéticos a ossos fraturados facilita sua cura. Cirurgiões ortopédicos canadenses usam habitualmente essa prática quando um osso quebrado está muito danificado ou com as pontas fraturadas, separadas demais para voltarem a se ligar e se curar por si próprias. Em todo o mundo, cerca de 100 mil fraturas foram curadas com a ajuda de corrente elétrica. Os campos magnéticos também podem curar tecidos lesados, e são usados frequentemente por fisioterapeutas. Acredita-se que esses tratamentos funcionem porque a corrente elétrica — gerada pelos próprios ossos — faz parte normalmente do processo natural de cura óssea.

Roth restabelece o fluxo normal de duas maneiras, usando a pressão piezoelétrica e os campos magnéticos.

Com base nas experiências piezoelétricas originais, demonstrando que a pressão no osso altera sua condução elétrica, ele descobriu que o simples fato de segurar suavemente um osso cuja forma tenha sido distorcida por uma lesão constitui pressão suficiente para alterar suas propriedades piezoelétricas. Isso permite que um osso lesado deixe de ser resistente à condução da eletricidade para voltar a ser condutor. Pude testemunhá-lo muitas vezes. Depois de ser segurado com suavidade, o osso espontaneamente volta à forma normal (o que é comprovado por medição, e também com radiografias e fotografias). Desaparecem os pontos vulneráveis no osso.

Como também já ficou demonstrado que a mão é uma fonte de campos elétricos mensuráveis, em virtude dos nervos e das fibras musculares, Roth a usa como campo magnético. Ou então passou a utilizar cada vez mais um gerador de pulsos eletromagnéticos perto do tecido lesado, ao mesmo tempo que aplica suave pressão das mãos sobre ele, para acelerar o processo.

Tenho acompanhado ao longo dos anos alguns dos seus pacientes de LCT nos quais essas técnicas foram aplicadas: muitas vezes foram resolvidos parcial ou completamente velhos problemas de dores de cabeça, confusão mental, tontura, sono ou execução simultânea de tarefas, além de outros sintomas de LCT.

Roth teve muitos pacientes com concussões múltiplas. Um caso típico é o de José, 44 anos, gerente de um grande órgão governamental. Em agosto de 2012, ele estava de pé sobre uma mesa de piquenique na chuva, tentando prender uma lona, quando escorregou e bateu com a cabeça no piso de madeira. Foi apenas uma das cinco concussões que sofreu — as outras, no hóquei e num acidente de carro. Ele teve os habituais sintomas de dor de cabeça, fadiga, tontura, hipersensibilidade, sérios problemas cognitivos e incapacidade de absorver informação ou de fazer mais de uma coisa ao mesmo tempo. Chegava a dormir dezesseis horas por dia.

Como os sintomas persistiam, seu neurologista diagnosticou síndrome de pós-concussão. José foi afastado do trabalho, incapacitado por seis meses. Tentou muitos tratamentos e medicações. Finalmente, o neurologista disse que sua única alternativa seria esperar. José tinha aguardado a cura de concussões outras vezes, mas dessa vez estava paralisado e deprimido. "Não acabava mais", contou-me ele. "Quando procurei o dr. Roth, eu já estava desesperado."

Ao fazer o exame físico de José, Roth constatou muitos sinais neurológicos de lesão na cabeça, entre eles problemas de seguimento ocular, deficiência auditiva e "hiper" reflexos em ambas as pernas — indicação de lesão nos neurônios cerebrais que regulam o movimento. Conversei com José depois de sua sexta sessão com Roth em seis semanas. Ele pôde suspender a medicação, interromper os outros tratamentos e voltar ao trabalho. A névoa no cérebro desapareceu e seus sintomas neurológicos melhoraram. Depois de mais uma sessão, a dor de cabeça se fora.

"O interessante", comentou José, "é que, quando o dr. Roth de fato tocava minha cabeça, era exatamente no ponto onde havia uma dor lancinante — sem que eu lhe dissesse. Na verdade, ele foi a primeira pessoa que realmente tocou minha cabeça. Meu clínico geral nunca havia feito isso, nem o neurologista, nem o fisioterapeuta."

Minha hipótese de trabalho é que José, com sua hipersensibilidade e outros sintomas, ficara com um cérebro difusamente ruidoso em virtude da lesão, e que Roth, com suas técnicas, permitira ao seu cérebro neuromodular-se pelo restabelecimento da condução normal. Pude ver uma dramática demonstração da capacidade de Roth de normalizar a ativação neuronal quando conheci uma adolescente que tinha epilepsia grave. A causa era incerta, mas ela sofrera uma lesão na cabeça quando criança, o que pode causar o transtorno. Sua epilepsia era tão grave que lhe foi implantado um marca-passo. O dispositivo destinava-se a interromper a atividade convulsiva, enviando sinais ao cérebro. Ela também podia ligá-lo se sentisse a aproximação da convulsão. Mas isso trazia apenas resultados parciais. Depois de várias sessões de repadronização de matriz, a frequência de suas convulsões diminuiu radicalmente.

O motivo pelo qual considero útil a certos pacientes submeter-se à repadronização de matriz antes de outros tratamentos é que, estando bloqueado o fluxo geral de energia, os outros tratamentos podem não funcionar tão bem. Como sabemos que as lesões na cabeça também podem aumentar o risco de demência, epilepsia e certos tipos de Parkinson, considero prudente fazer uma avaliação de matriz depois de um golpe na cabeça. Também vi Roth tratar pessoas com traumatismos cranianos agudos logo depois de sofrerem a lesão; recuperaram-se muito mais rapidamente do que se o tratamento tivesse sido adiado. A observação desses casos levou-me a esperar que um dia a repadronização de matriz seja rotineiramente aplicada em emergências hospitalares.

Apêndice 3

Neurofeedback em casos de TDA, TDAH, epilepsia, ansiedade e trauma cerebral

Neurofeedback é uma forma sofisticada de biofeedback e um tratamento extremamente útil em muitos distúrbios descritos neste livro. Foi reconhecido recentemente pela Academia Americana de Pediatria como tratamento tão eficaz quanto medicações para combater sintomas de TDA e TDAH. Raramente apresenta efeitos colaterais, pois é uma forma de treinamento cerebral. Também foi aprovado para tratamento de certos tipos de epilepsia, revelando-se eficaz em muitos outros distúrbios, entre eles certos tipos de ansiedade, estresse pós-traumático, distúrbios de aprendizado, lesões cerebrais, enxaquecas e sensibilidades que afetam o espectro autístico, para mencionar apenas alguns. É um tratamento neuroplástico, mas não é mais conhecido por ter sido introduzido pioneiramente antes de a neuroplasticidade ser amplamente compreendida.

Como vimos, quando os neurônios disparam aos milhões, geram ondas cerebrais. Essas ondas, que podem ser medidas desde o início do século XX, são medidas em ondas por segundo. Diferentes ondas cerebrais são relacionadas com os níveis de consciência e os tipos de experiência consciente. Por exemplo, o eletroencefalograma mostra ondas muito lentas quando as pessoas estão dormindo (ou têm lesões cerebrais); as ondas cerebrais tornam-se mais rápidas quando elas entram num estado onírico, meio acordadas, e em seguida num estado tranquilo e focado com olhos abertos. E tornam-se ainda mais rápidas se a pessoa estiver muito ansiosa.

Uma série de descobertas acidentais feitas por Barry Sterman, inicialmente com gatos, mostrou que animais ligados ao aparelho de EEG eram capazes de aprender a treinar suas próprias ondas cerebrais. Em trabalhos conduzidos por Sterman para a NASA numa fase inicial, foi usada essa técnica de "autotreinamento" para prevenir epilepsia em astronautas. Devido ao transtorno, o cérebro dispara demais. (Os astronautas estavam contraindo epilepsia por causa da exposição ao combustível do foguete.)

Numa sessão convencional de neurofeedback, o aparelho de EEG é conectado à pessoa, uma maneira não invasiva de detectar ondas cerebrais, e a seguir as ondas são mostradas numa tela de computador.

Pessoas com TDA e TDAH muitas vezes apresentam menor quantidade das ondas calmas e focadas (chamadas ondas beta lentas) e mais do tipo de ondas que a maioria de nós apresenta quando adormece (ondas teta). Quando um professor interpela um aluno que parece estar olhando pela janela com um olhar vidrado e pergunta: "João, está ouvindo ou está dormindo?", João — cuja parte do cérebro está gerando ondas teta rápidas — está na verdade a ponto de dormir, e não consegue resistir. Numa sessão de neurofeedback para TDA, a pessoa é treinada a elevar as ondas associadas ao foco tranquilo e a diminuir as ondas associadas ao estado de sono e à impulsividade sempre que são mostradas na tela. Embora o neurofeedback envolva o uso de equipamentos eletrônicos, acredito que funciona mais ou menos segundo os mesmos princípios que o método Feldenkrais. Ambos os métodos desenvolvem maior consciência, o que pode levar a alterações neuronais e à neurodiferenciação. (Em outros termos, quando

Feldenkrais treinava os alunos a refinar a consciência sensorial causada pelo movimento, estava treinando-os a fazer maior uso do feedback proporcionado pelos sentidos.)

Alguns livros introdutórios ao neurofeedback e uma intervenção correlata chamada de neurofeedback de baixa energia são relacionados nas notas do fim do livro.[1]

Agradecimentos

Quando eu estava na metade da redação deste livro, meu maravilhoso editor, James H. Silberman, e eu nos deparamos com um teste muito pessoal e inesperado quanto ao seu conteúdo.

Jim sofreu um sério derrame que afetou o braço e a perna esquerdos. Como costuma acontecer, teve apenas um acompanhamento mínimo ao deixar o serviço de reabilitação do hospital e, quando manifestou ao neurologista sua expectativa de que viesse a melhorar, foi informado — como também costuma acontecer — de que não devia iludir-se com as eventuais e mínimas melhoras que tivesse alcançado depois do derrame: muito em breve chegaria a um platô, e não apresentaria mais progressos. Jim não aceitou tal prognóstico, resolvendo que aquele neurologista não servia para ele. Afinal, meu editor fora um dos primeiros leigos a reconhecer o potencial clínico da neuroplasticidade, quando decidira trabalhar em *O cérebro que se transforma* quase quinze anos atrás.

No ano e meio que se seguiu, ele não só editou os capítulos remanescentes deste livro como tratou de aplicar com vigor as técnicas neles descritas (assim como algumas técnicas do livro anterior, entre elas a terapia de Taub). Como cada capítulo trata de um aspecto diferente da cura neuroplástica, ele tinha motivos para utilizar quase todos eles. De modo que Jim não apenas editou este livro como viveu e respirou seu conteúdo. Muito ao contrário do que fora previsto, ele não chegou a um platô, e seu processo de melhora e mudança cerebral não desacelerou; na verdade, acelerou-se. Enquanto concluíamos o livro, Jim recuperou quase todas as suas funções, e mal havia terminado o trabalho de edição e já era capaz de dar os primeiros passos sem ajuda.

Portanto, este é um livro de James H. Silberman. Seu cuidado, seu talento, seu bom senso e a profunda preocupação com as necessidades e os interesses do leitor refletem-se em cada página. Com sua incrível mistura de rigor e paciência, ele mergulhou no manuscrito muitas vezes para torná-lo sempre mais claro e acessível, sem simplificar a ciência nem roubar minha voz. Depois do derrame, nada alterou sequer minimamente sua abordagem profissional. Logo me daria conta de que tudo que ele havia aprendido servira na verdade para transformá-lo no aluno neuroplástico ideal, e, com os exercícios e a estimulação cerebral que fazia agora, mostrava-se tão intelectualmente vigoroso e pertinente quanto antes do derrame — ou ainda mais. Quando iniciamos este livro, eu era o especialista oficial em plasticidade, e seu papel era ajudar-me a expressar em palavras o que eu sabia. Antes de concluirmos o trabalho, ele, tendo praticado o que eu preconizava, é que passara a ser o especialista, tornando-me eu muitas vezes o seu intérprete. Ambos, naturalmente, gostaríamos que o derrame não tivesse ocorrido, mas o fato é que, como ocorreu, temos consciência da estranha beleza moral do fato de nos termos visto na posição de extrair o melhor possível dele, e de termos sido capazes de fazê-lo.

Como diz Hipócrates na epígrafe deste livro, para uma recuperação, não são necessários apenas o médico e o paciente, mas também, literalmente, as pessoas que acompanham o paciente, e neste caso essa pessoa foi Selma Shapiro, a esposa de Jim. Sem sua atitude incrivelmente prestimosa e seu indispensável apoio ao marido, este livro ainda não teria sido publicado. Exemplificando a inventividade e a dedicação na ajuda aos outros cuja necessidade tentei demonstrar nestas páginas, Edward Taub e

Agradecimentos

a fisioterapeuta Jean Crago, da Clínica Taub, a praticante de Feldenkrais Rebecca Gardiner e os laser-terapeutas Fred Kahn e Joanna Malinowska contribuíram muito para acelerar a recuperação neuroplástica de Jim.

AGRADEÇO A TODOS os neuroplásticos, assim como a seus colegas, os voluntários de pesquisas, os alunos e acima de tudo seus pacientes e as famílias dos seus pacientes, por compartilharem suas histórias. Nem todas elas podiam ser aproveitadas num livro destas dimensões, mas todas foram parte essencial da pesquisa. Agradeço aos meus pacientes, que tanto me ensinaram.

Arthur Fish defendeu este projeto desde seu implausível início, quando arrisquei pela primeira vez minha estranha ideia de que a neuroplasticidade, a energia e o corpo precisavam ser interligados para entendermos melhor como funciona o cérebro. Ele fez comentários brilhantes sobre partes do manuscrito, e até me ajudou a organizar um estilo de vida que me permitiu escrever, pesquisar e pensar.

A impressionante paixão de Patrick Farrell pela história da ciência e pela literatura fizeram dele um ajudante ideal quando começou a trabalhar comigo mais ou menos na metade desse longo processo. Ele me ajudou como meu assistente, na edição do texto, nas pesquisas investigativas e sobretudo com suas reações extremamente ponderadas e nuançadas aos capítulos.

Recebi o apoio de valiosos companheiros de conversas sérias, que compartilham uma rara combinação de bom senso e abertura intelectual, e, felizmente para mim, uma fraterna afeição recíproca: Cyril Levitt, Corinne Levitt, Wodek Szemberg, Jacqueline Newell, Waller Newell, Geoffrey Clarfield, Mira Clarfield, Bonnie Fish, Philip Kyriacou, Jordan Peterson, Tammy Peterson, Lyn Rasmussen, Kenneth Hart Green, Sharon Green, Charles Hanly, Margaret Fitzpatrick Hanly, John Moscowitz, Clifford Orwin, Donna Orwin, Thomas Pangle, Lorraine Smith Pangle, Lawrence Solomon e Patricia Adams. Agradeço também a Kiril Sokoloff e Kate McClure Sokoloff o apoio entusiástico. Desse grupo eminentemente canadense também fazem parte alguns médicos exemplares: Estera Bekier, Barry Simon, Clare Pain e Alex Tarnopolsky, que me ajudaram, cada um à sua maneira, a avaliar as grandes qualidades e as limitações do nosso atual paradigma médico. O dr. Avideh Motmaen-Far, com quem venho tendo conversas periódicas sobre a mente, a energia, o corpo e a fáscia, ajudou-me a compreender modos de cura que eu nem imaginava possíveis. Agradeço aos colegas médicos americanos Daniel J. Siegel, Meriamne Singer, Mark Sorensen, Eric Marcus, Richard Brown e Eugene Goldberg. A dra. Ellen Cutler, com quem aprendi enormemente sobre saúde integral do corpo e seus sistemas de energia, deu-me muito mais do que imagina.

Jacqueline Newell, Michael Mazurek, Gerald Owen, Tammy Peterson e Jordan Peterson fizeram comentários muito úteis sobre o manuscrito. Jordan e eu vimos tendo conversas periódicas sobre a neurociência e a mente há quase uma década. Também valorizo muito as conversas que venho tendo com os neurocientistas americanos Michael Merzenich, Edward Taub e Stephen Porges. Com o neurocientista e neurocirurgião Karl Pribram os contatos têm sido poucos, mas bem longos, intensos e decisivos.

Sem sequer precisar recorrer a palavras, Barbara Doidge ensinou-me como a presença é curativa, de modo que tem sido fácil para mim reconhecê-la nos outros. Todos os que se seguem têm muito a ensinar sobre como influenciar o sistema nervoso através do corpo, sem palavras. O dr. Jayson Grossman, professor inimitável, introduziu-me ao trabalho do falecido dr. George Goodheart, o grande gênio clínico, que desenvolveu a cinesiologia aplicada, combinando a medicina energética chinesa a abordagens ocidentais. Tive a sorte de ser tratado numa demonstração pelo dr. Goodheart e seu colega David Leaf, num dia inesquecível. Agradeço a Judith Neilly, George Roth, David Slabotsky e Marla Golden por demonstrarem a força da osteopatia e outras técnicas baseadas no corpo para influenciar o sistema nervoso. Sifu Philip Mo mostrou-me como o tai chi pode reprogramar o cérebro e o sistema nervoso, assim como o papel da energia nessa prática.

As seguintes pessoas foram de grande ajuda, cada uma à sua maneira, no meu aprendizado sobre a medicina mente-corpo: Ernest Rossi, William O'Hanlon, Claire Frederick, Eric Barnhill, Robert Kidd, David Grand, Marion Harris (por me introduzir ao trabalho de Feldenkrais), David Zemach-Bersin, Judith Dack, Joaquin Farias, Robert Harris, Morana Petrofski, Lesley Gates, Heike Raschl, Francine Shapiro, Neil Sharp, John Ratey, Eileen Bach-y-Rita e Fred Gallo. Também fui auxiliado por Leon Sloman, Ates Tanin, Brian Schwartz, Mark Walsh e Annette Goodman.

Embora não tenha escrito em detalhes sobre neurofeedback, eu treinei nessa técnica e aprendi muito sobre mudanças no cérebro com estes cientistas e clínicos especialistas no assunto, em supervisão, em cursos ou por seus textos: John Finnick, Moshe Perl, Sebern Fisher, Ed Hamlin, Lynda Thompson, Michael Thompson, Len Ochs e Jaclyn Gisburne. Por seus escritos e pesquisas inspiradores, que abriram meus olhos para novos temas, agradeço a Iain McGilchrist, Jaak Panksepp, Oliver Sacks, Robert Schleip, Evan Thompson, Alva Noë, Allan N. Schore, Leonard F. Koziol, Deborah Ely Budding, Thomas Rau e Elkhonon Goldberg.

Na parte editorial, agradeço a meus agentes literários na Sterling Lord Literistic sua ajuda entusiástica, desde Chris Calhoun, que me ajudou a apresentar e negociar este projeto no início, a Flip Brophy, que o acompanhou, e Ira Silverberg e agora Szilvia Molnar por cuidarem dos direitos no exterior. Quando o livro chegou à Viking, Wendy Wolf abraçou sua causa e proporcionou uma visão geral extremamente útil, com seus muitos comentários editoriais. Agradeço a Janet Biehl sua total imersão nele e o inteligente trabalho de copidesque, e ao paciente, sempre prestativo e extremamente culto Bruce Giffords na etapa da produção editorial. Os revisores Maureen Clark e Donald Homolka deixaram-me impressionado com sua precisão, assim como Gina Anderson. Henry Rosenbloom, na Scribe, e Helen Conford, na Penguin UK, foram aliados ideais.

Recebi ao longo dos anos prêmios e subvenções de alguns órgãos, que me permitiram aprofundar meu desenvolvimento científico e escrever. Entre eles o National Institute of Mental Health (Instituto Nacional para a Saúde Mental), em Washington, e o National Health Research and Development Program of Health Canada (Programa de Desenvolvimento e Pesquisa de Saúde Nacional, da Saúde Canadense).

Mais perto de casa, Joshua Doidge ajudou nas pesquisas; desconfio que ele tenha realizado mais programas de aprendizado neuroplástico que qualquer outra pessoa no planeta Terra, mostrando-me do que são capazes. Brauna Doidge, com seu talento especial para descartar o que não é essencial — para salvaguardar o que é essencial, naturalmente —, ajudou-me na dolorosa tarefa de reduzir o manuscrito.

Nenhum livro pode continuar sendo escrito eternamente; o tempo dedicado ao aperfeiçoamento deste já passou. Ele certamente apresenta erros decorrentes dos limites dos meus conceitos e da minha capacidade intelectual — os erros que não sou capaz de ver —, juntamente com erros factuais que poderia ter percebido se tivesse, como escreveu o poeta Marvell, "experiência e tempo suficientes". Pelos dois tipos de erros, peço desculpas a você, leitor, e a todas as pessoas mencionadas aqui anteriormente, que se mostraram tão generosas.

Por fim, Karen Lipton-Doidge, minha esposa e minha primeira leitora, sempre intelectualmente estimulante, gentil e bem-humorada, esteve ao meu lado ao longo desse processo: na maioria das viagens para fazer contato com neuroplásticos, participando do meu treinamento em novas técnicas, ajudando na pesquisa, fazendo comentários prescientes sobre o texto, abençoando-me com todos os tipos de apoio emocional. Os primeiros leitores veem o que é pior num texto; portanto faço esta oferta, a melhor ao meu alcance, para ela.

Notas e referências

Epígrafes

1. C. Stern, ed., *Gates of Repentance: The New Union Prayerbook for the Days of Awe* (Nova York: Central Conference of American Rabbis, 1978), p. 3.
2. Traduzido por meu colega e amigo Waller R. Newell.

Prefácio

1. A. Fuks, "The Military Metaphors of Modern Medicine", in Z. Li e T. L. Long, eds., *The Meaning Management Challenge* (Oxford, Reino Unido: Inter-Disciplinary Press, 2010), pp. 57–68.
2. Em meados da década de 1600, Thomas Sydenham, o "Hipócrates inglês", escreveu a respeito da doença: "Ataco o inimigo interno por meio de catárticos e refrigerantes, e por meio de uma dieta"; e "uma hoste assassina de doença deve ser combatida, e a batalha não é uma batalha para preguiçosos"; e "investigo constantemente a doença, entendo seu caráter e vou em frente sem hesitar, com plena consciência, em direção a seu aniquilamento". *The Works of Thomas Sydenham*, trad. R. G. Latham (Londres: Sydenham Society, 1848–50), 1:267, 1:33, 2:43.

1. Médico se machuca e trata de se curar

1. R. Melzack e P. Wall, "Pain Mechanisms: A New Theory", *Science* 150, nº 3699 (1965): 971-79.
2. Foi no Segundo Congresso Mundial sobre Dor em Montreal, 1978. M. Zimmermann e T. Herdegen, "Plasticity of the Nervous System at the Systemic, Cellular and Molecular Levels: A Mechanism of Chronic Pain and Hyperalgesia", in G. Carli e M. Zimmermann, eds., *Towards the Neurobiology of Chronic Pain* (Amsterdã: Elsevier, 1996), pp. 233—59, 233.
3. M. H. Moskowitz, "Central Influences on Pain", in C. W. Slipman et al., eds., *Interventional Spine: An Algorithmic Approach* (Filadélfia: Saunders Elsevier, 2008), pp. 39-52.
4. Ibid., p. 40.
5. G. L. Moseley, "A Pain Neuromatrix Approach to Patients with Chronic Pain", *Manual Therapy* 8, nº 3 (2003): 130-40; G. L. Moseley, "Reconceptualising Pain According to Modern Pain Science", *Physical Therapy Reviews* 12 (2007): 169-78, 172.
6. Moseley, "Reconceptualising Pain", 172.
7. Moskowitz, "Central Influences", p. 44.
8. G. L. Moseley et al., "Visual Distortion of a Limb Modulates the Pain and Swelling Evoked by Movement", *Current Biology* 18, nº 22 (2008): R1047-48.
9. C. Preston e R. Newport, "Analgesic Effects of Multi-Sensory Illusions in Osteoarthritis", *Rheumatology* (Oxford) 50, nº 12 (2011): 2314-15.
10. A. K. Shapiro e E. Shapiro, *The Powerful Placebo: From Ancient Priest to Modern Physician* (Baltimore: Johns Hopkins University Press, 1997), p. 39.
11. T. D. Wager et al., "Placebo-Induced Changes in fMRI in the Anticipation and Experience of Pain", *Science* 303 (2004): 1162-67; T. D. Wager et al., "Placebo Effects in Human Opioid Activity During Pain", *Proceedings of the National Academy of Sciences* 104, nº 26 (2007): 11056-61; T. D. Wager, "The Neural Bases of Placebo Effects in Pain", *Current Directions in Psychological Science* 14, nº 4 (2005): 175-79. A história pessoal de Tor Wager é relatada in I. Kirsch, *The Emperor's New Drugs: Exploding the Antidepressant Myth* (Nova York: Basic Books, 2010).
12. F. M. Quitkin et al., "Heterogeneity of Clinical Response During Placebo Treatment", *American Journal of Psychiatry* 148, nº 2 (1991): 193-96.
13. F. M. Quitkin et al., "Different Types of Placebo Response in Patients Receiving Antidepressants", *American Journal of Psychiatry* 148, nº 2

(1991): 197–203; F. M. Quitkin et al., "Placebo Run-In Period in Studies of Depressive Disorders", *British Journal of Psychiatry* 173 (1998): 242–48.
14. T. J. Kaptchuk et al., "Components of Placebo Effect: Randomized Controlled Trial in Patients with Irritable Bowel Syndrome", *British Medical Journal* 336, nº 7651 (2008): 999–1003.
15. G. Montgomery e I. Kirsch, "Mechanisms of Placebo Pain Reduction: An Empirical Investigation", *Psychological Science* 7, nº 3 (1996): 174–76.

2. Um homem dá as costas aos sintomas de Parkinson

1. R. D. Fields, *The Other Brain* (Nova York: Simon & Schuster, 2009), p. 24.
2. L-F. H. Lin et al., GDNF: "A Glial Line—Derived Neurotrophic Factor for Midbrain Dopaminergic Neurons", *Science* 260, nº 5111 (1993): 1130–32; Fields, *Other Brain*, p. 180.
3. M. J. Zigmond et al., "Triggering Endogenous Neuroprotective Processes Through Exercise in Models of Dopamine Deficiency", *Parkinsonism and Related Disorders* 15, supl. 3 (2009): S42–45.
4. W. Poewe, "The Natural History of Parkinson's Disease", *Journal of Neurology* 253, supl. 7 (2006): vii2–vii16. Desde o advento das drogas, usadas por quase todos os pacientes, tem sido difícil saber como seria o Parkinson "não medicado". Poewe encontrou estudos de drogas controlados nos quais os pacientes estavam sendo medicados ou não, por tomarem placebo. Extrapolando de suas taxas de declínio, ele estabeleceu que, sem medicação, o Parkinson levaria a uma severa incapacitação "em menos de 10 anos". Considerou que essa estimativa ia ao encontro dos relatos de declínio de médicos do século XIX e da primeira metade do século XX.
5. E. R. Kandel et al., eds., *Principles of Neural Science*, 4ª ed. (Nova York: McGraw-Hill, 2000), p. 862.
6. Poewe, "Natural History of Parkinson's".
7. M. M. Hoehn e M. D. Yahr, "Parkinsonism: Onset, Progression and Mortality", *Neurology* 17 (1967): 427–42.
8. A substância negra faz parte de um grupo de estruturas chamado núcleos (ou gânglios) da base, que em geral se considera formado pelo núcleo caudado, o putámen, o globo pálido, a substância negra e o núcleo subtalâmico. Os núcleos da base participam do processamento voluntário do controle motor e dos comportamentos e hábitos rotineiros. Pode funcionar como um freio e inibir ações motoras. Quando esse "freio" é liberado, os sistemas

motores se ativam. A ativação dos gânglios da base também comuta de um comportamento a outro. Pacientes de Parkinson muitas vezes "congelam" quando tentam passar a uma nova atividade. Um homem com a doença pode, caminhando sozinho, ver uma linha ou pequeno obstáculo no chão e ficar "paralisado", incapaz de ir além porque seria necessário mudar o passo.

9. Kandel et al., *Principles of Neural Science*, p. 862.
10. B. Picconi et al., "Loss of Bidirectional Striatal Synaptic Plasticity in L-DOPA—Induced Dyskinesia", *Nature Neuroscience* 6, nº 5 (2003): 501–6. Os autores submeteram ratos parkinsonianos a tratamento de longo prazo com L-dopa. Os ratos que desenvolveram discinesias apresentavam "uma forma alterada de plasticidade sináptica", "estocagem anormal de informação nas sinapses corticoestriatais" e aberrações neuroquímicas. Um cérebro saudável deve ser capaz de fortalecer e enfraquecer suas sinapses. O enfraquecimento pode ser necessário para esquecer, ou para apagar conexões que já não são necessárias, possivelmente permitindo que a rede faça algo novo. Um dos tipos de enfraquecimento é chamado despotencialização sináptica. Os autores observaram que "casos de discinesia evidenciaram ausência de capacidade de despotencialização. Essa perda da plasticidade bidirecional nas sinapses corticoestriatais pode causar uma estocagem patológica de informação motora não essencial que normalmente seria apagada, levando ao desenvolvimento e/ou à expressão de padrões motores anormais" (p. 504).
11. Poewe, "Natural History of Parkinson's".
12. J. Bugaysen et al., "The Impact of Stimulation Induced Short-Term Synaptic Plasticity on Firing Patterns in the Globus Pallidus of the Rat", *Frontiers in Systems Neuroscience* 5 (artigo 16) (2011): 1–8.
13. T. Y. C. Pang et al., "Differential Effects of Voluntary Physical Exercise on Behavioral and BDNF Expression Deficits in Huntington's Disease Transgenic Mice", *Neuroscience* 141, nº 2 (2006): 569–84.
14. J. Pepper, *There Is Life After Being Diagnosed with Parkinson's Disease* (África do Sul: John Pepper and Associates CC, 2003). Posteriormente, ele mudaria o título do livro para *Reverse Parkinson's Disease* (Pittsburgh: Rose Dog Books, 2011).
15. Quase todos os manuais de neurologia atribuem ao Parkinson quatro sintomas cardeais, embora com frequência discordem quanto aos sintomas a serem incluídos nos quatro. Parece mais fácil respeitar a tradição de quatro

sintomas do que concordar quanto a quais seriam eles, o que lembra que sempre foi difícil distinguir claramente o que constitui o cerne da DP.

16. I. Litvan, "Parkinsonian Features: When Are They Parkinson Disease", *Journal of the American Medical Association* 280, nº 19 (1998): 1654-55.
17. Ibid.
18. Os textos de fisioterapia dessa época às vezes sustentavam ser importante analisar o andar do paciente. Mas nem os textos atuais mais avançados, como *Neurorehabilitation in Parkinson's Disease*, preveem que a fisioterapia possa reverter o declínio motor. "O objetivo da terapia tem sido em grande medida ajudar as pessoas a manter a capacidade motora de que disponham pelo maior tempo possível e a se adaptarem ao inevitável declínio de seus níveis funcionais." M. Trail et al., *Neurorehabilitation in Parkinson's Disease: An Evidence-Based Treatment Model* (Thorofare, NJ: Slack, 2008), p. 24.
19. L. F. Koziol e D. E. Budding, *Subcortical Structures and Cognition: Implications for Neuropsychological Assessment* (Nova York: Springer, 2008), p. 99.
20. O. Nagy et al., "Dopaminergic Contribution to Cognitive Sequence Learning", *Journal of Neural Transmission* 114, nº 5 (2007): 607-12.
21. Koziol e Budding, *Subcortical Structures and Cognition*, p. 43.
22. O. Sacks, *Awakenings* (Nova York: Vintage Books, 1999; repr. da edição de 1990; publicado originalmente em 1973), p. 10.
23. Ibid., p. 345.
24. Zigmond et al., "Triggering Endogenous Neuroprotective Processes".
25. "Um estudo relatava que 16% dos casos teriam confirmação de doença de Parkinson idiopática. Essas pessoas provavelmente desenvolveriam Parkinson em algum momento, de qualquer maneira, mas a droga prejudicial 'desmascarou' uma deficiência subjacente de dopamina." *Drug-Induced Parkinsonism information sheet*, Parkinson's Disease Society of the United Kingdom, http://www.parkinsons.org.uk/sites/default/files/publications/download/english/fs38_druginducedparkinsonism.pdf.
26. K. Ray Chaudhuri e J. Nott, "Drug-Induced Parkinsonism", in K. D. Sethi, ed., *Drug-Induced Movement Disorders* (Nova York: Marcel Dekker, 2004), 61-75.
27. M. A. Hirsch e B. G. Farely, "Exercise and Neuroplasticity in Persons Living with Parkinson's Disease", *European Journal of Physical and Rehabilitation Medicine* 45, nº 2 (2009): 215-29.
28. Ibid., 219.

29. Ibid., 215-29.
30. N. C. Stam et al., "Sex-specific Behavioural Effects of Environmental Enrichment in a Transgenic Mouse Model of Amyotrophic Lateral Sclerosis", *European Journal of Neuroscience* 28, nº 4 (2008): 717-23.
31. D. O. Hebb, "The Effects of Early Experience on Problem Solving at Maturity", *American Psychologist* 2 (1947): 306-7.
32. H. van Praag et al., "Running Increases Cell Proliferation and Neurogenesis in the Adult Mouse Dentate Gyrus", *Nature Neuroscience* 2, nº 3 (1999): 266—70.
33. A. van Dellen et al., "Delaying the Onset of Huntington's in Mice", *Nature* 404 (2000): 721-22.
34. T. Y. C. Pang et al., "Differential Effects of Voluntary Physical Exercise on Behavioral and BDNF Expression Deficits in Huntington's Disease Transgenic Mice", *Neuroscience* 141, nº 2 (2006): 569-84.
35. E. Goldberg, *The New Executive Brain* (Nova York: Oxford University Press, 2009), pp. 254-55.
36. J. Nithianantharajah e A. J. Hannan, "Enriched Environments, Experience--Dependent Plasticity and Disorders of the Nervous System", *Nature Reviews Neuroscience* 7, nº 9 (2006): 697-709; J. Nithianantharajah e A. J. Hannan, "The Neurobiology of Brain and Cognitive Reserve: Mental and Physical Activity as Modulators of Brain Disorders", *Progress in Neurobiology* 89, nº 4 (2009): 369-82. O seguinte importante artigo de pesquisa relata como a demência na doença de Huntington é adiada pelo enriquecimento ambiental: J. Nithianantharajah et al., "Gene-Environment Interactions Modulating Cognitive Function and Molecular Correlates of Synaptic Plasticity in Huntington's Disease Transgenic Mice", *Neurobiology of Disease* 29, nº 3 (2008): 490-504.
37. T. Renoir et al., "Treatment of Depressive-Like Behaviour in Huntington's Disease Mice by Chronic Sertraline and Exercise", *British Journal of Pharmacology* 165, nº 5 (2012): 1375-89; J. J. Ratey e E. Hagerman, *Spark: The Revolutionary New Science of Exercise and the Brain* (Nova York: Little, Brown, 2008).
38. M. Kondo et al., "Environmental Enrichment Ameliorates a Motor Coordination Deficit in a Mouse Model of Rett Syndrome—*Mecp2* Gene Dosage Effects and BDNF Expression", *European Journal of Neuroscience* 27, nº 12 (2008): 3341-50.

39. C. E. McOmish et al., "Phospholipase C-b1 Knockout Mice Exhibit Endophenotypes Modeling Schizophrenia Which Are Rescued by Environmental Enrichment and Clozapine Administration", *Molecular Psychiatry* 13, nº 7 (2008): 661-72.
40. Nithianantharajah e Hannan, "The Neurobiology of Brain and Cognitive Reserve". *op. cit.*
41. D. S. Bilowit, "Establishing Physical Objectives in the Rehabilitation of Patients with Parkinson's Disease (Gymnasium Activities)", *Physical Therapy Review* 36, nº 3 (1956): 176-78.
42. K. Jellinger et al., "Chemical Evidence for 6-Hydroxydopamine to Be an Endogenous Toxic Factor in the Pathogenesis of Parkinson's Disease", *Journal of Neural Transmission Supplement* 46 (1995): 297-314. Esses modelos animais de DP não são réplicas perfeitas da doença, pois essas drogas causam uma única perda instantânea de dopamina, enquanto a DP é progressiva. O 6-OHDA assemelha-se a substâncias químicas usadas pelo cérebro para transmitir sinais entre neurônios. Provoca morte celular no cérebro — inclusive morte de células produtoras de dopamina — quando oxidada. A. D. Smith e M. J. Zigmond, "Can the Brain Be Protected Through Exercise? Lessons from an Animal Model of Parkinsonism", *Experimental Neurology* 184, nº 1 (2003): 31-39.
43. J. L. Tillerson et al., "Exercise Induces Behavioral Recovery and Attenuates Neurochemical Deficits in Rodent Models of Parkinson's Disease", *Neuroscience* 119, nº 3 (2003): 899-911. Esses animais corriam 15 metros por minuto, o que equivale a cerca de 1 quilômetro por hora. Corriam 450 metros por dia. As sessões de corrida eram espaçadas por três horas. Em sua maravilhosa análise da neuroplasticidade e do Parkinson, Sheila Mun-Bryce resume assim o estudo acima: "A recuperação comportamental era completa tanto nos grupos 6-OHDA quanto nos MPTP quando os exercícios eram integrados ao regime de tratamento. Em comparação, os animais sedentários com depleção de dopamina evidenciavam déficits comportamentais persistentes. Os animais fisicamente ativos continuavam a evidenciar ausência de déficits comportamentais enquanto os períodos de exercícios eram mantidos duas vezes por dia." S. Mun-Bryce, "Neuroplasticity: Implications for Parkinson's Disease", in Trail et al., *Neurorehabilitation in Parkinson's Disease*, p. 46.
44. Zigmond et al., "Triggering Endogenous Neuroprotective Processes", S42-45, S43.

45. Ibid.
46. N. B. Chauhan et al., "Depletion of Glial Cell Line—Derived Neurotrophic Factor in Substantia Nigra Neurons of Parkinson's Disease Brain", *Journal of Chemical Neuroanatomy* 21, nº 4 (2001): 277-88.
47. H. S. Oliff et al., "Exercise-Induced Regulation of Brain-Derived Neurotrophic Factor (BDNF) Transcripts in the Rat Hippocampus", *Molecular Brain Research* 61, nº 1-2 (1998): 147-53.
48. J. Widenfalk et al., "Deprived of Habitual Running, Rats Downregulate BDNF and TrkB Messages in the Brain", *Neuroscience Research* 34 (1999): 125-32.
49. Oliff et al., "Exercise-Induced Regulation".
50. C. W. Cotman e N. C. Berchtold, "Exercise: A Behavioral Intervention to Enhance Brain Health and Plasticity", *Trends in Neurosciences* 25, nº 6 (2002): 295-301, 296 box 1.
51. L. Marais et al., "Exercise Increases BDNF Levels in the Striatum and Decreases Depressive-Like Behavior in Chronically Stressed Rats", *Metabolic Brain Disease* 24, nº 4 (2009): 587-97.
52. S. Vaynman et al., "Hippocampal BDNF Mediates the Efficacy of Exercise on Synaptic Plasticity and Cognition", *European Journal of Neuroscience* 20, nº 10 (2004): 2580-90.
53. S. Vaynman e F. Gomez-Pinilla, "License to Run: Exercise Impacts Functional Plasticity in the Intact and Injured Central Nervous System by Using Neurotrophins", *Neurorehabilitation and Neural Repair* 19, nº 4 (2005): 283-95, 290.
54. O termo, do grego "todo dividido", é usado pelos médicos no sentido de "todo chocado", tendo sido cunhado em 1914 por Constantin von Monakow, um neuropatologista russo-suíço. Ele sustentava que as lesões cerebrais não são tão localizadas quanto a maioria acreditava.
55. C. C. Giza e D. A. Hovda, "The Neurometabolic Cascade of Concussion", *Journal of Athletic Training* 36, nº 3 (2001): 228-35, 232.
56. Ibid., 232.
57. J. L. Tillerson e G. W. Miller, "Forced Limb-Use and Recovery Following Brain Injury", *Neuroscientist* 8, nº 6 (2002): 574-85.
58. J. L. Tillerson et al., "Forced Limb-Use Effects on the Behavioral and Neurochemical Effects of 6-Hydroxydopamine", *Journal of Neuroscience* 21, nº 12 (2001): 4427-35.

59. J. L. Tillerson et al., "Forced Nonuse in Unilateral Parkinsonian Rats Exacerbates Injury", *Journal of Neuroscience* 22, nº 15 (2002): 6790-99. Tillerson, Zigmond e Miller o demonstraram injetando dose baixa de 6-OHDA num só hemisfério cerebral de ratos, de modo que os animais perderam 20% da dopamina, o que não basta para que o animal apresente sintomas. Em seguida, engessou-se o membro não afetado de alguns dos animais. Ao ser retirado o gesso, depois de sete dias, algo estranho ocorreu: a perda de 20% da dopamina no hemisfério injetado aumentava radicalmente, chegando a 60%. Em suma, essa breve privação de atividade aumentou muito a velocidade de instauração da doença. A produção de dopamina é muito dinâmica.
60. Sacks, *Tempo de despertar*, p. 10.
61. A. H. Snijders e B. R. Bloem, "Images in Clinical Medicine: Cycling for Freezing of Gait", *New England Journal of Medicine* 1, nº 362 (2010): e46. Para vê-lo andando de bicicleta num filme, ver doi: 10.1056/NEJMicm0810287.
62. O dr. David Blatt, atualmente com 54 anos, anestesista de Corvallis, Oregon, que recebeu diagnóstico de DP na faixa dos 40, evidencia poucos sinais da doença, e ainda esquia em pistas de alta dificuldade. Ele atribui a evolução benigna da doença a seu programa de exercícios, que desafia seu sistema de equilíbrio, e acha que esse programa funciona desencadeando fatores de crescimento neurotrófico. Pratica os exercícios inclinando-se de pé sobre uma perna ou se balançando e fazendo malabarismos sobre uma "bola Bosu", uma bola mole, inflada e instável usada para desenvolver o equilíbrio. D. Blatt, "Physician, Heal Thyself: A Corvallis Doctor with Parkinson's Disease Finds Help in Exercise — for Himself and His Patients", *Corvallis Gazette Times*, 10 de julho de 2010.
63. R. Shadmerh e S. Mussa-Ivaldi, *Biological Learning and Control: How the Brain Builds Representation, Predicts Events, and Makes Decisions* (Cambridge, MA: MIT Press, 2012), pp. 291-93.
64. P. Mazzoni et al., "Why Don't We Move Faster? Parkinson's Disease, Movement Vigor, and Implicit Motivation", *Journal of Neuroscience* 27, nº 27 (2007): 7105-16, 7115.
65. Y. Niv e M. Rivlin-Etzion, "Parkinson's Disease: Fighting the Will?", *Journal of Neuroscience* 27, nº 44 (2007): 11777-79.
66. Mazzoni et al., "Why Don't We Move Faster?", 7115.

67. Y. Niv et al., "A Normative Perspective on Motivation", *Trends in Cognitive Sciences* 10, nº 8 (2006): 375-81, 377. Niv, Joel e Dayan assinalam que os movimentos habituais (como o caminhar) são processados na parte lateral do corpo estriado e nos neurônios dependentes de dopamina que o inervam. Os movimentos não habituais e voltados para objetivos específicos são processados por outro circuito, que inclui os lobos frontais e a parte mediana do corpo estriado. Acredito que foi aos movimentos não habituais e voltados para objetivos específicos que John Pepper recorreu em sua técnica consciente de caminhadas, ao prestar atenção a cada movimento e seu propósito.
68. Sacks, *Tempo de despertar*, p. 6.
69. Ibid., pp. 7-8. Sacks assinala que os pacientes bradicinésicos apresentam um fluxo de pensamento lento e arrastado, chamado bradifrenia (p. 8). Mas mesmo esses pacientes lentos, que parecem rígidos a um observador, não são simplesmente passivos; segundo Sacks, seria mais adequado considerá-los "conflituados". Ele observa: "A aparência de passividade ou inércia é enganosa: uma acinesia obstrutiva dessa natureza de modo algum é um estado inativo ou de repouso, mas (parafraseando Quincey), '(...) não é um produto de inércia, mas (...) resulta de poderosos antagonismos iguais, atividades infinitas, repouso infinito'." Sacks prossegue afirmando que a ideia de William James de que os seres humanos têm dois tipos de vontade, uma vontade "obstrutiva" e outra "explosiva", aplica-se à experiência mental parkinsoniana: "quando aquela domina, o desempenho das ações normais é dificultado ou impossibilitado; quando esta é dominante, as ações anormais são irreprimíveis. Embora James use as expressões para se referir a perversões neuróticas da vontade, elas também se aplicam ao que só podemos chamar de perversões parkinsonianas da vontade" (p. 7n). Pergunto-me se John às vezes não teria uma vontade mais explosiva que a maioria dos pacientes de Parkinson, o que lhe permitiu agir e inventar sua intervenção da caminhada. Segundo relatos de parentes, John sempre foi uma pessoa muito ativa, e seria difícil saber, num indivíduo que teve Parkinson por tantas décadas, se sua natureza ativa estava relacionada com a doença.
70. J. E. Ahlskog, "Does Vigorous Exercise Have a Neuroprotective Effect in Parkinson's?", *Neurology* 77, nº 3 (2011): 288-94.
71. L. M. Shulman et al., "Randomized Clinical Trial of 3 Types of Physical Exercise for Patients with Parkinson Disease", *Journal of the American*

Medical Association: Neurology (antigo *Archives of Neurology*), 70, nº 2 (2013): 183-90.
72. Ergun Y. Uc et al., "Phase I/II Randomized Trial of Aerobic Exercise in Parkinson Disease in a Community Setting", *Neurology* 83 (2014): publicado on-line.
73. P. Elwood et al., "Healthy Lifestyles Reduce the Incidence of Chronic Disease and Dementia: Evidence from the Caerphilly Cohort Study", *PLoS ONE* 8, no. 12 (2013).
74. Outros estudos constataram que os exercícios protegem demência, mas esse trabalho representou uma verdadeira descoberta por superar um problema recorrente em muitos estudos anteriores da demência. A demência pode iniciar no cérebro muito antes de uma pessoa ser qualificada como um caso clínico. Quando um estudo aponta que uma pessoa que nunca se exercitou, que bebe muito e não se preocupa com o peso fica demente, como os cientistas podem ter certeza de que esses "maus comportamentos" causaram a demência? Talvez essa pessoa já estivesse demenciada num baixo nível, razão pela qual teria feito essas escolhas ruins. Isso é chamado na ciência de problema de causalidade reversa. O cientista acredita que um mau comportamento causa a doença, mas talvez possa ser o contrário, e aqueles com demência muito precoce — tão precoce que os médicos sequer diagnosticam — são os que não demostraram inclinação para se exercitar ou se alimentar bem. É fácil cometer esse erro num estudo raso, que só considere uma pequena amostra de objetos ou que só os acompanhe brevemente. Antes do estudo de Cardiff, dez entre onze estudos demonstravam que praticar exercícios na meia-idade se relacionava com a redução da demência, mas não eram estudos a longo prazo. Entretanto, como o estudo de Cardiff acompanhou pacientes por trinta anos, qualquer um que vinha a desenvolver precocemente a demência foi detectado e não incluída na análise dos dados. Dessa forma, os pesquisadores de Cardiff puderam identificar se uma pessoa que não se exercitava, ou seguia qualquer um dos outros comportamentos saudáveis, não era porque ela já tinha demência.
75. T. Chow, *The Memory Clinic* (Toronto: Penguin, 2013), p. 69.
76. Ibid., p. 70.
77. Ibid., p. 72.

78. J. Ahlskog et al., "Physical Exercise as a Preventive or Disease-Modifying Treatment of Dementia and Brain Aging", *Mayo Clinic Proceedings* 86, nº 9 (2011): 876-84.
79. K. I. Erickson et al., "Exercise Training Increases Size of Hippocampus and Improves Memory", *Proceedings of the National Academy of Sciences* 108, nº 7 (2011): 3017-22.
80. K. I. Erickson et al., "Aerobic Fitness Is Associated with Hippocampal Volume in Elderly Humans", *Hippocampus* 19 (2009): 1030-39.
81. M. D. Hurd et al., "Monetary Costs of Dementia in the United States", *New England Journal of Medicine* 368, nº 14 (2013): 1326-34.
82. M. M. Corrada et al., "Prevalence of Dementia After Age 90: Results from the 90+ Study", *Neurology* 71, nº 5 (2008): 337-43.

3. As etapas da cura neuroplástica

1. L. V. Gauthier et al., "Atrophy of Spared Gray Matter Tissue Predicts Poorer Motor Recovery and Rehabilitation Response in Chronic Stroke", *Stroke* 43, nº 2 (2012): 453-57.
2. K. H. Pribram, *The Form Within: My Point of View* (Westport, CT: Prospecta Press, 2013).
3. R. D. Fields, *The Other Brain* (Nova York: Simon & Schuster, 2009), p. 42.
4. L. V. Gauthier et al., "Remodeling the Brain: Plastic Structural Brain Changes Produced by Different Motor Therapies After Stroke", *Stroke* 39, nº 5 (2008): 1520-25.
5. R. M. Sapolsky, *Why Zebras Don't Get Ulcers*, 3ª ed. (Nova York: St. Martin's Griffin, 2004), p. 23.
6. M. E. Hasselmo et al., "Noradrenergic Suppression of Synaptic Transmission May Influence Cortical Signal-to-Noise Ratio", *Journal of Neurophysiology* 77, nº 6 (1997): 3326-39.
7. L. Xie et al., "Sleep Drives Metabolite Clearance from the Adult Brain", *Science* 342, nº 6156 (2013): 373-77.

4. Reprogramando um cérebro com luz

1. F. Nightingale, *Notes on Nursing: What It Is and Is Not* (Londres: Harrison, 1860).

2. F. H. Crick, "Thinking About the Brain", *Scientific American* 241 (1979): 219-32. Ver também G. Stix, "A Light in the Brain", *Scientific American* 302 (2010): 18-20.
3. Deisseroth afirmou recentemente que não estava preconizando "a aplicação terapêutica direta do implante de fibras óticas em seres humanos". Esse implante envolveria "a introdução de proteínas estranhas, não se sabendo que reações imunológicas poderiam ocorrer. O impacto terapêutico seria insignificante frente ao impacto para a ciência básica". Apresentação no Mount Sinai Hospital, Department of Psychiatry, University of Toronto, 11 de janeiro de 2013.
4. R. H. Dobbs e R. J. Cremer, "Phototherapy", *Archives of Disease in Childhood* 50, nº 11 (1975): 833-36; R. J. Cremer et al., "In-fluence of Light on the Hyperbilirubinaemia", *Lancet* 1, nº 7030 (1958): 1094-97.
5. R. Hobday, *The Light Revolution: Health, Architecture and the Sun* (Findhorn, Scotland: Findhorn Press, 2006).
6. Dióxido de carbono + água + energia da luz —> glicose (açúcar) + oxigênio. A equação de fato é: 6 moléculas de CO_2 + 6 moléculas de H_2O + energia da luz = $C_6H_{12}O_6$ + 6 moléculas de O_2.
7. H. Györy, "Medicine in Ancient Egypt", in H. Selin, ed., *Encyclopedia of the History of Science, Technology, and Medicine in Non-Western Cultures*, 2ª ed. (Nova York: Springer, 2008), pp. 1508-18, 1513.
8. "The Effect of Sunlight on Postoperative Analgesic Medication Use: A Prospective Study of Patients Undergoing Surgery", *Psychosomatic Medicine* 67 (2005): 157-63.
9. Aretaeus, "On the Therapeutics of Acute Diseases", in F. Adams, ed., *The Extant Works of Aretaeus, the Cappadocian* (Londres: Sydenham Society, 1856), p. 387.
10. D. M. Berson et al., "Phototransduction by Retinal Ganglion Cells That Set the Circadian Clock", *Science* 295, nº 5557 (2002): 1070-73; S. Hattar et al., "Melanopsin-Containing Retinal Ganglion Cells: Architecture, Projections, and Intrinsic Photosensitivity", *Science* 295, nº 5557 (2002): 1065-70.
11. Y. Isobe e H. Nishino, "Signal Transmission from the Suprachiasmatic Nucleus to the Pineal Gland Via the Paraventricular Nucleus: Analysed from Arg-Vasopressin Peptide, rPer2 mRNA and AVP mRNA Changes and Pineal AA-NAT mRNA After the Melatonin Injection During Light and Dark Periods", *Brain Research* 1013 (2004): 204-11.

12. J. Spudich, "Color-Sensing in the Archaea: A Eukaryotic-Like Receptor Coupled to a Prokaryotic Transducer", *Journal of Bacteriology* 175 (1993): 7755-61; J. M. Allman, *Evolving Brains* (Nova York: Scientific American Library, 1999), p. 7.
13. K. Martinek e I. V. Berezin, "Artificial Light-Sensitive Enzymatic Systems as Chemical Amplifiers of Weak Light Signals", *Photochemistry and Photobiology* 29 (1979): 637-50.
14. A. Szent-Györgyi, *Introduction to a Submolecular Biology* (Nova York: Academic Press, 1960), pp. 54, 80-81; A. Szent-Györgyi, *Bioelectronics: A Study in Cellular Regulations, Defense, and Cancer* (Nova York: Academic Press, 1968), pp. 19, 26-27, 43.
15. T. I. Karu, "Irradiation with He-Ne Laser Increases ATP Level in Cells Cultivated in Vitro", *Journal of Photochemistry and Photobiology B: Biology* 27 (1995): 219-23, 219.
16. B. B. Laud, *Lasers and Non-Linear Optics* (Nova Delhi, Índia: Wiley Eastern, 1991), p. 4.
17. Muitas dessas fotos podem ser encontradas no livro de Kahn, de três volumes: F. Kahn, *Low Intensity Laser Therapy in Clinical Practice*, 3 vols. (Toronto: Meditech International, 2008).
18. M. D. C. Cressoni et al., "Effect of GaAIAs Laser Irradiation on the Epiphyseal Cartilage of Rats", *Photomedicine and Laser Surgery* 28, nº 4 (2010): 527-32. Cressoni e colegas mostraram que os raios laser aumentam a espessura da cartilagem e o número de condrócitos, as células produtoras de cartilagem; Y.-S. Lin et al., "Effects of Helium-Neon Laser on the Mucopolysaccharide Induction in Experimental Osteoarthritic Cartilage", *Osteoarthritis and Cartilage* 14, nº 4 (2006): 377-83.
19. P. P. Alfredo et al., "Efficacy of Low Level Laser Therapy Associated with Exercises in Knee Osteoarthritis: A Randomized Double-Blind Study", *Clinical Rehabilitation* 26, nº 6 (2011): 523-33; A. Gur et al., "Efficacy of Different Therapy Regimes of Low-Power Laser in Painful Osteoarthritis of the Knee: A Double-Blind and Randomized-Controlled Trial", *Lasers in Medicine and Surgery* 33 (2003): 330-38.
20. M. A. Naeser et al., "Acupuncture in the Treatment of Paralysis in Chronic and Acute Stroke Patients—Improvement Correlated with Specific CT Scan Lesion Sites", *International Journal of Acupuncture and Electrotherapeutics Research* 19 (1994): 227-49; M. A. Naeser et al., "Acupuncture in the Treat-

ment of Hand Paresis in Chronic and Acute Stroke Patients: Improvement Observed in All Cases", *Clinical Rehabilitation* 8 (1994): 127-41; M. A. Naeser et al., "Improved Cognitive Function After Transcranial, Light-Emitting Diode Treatments in Chronic, Traumatic Brain Injury: Two Case Reports", *Photomedicine and Laser Surgery* 29, nº 5 (2010): 351-58; M. A. Naeser e M. R. Hamblin, "Potential for Transcranial Laser or LED Therapy to Treat Stroke, Traumatic Brain Injury, and Neurodegenerative Disease", *Photomedicine and Laser Surgery* 29, nº 7 (2011): 443-46.

21. M. A. Naeser et al., "Laser Acupuncture in the Treatment of Paralysis in Stroke Patients: A CT Scan Lesions Site Study", *American Journal of Acupuncture* 23, nº 1 (1995): 13-28.
22. O termo empregado neste caso é coerência, significando que as frequências que saem do laser são "uma reprodução coerente do sinal ótico fornecido". A. E. Siegman, *Lasers* (Mill Valley, CA: University Science Books, 1986), p. 4.
23. S. A. Carney et al., "Effect of the Radiation on Skin Biochemistry", *British Journal of Industrial Medicine* 25, nº 3 (1968): 229-34.
24. Os comprimentos de onda da luz que aumentam a ATP são muito específicos. Como assinala a cientista russa Tiina Karu, a luz em comprimentos de onda de 415, 602, 633 e 650 nanômetros intensifica a produção de ATP. Mas o mesmo não acontece com comprimentos de 477, 511 e 554 nanômetros. Karu, "Irradiation with He-Ne Laser".
25. Uma célula, quando irradiada por luz em comprimento de 365 ou 436 nanômetros, consome mais oxigênio. Ibid.
26. H. Chung et al., "The Nuts and Bolts of Low-Level Laser (Light) Therapy", *Annals of Biomedical Engineering* 40, nº 2 (2012): 516-33.
27. J. Tafur e P. J. Mills, "Low-Intensity Light Therapy: Exploring the Role of Redox Mechanisms", *Photomedicine and Laser Surgery* 26, nº 4 (2008): 323-28, 324.
28. As células humanas sintetizam ADN em reação a comprimentos de onda de 404, 620, 680, 760 e 830 nanômetros de luz. *E. coli* cresce em reação a 404, 454, 570, 620 e 750 nanômetros. O levedo cresce em reação a 404, 570, 620, 680 e 760 nanômetros. T. I. Karu, "Photobiological Fundamentals of Low-Powered Laser Therapy", *IEEE Journal of Quantum Electronics* QE-23, nº 10 (1987): 1703-17.
29. G. W. Lambert et al., "Effect of Sunlight and Season on Serotonin Turnover in the Brain", *Lancet* 360, nº 9348 (2002): 1840-42.

30. Chung et al., "Nuts and Bolts of Low-Level Laser (Light) Therapy".
31. S. Rochkind, "Photoengineering of Neural Tissue Repair Processes in Peripheral Nerves and the Spinal Cord: Research Development with Clinical Applications", *Photomedicine and Laser Surgery* 24, nº 2 (2006): 151-57.
32. J. J. Anders et al., "Phototherapy Promotes Regeneration and Functional Recovery of Injured Peripheral Nerve", *Neurological Research* 26 (2004): 233-39.
33. S. Rochkind, "Phototherapy in Peripheral Nerve Regeneration: From Basic Science to Clinical Study", *Neurosurgical Focus* 26, nº 2 (2009): 1-6.
34. U. Oron et al., "GaAs (808 nm) Laser Irradiation Enhances ATP Production in Human Neuronal Cells in Culture", *Photomedicine and Laser Surgery* 25, nº 3 (2007): 180-82.
35. A. Oron et al., "Low-Level Laser Therapy Applied Transcranially to Mice Following Traumatic Brain Injury Significantly Reduces Long-Term Neurological Deficits", *Journal of Neurotrauma* 24 (2007): 651-56.
36. A. Oron et al., "Low-Level Laser Therapy Applied Transcranially to Rats After Induction of Stroke Significantly Reduces Long-Term Neurological Deficits", *Stroke* 37 (2006): 2620-24.
37. U. Oron et al., "Low Energy Laser Irradiation Reduces Formation of Scar Tissue Following Myocardial Infarction in Rats and Dogs", *Circulation* 103 (2001): 296-301.
38. E. N. Meshalkin e V. S. Sergievskii, *Primenenie pryamogo lazernogo izlucheniya v eksperimental'noi i klinicheskoi meditsine* (Aplicação de radiação direta a laser em medicina experimental e clínica) (Novosibirsk: Nauka, 1981).
39. D. W. Barrett e F. Gonzalez-Lima, "Transcranial Infrared Laser Stimulation Produces Beneficial Cognitive and Emotional Effects in Humans", *Neuroscience* 230 (2014): 13-23.
40. S. Purushothuman et al., "Photobiomodulation with Near Infrared Light Mitigates Alzheimer's Disease—Related Pathology in Cerebral Cortex — Evidence from Two Transgenic Mouse Models", *Alzheimer's Research and Therapy* 6, nº 1 (2014): 1-13.
41. B. T. Ivansic and T. Ivandic, "Low-Level Laser Therapy Improves Vision in a Patient with Retinitis Pigmentosa", *Photomedicine and Laser Surgery* 32, nº 3 (2014): 1-4.

42. C. Meng, et al., "Low-Level Laser Therapy Rescues Dendrite Atrophy via Upregulating BDNF Expression: Implications for Alzheimer's Disease", *Journal of Neuroscience* 33, nº 33 (2013): 13505-17.

5. Moshe Feldenkrais: médico, faixa-preta e curandeiro

1. Minhas principais fontes sobre a história pessoal de Feldenkrais são entrevistas e conversas com seu amigo Avraham Baniel (hoje na casa dos 90) e seus alunos e seguidores Anat Baniel, Marion Harris e David Zemach-Bersin. Também foi de grande ajuda Garet Newell, "A Biographical Moshe Feldenkrais", *Feldenkrais Journal*, nº 7 (inverno de 1992). A magnífica mas sucinta biografia "A Biography of Moshe Feldenkrais", de Mark Reese, foi expandida para uma obra magistral, *Moshe Feldenkrais: A Life in Movement* (San Rafael, CA: Feldenkrais Press, 2015 Press). A história do contrabando de segredos nas malas é contada neste livro. E igualmente o curriculum vitae de Feldenkrais; suas observações autobiográficas no livro *The Elusive Obvious*; seus livros sobre judô, especialmente *Higher Judo: Groundwork*; suas conversas gravadas com Karl Pribram; "Berstein and Feldenkrais: The Fathers of Movement Science", de Carl Ginsburg, *Feldenkrais Journal*, nº 12 (1997-98); e Dennis Leri, "Feldenkrais and Judo", Newsletter of the Feldenkrais Guild, *In Touch*, 2004. Minha introdução favorita à teoria de Feldenkrais é *Embodied Wisdom: The Collected Papers of Moshe Feldenkrais*, ed. E. Beringer (Berkeley, CA: North Atlantic Books, 2010).
2. M. Reese, *Moshe Feldenkrais: A Life in Movement*. Ver Capítulo 3.
3. M. Feldenkrais, "Image, Movement, and Actor: Restoration of Potentiality: A Discussion of the Feldenkrais Method and Acting, Self-Expression and the Theater" (1966), in Feldenkrais, *Embodied Wisdom*, pp. 93-111, 95.
4. M. Feldenkrais, *The Elusive Obvious, or Basic Feldenkrais* (Capitola, CA: Meta Publications, 1981), p. 45.
5. M. Reese, "Moshe Feldenkrais' Work with Movement: A Parallel Approach to Milton Erickson's Hypnotherapy", in Jeffrey K. Zeig, ed., *Ericksonian Psychotherapy*, vol. 1, *Structures* (Nova York: Brunner/Mazel, 1985), p. 415.
6. M. Feldenkrais, *Body and Mature Behavior: A Study of Anxiety, Sex, Gravitation and Learning* (1949; reimpressão Berkeley, CA: Frog Ltd., 2005), p. 76.
7. Feldenkrais, *Elusive Obvious*, p. 90.
8. M. Feldenkrais, "Mind and Body" (1964), in *Embodied Wisdom*, p. 28.
9. Feldenkrais, *Body and Mature Behavior*, p. 191.

10. Anat Baniel, entrevistada pelo autor.
11. M. Feldenkrais, *Body Awareness as Healing Therapy: The Case of Nora* (Berkeley, CA: Somatic Resources and Frog, 1977), p. 63.
12. Feldenkrais, *Elusive Obvious*, p. 24.
13. *Elusive Obvious*, p. 26.
14. Ibid., p. 25.
15. Feldenkrais, *Embodied Wisdom*, p. 94.
16. N. Doidge, *The Brain That Changes Itself* (Nova York: Viking, 2007), pp. 68, 337.
17. M. Feldenkrais, *Awareness Through Movement: Health Exercises for Personal Growth* (1972; reimpressão Nova York: HarperCollins, 1990), p. 59.
18. Feldenkrais, *Embodied Wisdom*, p. 7.
19. Feldenkrais, *Awareness Through Movement*, p. 45.
20. Feldenkrais, *Elusive Obvious*, p. 94.
21. Reese, "Feldenkrais's Work with Movement", p. 418.
22. E. Thelen e L. B. Smith, *A Dynamic Systems Approach to the Development of Cognition and Action* (Cambridge, MA: MIT Press, 1994).
23. Esther Thelen, "A Dynamic Systems Approach and the Feldenkrais Method", 2012, http://www.youtube.com/watch?v=Le_tFDMB7ds&feature=c4-overview-vl&list=PLrCtcgNcNdtbGbmu6soNs2Toohod3Kox3.
24. M. Feldenkrais, *Higher Judo: Groundwork* (1952; reimpressão Berkeley, CA: Blue Snake Books, 2010), pp. 32–36.
25. M. Feldenkrais, *Body Awareness as Healing Therapy*, p. xiv.
26. M. Feldenkrais e H. von Foerster, "A Conversation", *Feldenkrais Journal* 8 (1993): 17–30, 18.
27. Feldenkrais, *Body Awareness as Healing Therapy*, p. 9.
28. Ibid., p. 71.
29. Ibid., p. 30.
30. Ibid., p. 31.
31. Ibid., p. 45.
32. Feldenkrais, *Elusive Obvious*, pp. 3–4.
33. Ibid., p. 9.
34. Feldenkrais, *Body Awareness as Healing Therapy*, p. 48.
35. Ibid., p. 37.
36. C. Ginsburg, comentários introdutórios a M. Feldenkrais, *The Master Moves* (Cupertino, CA: Meta Publications, 1984), p. 7.

37. A. Rosenfeld, "Teaching the Body How to Program the Brain Is Moshe's 'Miracle'", *Smithsonian* 1, nº 10 (1981): 52-58, 54.
38. J. Stephens et al., "Lengthening the Hamstring Muscles Without Stretching Using 'Awareness Through Movement'", *Physical Therapy* 86 (2006): 1641-50.
39. S. Herculano-Houzel, "Coordinated Scaling of Cortical and Cerebellar Numbers of Neurons", *Frontiers in Neuroanatomy* 4, nº 12 (2010): 1-8, 5.
40. L. F. Koziol e D. E. Budding, *Subcortical Structures and Cognition* (Nova York: Springer, 2009); D. Riva e C. Giorgi, "The Contribution of the Cerebellum to Mental and Social Functions in Developmental Age", *Fiziologiia Cheloveka* 26, nº 1 (2000): 27-31.
41. A. Baniel, *Kids Beyond Limits: The Anat Baniel Method for Awakening the Brain and Transforming the Life of Your Child with Special Needs* (Nova York: Perigee, 2012), p. 25.
42. Feldenkrais, *Embodied Wisdom*, p. 154.
43. Feldenkrais, *Higher Judo*, p. 94.
44. Ibid., p. 55.
45. O relato da morte de Feldenkrais me foi feito por Avraham Baniel em caráter pessoal.

6. Um cego aprende a ver

1. M. Andreas Laurentius, *A Discourse of the Preservation of the Sight: Of Melancholike Diseases; of Rheumes, and of Old Age*, trad. R. Surphlet, Shakespeare Association Facsimiles nº 15 (1599; Londres: Humphrey Milford/Oxford University Press, 1938). Laurentius foi médico do rei Henrique IV da França.
2. W. H. Bates, *The Bates Method for Better Eyesight Without Glasses* (Nova York: Henry Holt, 1981); T. R. Quackenbush, ed., *Better Eyesight: The Complete Magazines of William H. Bates* (Berkeley, CA: North Atlantic Books, 2001); L. Angart, *Improve Your Eyesight Naturally* (Carmarthen, Wales, e Bethel, CT: Crown House Publishing, 2012); A. Huxley, *The Art of Seeing* (Toronto: Macmillan of Canada, 1943).
3. W. H. Bates, *Perfect Sight Without Glasses* (Nova York: Press of Thos B. Brooks, 1920). Para uma análise mais aprofundada dessa polêmica, ver T. R. Quackenbush, *Relearning to See* (Berkeley, CA: North Atlantic Books, 1997), pp. 50-56.

4. R. W. Darwin e E. Darwin, "New Experiments on the Ocular Spectra of Light and Colours", *Philosophical Transactions of the Royal Society* 76 (janeiro de 1786): 313-48. Para uma excelente análise da história dos micromovimentos sacádicos, ver M. Rolfs, "Microsaccades: Small Steps on a Long Way", *Vision Research* 49, nº 20 (2009): 2415-41, 2416.
5. J. K. Stevens et al., "Paralysis of the Awake Human: Visual Perceptions", *Vision Research* 16, nº 1 (1976): 93-98.
6. S. Martinez-Conde et al., "Microsaccades: A Neurophysiological Analysis", *Trends in Neurosciences* 32, nº 9 (2009): 463-75.
7. K. Rose et al., "The Increasing Prevalence of Myopia: Implications for Australia", *Clinical and Experimental Ophthalmology* 29, nº 3 (2001): 116-20.
8. T. L. Young, "The Molecular Genetics of Human Myopia: An Update", *Optometry and Vision Science* 86, no. 1 (2009): E8-22.
9. N. Doidge, *O cérebro que se transforma* (Nova York: Viking, 2007), pp. 58-59.
10. Ibid., pp. 203, 268.
11. D. Webber, "What Does It Mean to See Clearly: The Inside View", *Feldenkrais Journal* nº 23 (2009): 23.
12. K. K. Ball et al., "Cognitive Training Decreases Motor Vehicle Collision Involvement of Older Drivers", *Journal of the American Geriatrics Society* 58, nº 11 (2010): 2107-13; J. D. Edwards et al., "Cognitive Speed of Processing Training Delays Driving Cessation", *Journals of Gerontology, Series A, Biological Sciences and Medical Sciences* 64, nº 12 (2009): 1262-67.
13. I. Mueller et al., "Recovery of Visual Field Defects: A Large Clinical Observational Study Using Vision Restoration Therapy", *Restorative Neurology and Neuroscience* 25 (2007): 563-72; J. G. Romano et al., "Visual Field Changes After a Rehabilitation Intervention: Vision Restoration Therapy", *Journal of the Neurological Sciences* 273 (2008): 70-74.
14. S. R. Barry, *Fixing My Gaze: A Scientist's Journey into Seeing in Three Dimensions* (Nova York: Basic Books, 2009). Ver também O. Sacks, "Stereo Sue", *New Yorker*, 19 de junho de 2006; O. Sacks, *The Mind's Eye* (Nova York: Alfred A. Knopf, 2010).
15. S. Sugiyama et al., "Experience-Dependent Transfer of Otx2 Homeoprotein into the Visual Cortex Activates Postnatal Plasticity", *Cell* 134 (2008): 508-20.
16. T. Hensch, "Interview: Trigger for Brain Plasticity Identified: Signal Comes, Surprisingly, from Outside the Brain", informativo do Children's

Hospital Boston, 7 de agosto de 2008; reproduzido em *Science Daily*, 9 de agosto de 2008.

7. Um aparelho para reprogramar o cérebro

1. Atualmente, eles dividem os 144 eletrodos em dezesseis setores de três por três eletrodos. No primeiro disparo, a parte superior esquerda de cada um dos dezesseis setores está ativa, e depois disso a onda vai para a direita.
2. J. C. Wildenberg et al., "Sustained Cortical and Subcortical Neuromodulation Induced by Electrical Tongue Stimulation", *Brain Imaging and Behavior* 4 (2010): 199-211; Y. Danilov et al., "New Approach to Neurorehabilitation: Cranial Nerve Noninvasive Neuromodulation (CN-NINM) Technology", *Proceedings of SPIE* 9112 (2014): 91120L-1-91120L-10.
3. A língua é dotada de vários nervos. Segundo Yuri, cada nervo lingual (um em cada lado da língua) tem de 10 mil a 33 mil fibras táteis (num total de 20 mil a 66 mil fibras). A maioria deles está focalizada na ponta da língua. Outro nervo, o chorda tympani (um ramo do nervo facial), está relacionado ao paladar e à sensação de dor, contendo de 3 mil a 5 mil fibras (num total de 6 mil a 10 mil fibras de ambos os lados). Desse modo, globalmente, a língua tem de 26 mil a 76 mil fibras, se contarmos ambos os lados. O PoNS estimula apenas a *parte da frente* da língua, numa área de 2,5cm^2, e não todas as fibras. Yuri estima que o aparelho estimula entre 15 mil e 50 mil fibras. Em comparação, o nervo auditivo tem 30 mil fibras. A. T. Rasmussen, "Studies of the Eighth Cranial Nerve of Man", *Laryngoscope* 50 (1940): 67-83.
4. Trata-se de um ramo do nervo trigeminal.
5. B. Frantzis, *Opening the Energy Gates of Your Body: Qigong for Lifelong Health* (Berkeley, CA: North Atlantic Books, 2006), p. 100.
6. J. G. Sun et al., "Randomized Control Trial of Tongue Acupuncture Versus Sham Acupuncture in Improving Functional Outcome in Cerebral Palsy", *Journal of Neurology, Neurosurgery and Psychiatry* 75, nº 7 (2004): 1054-57; V. C. N. Wong et al., "Pilot Study of Positron Emission Tomography (PET) Brain Glucose Metabolism to Assess the Efficacy of Tongue and Body Acupuncture in Cerebral Palsy", *Journal of Child Neurology* 21, nº 6 (2006): 455-62; V. C. N. Wong et al., "Pilot Study of Efficacy of Tongue and Body Acupuncture in Children with Visual Impairment", *Journal of Child Neurology* 21, nº 6 (2006): 462-73.

7. F. Borisoff et al., "The Development of a Sensory Substitution System for the Sexual Rehabilitation of Men with Chronic Spinal Cord Injury", *Journal of Sexual Medicine* 7, nº 11 (2010): 3647-58.
8. É possível gerar ondas na estrutura de eletrodos determinando o momento em que os eletrodos são ativados. Digamos que haja 150 eletrodos no dispositivo. Eles os dividem em seis grupos de 25 eletrodos, formados por cinco fileiras de cinco eletrodos, e determinam o momento de ativação de cada eletrodo individualmente. Numa sequência pode ser disparado primeiro o eletrodo que está no centro dos 25, e em seguida os que estão nas fileiras ao redor, e assim por diante, para gerar uma onda expansiva do centro do eletrodo para fora. Ou então eles iniciam o acionamento nas fileiras externas, movendo-se na direção do centro.
9. Y. P. Danilov et al., "Efficacy of Electrotactile Vestibular Substitution in Patients with Peripheral and Central Vestibular Loss", *Journal of Vestibular Research* 17 (2007): 119-30; B. S. Robinson et al., "Use of an Electrotactile Vestibular Substitution System to Facilitate Balance and Gait of an Individual with Gentamicin-Induced Bilateral Vestibular Hypofunction and Bilateral Transtibial Amputation", *Journal of Neurologic Physical Therapy* 33, nº 3 (2009): 150-59; Y. Danilov e M. Tyler, "Brainport: An Alternative Input to the Brain", *Journal of Integrative Neuroscience* 4, nº 4 (2005): 537-50. Sobre o aparelho de visão, ver P. Bach-y-Rita et al., "Vision Substitution by Tactile Image Projection", *Nature* 221, nº 5184 (1969): 963-64.
10. P. Bach-y-Rita, "Is It Possible to Restore Function with Two-Percent Surviving Neural Tissue?", *Journal of Integrative Neuroscience* 3, nº 1 (2004): 3-6.
11. As máquinas de sono elétricas eram amplamente utilizadas na Rússia para tratar insônia, no lugar de soníferos. Na Rússia, Valery P. Lebedev, colega e amigo de Yuri, foi pioneiro na ciência das máquinas do sono. As máquinas induzem o sono usando uma frequência de 5 a 25 hertz; e usam a frequência máxima de 75 a 78 hertz para induzir anestesia. As obras de Lebedev foram publicadas em russo. Ver V. P. Lebedev, *Transcranial Electrical Stimulation, Experimental and Clinical Research: A Collection of Articles* (São Petersburgo: Russian Academy, Pavlov Institute of Physiology, 2005), vol. 2. Certos aparelhos de estimulação por eletroterapia craniana (CES), como o estimulador Fisher Wallace, podem ser encontrados na América do Norte, sendo derivados de tecnologia russa. Os aparelhos de

CES estão a ponto de ser aprovados pela FDA para tratamento de insônia, depressão e ansiedade.

12. M. A. McCrea, *Mild Traumatic Brain Injury and Post-Concussion Syndrome: The New Evidence Base of Diagnosis and Treatment* (Nova York: Oxford University Press, 2008), p. ix.
13. Ibid., p. 3.
14. A. Schwartz, "Dementia Risk Seen in Players in N.F.L. Study", *New York Times*, 29 de setembro de 2009; K. M. Guskiewicz et al., "Association Between Recurrent Concussion and Late-Life Cognitive Impairment in Retired Professional Football Players", *Neurosurgery* 57, nº 4 (2005): 719-26. Para uma imagem desses cérebros, ver "Images of Brain Injuries in Athletes", *New York Times*, 3 de dezembro de 2012, http://www.nytimes.com/interactive/2012/12/03/sports/images-of-brain-injuries-in-athletes.html?ref=sports.
15. C. Till et al., "Postrecovery Cognitive Decline in Adults with Traumatic Brain Injury", *Archives of Physical Medicine and Rehabilitation* 89, nº 12, sup. (2008): S25-34.
16. J. C. Wildenberg et al., "High-Resolution fMRI Detects Neuromodulation of Individual Brainstem Nuclei by Electrical Tongue Stimulation in Balance-Impaired Individuals", *NeuroImage* 56, nº 4 (2011): 2129-37.
17. G. Buzsáki, *Rhythms of the Brain* (Nova York: Oxford University Press, 2006), p. 77.
18. Segundo Yuri, os neurocientistas consideram o espectro luminoso que processamos um leque de onze unidades logarítmicas. Mas cada fotorreceptor humano evoluiu no sentido de processar um espectro de apenas duas unidades logarítmicas. Nossos interneurônios permitem-nos detectar sinais em todo o espectro de onze unidades, pois um subconjunto de interneurônios homeostáticos pode excitar ou inibir outros neurônios a que estão conectados de uma forma extremamente dinâmica, para otimizar o espectro do circuito visual a se adaptar a um ambiente visual médio. Ver J. Walraven et al., "The Control of Visual Sensitivity: Receptoral and Postreceptoral Processes", in L. Spillman e J. S. Werner, eds., *Visual Perception: The Neurophysiological Foundations* (Toronto: Academic Press, 1977), pp. 81-82, 88-90; O. Marín, "Interneuron Dysfunction in Psychiatric Disorders", *Nature Reviews Neuroscience* 13 (2012): 107-20; A. Maffei e A. Fontanini, "Network Homeostasis: A Matter of Coordination", *Current Opinion in Neurobiology* 19, nº 2 (2009): 168-73.

19. Fazem-no impedindo que os sinais se disseminem excessivamente na rede. Mediante um processo denominado inibição lateral, eles impedem que o sinal de um neurônio se torne difuso, ou tenha influência indevida sobre neurônios próximos, assim perturbando os seus sinais. Um interneurônio também pode, através do feedback, desligar seu neurônio logo depois que ele envia um sinal, para que não fique bombardeando os outros neurônios aos quais está conectado. (Se isto não acontecesse, as imagens que vemos persistiriam por tempo demais, ou então ouviríamos sons por mais tempo que o da sua efetiva ocorrência.) Esta função, explica Yuri, é a maneira encontrada pelo cérebro para fornecer uma pontuação, ou uma parada completa, no fim de uma sequência de estímulos.
20. N. Mailer, *Advertisements for Myself* (Nova York: Berkeley, 1959), p. 355.
21. M. Tyler et al., "Non-invasive Neuromodulation to Improve Gait in Chronic Multiple Sclerosis: A Randomized Double Blind Controlled Pilot Trial", *Journal of Neuroengineering and Rehabilitation* 11 (2014): 79.
22. O reflexo neuroinflamatório foi descoberto recentemente pelo neurocirurgião e cientista Kevin Tracey e pelo médico Ulf Andersson, Ph.D., que usaram a estimulação elétrica do nervo vago para curar com grande rapidez um homem com artrite reumatoide incapacitante. O paciente, que vivia em Mostar, na Bósnia, sofria havia anos dor incapacitante nas mãos, nos punhos, nos cotovelos e nas pernas. Um pequeno dispositivo semelhante a um marca-passo foi implantado cirurgicamente nele, aplicando estímulos no vago, como faz o PoNS. Um fio com um eletrodo ligado ao marca-passo foi inserido diretamente no vago. Quando a equipe ligou a estimulação elétrica, ele entrou em remissão clínica. O aparelho conseguiu o que as drogas imunossupressoras, todas com importantes efeitos colaterais, não conseguiram.

O nervo vago tem esse nome porque vagueia como um vagabundo por todo o corpo, do tronco cerebral ao peito e até o abdômen. Ele regula muitas funções corporais, entre elas a digestão, os batimentos cardíacos e o controle da bexiga, entre outras coisas. Seu ramo esquerdo recebe sensações de órgãos importantes e também distribui sinais do cérebro para os órgãos principais. Além disso, regula o recém-descoberto reflexo neuroinflamatório.

A inflamação desencadeia a produção de moléculas chamadas citocinas, que ajudam a combater a infecção; mas quando a inflação se torna crônica, essas mesmas citocinas tornam-se tóxicas para os tecidos. Como a EM, a artrite reumatoide é uma doença autoimune que se manifesta quando o sistema imunológico de uma pessoa gera inflamação e ataca as células do corpo como se fossem invasoras. As citocinas acumulam-se na cartilagem e nas articulações, provocando dor e destruição dos tecidos.

Kevin J. Tracey, Mauricio Rosas-Ballina e seus colegas descreveram como o reflexo neuroinflamatório (com seus componentes nervosos e imunológicos) está alojado no nervo vago. Os sinais que chegam a esse reflexo percebem os níveis inflamatórios e, quando são muito altos, os sinais que saem podem desativá-los. O mecanismo é o seguinte. O nervo vago envia sinais às células T (células do sistema imunológico que flutuam no sangue) para produzir um neurotransmissor chamado acetilcolina (elemento químico usado em geral para enviar sinais ao cérebro) e interromper a produção de citocinas, moléculas que fomentam a inflamação.

A descoberta de que o cérebro influencia o sistema imunológico através do reflexo neuroinflamatório tem importantes consequências, pois distúrbios cerebrais tão diferentes quanto EM, LCT, demência, autismo, depressão e certos distúrbios do aprendizado (além da doença inflamatória intestinal, de muitas formas de doenças cardíacas, da aterosclerose, do câncer, do diabetes e de todas as doenças autoimunes) têm enormes componentes inflamatórios. Infelizmente, as drogas de que dispomos para suprimir a inflamação e o sistema imunológico podem ser perigosas, causando até morte, e muitas vezes fracassam.

A estimulação do PoNS na língua atinge um grupo de células do tronco cerebral chamado núcleo do trato solitário — a mesma área para a qual o vago envia seus estímulos de entrada. Existem muitas indicações de que o PoNS ajuda o vago a regular o corpo. Por exemplo, quando a pressão sanguínea de um paciente está muito baixa, o PoNS restabelece a normalidade. Quando a pressão está muito alta, vem a baixar por si mesma, de maneira homeostática, em direção à normalidade. Um paciente observou que, sempre que usa o aparelho, sente que os intestinos começam a funcionar — sinal de que o dispositivo estava regulando seu sistema gastrointestinal, provavelmente através do vago. Pacientes de EM às vezes constatam melhor controle da bexiga com o aparelho.

A descoberta do reflexo neuroinflamatório é um grande passo. É possível que certas formas da medicina mente-corpo, como a meditação, a hipnose, o qigong e a respiração ióguica, utilizem a mente neuroplasticamente para treinar o reflexo neuroinflamatório a curar certos tipos de doenças inflamatórias. Ver M. Rosas-Ballina e K. J. Tracey, "The Neurology of the Immune System: Neural Reflexes Regulate Immunity", *Neuron* 64 (2009): 28-32; U. Andersson e K. J. Tracey, "A New Approach to Rheumatoid Arthritis: Treating Inflammation with Computerized Nerve Stimulation", *Cerebrum*, Dana Foundation, 21 de março de 2012, www.dana.org/news/cerebrum/detail.aspx?id=36272.

8. Uma ponte sonora

1. Platão, *The Republic*, trad. Benjamin Jowett (Nova York: C. Scribner's Sons, 1871), livro 3, 401d.
2. A. A. Tomatis, *The Conscious Ear: My Life of Transformation Through Listening* (Barrytown, NY: Station Hill Press, 1991), p. 2.
3. Ibid., pp. 1-2.
4. T. Grandin, "Calming Effects of Deep Touch Pressure in Patients with Autistic Disorder, College Students, and Animals", *Journal of Child and Adolescent Psychopharmacology* 2, nº 1 (1992): 63-72; J. Anderson, "Sensory Intervention with the Preterm Infant in the Neonatal Intensive Care Unit", *American Journal of Occupational Therapy* 40, nº 1 (1986): 9-26; T. M. Field et al., "Tactile-Kinesthetic Stimulation Effects on Preterm Neonates", *Pediatrics* 77, nº 5 (1986): 654-58; S. A. Leib et al., "Effects of Early Intervention and Stimulation on the Preterm Infant", *Pediatrics* 66, nº 1 (1980): 83-89.
5. Tomatis, *Conscious Ear*, p. 4.
6. Ibid., p. 12.
7. Tomatis viria mais tarde a confirmar essa hipótese, quando três amigos de Caruso disseram-lhe que caminhavam a sua esquerda porque sua audição no ouvido direito fora prejudicada pela operação. Ao analisar outro grande cantor de ópera, Beniamino Gigli, Tomatis constatou que tinha a mesma limitação.
8. Tomatis, *Conscious Ear*, p. 53.
9. A. A. Tomatis, "Music, and Its Neuro-Psycho-Physiological Effects. Appendix: 'The Three Integrators'", traduzido por Terri Brown, apresentação na décima terceira Conferência da Sociedade Internacional de Educação Musical, Londres, Ontário, 17 de agosto de 1978. A teoria dos "três integradores" apareceu em A. A. Tomatis, *La Nuit Uterine* (Paris: Stock, 1981), pp. 108-34.

10. Tomatis, *Conscious Ear*, p. 55.
11. K. Barthel, "The Neurobiology of Sound and Its Effect on Arousal and Regulation", apresentação na Conferência de Sistemas Integrados de Escuta, Denver, CO, 21 de setembro de 2011, p. 9.
12. S. W. Porges, *The Polyvagal Theory: Neurophysiological Foundations of Emotions, Attachment, Communication, Self-Regulation* (Nova York: W. W. Norton, 2011), p. 220.
13. J. Fritz et al., "Rapid Task-Related Plasticity of Spectrotemporal Receptive Fields in Primary Auditory Cortex", *Nature Neuroscience* 6, n° 11 (2003): 1216-23; J. C. Middlebrooks, "The Acquisitive Auditory Cortex", *Nature Neuroscience* 6, n° 11 (2003): 1122-23.
14. Um dos motivos pelos quais o caminho da escuta do lado direito é mais curto tem a ver com o nervo que enerva a laringe, com monitoramento do ouvido direito, chamado nervo laríngeo recorrente. Esse nervo é mais longo do lado esquerdo que do direito, pois nosso coração fica do lado esquerdo do corpo, e assim o nervo laríngeo esquerdo precisa dar a volta em torno de vasos sanguíneos importantes ligados ao coração. P. Madaule, *When Listening Comes Alive: A Guide to Effective Learning and Communication* (Norval, ON: Moulin, 1994), p. 42.
15. Tomatis, *Conscious Ear*, pp. 50-51.
16. Ibid., p. 52.
17. Madaule, *When Listening Comes Alive*, p. 11.
18. Ibid., p. 73.
19. D. W. Winnicott, "Birth Memories, Birth Trauma and Anxiety" (1949), in *Through Paediatrics to Psycho-Analysis: Collected Papers* (Nova York: Basic Books, 1975), pp. 174-93.
20. Tomatis, *Conscious Ear*, p. 127.
21. Ibid.
22. Isto já se sabia desde 1670. G. B. Elliott e K. A. Elliott, "Some Pathological, Radiological and Clinical Implications of the Precocious Development of the Human Ear", *Laryngoscope* 74 (1964): 1160-71.
23. B. S. Kisilevsky et al., "Effects of Experience on Fetal Voice Recognitionc", *Psychological Science* 14, n° 3 (2003): 220-24.
24. A. J. DeCasper et al., "Of Human Bonding: Newborns Prefer Their Mothers' Voices", *Science* 208, n° 4448 (1980): 1174-76.

25. A. J. DeCasper e M. J. Spence, "Prenatal Maternal Speech Influences Newborns' Perception of Speech Sounds", *Infant Behavior and Development* 9, nº 2 (1986): 133-50.
26. Moon, Lagercrantz e Kuhl, especialistas em linguagem neonatal e plasticidade, demonstraram que a exposição a uma linguagem no útero afeta a capacidade de uma pessoa de percebê-la. C. Moon et al., "Language Experienced in Utero Affects Vowel Perception After Birth: A Two-Country Study", *Acta Paediatrica* 102, nº 2 (2012): 156-60.
27. B. S. Kisilevsky et al., "Fetal Sensitivity to Properties of Maternal Speech and Language", *Infant Behavior and Development* 32, nº 1 (2009): 59-71.
28. Tomatis, *Conscious Ear*, p. 137.
29. Madaule, *When Listening Comes Alive*, pp. 82-83.
30. J. M. Dean et al., "Prenatal Cerebral Ischemia Disrupts MRI-Defined Cortical Microstructure Through Disturbances in Neuronal Arborization", *Science Translational Medicine* 5, nº 8 (2013): 1-11(168ra7).
31. Ibid.
32. Sobre o fenômeno no qual, "quando a rotação é subitamente interrompida, o nistagmo [ocorre] na direção oposta", ver A. Fisher et al., *Sensory Integration: Theory and Practice* (Filadélfia: F. A. Davis, 1991), p. 81.
33. S. Herculano-Houzel, "Coordinated Scaling of Cortical and Cerebellar Numbers of Neurons", *Frontiers in Neuroanatomy* 4, nº 12 (2010): 1-8.
34. É possível ver os ataques de fúria de Jordan e Paul trabalhando com ele. Basta acessar o site do Centro da Escuta: http://listeningcentre.com/ e clicar no link na parte inferior da página, para chegar ao vídeo *The Child That You Do Have*.
35. E. Gomes et al., "Auditory Hypersensitivity in Autistic Spectrum Disorder", *Pro Fono* 20, nº 4 (2008): 279-84.
36. M. Herbert e K. Weintraub, *The Autism Revolution* (Nova York: Ballantine Books, 2012), p. 5. Ver também M. R. Herbert, "Translational Implications of a Whole-Body Approach to Brain Health in Autism: How Transduction Between Metabolism and Electrophysiology Points to Mechanisms for Neuroplasticity", in V. W. Hu, ed., *Frontiers in Autism Research: New Horizons for Diagnosis and Treatment* (Hackensack, NJ: World Scientific, 2014).
37. M. Herbert, "Autism Revolution", apresentação na Conferência do Instituto de Pesquisas sobre o Autismo, outono de 2012, com slides. Ver a apresentação em http://www.youtube.com/watch?v=LuMUE5E22AE,

na marca dos 23 minutos. Ver também Herbert e Weintraub, *Autism Revolution*, p. 31.

38. P. Goines e J. Van de Water, "The Immune System's Role in the Biology of Autism", *Current Opinion in Neurology* 23, nº 2 (2010): 111-17, 115.

39. H. M. R. T. Parracho et al., "Differences Between the Gut Microflora of Children with Autistic Spectrum Disorders and That of Healthy Children", *Journal of Medical Microbiology* 54, nº 10 (2005): 987-91. Dentre as crianças autistas, 70% têm um histórico de sintomas gastrointestinais, o dobro do índice de crianças com desenvolvimento normal. M. Valicenti-McDermott et al., "Frequency of Gastrointestinal Symptoms in Children with Autistic Spectrum Disorders and Association with Family History of Autoimmune Disease", *Developmental and Behavioral Pediatrics* 27, nº 2 (2006): S128-136.

40. Muitas pessoas com crianças autistas aos seus cuidados relatam melhoras quando é minimizada a exposição a elementos químicos tóxicos. Herbert e Weintraub, *Autism Revolution*, pp. 35, 42, 125. Milhares de novos elementos químicos artificiais entram no meio ambiente a cada ano, em sua maioria não tendo sido testados quanto aos efeitos de longo prazo para a saúde. Sabe-se que as toxinas têm um impacto negativo no sistema imunológico. Ver P. Grandjean et al., "Serum Vaccine Antibody Concentrations in Children Exposed to Perfluorinated Compounds", *Journal of the American Medical Association* 307, nº 4 (2012): 391-97. Ver também S. Goodman, "Tests Find More Than 200 Chemicals in Newborn Umbilical Cord Blood", *Scientific American* (2009).

41. D. L. Vargas et al., "Neurological Activation and Neuroinflammation in the Brain of Patients with Autism", *Annals of Neurology* 57, nº 1 (2005): 67-81, 77.

42. Os estudos são analisados in Goines e Van de Water, "Immune System's Role".

43. D. Braunschweig et al., "Autism-specific Maternal Autoantibodies Recognize Critical Proteins in Developing Brain", *Translational Psychiatry* 3 (2013): e277, doi:10.1038/tp.2013.50.

44. M. D. Bauman et al., "Maternal Antibodies from Mothers of Children with Autism Alter Brain Growth and Social Behavior Development in the Rhesus Monkey", *Translational Psychiatry* 3 (2013): e278, doi:10.1038/tp.2013/47.

45. A. Enstrom et al., "Increased IgG4 Levels in Children with Autism Disorder", *Brain, Behavior, and Immunity* 23, nº 3 (2009): 389-95.

46. Muitas vezes ouvimos nos meios de comunicação que os especialistas médicos consideram que as vacinas não apresentam risco, são seguras e não poderiam causar danos a uma criança. A posição que prevalece nos meios médicos é muito mais nuançada. Os Centros de Controle de Doenças publicaram um "Guia das Contraindicações e Precauções com Vacinas", com 34 páginas. Contraindicações é um termo médico que designa situações nas quais uma intervenção não deve ser praticada ou seu uso deve ser alterado, como no caso de pessoas que apresentam reações significativas, ou representando risco de vida, à vacina ou um dos seus componentes; pessoas com sistemas imunológicos anormais ou certas infecções; ou as que tiveram reações adversas anteriormente, entre outras situações. O consenso médico é que as vacinas podem às vezes ser danosas para certos indivíduos, e algumas foram retiradas do mercado por este motivo. A questão-chave no caso do autismo é saber se determinadas crianças potencialmente autistas poderiam ser enquadradas nos casos de precauções ou contraindicações, e se foram especificamente estudadas. Herbert relata como essas crianças se apresentam em *Autism Revolution*. Certos especialistas afirmam que esse subgrupo não foi estudado em relação às vacinas. O dr. David Amaral, diretor de pesquisa na Universidade da Califórnia, Davis, MIND Institute, líder mundial entre os institutos sobre autismo e inflamação, declarou a respeito de crianças com risco de autismo (num recente programa do Public Broadcasting System): "Para essas crianças, as vacinas podem na verdade ser o fator ambiental que as empurra definitivamente para o autismo. E acho que ainda é incrivelmente importante tentar descobrir se existem e quais seriam as eventuais vulnerabilidades de um pequeno subconjunto de crianças capazes de fazê-las incorrer em risco por tomarem certas vacinas." A nova ciência *vacinômica*, voltada para o desenvolvimento personalizado de vacinas talhadas para o perfil genético de determinada pessoa e sua história médica individual, reconhece que a atual abordagem generalista em relação às vacinas fica aquém do desejável, e que, para certas pessoas, algumas vacinas atualmente existentes podem ser ineficazes, e, para outras, algumas podem ser danosas. Ver M. W. Moyer, "Vaccinomics: Scientists Are Devising Your Personal Vaccine", in *Scientific American* (24 de junho de 2010), http://www.scien tificamerican.com/article/vaccinomics-personal-vaccine/. Jordan Rosen e "Timothy", analisados anteriormente neste capítulo, tiveram uma regressão autista uma semana depois de tomarem uma vacina, ao 18 meses.

47. R. H. Lee et al., "Neurodevelopmental Effects of Chronic Exposure to Elevated Levels of Pro-Inflammatory Cytokines in a Developing Visual System", *Neural Development* 5, nº 2 (2010): 1–18.
48. M. A. Just et al., "Cortical Activation and Synchronization During Sentence Comprehension in High-Functioning Autism: Evidence of Underconnectivity", *Brain: A Journal of Neurology* 127, nº 8 (2004): 1811–21.
49. S. E. Schipul et al., "Inter-regional Brain Communication and Its Disturbance in Autism", *Frontiers in Systems Neuroscience* 5, nº 10 (2011), doi: 10.3389/fnsys.2011.00010.
50. R. Coben e T. E. Myers, "Connectivity Theory of Autism: Use of Connectivity Measures in Assessing and Treating Autistic Disorders", *Journal of Neurotherapy* 12, nº 2 (2008): 161–79.
51. D. A. Abrams et al., "Underconnectivity Between Voice-Selective Cortex and Reward Circuitry in Children with Autism", *Proceedings of the National Academy of Sciences* 110, nº 29 (2013): 12060–65.
52. L. Kanner, "Autistic Disturbances of Affective Contact", *Nervous Child* 2 (1943): 217–50, 231.
53. L. J. Seltzer et al., "Social Vocalizations Can Release Oxytocin in Humans", *Proceedings of the Royal Society: Biology* 227, nº 1694 (2010): 2661–66.
54. C. Modahl et al., "Plasma Oxytocin Levels in Autistic Children", *Biological Psychiatry* 43, nº 4 (1998): 270–77.
55. S. W. Porges et al., "Reducing Auditory Hypersensitivities in Autistic Spectrum Disorders: Preliminary Findings Evaluating the Listening Project Protocol", *Frontiers in Pediatrics* (no prelo). A intervenção exercitava a regulação cerebral dos músculos do ouvido médio. As crianças autistas que ouviam música filtrada começaram a evidenciar mais expressões faciais e pararam de desviar o olhar na presença de outras pessoas; metade delas teve sua sensibilidade sonora reduzida, e 22% evidenciaram melhor controle emocional, enquanto o mesmo aconteceu em apenas 1% do grupo de controle. Com toda evidência, o sistema de vinculação social estava sendo acionado. O programa de Porges ainda não está disponível para os consumidores. A música funciona, como ele assinala, porque "duplica a faixa de frequência da voz humana". Porges, *The Polyvagal Theory: Neurophysiological Foundations of Emotions*, p. 250. Ver pp. 26–27 e 250–53 a respeito da sua teoria sobre o desenvolvimento do ouvido médio.

56. P. Madaule, "The Dyslexified World", apresentado originalmente na conferência "Listening and Learning", Toronto, 1978; publicado in T. M. Gilmour, P. Madaule e B. Thompson, eds., *About the Tomatis Method* (Toronto: Listening Centre Press, 1989), p. 46; uma versão ligeiramente diferente pode ser encontrada on-line em http://www.listeningcentre.com/pdf/01dyslexie.pdf.
57. Ron Minson, "A Sonic Birth", in D. W. Campbell, ed., *Music and Miracles* (Wheaton, IL: Quest Books, 1992).
58. Madaule, *When Listening Comes Alive*, p. 113.
59. Ibid.
60. W. A. Carlezon et al., "Enduring Behavioral Effects of Early Exposure to Methylphenidate in Rats", *Biological Psychiatry* 54, nº 12 (2003): 1330-37.
61. N. Doidge, *O cérebro que se transforma* (Rio de Janeiro: Editora Record, 2014), pp. 106-7; J. Ratey, *Spark: The Revolutionary New Science of Exercise and the Brain* (Nova York: Little, Brown, 2008), p. 136.
62. B. S. Lennerz et al., "Effects of Dietary Glycemic Index on Brain Regions Related to Reward and Craving in Men", *American Journal of Clinical Nutrition* 98, nº 3 (2013): 641-47; M. R. Lyon, *Healing the Hyperactive Brain: Through the New Science of Functional Medicine* (Calgary, AB: Focused Publishing, 2000).
63. "Estudos anatômicos de tomografia por ressonância magnética constataram volumes reduzidos, corroborando sobretudo a ideia de que um circuito distribuído que inclui o córtex pré-frontal direito, o núcleo caudado, os hemisférios cerebelares e uma sub-região do vermis está por trás do TDAH." F. X. Castellanos e R. Tannock, "Neuroscience of Attention-Deficit/Hyperactivity Disorder: The Search for Endophenotypes", *Nature Reviews* 3, nº 8 (2002): 617-28, 620. O caudado faz parte dos gânglios da base. Ver também Russell Barkley, que, examinando os dados de escaneamento cerebral, observa que as pessoas com TDAH apresentam menor volume cerebral no córtex frontal direito, nos gânglios da base e no cerebelo. R. A. Barkley, *Attention-Deficit Hyperactivity Disorder*, 3ª ed. (Nova York: Guilford Press, 2006), pp. 222-23.
64. S. Mackie et al., "Cerebellar Development and Clinical Outcome in Attention Deficit Hyperactivity Disorder", *American Journal of Psychiatry* 164, nº 4 (2007): 647-55.

65. V. Menon e D. Levitin, "The Rewards of Music Listening: Response and Physiological Connectivity of the Mesolimbic System", *NeuroImage* 28 (2005): 175-84.
66. "Quando um organismo volta-se para uma percepção, inibe a atenção a outros estímulos. Por exemplo, quando um organismo redireciona ou seleciona uma reação motora, as outras possíveis seleções são inibidas. (...) Os córtices frontais, participantes essenciais da arquitetura 'enlaçada' dos gânglios da base, com toda evidência, desempenham um papel importante no controle inibitório. (...) Mas a primeira região onde podem ser encontrados mecanismos maciços de controle inibitório fica no interior dos gânglios da base. (...) As 'alças' entre córtex e gânglios da base modulam a atenção e o comportamento. O estímulo inibitório dos gânglios da base aos diferentes núcleos de destino (...) orienta o foco da atenção e a ação em função do objetivo do organismo.

"Isto eleva os gânglios da base ao papel de protagonista essencial na cognição e no controle executivo. Os mecanismos de inibição dos gânglios da base questionam a tese da supremacia cortical na cognição. Os gânglios da base muito provavelmente faziam parte do primeiro sistema executivo do cérebro, e continuam a contribuir maciçamente para o controle cognitivo e comportamental." L. F. Koziol e D. E. Budding, *Subcortical Structures and Cognition: Implications for Neuropsychological Assessment* (Nova York: Springer, 2008), p. 20. Ver também p. 197. Ver P. C. Berquin et al., "Cerebellum in Attention-Deficit Hyperactivity Disorder: A Morphometric MRI Study", *Neurology* 50, n° 4 (1998): 1087-93.
67. Koziol e Budding, *Subcortical Structures*, pp. 194-97.
68. D. G. Amen, *Healing ADD* (Nova York: Berkley, 2001), pp. 90-92.
69. R. Minson e A. W. Pointer, "Integrated Listening Systems: A Multisensory Approach to Auditory Processing Disorders", in D. Geffner e D. Ross-Swain, eds., *Auditory Processing Disorders: Assessment, Management, and Treatment*, 2ª ed. (San Diego: Plural, 2012), pp. 757-71.
70. J. Ayres, *Sensory Integration and the Child*, ed. do 25° aniversário (Los Angeles: Western Psychological Services, 2005), p. 6.
71. Tim Wilson, "A l'Ecoute de l'Univers: An Interview with dr. Alfred Tomatis", in T. M. Gilmor, P. Madaule e B. Thompson, eds., *About the Tomatis Method* (Toronto: Listening Centre Press, 1989), p. 211.

72. Ibid.
73. Ibid., p. 223.
74. Os registros são derivados do tronco cerebral da pessoa, uma das primeiras áreas a receber os sinais provenientes do ouvido. A técnica é chamada resposta auditiva do tronco cerebral (*auditory brain stem response* — ABR). N. Kraus, "Listening in on the Listening Brain", *Physics Today* 64 (2011): 40-45; também N. Kraus e B. Chandrasekaran, "Music Training for the Development of Auditory Skills", *Nature Reviews Science* 11 (2010): 599-605; E. Skoe e N. Kraus, "Auditory Brain Stem Response to Complex Sounds: A Tutorial", *Ear and Hearing* 31, nº 3 (2010): 1-23; N. Kraus, "Atypical Brain Oscillations: A Biological Basis for Dyslexia?", *Trends in Cognitive Science* 16, nº 1 (2011): 12-13.
75. S. Nozaradan et al., "Tagging the Neuronal Entrainment to Beat and Meter", *Journal of Neuroscience* 31, nº 28 (2011): 10234-40.
76. U. Lindenberger et al., "Brains Swinging in Concert: Cortical Phase Synchronization While Playing Guitar", *BMC Neuroscience* 10, nº 1 (2009): 22. Um vídeo pode ser visto em http://www.biomedcentral.com/imedia/2965745562100252/supp2.mpg.
77. E. Skoe et al., "Human Brainstem Plasticity: The Interaction of Stimulus Probability and Auditory Learning", *Neurobiology of Learning and Memory* 109, nº 2014 (2013): 82-93.
78. D. J. Levitin, *This Is Your Brain on Music: The Science of Human Obsession* (Toronto: Dutton, 2006), p. 187.
79. A. A. Tomatis, *La libération d'oedipe, ou de la communication intrautérine au langage humain* (Paris: Les éditions ESF, 1972), pp. 100-102. Esta tradução é de Paul Madaule.

Posfácio

1. T. S. Kuhn, *The Structure of Scientific Revolutions* (1962; reimpresso em Chicago: University of Chicago Press, 1970), p. 5.
2. B. J. West, *Where Medicine Went Wrong: Rediscovering the Path to Complexity* (Toh Tuck Link, Singapura: World Scientific Publishing Co., 2006), pp. 124-26.
3. O. Sacks, *On the Move: A Life* (Toronto: Alfred A. Knopf, 2015), p. 173.
4. V. S. Ramachandran e S. Blakeslee, *Phantoms in the Brain* (Nova York: William Morrow and Company, Inc., 1998), p. xiii.

5. S. Ebrahim et al., "Reanalyses of Randomized Clinical Trial Data," *Journal of the American Medical Association* 312, n° 10 (2014): 1024-32, 1027; J. P. A. Ioannidis, "Why Most Published Research Findings Are False," *PLoS Medicine* 2, n° 8 (2005): 696-701.
6. http://www.fariastechnique.com.
7. G. W. Rebok et al., "Ten-Year Effects of the Advanced Cognitive Training for Independent and Vital Elderly Cognitive Training Trial on Cognition and Everyday Functioning in Older Adults," *Journal of the American Geriatrics Society* 62, n° 1 (2014): 16-24.
8. D. Zelinsky, "Neuro-optometric Diagnosis, Treatment and Rehabilitation Following Traumatic Brain Injuries: A Brief Overview," *Physical Medicine and Rehabilitation Clinics of North America* 18 (2007): 87-107.
9. K. Alitalo et al., "A Dural Lymphatic Vascular System That Drains Brain Interstitial Fluid and Macromolecules," *Journal of Experimental Medicine* 212, n° 7 (2015): 991-99.

Apêndice 1: Abordagem geral para lesão cerebral traumática e problemas cerebrais

1. L. S. Miller et al., "Environmental Enrichment May Protect Against Hippocampal Atrophy in the Chronic Stages of Traumatic Brain Injury", *Frontiers in Human Neuroscience* 7 (2013): 506.

Apêndice 2. Repadronização de matriz em casos de lesão cerebral traumática

1. Y. Chen et al., "Concepts and Strategies for Clinical Management of Blast-Induced Traumatic Brain Injury and Posttraumatic Stress Disorder", *Journal of Neuropsychiatry and Clinical Neurosciences* 25 (2013): 103-10.

Apêndice 3. Neurofeedback em casos de TDA, TDAH, epilepsia, ansiedade e trauma cerebral

1. J. Robbins, *A Symphony in the Brain: The Evolution of the New Brain Wave Biofeedback* (Nova York: Grove Press, 2000); M. Thompson e L. Thompson, *The Neurofeedback Book: An Introduction to Basic Concepts in Applied Psychophysiology* (Wheat Ridge, CO: Association for Applied

Psychophysiology and Biofeedback, 2003); S. Larsen, *The Healing Power of Neurofeedback: The Revolutionary LENS Technique for Restoring Optimal Brain Function* (Rochester, VT: Healing Arts Press, 2006); S. Larsen, *The Neurofeedback Solution: How to Treat Autism, ADHD, Anxiety, Brain Injury, Stroke, PTSD, and More* (Toronto: Healing Arts Press, 2012).

Índice

Abrams, Daniel A., 425
acupuntura, pontos de, 180-31, 310, 311
Ahlskog, J. Eric, 140
Allen, Mark, 474
Alzheimer, doença de
    alterações cerebrais degenerativas, 118, 136-37
    Apolipoproteína E como fator de risco genético, 139n
    cérebro ruidoso, 148
    decorrente de múltiplas concussões, 335, 523n14
    fatores genéticos e ambientais, 139
    terapia a laser, 213-15
    vantagem protetiva de caminhar, 136-39
    vantagem protetiva de um BDNF alto, 124n
Amaral, David, 530n46
amígdala, 38, 46-47
Andersson, Ulf, 524n22
Angart, Leo, 275n
ansiedade
    causada por frequências sonoras, 426-27
    estimulação por eletroterapia craniana (CES) para, 314n
    expressão no corpo e na postura, 222-24, 227-28
    ondas cerebrais durante a, 450-51, 491-92
    reações de luta ou fuga, 157, 202, 270-71, 304, 354, 441
    terapia de neurofeedback, 491-93
    visualização para, 287
anti-inflamatórios, mortes causadas por, 177n
Apolipoproteína E como fator genético de risco no Alzheimer, 139n
artrite
    artrite reumatoide, 365, 524n22
    ATP (trifosfato de adenosina), 193, 208, 514n15
    osteoartrite, 50, 52n, 176-78, 198, 514n18
atenção focada. Ver consciência; caminhada consciente
atenção. Ver consciência; caminhada consciente
ativação no processo de aprendizado, 94
atividade. Ver caminhada consciente; exercícios; movimento; caminhar

atividade. Ver caminhada consciente; exercícios; movimento; caminhar
atrofia cerebral. Ver não uso adquirido
atrofia cerebral. Ver não uso adquirido
autismo
    comportamentos, 416-17, 422, 528n34, 529n38
    crescente incidência, 421-22
    disfunção do músculo médio do ouvido, 386-87, 427, 531n54
    doença de todo o corpo, 423-25, 424n
    exposição a toxinas, 422, 423, 529n40
    exposição fetal a anticorpos, 423-24
    fatores genéticos, 323–24, 389n323
    hipersensibilidade ao som, 426, 427
    indiferença ao prazer da fala e da voz, 425-27
    inflamação crônica, 423-25, 482
    intervenção precoce, 413, 419n, 421-22
    múltiplas abordagens, 482-83
    músculos faciais inexpressivos, 427n, 531n55
    necessidade de pressão, 378, 396, 403
    níveis de oxitocina, 426
    regressão após desenvolvimento inicial normal, 417, 420, 421
    terapia da escuta para comportamentos autistas, 369-70, 402-03, 406-08, 410-14, 425-27, 531n54
    vacinações, 423, 530n46
    vínculo pais-filho, 425-26
axônios
    efeito da estimulação elétrica, 70, 360
    efeito da terapia a laser, 207
    inflamação em cérebros autistas, 423
    lesão por concussão, 336
    na estrutura e função neuronais, 30
Ayres, Jean, 444

Bach-y-Rita, Paul
    dispositivo de visão tátil para problemas visuais e de equilíbrio, 316-19
    doença e morte, 318-19
    influência de Feldenkrais, 230n
    laboratório de reabilitação neuroplástica, 304-05, 313
Back, Stephen, 408
Baniel, Anat, 256-58, 259-61
Baniel, Avraham, 229, 263, 519n45
Barry, Susan, 296
Barthel, Kim, 453
Bates, William
    abordagem neuroplástica da melhora da visão, 270, 273
    fixação central na visão, 283
    influência da ioga, 277
    músculos e movimentos oculares, 271-72
    provas, 272n
    rejeição pela comunidade médica, 276
    teorias sobre desenvolvimento de problemas da visão, 274-75
BDNF (fator neurotrófico derivado do cérebro), 122, 123-24, 124n, 214
Ben-Gurion, David, 243
Berchtold, Nicole, 124
Berezin, Ilya, 170
Bernal, J. D., 221
Bernard, Claude, 147n, 350
Bertalanffy, Ludwig von, 154n
Black, Jan, 469, 470
Blatt, David, 509n62
Blythe, Sally Goddard, 399
Boring, Edwin G., 151
Braak, Heiko, 69n, 355n
BrainHQ, 476
Burrows, Emma, 120

caminhada consciente. Ver também caminhar
    abordagem lenta e moderada, 85-87
    análise e correção de problemas do modo de andar, 87-90
    ativação de circuitos cerebrais alternados, 92-95, 113, 156, 441, 510n67
    como técnica neuroplástica, 65, 92, 96, 114, 115, 117
    reversão de sintomas parkinsonianos, 61, 66, 97-100
cantochão, 446-48
Caplygin, Dimitri, 477
Cardiff, estudo de, 138-39, 511n74
Carlsson, Arvid, 68, 70
Carney, Shirley A., 192
carreamento, descoberta, 448n
Caruso, Enrico, 381-82, 526n7
cegueira. Ver visão
Cellfield (programa de computador usado para tratar a dislexia), 477-78
célulasgliais, 65-66, 153-55, 158, 424n
células-tronco nervosas, 361
células-tronco, 361
cerebelo
    funções que governa, 182, 253, 355, 423
    inflamação em cérebro autista, 423
    volume em casos de TDAH, 439, 532n63
cérebro que se transforma, O (Doidge), 13-15, 156, 483
cérebro ruidoso
    acionamento nervoso disrítmico, 147-580, 319, 424n
    atrofia de circuitos cerebrais saudáveis, 124-28, 148-50, 319, 363
    detecção por teste de EEG quantitativo (QEEG), 482
    distúrbios visuais decorrentes de, 2787, 280
    e o sistema parassimpático, 157
    em decorrência de inflamação crônica, 424n
    Método Feldenkrais para, 245, 284-85
    na idade avançada, 168
    neurofeedback, 451
    restabelecimento da homeostase, 155-56, 352, 363
    sensação subjetiva de, 320
    terapia com luz, 188
    terapia com música, 452
    terapia de estimulação elétrica, 320-21, 348, 352, 362-63
    terapia de repadronização de matriz, 488
cérebro, visto como isolado do corpo, 16-17
cérebrosubcortical. Ver também tronco cerebral; cerebelo
CES (estimulação por eletroterapia craniana), 314n, 522n11
Chow, Tiffany, 139
cirurgia placebo, 52n
citocromo, 193
Cohn, Herman, 274
Collins, Frank, 66
computador, seu uso
    campo visual limitado, 295-97
    pseudo TDA, 436n
concussão, 334-36, 364, 487-89, 523n14
consciência. Ver também caminhada consciente
    diferenciação do mapa cerebral, 232, 393
    meditação da atenção plena (*mindfulness meditation*), 232
    na terapia de neurofeedback, 492
    nas descobertas de Feldenkrais e no seu método, 226-28, 231-36, 285, 289

corpo virtual (imagem corporal) e mapa cerebral, 30, 48, 233, 240, 285
Cotman, Carl, 124
Cremer, R. J., 165
Cressoni, M. D. C., 514n18
Crick, Francis, 163
cura cerebral. Ver cura neuroplástica
cura neuroplástica. Ver também distúrbios específicos; terapias específicas
    abordagens adaptadas a necessidades individuais, 481-83
    descrição em *O cérebro que se transforma* (Doidge), 156, 483
    neurodiferenciação e aprendizado, 159
    neuroestimulação, 155-56
    neuromodulação, 156-58
    neurorrelaxamento, 158-59
    parceria mente-corpo, 19, 20
    processos subjacentes aos problemas cerebrais, 146-54
    restabelecimento geral da saúde celular cerebral, 154-55
    uso de energia e mente, 17, 482-83
    versus aprendizado, 159n

Danilov, Yuri
    administração de tratamentos de PoNS, 340, 344-45, 347-49
    estimulação energética do cérebro, 321-22
    formação e carreira na neurociência, 309, 310-12
    relação entre língua e cérebro, 309
    teorias sobre efeitos neuroplásticos do tratamento de PoNS, 350-58
    tipos de mudanças neuroplásticas observadas, 358-65
Davies, Charles, 299
Dayan, Peter, 132, 510n67
Dean, Justin, 409
Deisseroth, Karl, 164, 513n3
demência. Ver também doença de Alzheimer
    causada por atrofia cerebral, 67
    e inflamação crônica, 214n
    vantagens protetoras dos exercícios, 139-40, 532n61
depressão
    causada por Parkinson, 72
    decorrente de múltiplas concussões, 355
    diferentes abordagens, 361n
    estimulação do nervo vago (VNS), 322
    estimulação por eletroterapia craniana (CES), 314n
    terapia da luz, 167, 179, 213
derrame
    abordagem Feldenkrais, 234-49
    abordagens múltiplas, 361n
    lesão cerebral fora do local do derrame, 125, 357, 508n54
    não uso adquirido, 125-27, 146, 148-50
    perturbação do sistema de interneurônios, 351-52
    Terapia de Contenção Induzida, 127, 146
    terapia de estimulação elétrica, 325, 355
    terapias da luz, 180-81, 208
Descartes, René, 28
    ausência de nistagmo pós-rotatório, 416
    caminhar na ponta dos pés, 398
    distúrbios do desenvolvimento. Ver também distúrbios específicos
    estimulação cerebral insuficiente, 401
    hipotonia em todo o corpo, 385-87, 453
    múltiplas abordagens, 506
    terapia musical, 453
    tratamentos convencionais, 415
destros e canhotos na fala, e lado da boca usado, 388n

diferenciação. Ver neurodiferenciação
dislexia
    complicações, 371-73, 428-32
    dominância mista e ouvintes do ouvido esquerdo, 388-89
    terapia musical, 389-94, 432-34
disritmia cerebral. Ver cérebro ruidoso
disritmia cerebral. Ver cérebro ruidoso
distonia focal, 235
distonias, 496-99
distúrbio de processamento auditivo, 436n
distúrbios da atenção
    centro de recompensa do cérebro e, 440
    diagnóstico errado, 436n
    função do sistema de ativação reticular (RAS), 440
    função do sistema do nervo vago, 441
    neurofeedback, 436, 451, 491-93
    novas experiências sensoriais e, 391
    período de atenção auditiva, 436-37
    sensibilidade a alimentos e, 438-39
    terapia sonora e de Sistemas Integrados de Escuta (iLs), 435-42
    tratamentos com medicação, 437
    volume reduzido de estruturas cerebrais, 439, 440-41, 532n63, 532n64
distúrbios do aprendizado. Ver transtornos de atenção; dislexia
distúrbios neurodegenerativos. Ver distúrbios específicos
Dobbs, R. H., 165
doença de Huntington, 71-72, 118-19
doença de Parkinson idiopática, 68, 103n, 104
doença de Parkinson
    abordagem convencional de exercícios, 114, 505n18
    análise e correção de problemas no caminhar, 87-90
    ativação de circuitos cerebrais alternados, 92-95, 133, 156, 441, 510n67
    caminhada consciente como técnica neuroplástica, 64, 92, 96, 114, 115-18
    cérebro ruidoso, 148
    comparada ao parkinsonismo, 101-02, 104-08
    comprometimento de sequências motoras automáticas, 90, 92-94
    congelamento e incapacidade de iniciar movimentos, 62, 93-95, 128-30, 505n18
    controle consciente do tremor, 90-92
    critérios de diagnóstico, 63-65, 78, 80-82, 101-04, 113
    demência e morte prematura, 67
    depressão, 72
    e níveis de dopamina, 68, 93, 120-22, 130, 507n42
    exercícios de equilíbrio, 129, 509n64
    exercícios físicos para, 114-16, 120-24, 129, 135-37, 507n43, 508n58, 509n63
    início no trato gastrointestinal, 69n
    medicações, 67, 69, 81, 97, 101, 103, 504n10
    motivação e disposição para se exercitar, 129-36, 510n67
    não uso adquirido, 124-28
    natureza idiopática, 68, 103, 104
    patogênese, 69n, 388n
    pródromo, 76-78
    protocolo ideal de tratamento, 128-30, 133
    reversão de sintomas, 61, 66, 97-100
    sintomas, 63, 64, 68, 78-82, 108, 112-14, 504n15
    técnica do movimento consciente, 61-66, 85-92, 96, 112-15

terapias de estimulação elétrica, 70, 321, 323-25, 355, 357-59
doenças de fundo genético
   Alzheimer, 139
   autismo, 421-22, 424, 528n37
   Huntington, 71-72, 118
   intervenções ambientais de proteção, 118, 120, 139
Doidge, Norman, *O cérebro que se transforma*, 13-14, 156, 482
Dolezal, Christine, 294
Donders, Franciscus Cornelis, 272
dopamina
   e sintomas de Parkinson, 68, 93, 120-22, 130, 507n43
   escaneamento cerebral por DAT para sinais de depleção, 113
   exercícios, 121-22, 128, 437, 508n57
   função, 67-68
   papel no centro da recompensa, 131-32, 424, 452
   perda com estresse constante, 123
   perda com medicação antipsicótica, 107
dor aguda, 30, 34, 39
dor crônica
   abordagem mente-corpo, 59
   abordagem MIRROR, 43-46, 55-56
   áreas cerebrais que processam a dor, 37-39
   benefícios duradouros da técnica de visualização, 39-40, 43, 54-56, 60
   como dor aprendida, 34
   como percepção subjetiva, 26, 27, 33-35
   comportamento e estrutura neuronais, 29-31
   das adaptações habituais às anormalidades estruturais, 238
   dor potencializada, 33
   dor referida, 32
   efeito placebo versus visualização, 52-54
   expansão do mapa cerebral e hipersensibilidade, 31-34, 39, 352
   hipnose, 48
   narcóticos opioides, 57-58
   neuralgia do trigêmeo, 352n, 354
   neuroestimulação pelo pensamento, 47, 155
   plasticidade competitiva, 35-40, 47
   progressão da dor aguda para a crônica, 30
   rigor mental da técnica de visualização, 39-40, 42-43, 44-45, 55, 59
   teoria do portão de controle, 28
   teoria neuromatricial da dor, 33
   visualização do mapa cerebral e da imagem corporal que diminuem, 39-40, 42-43, 48-51
dor do membro fantasma, 32
dor neuropática, 30
dor potencializada, 32
dor referida, 33
dor. Ver dor crônica
dormência do cérebro. Ver não uso adquirido
dormência, estados de, em animais, 147n
Dunford, Darlah, 402, 410, 411

Edelman, Gerald, 150
EEG quantitativo (QEEG), 482
efeito placebo, 51-56, 109
Einstein, Albert, 189, 194, 220
ELA (esclerose lateral amiotrófica), 115
Elliott, G. B., e K. A. Elliott, 527n22
Elwood, Peter, 138-39
encefalite, 102-06
encefalopatia traumática crônica, 335
enriquecimento ambiental, 67, 117, 118-23

epilepsia, 449, 488, 491-92
equívoco comum a respeito, 415-16
Eriksson, Peter, 116-17
esclerose lateral amiotrófica (ELA), 115
esclerose múltipla (EM)
  diferentes abordagens, 361n
  inflamação crônica, 263n, 365, 524n22
  lesões secundárias das redes cerebrais, 357
  sintomas, 302-03, 357
  terapia de estimulação elétrica, 305-07, 327-30, 355, 362, 365
escuta. Ver música; terapia de música e som; som, escuta e função auditiva
escuta. Ver música; terapia de música e som; som, escuta e função auditiva
esforço mental. Ver também consciência; caminhada consciente; visualização
  desenvolvimento de ações automáticas, 45, 90-91
  formação e reformação de redes nervosas, 30-31, 44, 149-51
  nas tradições orientais de cura, 17-18
  neuroestimulação, 46, 155-56
  padrões ondulatórios gerados, 152-53
esquizofrenia, 120
estimulação cerebral profunda (DBS), 71, 322-23, 357-58
estimulação da língua. Ver PoNS (Estimulador Portátil de Neuromodulação)
estimulação da terapia com som, 415-16, 438-42, 451
estimulação elétrica. Ver também PoNS (Estimulador Portátil de Neuromodulação)
  benefícios diretos para o cérebro, 321-22
  de pontos de acupuntura, 310
  dispositivo de visão tátil para cegueira, 316-17
  dispositivo Porto Cerebral para problemas de equilíbrio, 317-18, 321
  do nervo vago, 322, 355, 365
  estimulação cerebral profunda (DBS), 71, 322-24, 327-58
estimulação magnética, 357, 386-87
estimulação mental pelo enriquecimento ambiental, 67, 117, 118-23
estimulação por eletroterapia craniana (CES), 314n, 522n11
estimulação transcranial magnética, 358
Estimulador Portátil de Neuromodulação. VerPoNS (Estimulador Portátil de Neuromodulação)
estresse oxidativo, 192, 214
estresse
  desencadeador de reações imunológicas, 291, 422, 424
  e disponibilidade de dopamina, 123
  exacerbação de problemas físicos, 220, 225, 227, 271
  oxidativo, 196, 214
estrutura e função, separação, 153n
exercícios. Ver também movimento; caminhada
  benefícios cognitivos, 124, 139-40
  e disponibilidade de dopamina, 96, 121-23, 507n42
  na rotina da saúde cerebral, 144
  para crescimento cerebral e fatores de crescimento, 66, 67, 96, 121-24
  para Parkinson, 114-15, 120-23, 129-135-36, 507n43, 509n59, 509n64
  postergação da manifestação e da progressão da doença de Huntington, 71-72, 119

Farias, Joaquin, 470-74
fator neurotrófico derivado do cérebro (BDNF), 122, 123-24, 124n, 214

fatores de crescimento nervoso
  estrutura e função nervosa, 30
  fator neurotrófico derivado da glia (GDNF), 165-66, 122-23
  fator neurotrófico derivado da glia (GDNF), 165-66, 122-23
  fatores de crescimento, 65-66, 122-24, 214-15
  flexibilidade e formação de novos grupos, 31-32, 150-54, 235
  interneurônios, 351-54, 523n18, 524n19
  mecanismos homeostáticos, 350-51
  os mesmos acionados na percepção e na memória, 287n
  princípio acionar junto/conectar junto, 31-33, 285, 409
  redes e feixes nervosos. Ver também neuroplasticidade
redes funcionais, 356-59
fatores de crescimento neurotrófico, 65, 122-25, 314
fatorneurotrófico derivado da glia (GDNF), 65-66, 122-23
Feldenkrais, Moshe
  aprendizado a vida inteira, 261
  capacidade neuroplástica do cérebro, 230
  consciência cinestésica do movimento e hábitos de postura, 226-27, 252
  consciência no leito de morte, 263, 519n45
  formação, 219-21, 517n1
  lesão cerebral e derrame, 257-58
  ligação entre mãos e olhos, 288-89
  melhora versus cura, 249
  os hábitos como causa de problemas de movimento, 239
  prática e conhecimento do judô, 221, 224, 227, 228, 258, 261-63

filhos prematuros
  complicações, 395-96, 408-09
  e a voz da mãe, 404-06, 528n29
  funções sensoriais imaturas e anseio por pressão, 376-78, 401
  icterícia neonatal, 164-65
Finsen, Niels R., 166n
Fong, Alina, 499-501
fototerapia. Ver terapia a laser
Freud, Sigmund, 227, 404
Fritz, Jonathan, 386
Fuks, Abraham, 19
função cognitiva
  déficits causadores de demência, 67
  enriquecimento ambiental, 117, 118-23
  exercício para, 124, 139-40

Gage, Frederick "Rusty", 116-17
Gaines, Mary, 325-27
gânglios basais
  circuito da atenção, 440-42, 532n63
  concentração de dopamina, 68-69, 94
  contornados, 93-95, 441
  mecanismos inibitórios e controle executivo, 533n66
  sequências motoras automáticas, 92-93, 133, 503-8
  vantagens protetivas de caminhar, 121, 124
GDNF (fator neurotrófico derivado da glia), 65-66, 122-23
Ghost in My Brain, The (Elliott), 502
Ginsburg, Carl, 252, 292-94
Golden, Marla, 59
Grandin, Temple, 377
Green, Robin, 336, 482
Greenfield, Susan, 149

Hamblin, Michael, 179-81, 197
Hannaford, Allan, 211
Hannan, Anthony, 71-72, 118-20
Hanslick, Eduard, 456
Hasselmo, Michael, 157
heal (curar), tendo origem na palavra haelan, 21
Hebb, Donald, 117
Helmholtz, Hermann von, 271
hemisférios cerebrais, 387-90, 388n, 425, 527n14
Hensch, Takao, 296
Herbert, Martha, 421, 422, 423-24, 528n37, 529n40
Hines, Robert "Bobby", 24
hipnose
  interesse de Feldenkrais, 224, 238
  melhora da visão, 275n
  uso da visualização, 48, 287
hipocampo, 115-17, 124, 136, 140
hipoplasia cerebelar, 254-60
Hoehn, Margaret, 67
homeostase
  autorregulação do ambiente interno, 350-66
  correção de cérebro ruidoso e não uso adquirido, 147n, 362, 363
  cura pelo seu restabelecimento, 155, 366
  função dos interneurônios, 351-54, 523n18, 524n19
  mecanismos da rede nervosa que propiciam, 350-51
  recuperação pela estimulação elétrica, 352-55, 359, 362, 363, 365-67
  recuperação pela terapia a laser, 361n
Hornykiewicz, Oleh, 68
Hull, Dale, 469-70
Husmann, Ron, 301-07, 349-50, 359, 362-63
Huygens, Christiaan, 448n

icterícia neonatal, 164-66
icterícia, 164-65
imagem corporal e mapa cerebral, 30, 48-52, 233, 240, 285
imagem por tensores de difusão, 336
inflamação crônica
  citocinas tóxicas, 195, 5241n22
  diferentes abordagens, 361n
  fatores ambientais, 422, 424
  na depressão, 213
  na esclerose múltipla, 361n, 363n, 366
  no autismo, 422-24, 482
  reflexo neuroinflamatório, 365-64, 524n22
  terapia com laser, 194-95, 213, 361n
inflamação. Ver inflamação crônica
insônia. Ver sono e problemas do sono
interneurônios, 351-54, 523-18, 524n19
Ioannidis, John, 466

Jeffrey, Wilna, 98-100

Kaczmarek, Kurt, 305, 306, 314-15
Kahanovitz, Colin, 72, 80, 102, 105
Kahn, Fred
  clínica, 188, 209
  formação e estudo da terapia a laser, 171-75, 188
  protocolos de tratamento, 188-89, 193-94, 194n, 197
  teorias sobre o funcionamento dos lasers em tratamentos, 197, 201
  tipos de doenças tratadas, 176-77, 198-99, 205-07, 211-13, 514n17
  uso pessoal dos tratamentos a laser, 200, 208
Kandel, Eric, 14
Kanner, Leo, 425
Kano, Jigoro, 224

Karu, Tiina, 189, 210, 515n24
Katzir, Aharon, 242
Kim, Slava, 209-11
Kisilevsky, Barbara, 405
Kozelichki, Kim, 329-30
Kraus, Nina, 449, 450
   som das ondas cerebrais, 449n
Kuhn, Thomas, 460
Kurz, Max, 328-30

Lake, Jeri, 331-35, 337-43, 344-46, 352, 356
Lashley, Karl, 151, 153
Laurentius, Andreas, 265, 219n1
LCT leve. Ver também concussão; lesão cerebral traumática (LCT)
LCT. Ver lesão cerebral traumática (LCT)
Lebedev, Valery P., 522n11
lesão cerebral traumática (LCT)
   abordagens múltiplas, 361n, 481
   importância da cura completa, 126n
   neurofeedback, 149n, 491
   perturbação do sistema de interneurônios, 351-52
   sinais de disritmia e cérebro ruidoso, 148-49
   síndrome de concussão e pós-concussão, 335-37
   sintomas, 179, 213, 206-09, 337-41, 344
   terapia da luz, 178-80, 208, 214
   terapia de estimulação elétrica, 337, 340-42
   terapia de repadronização de matriz, 485-87
   terapia do som, 454
   transferência de energia no corpo, 485-87
lesão cerebral. Ver lesão cerebral traumática (LCT)
lesão cerebral. Ver lesão cerebral traumática (LCT)

Levitin, Daniel, 203-04, 440, 452
Levitt, Cyril, 198
levodopa, 68, 69, 81. Ver também dopamina
Lindenberger, Ulman, 449-50
Llinás, Rodolfo, 149n, 231n
localizacionismo, formas maduras e imaturas, 152n
luz. Ver também terapia a laser
   ativação de reações celulares, 163, 168-69
   bioefeitos de várias cores, 166n, 169
   caminhos do olho ao cérebro, 167
   carreamento de neurônios cerebrais, 449
   comprimentos de onda da luz visível, 175
   fotossíntese, 166-67, 513n6
   na tradição da curaióguica, 277
   optogenética, 163-64, 513n3
   penetração da pele, 164-65
   propriedades curativas da luz natural, 164-67, 214-16
   regulação do relógio biológico, 167-68
   terapia com LED, 178-79, 193-94, 194n

Madaule, Paul. Ver também terapia de música e som
   carreira na terapia auditiva, 394-95
   composições de Mozart na terapia da escuta, 454-56
   dislexia, 430-33
   formação e terapia, 369-76, 338-39, 391-94
   harmônicos, 447
   hipersensibilidade e desconexão com o mundo, 429
   limiar de atenção auditiva, 436
   reação fetal à voz da mãe, 406
   trabalho com paciente autista, 328n34

Mailer, Norman, 363
Maiman, Theodore H., 191
Malacarne, Michele Vicenzo, 459
mapas cerebrais
　diferenciação no desenvolvimento infantil, 250
　diferenciação pela consciência, 292, 393
　diferenciação, nos conceitos e métodos de Feldenkrais, 232-35, 246, 249-53
　funções auditivas, 385-87
　funções da mão, 36-37, 249, 289
　fusão, 235
　imagem corporal, 30, 48-52, 233, 240, 285
　mapas da dor, 30, 32-34, 37-40
　natureza competitiva e flexível, 35-37, 151, 225, 235
　processo de mapeamento científico, 18-19, 36
mapas. Ver mapas cerebrais
Markus, Donalee, 477
Martinek, Karel, 170
Mattson, Mark P., 137
Mazzoni, Pietro, 131-32
McNamara, Patrick, sobre o senso de ação do self, 133n
medicamentos opioides, 54-58
medicina energética. Ver práticas e tradições orientais; tipos específicos de terapias
medicina ocidental
　o cérebro como controlador central, 17
　e a medicina oriental, 17
　abordagem localizacionista, 14, 107, 242, 356-81, 365-67, 415-16
　rejeição de abordagens neuroplásticas, 99-110, 2763, 456
　doutrina do cérebro inalterável, 14, 15
　metáforas militares, 19, 35, 501n1
medula espinhal, 27, 29, 33, 207

Melzack, Ronald, 28, 32, 33
meningite e incapacitações relacionadas, 211-13, 260-62
Menon, Vinod, 425, 440, 452
Merzenich, Michael, 36-37, 232, 234, 295
Mester, Endre, 192
metáforas militares na medicina, 19-20
Método Feldenkrais
　aplicabilidade em casos de lesão cerebral, 243-45
　aprendizado por movimento aleatório e por tentativa e erro, 236-37
　associado a outras técnicas, 265, 279-86, 287, 288-89
　aula "A Mão de Sino", 288-90
　aulas de Consciência pelo Movimento (Awareness Through Movement – ATM), 231, 238-40
　aulas de Integração Funcional, 241, 252
　capacidade da mente de organizar o cérebro, 230
　comparado a terapias corporais convencionais, 242
　comunicação não verbal e pelo toque entre aluno e praticante, 241, 247-48, 252
　consciência, 231-32, 233-34, 482, 492
　especializações dos praticantes, 262n
　foco na neurodiferenciação, 253, 492
　lentidão de movimentos, 233-35
　o movimento, necessário para o pensamento, 230-31
　para atraso na fala, 253-62
　para paralisia cerebral, 249-52, 255-57
　para problemas musculares de hipoplasia cerebelar, 253-59
　para tratar de derrame, 243-49, 260
　participação de todo o corpo no movimento, 237

pequeno estímulo sensorial, 232-33
pequenos movimentos diferenciados, 232
princípios básicos, 228-38
redução da tensão e do esforço, 235-36
Metrônomo Interativo, 450
micromovimentos sacádicos, 272-73, 283
Miller, G. W., 127-128, 508n57
Miller, Lucy, 445
Minson, Erica, 428, 432-35
Minson, Ron, 428, 432-33, 434, 438, 444
mitocôndria, 157, 193
Monakow, Constantin von, 508n54
Montgomery, Guy, 55
Moreno, Sylvain, 456n
Morris, Shannon, 437
Moseley, G. Lorimer, 49
Moskowitz, Michael
   abordagem MIRROR da dor crônica, 43-46, 55-56
   colaboração no tratamento mente-corpo da dor, 51
   efeito placebo, 52-53, 54
   especialidades médicas, 24
   estudo e aplicação da neuroplasticidade competitiva, 35-40
   lesões e percepções sobre o papel do cérebro na dor, 25-29, 32-35
   narcóticos opioides, 56-58
   técnica de visualização, 39-40, 457-48, 155
   tratamento de pacientes com dor persistente, 41-43, 58, 60
movimento. Ver também caminhada consciente; exercícios; Método Feldenkrais; caminhada
   a dopamina e o sistema de recompensa do cérebro, 131-32
   indutor da fala, 410
   induzido pelo som, 383, 399, 449
   neurônios do sistema motor, 351
   ocular, 269, 272-73, 283, 520n4
   regulação neuromuscular, 253n
   sequências automáticas, 92-93, 133, 503n8
   teoria motora do pensamento, 231n
movimentos sacádicos e micromovimentos sacádicos, 272-73, 283
Mun-Bryce, Sheila, 507n43
música. Ver também terapia de música e som
   carreamento de ondas cerebrais, 448-51
   impacto no humor e na energia, 203-04, 446-48, 452
   indução do movimento corporal, 383, 399, 450
   reações posturais, 383, 447, 452
   resposta auditiva do tronco cerebral (ABR), 534n74

Naeser, Margaret, 180-81, 197
Namgyal Rinpoche, 266, 277
não uso adquirido. Ver também cérebro ruidoso
   atrofia de circuitos cerebrais saudáveis, 124-28, 148-50, 319, 363
   como estado de dormência, 197
   generalização, 146-48, 36
   superação pela neuroestimulação, 156, 188, 362
Nedergaard, Maiken, 158
nervo vago
   e terapia do som, 441
   estimulação elétrica, 323, 355n, 365, 524n22
   funções que governa, 304, 354, 441
   reflexo neuroinflamatório, 365, 524n22
nervos auditivos, ligações com os hemisférios esquerdo e direito, 387n

nervos cranianos. Ver também nervo vago
  funções que governam, 185, 303, 397
  neuralgia do trigêmeo, 352n, 354
  no sistema de processamento sensorial
    da língua, 309, 358
neuralgia do trigêmeo, 352n, 354
neurodiferenciação
  desenvolvimento em crianças, 250
  no processo neuroplástico de cura, 158
  nos conceitos e métodos de Feldenkrais,
    228-29, 232-35, 241, 246, 248-53,
    263, 285, 482
  pela consciência, 232, 393, 473, 492-93
  pela terapia da escuta, 387, 408-10
  pela Terapia de Contenção Induzida,
    156
  pelo PoNS (Estimulador Portátil de
    Neuromodulação), 362
  perda pela fusão de mapas cerebrais,
    235
  versus ação compulsiva, 262-63
neuroestimulação
  impacto no sono e na energia, 409, 432,
    452
  intervenções baseadas no pensamento,
    47, 155-56
  no processo neuroplástico de cura,
    155-56
  pela estimulação elétrica, 362
  pela terapia do som, 408-09, 433, 452
  revivescência de circuitos cerebrais
    dormentes, 155, 362
neuromodulação. Ver também cérebro
    ruidoso; PoNS (Estimulador Portátil
    de Neuromodulação)
  no processo neuroplástico de cura, 156-
    58, 202, 321
  pela estimulação elétrica, 321-348, 362,
    388

pelo Método Feldenkrais, 244, 249-52,
    285, 482
neurônios. Ver também redes e feixes
    nervosos
neuroplasticidade
  como trunfo e risco, 31-32
  competição por recursos corticais, 35-39
  descrição em *O cérebro que se transforma* (Doidge), 13-14
  e as tradições orientais de cura, 18, 20
  fenômeno da atrofia por falta de uso, 31
  modificação da estrutura cerebral pela
    experiência mental, 13-14
  no não uso adquirido, 125-28, 146-47
neurorrelaxamento
  e o sistema parassimpático, 202, 283-
    85, 290, 433
  impacto no sono e na energia, 409, 432
  no processo neuroplástico de cura, 159
  pela estimulação elétrica, 321-362
  pela terapia com luz, 202
  pela terapia do som, 409-11, 433
  pela visualização, 277, 280, 283, 285-89
  pelo Método Feldenkrais, 279, 283-85
neurotoxinas. Ver também toxinas
neurotransmissores, função, 31
Nicol-Smith, Kathy, 337-38, 343, 344-46
Nightingale, Florence, 161, 166, 215
Niv, Yael, 131, 510n67
núcleo supraquiasmático (NSQ), 168-69

Oliff, Heather, 124
ondas cerebrais
  carreamento com ondas sonoras, 448-
    51, 534n74
  controle pelo treinamento de neurofeedback, 451, 492
  correlação com o estado mental, 450,
    491-92

resposta auditiva do tronco cerebral (ABR), 534n74
terapia do Metrônomo Interativo, 451
optogenética, 162-64, 513n3
optometria comportamental, 296
Oron, Amir, 208
Oron, Uri, 208-09
osteoartrite, 51, 52, 177, 198, 514n19
osteopatia, 59
oxitocina, 424-27

Pang, T. Y. C., 71-72
Pantev, Christo, 456n
paralisia cerebral, 249-52, 256
Parsons, Timothy, 49
Pearl, Jody C., 110-13
pele
    cura de ferimentos por terapia a laser, 192, 196, 200
    estimulação eletrotátil, 315, 316
    penetração da luz, 164
Penfield, Wilder, 233, 453
Pepper, John
    ativação de circuitos cerebrais alternados, 133, 156, 441, 510n67
    atividades de estimulação cognitiva, 119
    formação e manifestação dos sintomas de Parkinson, 74, 80
    liderança na comunidade do Parkinson, 63, 72-73, 97, 100-04
    motivação e vontade, 134, 510n68
    motivo de polêmica, 100-10
    sintomas e diagnóstico de Parkinson, 64, 80-84, 102, 109-13
    técnica do movimento consciente, 61-66, 85-92, 96, 112-14
período de atenção auditiva, 436
plantas, ausência de sistema nervoso atribuído à imobilidade, 152n
plasticidade do cérebro. Ver neuroplasticidade
plasticidade. Ver neuroplasticidade
Platão, 369
Poe, Edgar Allan, 443
Poewe, Werner, 70, 503n4
Pointer, Andrea, 437
Pollard, Gabrielle
    problemas cognitivos e neurológicos, 171, 178, 181-88
    terapia a laser, 200, 02, 204-06, 217, 361n
PoNS (Estimulador Portátil de Neuromodulação). Ver também estimulação elétrica
    alvo de ceticismo, 366-67
    ativação de todo o cérebro, 308
    ausência de efeitos colaterais, 353
    comparada à terapia a laser, 361n
    dispositivo de visão tátil para cegueira inventado antes, 316-17
    duração do tratamento, 362-64
    efeito residual, 344, 346, 360
    estimulação da rede funcional, 356-58, 361n
    estimulação vagal, 354-55, 365-66, 524n22
    estruturas do tronco cerebral como alvo, 306, 309, 524n22
    etapas da cura neuroplástica, 362
    neuroplasticidade funcional, 359
    neuroplasticidade neuronal, 360
    neuroplasticidade sináptica, 360
    neuroplasticidade sistêmica, 360-61
    para derrame, 325-28
    para esclerose múltipla, 306, 328-30
    para lesão cerebral traumática, 341-43
    para Parkinson, 324-25, 355n
    para perda de tecido do tronco cerebral, 347-50

para uma série de problemas, 350, 364-66
regulação homeostática, 350-54
sensibilidade da língua e conexão nervosa com o cérebro, 308-09, 317, 521n3
sequências de acionamento e intensidade, 308, 314, 521n1, 522n8
vantagens em relação a outras terapias, 358
Porges, Stephen, 426, 427n, 441
postura
    decorrente de movimentos habituais, 266-28, 253n, 349
    e emoção, 227, 231, 293-94
    forças que afetam, 399
    instabilidade no Parkinson, 64, 112
    para relaxamento meditativo, 348
    postura energizada de escuta, 383-84, 452-53
práticas e tradições orientais
    acupuntura, 179-81, 310
    artes marciais e práticas do movimento, 227, 235, 237, 263, 312
    autorregulação do corpo, 366
    cantochão, 447
    e a medicina ocidental, 17-18
    exame da língua para diagnóstico de doenças, 310
    exercícios da visão, 277-78, 295, 299
    medicina energética, 17, 173, 209
    postura de meditação relaxante, 347
    relógio orgânico chinês, 168
Preston, Catherine, 50
Pribram, Karl, 153
princípio da atrofia por falta de uso. Ver neuroplasticidade
problemas de equilíbrio. Ver sistema vestibular

problemas de memória
    benefícios da caminhada, 115, 124
    decorrente de múltiplas concussões, 335
    função do hipocampo, 115, 124, 136
    perda de sinapse, 118
problemas de vista. Ver visão
Problemas de vista. Ver visão
Prochiantz, Alain, 297
pseudo TDA, 136n

Ramachandran, V. S., 464-65
Rank, Otto, 404
Rapp, Paul E., 149n
RAS. Ver sistema de ativação reticular (SAR)
reação de luta ou fuga, 157
reação simpática de luta ou fuga, 157-58
redes funcionais, 256-58, 361n
Redfield, Randall, 435
Reese, Mark, 226, 517n1
reflexo plantar, 398
relógio biológico, 168, 451
relógio interno, 167-68, 450
repadronização de matriz, 508-12
Rivlin-Etzion, Michal, 131
Robertson, Ian, 160
Rochkind, Shimon, 206-07
Rolf, Ida, 253n
Rollier, Auguste, 216
Rosas-Ballina, Mauricio, 524n22
Roschke, Anna, 324-25
Rosen, Jordan, 416-16, 589n34
Rosenthal, Norman, 167
Rosenzweig, Mark, 117
Roth, George, 485-89

Sacks, Oliver, 94-95, 106, 129, 134-35, 449n, 510n69
Saleeby, Caleb Williams, 216

Saltmarche, Anita, 178-81
Sandin, Jan, 41-43, 51, 59-60
saúde geral do cérebro/saúde celular geral/ saúde neuronal geral do cérebro, 139, 214, 360, 3612n, 363, 363n, 437, 506
Schellenberg, Glenn, 456n
Schilder, Paul, 48
Schiltz, Cheryl, 148, 315, 318-19, 320-21, 354
Schlaug, Gottfried, 456n
Schleip, Robert, 253n
Schneider, Meir, 276
sequências motoras automáticas, 92-94, 133, 503n3
Shulman, Lisa, 136
sinapses, 31, 70, 118, 360, 504n10
síndrome de Down, 453
síndrome do alcoolismo fetal, 453
síndrome pós-concussão. Ver concussão; lesão cerebral traumática (LCT)
sistema auditivo. Ver som, audição e função auditiva
sistema auditivo. Ver som, audição e função auditiva
sistema de ativação reticular (SAR) [RAS, em inglês]
    e estimulação elétrica, 354, 362
    e terapia da escuta, 433, 441, 452
    função, 157, 441
    sistema de ativação reticular (SAR), 156, 355, 425-27, 440, 452
sistema de envolvimento social, 159, 426-28, 432, 531n55
sistema de recompensa do cérebro, 130-32, 425-27, 440, 452
sistema imunológico
    apoio da terapia a laser, 195-96, 209
    inflamação crônica, 194-96, 365, 422, 423, 524n22
    reações imunológicas provocadas pelo estresse, 292
    reflexo neuroinflamatório vagal, 365, 524n27
sistema nervoso autônomo, 157-58
sistema nervoso autônomo. Ver também sistema parassimpático
    componentes simpáticos e parassimpáticos, 157-58
    efeito da neuromodulação, 156-57
    estruturas cerebrais de regulação, 304, 354-55
    neuropatia autônoma, 82
sistema nervoso periférico, 207
sistema parassimpático
    e a terapia com luz, 202
    e a terapia com som, 437-41
    estimulação do tronco cerebral, 353-55
    funções calmantes e de cura, 157-58, 202
    neurorrelaxamento, 202, 283-84, 289, 432
    sistema de envolvimento social, 158, 426-28, 432, 531n55
sistema sensorial. Ver também distúrbios específicos; terapias específicas
    áreas de processamento subcortical, 439
    desenvolvimento fetal, 376-77
    função interneuronal, 351, 523n18, 524n19
    mapas cerebrais e imagem corporal, 30, 48-52, 232-33, 285
    neurônios de excitação e inibição, 31, 187
    reprogramação cerebral pelos sentidos, 317
sistema vestibular
    e problemas da fala, 410
    e problemas de atenção, 440

estimulação elétrica, 317-18
estímulos do olho e reflexo do nistagmo pós-rotatório, 186-411, 528n32
estruturas de equilíbrio do ouvido, 186, 399-400, 410
reprogramação neuroplástica, 319-21
sinais de ruído, 148, 319-21
terapia do som, 410-11, 423, 437, 440
sistemasubcortical de recompensa, 130-32, 425-26, 440, 452
artrite reumatoide, 365, 524n22
som, escuta e função auditiva. Ver também música; música e terapia do som
ativação do sistema de envolvimento social, 426-28, 531n55
caminhos do ouvido ao cérebro, 387-88, 527n14
condução de ondas sonoras à cóclea, 410
desenvolvimento auditivo fetal, 376, 405, 527-23
e a perda auditiva e a tessitura vocal, 379-84
função do músculo do ouvido médio, 385-87, 427
função transdutora do ouvido, 448
função vestibular do ouvido, 186, 399-400, 410-11
hipersensibilidade ao som, 184, 186, 426, 428
indução de convulsões, 449n
melhora do ânimo e da energia, 283-84
ouvir ou escutar, 375
terapia a laser para surdez, 211-14
zoom auditivo, 385-87
sono e dificuldade de dormir
aumento das toxinas no cérebro, 158
função do sistema de ativação reticular (SAR), 157, 422, 441

neurofeedback, 451
neuromodulação do cérebro ruidoso, 149, 156, 205
terapia com música, 419, 452
terapia da luz, 202, 211
terapia de estimulação elétrica, 311, 314n, 321, 355, 362, 522n11
SPD (sensory processing disorder). Ver transtorno de processamento sensorial (TPS)
Spence, Charles, 49
Sterman, Barry, 149n
Subbotin, Alla, 345
substância negra, 68-69, 93-95, 97, 121, 124, 503n8. Ver também gânglios basais
surdez, 211-13
Sydenham, Thomas, 501n2
Szent-Györgyi, Albert, 170

Tallis, Raymond, sobre excesso de confiança no nosso conhecimento, 152n
Taub, Edward, 126, 146, 149, 152n, 482
TDA e TDAH. Ver transtornos de atenção
teoria neuromatricial da dor, 34
teoria do portão de controle da dor, 28
terapia a laser de baixa intensidade. Ver terapia a laser
terapia a laser. Ver também luz
acupuntura a laser para paralisia causada por derrame, 180-81
aplicação direta no interior do corpo, 209-11
apoio do sistema imunológico, 195-96, 209
características dos lasers, 175-76
comparada à estimulação elétrica, 361n
comprimento das ondas, 175, 197, 209, 22

em casos de Alzheimer, 213-14
espectro de doenças tratadas, 176-77, 198-200, 205-08
física dos lasers, 190-92, 515n28
influência na química cerebral, 196-97
para consequências cognitivas de cirurgia intracraniana, 201-02, 204-05
para depressão, 213
para incapacitações decorrentes de meningite, 211-13
para inflamação crônica, 194-96, 213
para insônia, 211
para lesão cerebral traumática, 108, 213
para lesões periféricas do sistema nervoso, 207
para osteoartrite, 176-77, 214n19
para septicemia, 209
para tratamento de feridas, 176, 192, 209
para úlcera duodenal, 210-11
protocolos de tratamento, 188-89, 193-94, 197
reações celulares, 174-75, 192-93, 196, 361n, 515n25.515
regulação homeostática, 361n
terapia com luzes LED, 178-80, 193-94
Terapia de Contenção Induzida, 126-28, 146, 149, 152n, 156
terapia de música e som. Ver também música; som, escuta e função auditiva
a voz da mãe, 390, 402-07, 412
aparelho de Ouvido Eletrônico, 382, 390
composições de Mozart, 389, 454-56
diferenciação de mapas auditivos, 387
estimulação cerebral subcortical, 415-16, 438
estimulação do nervo vago, 441
estimulação do sistema de ativação reticular (SAR), 441, 453

fases do processo terapêutico, 389-93
Mozart e QI, 456n
normalização do sistema vestibular, 411
para comportamentos autistas, 369-71, 401-04, 406-08, 410-14, 416-22, 424-28, 531n55
para dislexia, 432-34
para distúrbio do processamento sensorial, 444-46
para distúrbios de aprendizado e lesões cerebrais, 375-78, 389, 391-93
para problemas de atenção, 433-38
regulação da função nervosa disrítmica, 450
Sistemas Integrados de Escuta (iLs), intervenções, 334-40
terapia do Metrônomo Interativo, 450
voz do paciente, 382-845, 393-446, 447
terapia de neurofeedback, 149n, 451, 491-93
reflexo neuroinflamatório, 365, 524n22
terapia de VNS (estimulação do nervo vago), 323
Thelen, Esther, 237
Thomas, André, 404
Thompson, Billie, 432
Tillerson, Jennifer L., 121, 127, 128
Tomatis, Alfred. Ver também terapia de música e som
aparelho de Ouvido Eletrônico, 381, 391
caminhos entre o ouvido e o cérebro, 387-89
condução do som do ouvido ao cérebro, 410-11
efeito energizante da escuta, 383-84, 451
ensino e treinamento de praticantes, 394
estudo da voz de Caruso, 380-82, 526n7

função vestibular do ouvido, 399-401
hipersensibilidade ao som e distanciamento social, 427-28
impacto do ambiente nas frequências ouvidas, 384
infância e formação, 376-78
Lei da Retenção na correção definitiva da voz, 323, 526n9
maleabilidade do cérebro, 394
rejeitado pela comunidade médica, 455-56
relação entre audição e voz no canto, 528-30
tratamento da voz pelo aperfeiçoamento da escuta, 381-84
uso da música de Mozart na terapia, 455-56
uso da voz da mãe do paciente na terapia, 404-026
zoom auditivo e tônus do músculo do ouvido, 384-87
tônus muscular, definição, 226
tônus muscular, definição, 227
toxinas
   autismo e anormalidades do sistema imunológico, 422, 529n40
   causa de inflamação crônica, 195, 363n, 524n22
   descarga do cérebro durante o sono, 158
   exposição fetal, 422-23
   fatores de risco do Alzheimer, 139
   no Parkinson, 69, 121, 372n42
Tracey, Kevin J., 524n22
Trainor, Laurel, 456n
transtorno de processamento sensorial (TPS), 186-87, 436n, 443-44
trifosfato de adenosina (ATP), 193, 208, 315n24

tronco cerebral
   células-tronco, 361
   convergência nervosa, 304, 308-09
   estimulação elétrica, 306, 309, 317-18, 322-23, 347-50, 354, 524n22
   feedback corpo-cérebro, 352
   funções regulatórias, 186, 304, 309, 322, 354-55, 400, 441, 445
   ondas cerebrais e resposta auditiva do tronco cerebral (ABR), 449, 534n74
   sistema de ativação reticular (RAS), 157, 354, 362, 441
   terapia da luz, 200-02, 205-06
Tyler, Mitch, 305, 306, 312-13, 317

Uc, Ergun, 136
unidade mente-corpo, 220, 222–28
   estudo das teorias de Bates sobre a visão, 274, 79
   reversibilidade dos movimentos, 261-63

vacinação, 423, 530n46
vanDellen, Anton, 119
vanPraag, Henriette, 171
Verny, Thomas, 404
visão
   descobertas e exercícios de Feldenkrais, 279-86, 288-91
   dispositivo de visão tátil para cegueira, 316-17
   estrabismo, 295, 296
   exercícios de ioga, 277-78
   exercícios neuroplásticos com computador, 295
   fixação central, 282, 296, 298
   função do movimento, 269-70, 273
   influência dos hábitos e da cultura nas mudanças neuroplásticas, 274

instigação de mudanças neuroplásticas, 296
interação do sistema vestibular com o olho, 186, 411, 528n32
interneurônios e fotorreceptores, 351-52, 523n18, 524n19
lentes corretivas, 274
melhora com hipnose, 275n
micromovimentos sacádicos, 273, 283
miopia, 274-75
músculos que a afetam, 271-72
optometria comportamental, 296
visão periférica, 296, 298
visualização para relaxamento do sistema visual, 277, 286-88
visualização
 alívio da dor a longo prazo, 55-56
 ativação de redes cerebrais específicas, 47, 56, 155
 do mapa cerebral e da imagem corporal que diminuem, 39-40, 42-43, 48-52
 efeito placebo, 52-54
 melhora de desempenho atlético ou musical, 287
 reação cerebral a experiências reais e imaginárias, 286-87
 relaxamento do sistema visual, 277, 286-88
Voiles, Sue, 347, 359, 364
voz
 ativação do sistema de envolvimento social, 531n55
 indiferença autista ao prazer, 425-26
 reação fetal à voz da mãe, 406, 528n27
 terapia de estimulação elétrica, 304-07, 349-50, 360
 tessitura vocal e perda auditiva, 379-84, 526n7

voz da mãe na terapia do som, 390, 404-06, 412
voz do paciente na terapia do som, 382-83, 392, 446, 447

Wager, Tor, 54, 502n11
 atraso da manifestação de distúrbios neurodegenerativos, 71-72
caminhar. Ver também caminhada consciente; exercícios
 capacitação para, no desenvolvimento, 254-56
 características no Parkinson, 64, 78, 81, 89
 como queda controlada para a frente, 88, 339
 hábitos de movimento, 225, 227, 510n67
 na ponta dos pés, 398
 não uso adquirido na incapacidade de andar, 125-29
 proliferação de neurônios cerebrais, 116-18
 redução de risco no Alzheimer, 137-39
Wall, Patrick, 28, 32-33
Ward, J., 165
Webber, David
 meditação e visualização azul-negro, 265, 278, 286-88
 percepções internas associadas a cegueira, 297-99
 investigação do método Bates para recuperação da visão, 276-77
 perda da visão e dor emocional, 265, 269
 reorganização mental e física, 292-94
 trabalho com pacientes com comprometimento visual, 294
 exercícios de ioga para curar cegueira, 277-79

treinamento Feldenkrais e modificação
    de técnicas, 265, 279-86, 288-91
West, Bruce, 461
Winnicott, D. W., 404
Wray, Diane, 79

Yahr, Melvin, 67
Young, Barbara Arrowsmith, 199

Zelinsky, Deborah, 478

Zemach-Bersin, David, 252n
Zigmond, Michael, 66, 97, 122-23, 127-28, 509n59
Zimmermann, Manfred, 29, 502n2
zoom auditivo, 384

Este livro foi composto na tipografia
Minion Pro, em corpo 11/16, e impresso em papel
off-white no Sistema Digital Instant Duplex
da Divisão Gráfica da Distribuidora Record.